Agnes Neumayr
Michael Baubin
Adolf Schinnerl
(*Hrsg.*)

Herausforderung Notfallmedizin

Innovation – Vision – Zukunft

Mit 61 Abbildungen

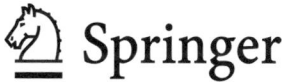

Herausgeber
Dr. Agnes Neumayr
Univ. Klinik für Anästhesie und Intensivmedizin
Tirol Kliniken GmbH, Innsbruck, Österreich

Univ. Prof. Dr. Michael Baubin MSc
Univ. Klinik für Anästhesie und Intensivmedizin
Tirol Kliniken GmbH, Innsbruck, Österreich

Dr. Adolf Schinnerl
Ärztlicher Leiter Rettungsdienst
des Landes Tirol
Tirol Kliniken GmbH
Innsbruck, Österreich

ISBN 978-3-662-56626-8   ISBN 978-3-662-56627-5 (eBook)
https://doi.org/10.1007/978-3-662-56627-5

Die Deutsche Nationalbibliothek verzeichnet diese Publikation in der Deutschen Nationalbibliografie; detaillierte bibliografische Daten sind im Internet über http://dnb.d-nb.de abrufbar.

© Springer-Verlag GmbH Deutschland, ein Teil von Springer Nature 2018, korrigierte Publikation 2018
Das Werk einschließlich aller seiner Teile ist urheberrechtlich geschützt. Jede Verwertung, die nicht ausdrücklich vom Urheberrechtsgesetz zugelassen ist, bedarf der vorherigen Zustimmung des Verlags. Das gilt insbesondere für Vervielfältigungen, Bearbeitungen, Übersetzungen, Mikroverfilmungen und die Einspeicherung und Verarbeitung in elektronischen Systemen.
Die Wiedergabe von Gebrauchsnamen, Handelsnamen, Warenbezeichnungen usw. in diesem Werk berechtigt auch ohne besondere Kennzeichnung nicht zu der Annahme, dass solche Namen im Sinne der Warenzeichen- und Markenschutz-Gesetzgebung als frei zu betrachten wären und daher von jedermann benutzt werden dürften.
Der Verlag, die Autoren und die Herausgeber gehen davon aus, dass die Angaben und Informationen in diesem Werk zum Zeitpunkt der Veröffentlichung vollständig und korrekt sind. Weder der Verlag noch die Autoren oder die Herausgeber übernehmen, ausdrücklich oder implizit, Gewähr für den Inhalt des Werkes, etwaige Fehler oder Äußerungen. Der Verlag bleibt im Hinblick auf geografische Zuordnungen und Gebietsbezeichnungen in veröffentlichten Karten und Institutionsadressen neutral.

Fotonachweis Umschlag: © Markus Mair, Innsbruck
Umschlaggestaltung: deblik Berlin

Gedruckt auf säurefreiem und chlorfrei gebleichtem Papier

Springer ist ein Imprint der eingetragenen Gesellschaft Springer-Verlag GmbH, DE und ist ein Teil von Springer Nature
Die Anschrift der Gesellschaft ist: Heidelberger Platz 3, 14197 Berlin, Germany

Geleitwort

» Flächendeckende und effiziente Notfallmedizin als Schlüsselfaktor der medizinischen Versorgung in ländlichen Regionen.

Der Qualitätsanspruch unserer Bevölkerung an medizinische Versorgungssysteme stellt eine große Herausforderung auch für die Notfallmedizin der Zukunft dar: Zunehmende Lücken im Bereich von Hausarztsystemen auf der einen Seite und hilfesuchende Klientinnen und Klienten, oft in peripheren Lagen, auf der anderen Seite, geänderte gesellschaftsrelevante Lebensplanung von Stakeholdern in der Versorgungskette und steigender Kosten-Leistungs-Druck in den öffentlichen Haushalten sind Einflussfaktoren für eine Neuorganisation einer modernen Notfallmedizin!

Themen, wie die Implementierung von standardisierten Patientenbehandlungspfaden, die Einbeziehung von Notfallsanitätern und Pflege in die Entscheidung der Anwendung von notfallmedizinischen Maßnahmen, die Zuhilfenahme modernster technologischer Neuerungen, die Abstimmung mit sonstigen Gesundheitsdienstleistern, Fragen der Neuorganisation im Bereich des öffentlichen Gesundheitsdienstes und die geplante Einführung der flächendeckenden telefonischen Gesundheitsberatung und eines psychiatrischen Notdienstes werden Einflussfaktoren eines angepassten Notarztsystems sein.

Eine qualitätsvolle Triage mit Zuweisung an den nächstgelegenen geeigneten Behandlungspartner gewinnt immer mehr an Bedeutung! Rettungs- und Notarztdienst rufen nach neuen Lösungen in der Organisation der Notfallmedizin!

Aber auch gesellschaftlich müssen wir lernen, die Grenzen der Notfallmedizin zu erkennen und unsere Ansprüche darauf abzustellen.

Der Ärztliche Leiter Rettungsdienst Tirol und sein Team haben durch die Initiative eines interdisziplinären Diskurses viele neue Lösungsansätze und Visionen zusammengetragen. Dafür möchte ich seitens des Landes Tirol herzlich danken.

Als Verantwortlicher für das Funktionieren einer flächendeckenden und qualitätsvollen Notarztversorgung freue ich mich über die vielen Gedanken zur Absicherung einer effizienten Versorgung von Notfallpatientinnen und Notfallpatienten. Ein Dank gilt aber auch all jenen, die im System der Notfallmedizin aktiv mitarbeiten. Ihr wertvoller Beitrag ist es, das Gesundheitsniveau unserer Gesellschaft geordnet weiter zu entwickeln!

Dr. Dietmar Schennach
Landesamtsdirektorstellvertreter
Land Tirol

Vorwort

Die Anforderungen der täglichen Arbeit in der prähospitalen Notfallmedizin verlangen dem Einsatzteam höchste Konzentration, Expertenwissen und fundierte schnelle Entscheidungen ab. Unabhängig davon wurden in den letzten Jahren neue Herausforderungen in zunehmendem Maße von „außen" an die prähospitale Notfallmedizin herangetragen wie beispielsweise gesundheitspolitische Änderungen in der Versorgungslandschaft, Einschnitte bei der Finanzierung der Rettungsdienste, steigende Kompetenzanforderungen an das Rettungsdienstpersonal, der demografische Wandel und die damit verbundene Zunahme älterer, multimorbider Patientinnen und Patienten, neue Versorgungsszenarien durch Flüchtlingsströme oder generelle Versorgungsengpässe durch den zunehmenden Notärztemangel.

Unter Experten wird der Ruf nach adäquaten und nachhaltigen Entscheidungen bis hin zur Neustrukturierung der prähospitalen Notfallmedizin immer lauter.

Um prinzipielle Neuausrichtungen zu bewerkstelligen, braucht es visionäre Vordenker, innovative Gestalter und mutige Pragmatiker, die nicht nur neue Konzepte entwerfen, sondern diese auch in die Praxis umsetzen und dort erproben.

Die Autorinnen und Autoren des vorliegenden Buches nehmen sich dieser Herausforderung an. Sie zeigen zukunftsorientierte Perspektiven zur Finanzierung der Rettungsdienste auf, entwickeln neue, integrierte Versorgungskonzepte, verweisen auf Möglichkeiten grenzüberschreitender Kooperation, integrieren neue Technologien in die Notfallversorgung oder die interkulturelle Verständigung und erheben zugleich den Anspruch, die Praktikabilität dieser Lösungsvorschläge nicht aus den Augen zu verlieren.

Ebenso scheuen sie keine kritischen Fragen: Benötigen Rettungsdienste wirklich ein gezieltes „Employer Branding", um am Markt zu bestehen? Ist Führungskräfteentwicklung im Rettungsdienst ein Tabu? Sind Delir und Demenz aktuelle Einsatzkategorien der Präklinik? Tragen Apps zu einer optimierten Versorgung von Patienten im Herz-Kreislauf-Stillstand bei? Sind europaweite Datenrekrutierung, Evaluation und Benchmarking notfallmedizinischer Daten abseits bestehender Register eine Illusion?

Mit diesem Buch setzen sich die Autoren hohe Ziele: Zugunsten unserer Patienten ist es notwendig, über den Tellerrand hinaus zu blicken, verkrustete Strukturen aufzuweichen, Tabus zu brechen und auch gänzlich Neues anzudenken. Inkludiert ist dabei stets der Appell an die Gesundheitspolitik, die aktuellen gesellschaftlichen, kulturellen und ökonomischen Umbrüche als Chance begreifen, um jene neuen Modelle zu fördern und umzusetzen, die allen Betroffenen zugutekommen.

Dr. Agnes Neumayr
QM-Referentin
ÄLRD-Team des Landes Tirol
Tirol
im März 2018

Aus Gründen der besseren Lesbarkeit wurde in den Textpassagen auf die geschlechterspezifische Differenzierung, wie z. B. Patient bzw. Patientin, verzichtet. Entsprechende Begriffe gelten im Sinne der Gleichbehandlung beider Geschlechter.

In der ersten Druckquote fehlte leider das Mitarbeiterverzeichnis. Der Fehler wurde mittlerweile beseitigt, so dass das Buch nun vollständig vorliegt.

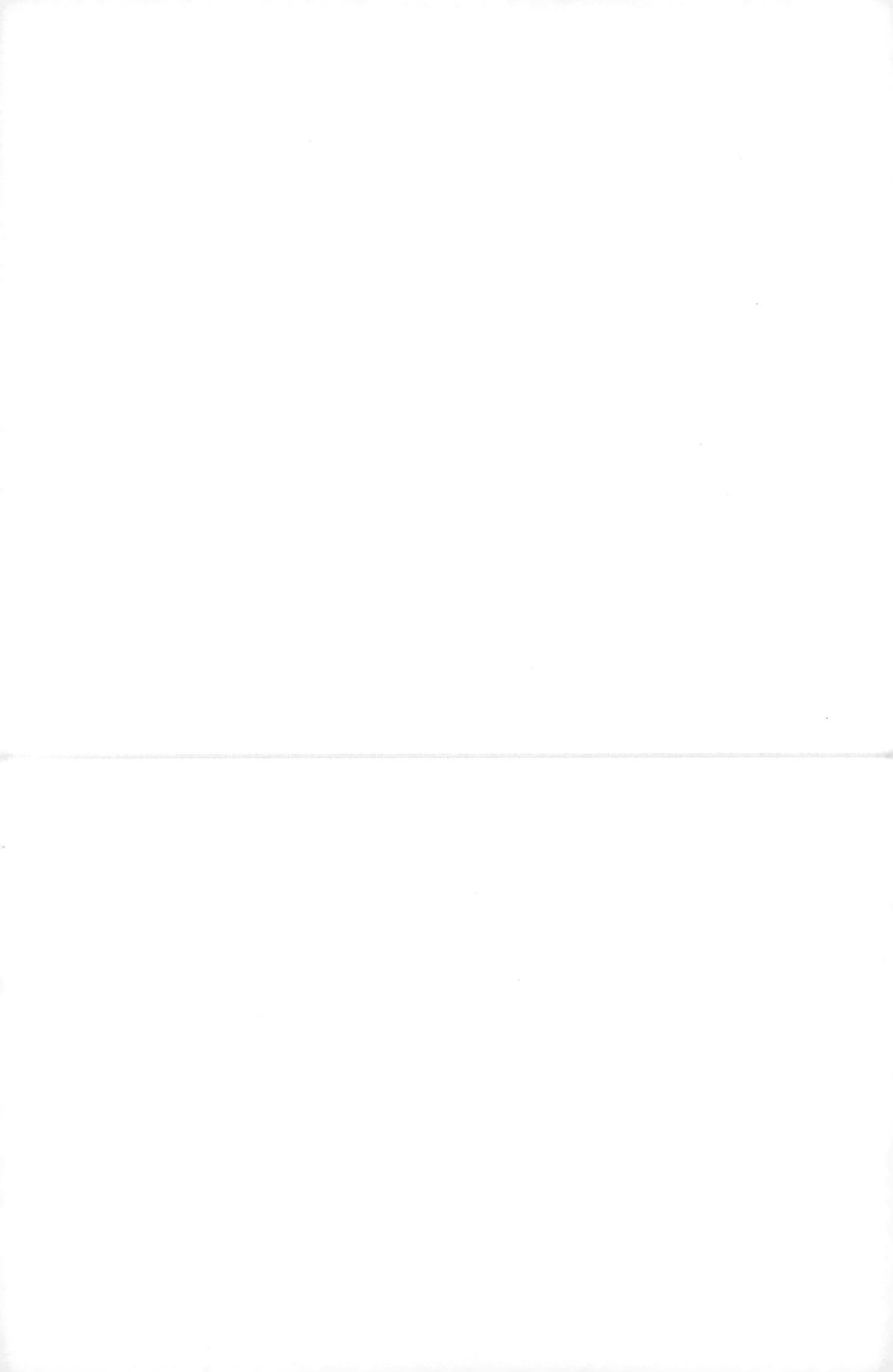

Inhaltsverzeichnis

I Rettungsdienst im Wandel: Ökonomie und Qualität – ein Widerspruch?

1 Ist-Situation und Zukunftsperspektiven zur Finanzierung der Rettungsdienste – die Sicht der Kostenträger 3
Daniel Hubmayr
1.1 Status quo 4
1.2 Zukunftsperspektiven 7
Literatur 14

2 Grenzenlos retten: Anforderungen an Staatsverträge zur Notfallrettung 15
Hanjo Allinger und Romy Emmerich
2.1 Die Ausgangslage: Ohne persönliche Verbindungen geht nichts 16
2.2 Staatsverträge zur Kooperation im Rettungswesen schaffen Rechtssicherheit 17
2.3 Zentrale Regelungsinhalte zwischenstaatlicher Vereinbarungen 19
Literatur 25

3 Employer Branding – ein entscheidender Beitrag zur Fachkräftesicherung im Rettungsdienst 27
Stefan Wagner
3.1 Employer Branding als Markenbildungsprozess im Rettungsdienst 28
3.2 Employer Branding: Definition und Aufbau einer Arbeitgebermarke 29
3.3 Arbeitgebermarke und Berufsbildmarke? 30
3.4 Der Analyseprozess 33
3.5 Die Employer Brand – Das Ergebnis einer guten Analyse 33
Literatur 36

4 Integrierte Versorgungskonzepte – Neue Ansätze für die prähospitale Versorgung 37
Andreas Günther und Martina Hasseler
4.1 Rettungsdienst als Gesundheitsversorger 38
4.2 Kernaufgabe statt Vollversorgung 41
4.3 Von unabhängigen Akteuren zum integrierten Versorgungskonzept 43
Literatur 48

II Strategisches Personalmanagement im Rettungsdienst: längst fällig?

5 Betriebliches Gesundheitsmanagement im Rettungsdienst – Ein Muss 53
Lukas Schmitt
5.1 Grundlagen des Betrieblichen Gesundheitsmanagements 54
5.2 Einflussfaktoren auf die Leistungserbringung im Rettungsdienst................ 55
5.3 Implementierung des BGM in Rettungsdienstorganisationen 56
5.4 Wirtschaftlichkeit 59
5.5 Praxisbeispiele im Rettungsdienst 60
5.6 Das BGM-Modell: Erfolgstrias im Rettungsdienst................................. 60
5.7 Zusammenfassung und Ausblick 61
Literatur 62

6 Professionelles Freiwilligenmanagement in Non-Profit-Organisationen 63
Irene Sachse und Anna Ennemoser
6.1 Herausforderungen und Trends im Freiwilligenmanagement..................... 64
6.2 Professionelles Freiwilligenmanagement – Was ist das? 64
6.3 Professionelles Freiwilligenmanagement – Wie geht das? 65
6.4 Professionelles Freiwilligenmanagement am Beispiel des Roten Kreuzes (RK) Tirol 68
6.5 Freiwilligentätigkeit im Rettungsdienst: Die Kunst neue Modelle zu entwerfen 70
Literatur 71

7 Persönliche Performance der Rettungsdienstmitarbeiter, ein Tabu? 73
Georg Hellmann
7.1 Warum neue Kompetenzen und Verantwortungen für den Rettungsdienst 74
7.2 Das Notfallsanitätergesetz 75
7.3 Handlungskompetenzen: Der Rahmen für persönliche Performance............. 77
7.4 Persönliche Performance 78
7.5 Wirkung und Entwicklung von Performance 81
Literatur 84

8 Führungskräfteentwicklung im Rettungsdienst – Übel oder Chance? 85
Michael Steil und Martin Turowski
8.1 Führungskräfte im Rettungsdienst – eine Bestandsaufnahme 86
8.2 Was bedeutet Führungskräfteentwicklung?....................................... 87
8.3 Lerninhalte und Methoden in der Führungskräfteentwicklung 90
Literatur 93

III Präklinische Notfallmedizin: Ansätze zur Neustrukturierung

9 Leitstelle der Zukunft: Projekt Leitstelle 2020+ der integrierten Leitstelle München 97
Florentin von Kaufmann
9.1 Eine vernetzte Stadt braucht eine vernetzte Gefahrenabwehr 98
9.2 Die Leitstelle der Zukunft: Transformation zum Informationsbroker in der Gefahrenabwehr 99
Literatur 105

10 Der Rettungsdienst als Gatekeeper medizinischer und sozialer Dienste 107
Christoph Redelsteiner
10.1 Rettungsdienst – Türöffner im österreichischen Gesundheitswesen 108
10.2 Der Transport ins Krankenhaus – die primäre Strategie des Rettungsdienstes 108
10.3 Der Blickwinkel der Kostenträger 109
10.4 Drehtürpatienten 109
10.5 Beibehalten der Hospitalisierungsstrategie im Kontext der demografischen Entwicklung 110
10.6 Allgemeine Einflussfaktoren der Einsatzfrequenz 111
10.7 Von „Anruf bedeutet Transport" – zu alternativen Versorgungsformen 112
10.8 Rettungsdienstliches Gatekeeping der Zukunft 115
Literatur 117

11 Telefonische Gesundheitsberatung – der Leitstellenauftrag 119
Christof Constantin Chwojka
11.1 Ausgangslage: Aktuelle Problemfelder in der präklinischen Versorgung 121
11.2 Single-Point-of-Contact: die Leitstelle als präklinisches Callcenter 123
11.3 Die Einführung der telefonischen Gesundheitsberatung bei Notruf Niederösterreich 124
11.4 Gateopening – Gatekeeping: erste Ergebnisse aus fünf Monaten Projektlaufzeit 125
11.5 Geplante weitere Schritte 127
11.6 Resümee der ersten sechs Monate der telefonischen Gesundheitsberatung 129
Literatur 130

12 Der Gemeindenotfallsanitäter (G-NFS) – Effizienzsteigerung und Kostenreduktion? 131
Frank Flake
12.1 Status quo 132
12.2 Struktur der beteiligten Rettungsdienstträger 132
12.3 Hintergrund und Problembeschreibung 132
12.4 Lösungsansatz: Gemeindenotfallsanitäter 135
12.5 Nutzen und Grenzen des Gemeindenotfallsanitäters 138
Literatur 140

IV Informationstechnologien im Rettungs- und Notarztdienst

13 Dynamische Einsatzplanung – Big Data im Rettungsdienst 143
Michael Peter
13.1 Bedarfsplanung heute 144
13.2 Bedarfsplanung der Zukunft 148
 Literatur 151

**14 „It takes a [technical] system to save a life":
Apps zur Wiederbelebung** 153
Peter Brinkrolf, Camilla Metelmann und Bibiana Metelmann
14.1 Apps in der Medizin 154
14.2 Apps in der Reanimation 155
14.3 Chancen, Nutzen und Risiken 159
 Literatur 160

15 eLearning: neue Technologien zur Reanimationsschulung 163
Jan Breckwoldt
15.1 Grundüberlegungen 164
15.2 Wie können elektronische Medien die Laienausbildung unterstützen? 166
15.3 Grenzen von „eLearning" 169
15.4 Zukunftsperspektive 169
 Literatur 171

V Gesellschaftliche Veränderungen: neue notfallmedizinische Herausforderungen

16 Der Amoklauf in München aus Sicht der Integrierten Leitstelle 175
Florentin von Kaufmann
16.1 Einsatzablauf 176
16.2 Die Leitstelle im Zusammenspiel mit der rückwärtigen Führung 176
16.3 Herausforderungen und Problemstellungen beim Einsatz „Amoklauf" 178
16.4 Organisatorische Maßnahmen der Integrierten Leitstelle 183
 Literatur 185

**17 Der akute Verwirrtheitszustand des älteren Patienten –
Delir und Demenz als Einsatzkategorie in der Präklinik** 187
Oliver Kögler und Markus Gosch
17.1 Akute Verwirrtheit als Notfall 188
17.2 Delir 190
17.3 Demenz 193
17.4 Einwilligungsfähigkeit bei Demenz und Delir 195
17.5 Akuttherapie bei Delir und Demenz 196
 Literatur 199

18	**24-Stunden-Personenbetreuung: Neue Herausforderungen im Notfalleinsatz**	201
	Dietmar Weixler	
18.1	Einsatzkonstellation unter Beteiligung einer 24-Stunden-Personenbetreuung	202
18.2	Herausforderungen im Notfalleinsatz durch die 24-Stunden Personenbetreuung.	203
18.3	Relevanz und epidemiologische Voraussetzungen	206
	Literatur	207
19	**Werkzeuge zur interkulturellen Verständigung im RD**	209
	Christiane Koppelstätter	
19.1	Herausforderungen im Rettungsdienst	210
19.2	Mögliche Werkzeuge	213
	Literatur	218

VI   Kennzahlen, Benchmarks, und Trendanalysen: Werkzeuge zum Steuern?

20	**Einsatz- und Strukturdaten im Rettungsdienst Bayern: Ergebnisse und Konsequenzen**.	221
	Stephan Prückner und Michael Bayeff-Filloff	
20.1	Voraussetzungen für die Trend- und Strukturanalyse (TRUST)	222
20.2	Rettungsdiensteinsätze in Bayern (2007–2016)	222
20.3	Faktoren steigender Inanspruchnahme – wo geht die Reise hin?	230
	Literatur	231
21	**Qualitätssicherung im Rettungsdienst Baden-Württemberg**	233
	Torsten Lohs	
21.1	Qualitätssicherung im Rettungsdienst von Baden-Württemberg	234
21.2	Qualitätsindikatoren	234
21.3	Ergebnisse von Qualitätsindikatoren	240
21.4	Zwischenbilanz und Ausblick.	242
	Literatur	242
22	**10 Jahre Reanimationsregister**.	245
	Barbara Jakisch und Jan Wnent	
22.1	Hintergrund	246
22.2	Das Deutsche Reanimationsregister	246
22.3	Highlights der Zukunft	252
	Literatur	253

23	**Datenmanagement im Tiroler Notarztdienst**	255
	Benoît Bernar, Adolf Schinnerl und Michael Baubin	
23.1	Tiroler Rettungsdienst Gesetz 2009 und dessen Konsequenzen (Land Tirol, 2009)	256
23.2	Datenerfassung	257
23.3	Überblick der Tiroler Notarztsysteme	258
23.4	Der Entwicklungsprozess vom Kennzahlenbericht zum Benchmark-Bericht.......	259
23.5	Ergebnisvergleich	262
23.6	Interpretation und Schlussfolgerungen...	262
	Literatur	264

Serviceteil
Sachverzeichnis 267

Herausgeber- und Autorenverzeichnis

Über die Herausgeber

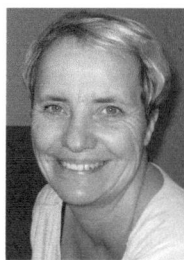

Dr. phil. Agnes Neumayr
- DKKS auf der Neonatologie, Krankenhaus Schwarzach im Pongau, Salzburg
- Studium der Politikwissenschaft an der Leopold-Franzens-Universität Innsbruck
- Entwicklungszusammenarbeitsprojekte in Ghana, Österreichisches Außenamt Sektion VII
- Promotion in Politikwissenschaft zum Thema „Kunst gegen Gewalt"
- Wissenschaftliche Assistentin in Forschungsprojekten (FWF, ÖNK, TWF, Akad. d. Wiss.)
- Systembeauftragte „Qualität im Gesundheitswesen", Quality Austria
- Klinische Risikomanagerin gemäß ONR 49003, Austrian Standards Institute
- Interne Auditorin für „Prozessorientiertes Qualitätsmanagement", WIFI Tirol
- Seit 01.05.2011 QM-Referentin im ÄLRD-Team des Landes Tirol

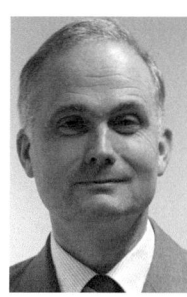

Univ. Prof. Dr. med. Michael Baubin, MSc, FERC
- Medizinstudium an der Leopold-Franzens-Universität Innsbruck
- Ausbildung zum praktischen Arzt und zum Facharzt für Anästhesie und Intensivmedizin an der Universitätsklinik Innsbruck
- Habilitation zum Thema „Reanimationsverletzungen"
- Master of Science zum Thema „Qualitätsmanagement in der Österreichischen Notfallmedizin"
- Fellow of the European Resuscitation Council
- Systembeauftragter „Qualität im Gesundheitswesen", Quality Austria
- Klinischer Risikomanager gemäß ONR 49003, Austrian Standards Institute
- Bereichsoberarzt Notfallmedizin an der Universitätsklinik für Anästhesie und Intensivmedizin Innsbruck
- Leitender Notarzt
- Vorsitzender des Austrian Resuscitation Council
- Seit 01.05.2011 QM-Beauftragter im ÄLRD-Team des Landes Tirol

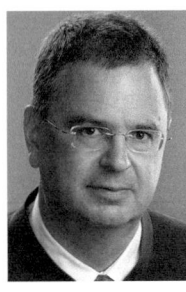

Dr. med. Adolf Schinnerl
- Medizinstudium an der Leopold-Franzens-Universität Innsbruck
- Ausbildung zum Facharzt für Anästhesie und Intensivmedizin an der Universitätsklinik Innsbruck
- Oberarzt am a. ö. Bezirkskrankenhaus (BKH) Kufstein
- Seit 2011 Leiter des Funktionsbereiches „Notarztdienst" BKH Kufstein
- Leitender Notarzt
- Landesfeuerwehrarzt (Leiter Sachgebiet „Feuerwehrmedizinischer Dienst" des Landesfeuerwehrverbandes Tirol)
- Kassier der Österreichischen Gesellschaft für Notfall- und Katastrophenmedizin
- Seit 01.01.2011 Ärztlicher Leiter Rettungsdienst des Landes Tirol

Autorenverzeichnis

Prof. Dr. Hanjo Allinger
Technische Hochschule Deggendorf
Deggendorf, Deutschland
hanjo.allinger@th-deg.de

Univ.-Prof. Dr. med. Michael Baubin
Univ. Klinik für Anästhesie und Intensivmedizin
Tirol Kliniken GmbH
Innsbruck, Österreich
michael.baubin@tirol-kliniken.at

Dr. med. Michael Bayeff-Filloff
Zentrale Notaufnahme
Klinikum Rosenheim
München, Deutschland
michael.bayeff-filloff@ro-med.de

Dr. med.-univ Benoît Bernar
Klinik für Neurologie
Medizinische Universität Innsbruck
Innsbruck, Österreich
benoit.bernar@tirol-kliniken.at

PD Dr. med. Jan Breckwoldt
Medizinische Fakultät
Universität Zürich
Zürich, Schweiz
jan.breckwoldt@dekmed.uzh.ch

Dr. med. Peter Brinkrolf
Klinik für Anästhesiologie
Universitätsmedizin Greifswald
Greifswald, Deutschland
peter.brinkrolf@uni-greifswald.de

Ing. Christof Constantin Chwojka
St. Pölten, Österreich
chwojka@notrufnoe.at

Romy Emmerich
Technische Hochschule Deggendorf
Deggendorf, Deutschland
romy.emmerich@th-deg.de

Anna Ennemoser
Landesverband Tirol
Rum, Österreich
anna.ennemoser@roteskreuz-tirol.at

Frank Flake
Malteser Hilfsdienst gGmbH
Rettungsdienst
Oldenburg, Deutschland
frank.flake@malteser.org

Herausgeber- und Autorenverzeichnis

Prim. Dr. med. Markus Gosch
Klinik für Geriatrie
Medizinische Klinik 2
Nürnberg, Deutschland
markus.gosch@klinikum-nuernberg.de

Dr. med. Andreas Günther
Ärztliche Leitung Rettungsdienst
Feuerwehr der Stadt Braunschweig
Braunschweig, Deutschland
Andreas.Guenther@braunschweig.de

Prof. Dr. med. habil. Martina Hasseler
Pflege- und Therapiewissenschaft
Medizinische Fakultät Heidelberg
Heidelberg, Deutschland
martina.hasseler@med.uni-heidelberg.de

Prof. Dr. rer. pol. Georg Hellmann
MaHM
Berlin, Deutschland
georg.hellmann@akkon-hochschule.de

Daniel Hubmayr
Leiter des Competence Centers Transportwesen
Niederösterreichische Gebietskrankenkasse
St. Pölten, Österreich
cc-transportwesen@noegk.at

Barbara Jakisch
Koordinatorin Deutsches Reanimationsregister
Nürnberg, Deutschland
jakisch@reanimationsregister.de

OA Dr. med. Oliver Kögler
Klinik für Geriatrie
Medizinische Klinik 2
Nürnberg, Deutschland
oliver.koegler@klinikum-nuernberg.de

Christiane Koppelstätter
Leopold-Franzens-Universität
Telfs, Österreich
christiane.koppelstaetter@gmail.com

Dr. med. Torsten Lohs, MHBA, DESA
SQR-BW
Rettungsdienst Baden-Württemberg
Stuttgart, Deutschland
torsten.lohs@sqrbw.de

Dr. med. Bibiana Metelmann
Klinik für Anästhesiologie
Universitätsmedizin Greifswald
Greifswald, Deutschland
bibiana.metelmann@uni-greifswald.de

Dr. med. Camilla Metelmann
Klinik für Anästhesiologie
Universitätsmedizin Greifswald
Greifswald, Deutschland
camilla.metelmann@uni-greifswald.de

Michael Peter
Rettungsdienst Ammerland GmbH
Westerstede, Deutschland
info@m-pet.de

Dr. med. Stephan Prückner
Institut für Notfallmedizin und
Medizinmanagement
Klinikum der Universität München
München, Deutschland
stephan.prueckner@med.uni-muenchen.de

FH-Prof. Mag.(FH) Dr. PhDr. Christoph Redelsteiner
Departments Soziales und Gesundheit
Fachhochschule St. Pölten
St. Pölten, Österreich
christoph.redelsteiner@fhstp.ac.at

Irene Sachse
Wien, Österreich
irene@sachse.at

Dr. med. Adolf Schinnerl
Ärztliche Leiter Rettungsdienst des Landes Tirol
Tirol Kliniken GmbH
Innsbruck, Österreich
aelrd@tirol.gv.at

Lukas Schmitt, MSc HCM
Konz, Deutschland
Lukas.Schmitt.trier@gmail.com

Michael Steil
Institut für Human Resources
Freiburg, Deutschland
M.Steil@ihr-institut.de

Martin Turowski
Institut für Human Resources
Ratzeburg, Deutschland
M.Turowski@ihr-institut.de

Dipl.-Ing. Florentin von Kaufmann
Branddirektion München
München, Deutschland
florentin.kaufmann@muenchen.de

Stefan Wagner
Head of Client Services & Consulting
Territory Embrace -CTR GmbH
Gütersloh, Deutschland
wagner.stefan@territory.de; www.territory.de

Dr. med. Dietmar Weixler
Abteilung für Anästhesie und Intensivmedizin
Landesklinikum Horn Allentsteig
Horn, Österreich
dietmar.weixler@horn.lknoe.at

Dr. med. Jan Wnent
Organisationskomitee des Deutschen Reanimationsregisters
Institut für Rettungs- und Notfallmedizin
Kiel, Deutschland
wnent@reanimationsregister.de

Abkürzungsverzeichnis

AAO	Alarm- und Ausrückordnung
ACP	Advanced Care Planning
ACS	Akutes Koronarsyndrom
AED	Automatisierter externer Defibrillator
ÄLRD	Ärztlicher Leiter Rettungsdienst
AGBF	Arbeitsgemeinschaft der Leiter der Berufsfeuerwehren in Deutschland
AHA	American Heart Association
AKRD	Ambulante Kontakte mit dem Rettungsdienst
ALS	Advanced Life Support
AMPDS	Advanced Medical Priority Dispatch System
AOK	Allgemeine Ortskrankenkasse
APA	Austria Presse Agentur
App	Smartphone-Applikation
ARLIS	Einsatzleitsystem
AU	Arbeitsunfähigkeitstage
AVBayRDG	Verordnung zur Ausführung des Bayerischen Rettungsdienstgesetzes
BA	Business Analytics
BayRDG	Bayerischer Rettungsdienstgesetz
BayStMI	Bayerisches Staatsministerium des Inneren, für Bau und Verkehr
BDA	Berufsverband Deutscher Anästhesisten
BESD-Score	Score zur Beurteilung von Schmerzen bei Patienten mit Demenz
BGM	Betriebliches Gesundheitsmanagement
BLS	Basic Life Support
BmB	Benchmark-Bericht
B-VG	Bundesverfassungsgesetz
CAC	Cardiac Arrest Center
CC TW	Competence Center Transportwesen
CPR	Kardiopulmonale Reanimation, engl. cardiopulmonary resuscitation
DGAI	Deutsche Gesellschaft für Anästhesiologie und Intensivmedizin
DQR	Deutscher Qualitätsrahmen für lebenslanges Lernen
DRK	Deutsches Rotes Kreuz
DSM-V-TR	Diagnostisches und Statistisches Manual Psychischer Störungen
EGW	Einwohnergleichwerte
EKG	Elektrokardiogramm
EK-ILS	Einsatzkomponente Integrierte Leitstelle
ELDIS	Einsatzleitsystem
ELGA	Elektronische Gesundheitsakte
ERC	European Resuscitation Council
EU	Europäische Union
EuReCa	European Registry of Cardiac Arrest
EVP	Employer Value Proposition
FwDV	Feuerwehrdienstvorschrift
FWM	Freiwilligenmanager
FWK	Freiwilligenkoordinator
GAL	Gefahrenabwehrleitung
GB	Großbritannien
GCS	Glasgow Koma Skala, engl. Glasgow Coma Scale
GewO	Gewerbeordnung
G-NFS	Gemeindenotfallsanitäter
GPS	Global Positioning System
GRC	Deutscher Rat für Wiederbelebung, engl. German Resuscitation Council
GRR	Deutsches Reanimationsregister, engl. German Resuscitation Registry
HDM	Herz-Druck-Massage
Hj	Halbjahr
HLW	Herz-Lungen-Wiederbelebung
HR	Human Resources
HvO	Helfer-vor-Ort

ICD-10-GM	Internationale Klassifikation der Krankheiten, Verletzungen und Todesursachen	NPO	Non-profit-Organisation
ILCOR	International Liaison Committee on Resuscitation	OECD	Organisation für wirtschaftliche Zusammenarbeit und Entwicklung
ILS	Integrierte Leitstelle	ÖRK	Österreichisches Rotes Kreuz
ILSG	Gesetz über die Errichtung und den Betrieb Integrierter Leitstellen	ÖSG	Österreichischer Strukturplan Gesundheit
		OEZ	Olympia-Einkaufzentrum
IMDRF	International Medical Device Regulators Forum	PDCA	Plan-Do-Check-Act
INM	Institut für Notfallmedizin und Medizinmanagement	QI	Medizinische Qualitätsindikatoren
IP	Internetprotokoll		
IT	Informationstechnologie	RD	Rettungsdienst
ITH	Intensivtransporthubschrauber	RDB	Rettungsdienstbereich
		RD GmbH	Rotes Kreuz Tirol gemeinnützige Rettungsdienst GmbH
KH	Krankenhaus		
KIS	Krankenhausinformationssystem	RettAssG	Rettungsassistentengesetz
KTP	Krankentransport	RIS	Rechtsinformationssystem des Bundeskanzleramts Österreich
KTW	Krankentransportwagen		
KRITIS	Kritische Infrastruktur	RK	Rotes Kreuz
KzB	Kennzahlenbericht	ROSC	Rückkehr des Spontankreislaufs, engl. return of spontaneous circulation
MANV	Massenanfall von Verletzten		
MOOC	Massive Open Online Courses	RSG	Regionale Strukturpläne der Länder
NACA	National Advisory Committee for Aeronautics	RTH	Rettungstransporthubschrauber
		RTW	Rettungstransportwagen
NAH	Notarzthubschrauber		
NAW	Notarztwagen	SanG	Sanitätergesetz
NAWIB	Nationales Aktionsbündnis Wiederbelebung	SHT	Schädel-Hirn-Trauma
		SOP	Standardisiertes Vorgehen, engl. Standard Operation Procedure
NCW	Netzwerkzentrierte Kriegsführung, engl. Network Centric Warefare	SQR-BW	Stelle zur trägerübergreifenden Qualitätssicherung im Rettungsdienst Baden-Württemberg
NEF	Notarzteinsatzfahrzeug	SSRI	Selektive Serotonin-Wiederaufnahme-Hemmer, engl. selective serotonin reuptake ihibitors
NetOpFü	Vernetzte Operationsführung		
NFR	Notfallrettung		
NHS	Nationaler Gesundheitsservice, engl. National Health Service	TRUST	Trend- und Strukturanalysen
NNA	Niedergelassener Notarzt		
NÖ	Niederösterreich	VAS	Visuelle Analogskala
NotSanG	Notfallsanitätergesetz	VEF	Verlegungsfahrten

Abkürzungsverzeichnis

VPN	Virtuelles privates Netzwerk	**ZAST GmbH**	Zentrale Abrechnungsstelle für den Rettungsdienst Bayern
VR	Virtuelle Realität, engl. virtual reality	**ZEG**	Zielerreichungsgrad
		ZRF	Zweckverband für Rettungsdienst und Feuerwehralarmierung
WHO	Weltgesundheitsorganisation		
WKO	Wirtschaftskammer Österreich		

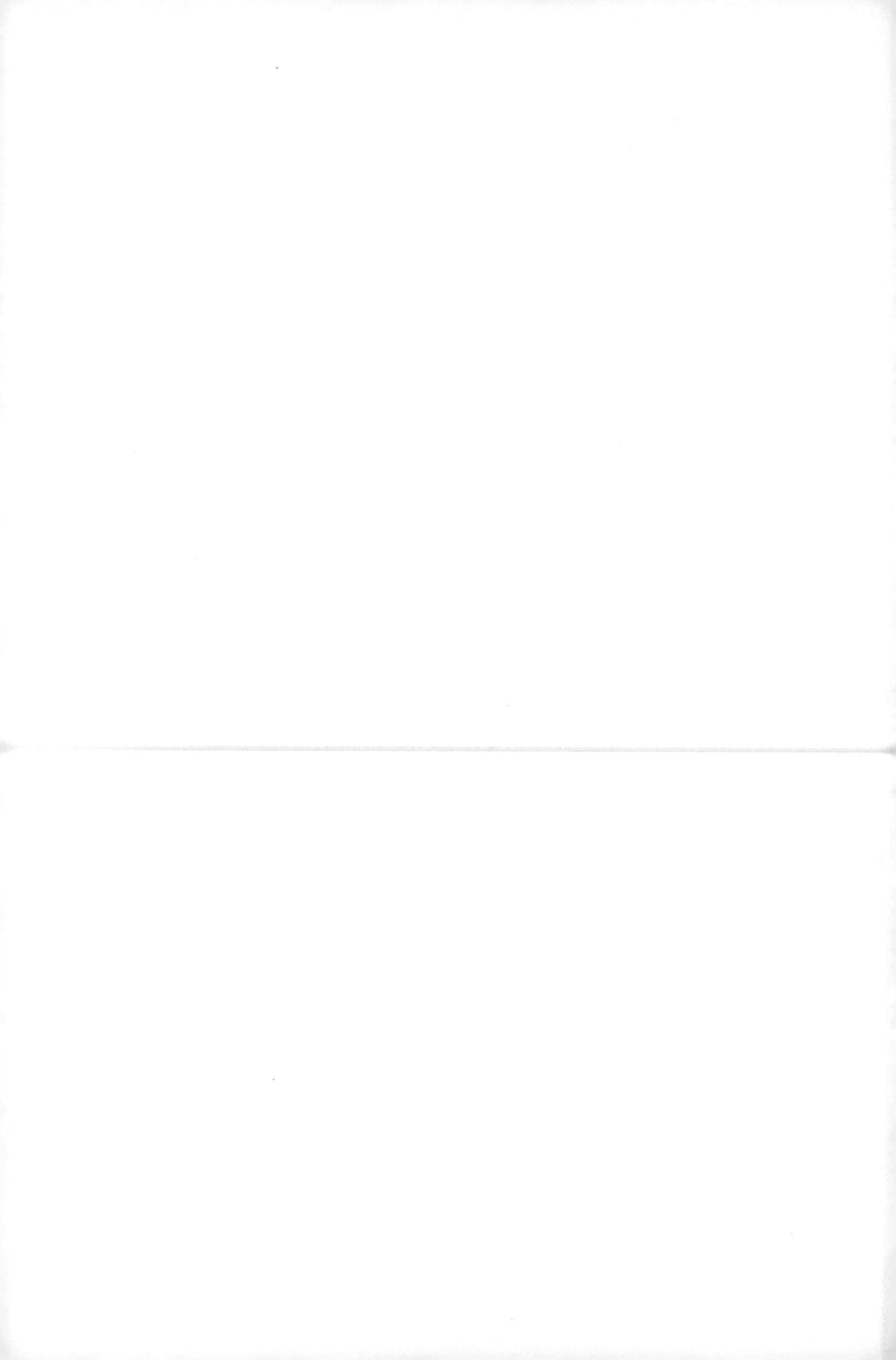

Ist-Situation und Zukunftsperspektiven zur Finanzierung der Rettungsdienste – die Sicht der Kostenträger

Daniel Hubmayr

1.1 Status quo – 4
1.1.1 Zuständigkeiten – 4
1.1.2 Finanzierung – 5

1.2 Zukunftsperspektiven – 7
1.2.1 Rettungswesen – quo vadis? – 7
1.2.2 Das Tor zum Gesundheitswesen – 8
1.2.3 Verbundsystem versus Spartentrennung – 8
1.2.4 Ärzte- und Freiwilligenmangel – 9
1.2.5 Überlegungen zur Finanzierung – 11
1.2.6 Verhandlungsleitlinien – 13

Literatur – 14

© Springer-Verlag GmbH Deutschland, ein Teil von Springer Nature 2018
A. Neumayr, M. Baubin, A. Schinnerl (Hrsg.), *Herausforderung Notfallmedizin*,
https://doi.org/10.1007/978-3-662-56627-5_1

Trailer

Die Zuständigkeit für das österreichische Rettungswesen liegt in der Hand mehrerer Stakeholder. Aufgrund der vielschichtigen gesetzlichen Regelungen sind auch die Finanzierungsströme verworren.

Aus Sicht der Sozialversicherung als größtem Kostenträger wird das aktuelle System beleuchtet, werden Schwächen aufgezeigt und Zukunftsoptionen beschrieben.

Neben den unterschiedlichen Zahlungsflüssen wird dabei auch auf die organisatorische Ausrichtung des österreichischen Rettungswesens und die Personalsituation eingegangen.

Kernaussage ist, dass Möglichkeiten zur Weiterentwicklung des Beschäftigtenmodells genutzt werden müssen, eine gezielte Steuerung der Finanzierungsströme angedacht werden kann, und, ausgehend von den Vorgaben der aktuellen Zielsteuerung Gesundheit, eine objektive Bedarfsplanung des Rettungswesens indiziert ist.

1.1 Status quo

1.1.1 Zuständigkeiten

Das Gesundheitswesen ist in Gesetzgebung und Vollziehung gemäß Art. 10 Bundesverfassungsgesetz (B-VG) Bundessache. Das Rettungswesen ist dabei explizit ausgenommen und fällt daher teilweise in den Zuständigkeitsbereich der Länder (Generalnorm Art. 15 B-VG) und teilweise in den der Gemeinden (Art. 118 B-VG).

Es wird zwischen überörtlichem Rettungswesen, das umfasst die zeitkritische Notfallrettung und die Flugrettung, und dem örtlichen Rettungswesen, also dem zeitunkritischen Krankentransport, unterschieden. Das überörtliche Rettungswesen ist gemäß Art. 10 Abs. 1 Z 12 iVm Art. 15 B-VG Landessache, das örtliche Rettungswesen fällt gemäß Art. 118 Abs. 3 B-VG in den selbstständigen Wirkungsbereich der Gemeinden. Die Notfallrettung ist also Aufgabe der Länder und der Krankentransport Aufgabe der Gemeinden. Die Länder bzw. Gemeinden haben demzufolge das Rettungswesen in Österreich einzurichten, zu finanzieren und zu betreiben. Die Länder regeln die Details ihres überregionalen Rettungswesens föderal über Landesrettungsgesetze und vergeben die Leistung entweder per Ausschreibung oder beauftragen anerkannte Rettungsorganisationen mit der Durchführung. Die Gemeinden können das örtliche Rettungswesen entweder selbst erbringen, wie es in Wien mit der Magistratsabteilung 70 (Wiener Berufsrettung) der Fall ist, oder von Rettungsorganisationen durchführen lassen. Teilweise werden die Agenden der Gemeinden dabei stellvertretend von den Ländern wahrgenommen.

Die Sozialversicherung ist gesetzlich verpflichtet, unter bestimmten Voraussetzungen einen Kostenersatz an Versicherte für Transporte zu leisten. Zu diesen Voraussetzungen zählen unter anderem:

1. das Vorliegen von Gehunfähigkeit (Gehunfähigkeit bedeutet, die Benutzung eines öffentlichen Verkehrsmittels ist auch mit einer Begleitperson nicht möglich) und
2. der Transport in die nächstgelegene geeignete Behandlungseinrichtung.

Von Gesetz wegen wäre ein Kostenersatz an die Versicherten vorgesehen: Versicherte hätten etwaige von der Rettungsorganisation vorgeschriebene Kosten für den Transport – sofern dies im jeweiligen Bereich zulässig ist – zunächst selbst zu bezahlen und danach beim Sozialversicherungsträger um Kostenersatz anzufragen. Um diese Vorleistungspflicht der Versicherten nicht eintreten zu lassen, können die Sozialversicherungsträger Vereinbarungen zur Direktverrechnung mit den Rettungsorganisationen abschließen. Somit zahlen nicht zuerst die Versicherten an die Rettungsorganisationen und dann die Sozialversicherungsträger an die Versicherten, sondern die Sozialversicherungsträger gleich direkt an die Rettungsorganisationen (◘ Abb. 1.1).

Ist-Situation und Zukunftsperspektiven zur Finanzierung …

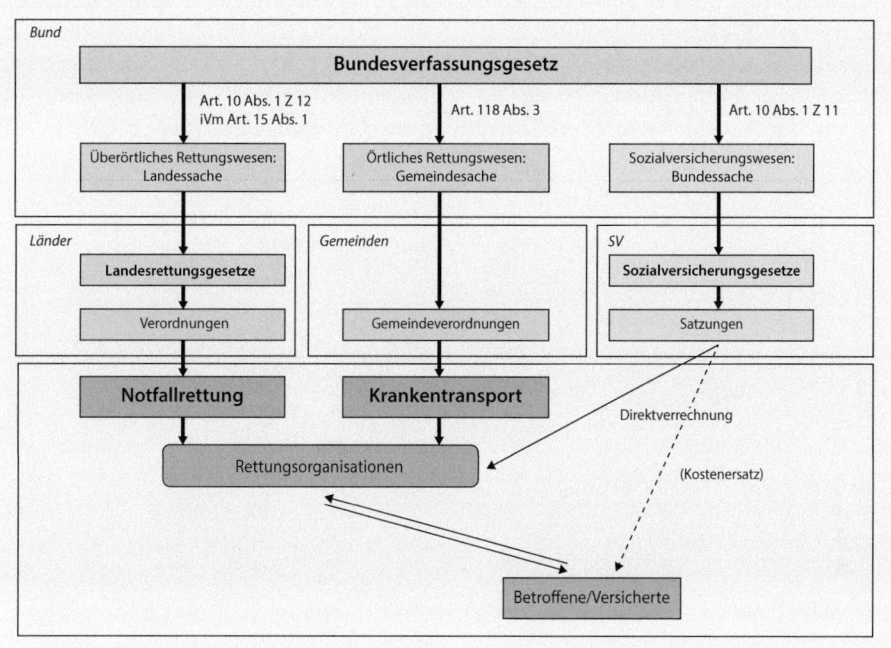

◘ **Abb. 1.1** Zuständigkeiten

1.1.2 Finanzierung

Die Finanzierung des Rettungswesens erfolgt aus Steuermitteln durch Länder und Gemeinden, aus Sozialversicherungsbeiträgen durch die Sozialversicherungsträger, aus Selbstbehalten von Versicherten und aus Fonds mit unterschiedlichen Quellen. Teilweise argumentieren auch die Rettungsorganisationen eine finanzielle Beteiligung am System, in dem sie von Freiwilligen erbrachte Stunden mit fiktiven Stundensätzen bewerten.

Die Länder weisen neben Direktzuwendungen an Rettungsorganisationen beispielsweise Kosten für Infrastruktur (Gebäude etc.) oder Leitstellen in ihren Rechnungsabschlüssen aus. Die Beiträge der Gemeinden werden meist über einen per Verordnung festgesetzten Rettungsdienstbeitrag pro Einwohner („Rettungseuro") bemessen. Landesgesundheitsfonds, deren Budgets zu unterschiedlichen Anteilen von Bund, Ländern und Sozialversicherung gespeist werden, leisten teilweise Beiträge zur Notfallversorgung. Die bei einigen Sozialversicherungsträgern vorgesehenen Selbstbehalte tragen ebenfalls einen kleinen Teil zur Finanzierung bei.

Die Finanzierung des Rettungswesens sollte der verfassungsmäßigen Systematik zufolge grundsätzlich großteils durch die Länder und Gemeinden erfolgen, der Anteil der Sozialversicherung sollte geringer sein. Dies einerseits aufgrund der gesetzlichen Beschränkung der Leistungsgewährung der Sozialversicherung auf die reine Transportstrecke – laut geltender Rechtsprechung handelt es sich nur dann um einen Transport, wenn Versicherte transportiert werden, somit ist die Sozialversicherung nicht für „leere" Wegstrecken ohne Versicherte an Bord zuständig – und andererseits aufgrund der Tatsache, dass die Vorhaltung von Stützpunkten, Fahrzeugen und Personal weit teurer ist als die tatsächliche Einsatzzeit.

Berechnungen zufolge machen bei Stützpunkten mit rund um die Uhr verfügbaren Rettungstransportwagen die Vorhaltekosten 97 %

der Gesamtkosten aus, nur 3 % entfallen auf die Einsätze (PrimAIR-Konsortium 2016, S. 89). Bezogen auf die Zeitintervalle aller Fahrzeugarten machen Einsätze im Schnitt 53 % der Vorhaltezeit aus, der tatsächliche Transport beläuft sich dabei auf etwa 30 % der Einsatzdauer (Institut für Notfallmedizin und Medizinmanagement, INM 2005, S. 210), somit verbleibt für Patiententransporte ein Anteil von 17 % der gesamten Vorhaltezeit (◘ Abb. 1.2).

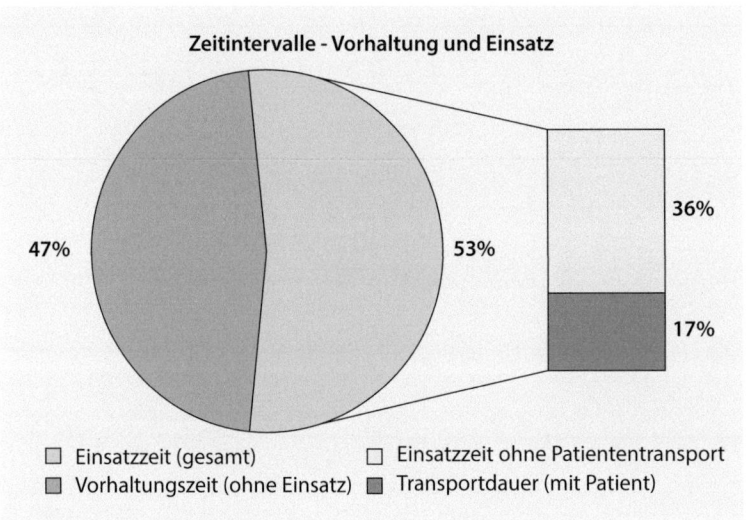

◘ Abb. 1.2 Transportdauer

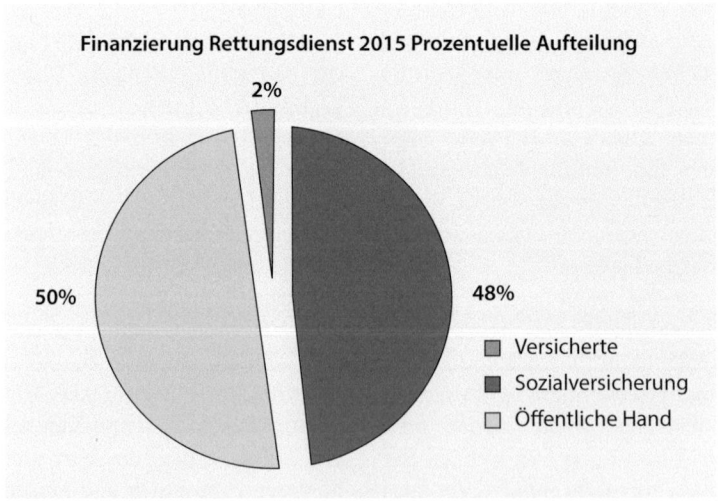

◘ Abb. 1.3 Finanzierungsanteilekreis

In der Realität trägt die Sozialversicherung in etwa die Hälfte der Gesamtkosten des österreichischen Rettungswesens. Dies liegt daran, dass der Bereich historisch gewachsen ist und die Höhe der Kostenersätze in den vergangenen Jahrzehnten eher im gegenseitigen Einvernehmen zwischen Sozialversicherungsträgern und Rettungsorganisationen als durch Bedarfsplanung oder Echtkostenberechnungen festgelegt wurde.

Im Jahr 2015 hatte die Sozialversicherung 48 % der Gesamtkosten der Finanzierung des Rettungswesens zu tragen. Die Gesamtkosten des Rettungswesens lagen im Jahr 2015 bei ca. 480 Millionen Euro, davon trug die Sozialversicherung etwa 230 Millionen Euro (◘ Abb. 1.3).

1.2 Zukunftsperspektiven

1.2.1 Rettungswesen – quo vadis?

Eine entscheidende Frage zur Betrachtung möglicher zukünftiger Entwicklungen betreffend die Finanzierung des Rettungswesens wird dessen künftige strategische Ausrichtung sein. In den letzten Jahren haben sich durch den technischen Fortschritt, demografische Entwicklung und Änderungen im Gesundheitswesen neue Herausforderungen aufgetan. Die Politik ist gefordert, die richtigen Schritte einzuleiten, um darauf angemessen reagieren zu können.

– Durch technische Hilfsmittel wie Überwachungskameras, GPS-Ortung oder soziale Medien erhalten zuvor ungeahnte Möglichkeiten Einzug ins Rettungswesen. Leitstellen beispielsweise können dadurch eine bessere Einschätzung der Lage vor Ort als früher erhalten und werden damit zu wichtigeren Playern im System.
– Die Gesellschaft verändert sich – einerseits verspricht die Entwicklung der Alterspyramide zukünftig mehr Personen in hohem Alter mit entsprechendem Behandlungs- und Transportbedarf, andererseits sind Zivilisationskrankheiten im Vormarsch.
– Veränderungen in der Behandlungslandschaft zeigen sich bei der Schließung einzelner Abteilungen in Krankenanstalten, punktuellem Ärztemangel und neuen Behandlungsstrukturen (z. B. Primärversorgungseinrichtungen).

All das hat Auswirkungen auf das österreichische Rettungs- und Krankentransportwesen. Bisher haben die zuständigen Stakeholder kaum Schritte unternommen, um den bestehenden Bedarf an Stützpunkten, Fahrzeugen und Personal zu erheben und festzuschreiben. Außer Bedarfsanalysen des Competence Centers Transportwesen (CC TW[1]) existieren dazu wenige öffentlich publizierte, großteils föderale Erhebungen.

Mit der aktuellen Vereinbarung gemäß Art. 15a B-VG über die Organisation und Finanzierung des Gesundheitswesens (RV 1340 d. B., beschlossen am 21.12.2016) ist das nun anders. Dort ist vorgesehen, dass auch für das Rettungs- und Krankentransportwesen (inkl. präklinischer Notfallversorgung), also für bodengebundene Rettungsmittel und Luftrettungsmittel (inkl. und exkl. der notärztlichen Komponente), sowie den Krankentransportdienst eine integrative Planung sicherzustellen ist (Art. 4 Abs. 1 Z 3) und als Weiterentwicklung des Österreichischen Strukturplan Gesundheit (ÖSG) eine Präzisierung der notwendigen Schritte zur Berücksichtigung der präklinischen Versorgung inkl. Rettungs- und Krankentransportdienst in der Planung vorgesehen wird (Art. 5 Abs. 4 Z 7).

---

1 Zurückgehend auf das von 2003 bis 2005 durchgeführte Innovationsprojekt „Tarifmodelle im Transportwesen" wurde das Competence Center Transportwesen (CC TW) im Jahr 2006 als Pilot-CC gegründet und 2008 in den Regelbetrieb übergeführt. Seither agiert es als vom Hauptverband der österreichischen Sozialversicherungsträger eingesetztes und bei der Niederösterreichischen Gebietskrankenkasse als Stabsstelle in der Leistungsabteilung angesiedeltes Kompetenzzentrum und ist bundesweit als Einrichtung der Träger für die Träger tätig.

Der aktuelle Entwurf des Zielsteuerungsvertrags auf Bundesebene (Zielsteuerung-Gesundheit 2017) sieht ergänzend dazu vor, dass für den ÖSG bzw. die RSG die notwendigen Schritte zur Berücksichtigung des Rettungs- und Krankentransportwesens inkl. der präklinischen Notfallversorgung in der Planung zu präzisieren sind, wobei ein akkordierter österreichweiter IST-Stand erstellt und die Planungsmethodik zur Abschätzung des Versorgungsbedarfs erarbeitet und diskutiert werden sollen (Art. 10.7 Abs. 2).

1.2.2 Das Tor zum Gesundheitswesen

Eine Bedarfsplanung für das Rettungswesen macht insofern Sinn, als dass das Rettungswesen das Tor zum Gesundheitswesen darstellt. Für viele Personen, die medizinische Unterstützung einer Gesundheitseinrichtung in Anspruch nehmen müssen, ist der Rettungsdienst der erste Kontakt mit dem Gesundheitswesen. Demzufolge haben Defizite in diesem Bereich direkte medizinische und finanzielle Auswirkung auf die nachfolgenden Prozesse und den Outcome für Patienten.

In einem ersten Schritt sind in der Vereinbarung gemäß Art. 15a B-VG über die Organisation und Finanzierung des Gesundheitswesens eine integrative Planung des Rettungswesens und eine Präzisierung der notwendigen Schritte zur Berücksichtigung des Rettungswesens in der Planung vorgesehen. Weiter ist im Zielsteuerungsvertrag auf Bundesebene (Zielsteuerung-Gesundheit) vorgesehen, einen Ist-Stand zu erheben und eine Planungsmethodik zur Abschätzung des Versorgungsbedarfs zu erarbeiten. Einen weiteren Schritt kann die angedachte Aufnahme des Rettungswesens in den Österreichischen Strukturplan Gesundheit (ÖSG) und in weiterer Folge in die Regionalen Strukturpläne der Länder (RSG) darstellen.

Je nachdem ob bzw. wie diese Planung durchgeführt wird, und welche Richtung durch den Einfluss politischer Rahmenbedingungen eingeschlagen wird, wird die Zukunft des österreichischen Rettungswesens gestaltet werden. Gestaltungsmöglichkeiten gibt es viele: die Beibehaltung des Verbundsystems mit ausreichend Reserven für Großschadensereignisse oder eine Spartentrennung zwischen Rettung und Krankentransport, das Rettungswesen als flächendeckendes Netz oder gestaffelt wie Krankenanstalten mit First Respondern, Erste-Hilfe-Stützpunkten und Notarztzentren, Fokus auf den Transport des Arztes zum Patienten oder umgekehrt, Beibehaltung des Freiwilligenwesens oder Umstellung auf ein hauptamtliches System usw.

Alle diese Zugänge sind aus anderen Ländern bzw. aus der Vergangenheit bekannt und teilweise auch erfolgreich im Einsatz. Wie auch immer das jeweilige Rettungswesen gestaltet ist, wie selbstverständlich meint interessanterweise jedes Land, das beste Rettungssystem der Welt zu haben.

1.2.3 Verbundsystem versus Spartentrennung

In Österreich ist das Rettungswesen als Verbundsystem ausgelegt – das bedeutet, die großen Organisationen bieten sowohl Notarzt- und Rettungsdienste als auch Krankentransport bzw. -beförderung an. In Deutschland war das System früher flächendeckend genauso aufgestellt, gestützt von einem Freiwilligenwesen wie in Österreich, wurde jedoch teilweise umgestellt: das zeitkritische Notfallrettungswesen wurde mancherorts vom zeitunkritischen Krankentransportwesen getrennt. Die Rettungsorganisationen bieten in Deutschland aktuell großteils nur mehr den zeitkritischen Rettungsdienst an, der Krankentransport wurde in einigen Bundesländern an nicht öffentliche Organisationen übertragen.

Jedes System hat Vor- und Nachteile. Ein Vorteil im Freiwilligenwesen liegt aus der Sicht der Rettungsunternehmen in der finanziellen Ersparnis. Das Rote Kreuz gibt für

2014 insgesamt 11,2 Millionen geleistete Freiwilligenstunden an, multipliziert mit einem angenommenen Stundensatz von 27 Euro sind das 302 Millionen Euro im Jahr, die „kostenlos" erbracht werden (Österreichisches Rotes Kreuz (2015) Jahresbericht 2014, S.7). Würde man diese Summe als tatsächliche Aufwendungen berücksichtigen, wäre das in etwa so viel wie die gesamte Sozialversicherung und alle Gemeinden zusammen jährlich für das Rettungswesen aufwenden – in Summe zwei Drittel der Gesamtkosten.

Objektiv betrachtet ist anzuführen, dass Freiwillige auch derzeit durchaus Kosten verursachen, da Kosten für Ausbildung, Bekleidung und Entschädigung anfallen. Auswertungen der Personalkosten des Rettungsdienstes Rheinland-Pfalz zufolge wurden im Jahr 2013 insgesamt 87,6 Mio. Euro für 1.850 hauptamtliche Mitarbeiter und 4,5 Mio. für 100 Planstellen ehrenamtlicher Mitarbeiter aufgewendet (Neuhäuser 2013).

Einige international anerkannte Experten sehen eine Trennung von Rettungsdienst und Krankentransport als mögliche sinnvolle Option für die Zukunft. Als ersten Schritt soll angedacht werden, „Rettungswagen" nur als solche zu bezeichnen und mit Blaulicht auszustatten, wenn diese rettungsdienstliche Einsätze fahren, und demnach klar vom „Krankenwagen" abzugrenzen (Redelsteiner 2014). Dass eine Verlagerung sowohl finanziell Vorteile haben kann als auch keine spürbare Schlechterstellung für Betroffene bedeutet, zeigt sich am Beispiel der Stadt Wien. Früher wurde für jeden Transport in einem Fahrzeug der Rettungsorganisationen ein Tarif von ca. 60 Euro bezahlt, unabhängig davon, ob es sich um einen Rettungseinsatz mit einer verletzten Person oder einen Transport zu einer geplanten Dialyse handelte. Inzwischen werden für nicht zeitkritische Transporte ohne medizinische Versorgung während der Fahrt Fahrtendienste eingesetzt – das sind Unternehmen mit ähnlichen Fahrzeugen, die jedoch keine Sanitäter einsetzen. Die Kosten für diese Transporte liegen bei etwa 20 Euro.

Auch das Vergaberechtsreformgesetz 2017 (RV 1658 d. B.) sieht eine Trennung vor. Derzeit sind Dienstleistungsaufträge im Bereich des Katastrophenschutzes von der Ausschreibungspflicht ausgenommen. Das bedeutet, dass Länder das zeitkritische Notfallwesen und Gemeinden die nicht zeitkritische Patientenbeförderung derzeit ohne Ausschreibung direkt an die heimischen Rettungsorganisationen vergeben können. Einem Entwurf des Vergaberechtsreformgesetzes zufolge soll diese Ausnahme künftig nur noch für das Notfallwesen gelten, für die Patientenbeförderung jedoch nicht mehr. So könnten die Gemeinden die Dienstleistung Patientenbeförderung ausschreiben und an den Bestbieter vergeben.

1.2.4 Ärzte- und Freiwilligenmangel

Eine der zuletzt beobachteten Veränderungen, von der starke Auswirkungen auf die Zukunft des Rettungswesens zu erwarten sind, ist der Personalmangel. Sowohl im ärztlichen Bereich als auch im Freiwilligenwesen wird ein Rückgang vermeldet, was sich bei den Rettungsorganisationen jedoch nicht in den Jahresberichten widerspiegelt.

Im ärztlichen Bereich kann zwar nicht von einem akuten Mangel gesprochen werden, im OECD-Vergleich (Organisation für wirtschaftliche Zusammenarbeit und Entwicklung) der Ärztedichte liegt Österreich je nach Betrachtungsweise im Spitzenfeld oder zumindest im guten Mittelfeld. Es ist jedoch ein Verteilungsproblem zu konstatieren, da Ärzteplanstellen insbesondere am Land schwieriger zu besetzen sind als früher und mehr Abwanderung ins Ausland beobachtet wird. Das mag am mangelnden Reiz des „Landarztpostens" liegen, an der Einkommenssituation oder am „Servicedenken" der Wohlstandsgesellschaft, die sich Gesundheit eher etwas kosten lässt als früher. Wahlärzte boomen zuletzt ebenso wie kostenpflichtige Extraleistungen außerhalb der von der Sozialversicherung abgegoltenen medizinisch notwendigen Versorgung.

Im Bereich des Notarztwesens ist ein Mangel traditionsgemäß weniger stark zu spüren als im niedergelassenen Bereich – der Anreiz, am Notarztrettungsmittel tätig zu sein, scheint größer als in einer Arztpraxis oder Krankenanstalt. Dennoch soll es bereits vorkommen, dass der eine oder andere Dienst nicht oder nur teilweise besetzt werden kann.

Welche Alternativen stehen zur Verfügung? Es können bessere Anreize hinsichtlich Ausbildung bzw. Einkommen geschaffen oder personelle Ausfälle mit anderen Personengruppen substituiert werden.

Das österreichische Rettungswesen stützt sich auf drei Säulen – Notärzte, Notfallsanitäter und Rettungssanitäter. Im internationalen Vergleich der Ausbildungszeiten im Rettungswesen rangieren Notärzte mit ihrer mehrjährigen Ausbildung im Spitzenfeld, Rettungssanitäter und Notfallsanitäter haben jedoch eine wesentlich kürzere Ausbildungsdauer als vergleichbar einzustufendes Rettungsdienstpersonal der meisten Nachbarländer. Auch wenn mehr Stunden allein – ohne die Inhalte zu berücksichtigen – noch keine bessere Qualität der Ausbildung bedeuten, so sind die Fakten nicht zu verleugnen: Das Nachbarland mit der kürzesten Ausbildungsdauer schult seine Notfallsanitäter doppelt so lang wie Österreich, in Dänemark dauert die Ausbildung 5-mal so lange (◘ Abb. 1.4).

Die Frage ist nicht, ob mehr Qualität im österreichischen Rettungswesen nötig ist und ob die Ausbildungsstunden generell zu erhöhen sind. Die Frage ist, wie kann die fehlende Qualität wegfallender Notärzte kompensiert werden – mit dem derzeitig verfügbaren Personal in Verbindung mit dem dort ebenfalls drohenden Mangel an Freiwilligen bzw. Zivildienstleistenden wohl nicht. Es bleibt die Chance, neue Personengruppen zu formen, wie es bereits vor einem Vierteljahrhundert gefordert wurde (Österreichische Akademie für Gesundheitswesen, ÖAGW 1993). Dabei wird es unumgänglich sein, auch Berufsbilder zu schaffen – sei es das Berufsbild des Notarztes als eigenständige Ausbildungsschiene, um den Anreiz zu erhöhen und ausreichend ärztlichen „Nachwuchs" sicherzustellen, oder das Berufsbild des Sanitäters bzw. Paramedics.

In Niederösterreich wurde der Begriff „Paramedic" zuletzt umfassend diskutiert, wobei es nicht um Notfallmediziner wie in den USA mit arztähnlichen Kompetenzen geht, sondern um Absolventen einer Krankenpflegeschule mit zusätzlicher Sanitäterausbildung.

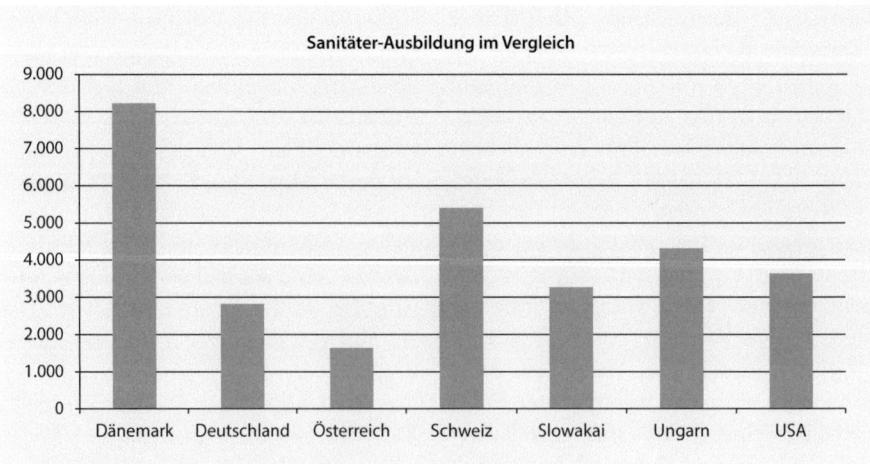

Quelle: Gorove, Csomor, Meyer, Fries et al 2013 - Sanitäter-Ausbildung rund um Österreich (15. Kongress der Österreichischen Gesellschaft für Notfall- und Katastrophenmedizin)

◘ Abb. 1.4 Ausbildungsstunden

Es ist klar, dass keine Gefahr besteht, dass diese Paramedics Notärzte ablösen oder ersetzen – das ist allein rechtlich nicht möglich, großteils sind lebensrettende notfallmedizinische Tätigkeiten zu Recht Ärzten vorbehalten. Dennoch ist es sinnvoll, Rahmenbedingungen für die bessere Ausbildung bestimmter Personengruppen zu schaffen, sodass diese bei Wegfall von Notärzten eines Tages unterstützend in das System eingreifen können. Dafür gibt es genügend Optionen:

- die bundesweite Schaffung von Paramedics wie beschrieben als Berufsbild,
- die Schaffung eines neuen und eigenständigen Berufsbildes des Sanitäters,
- oder nur die sinnvolle Nutzung aller schon bestehenden Möglichkeiten des Sanitätergesetzes mit allen Notfallkompetenzen (§§ 11 und 12 Sanitätergesetz, SanG) und der dort vorgesehenen Verordnungsermächtigung (§ 13 SanG).

Die Ausbildung an einer Krankenpflegeschule mit der rettungsdienstlichen Ausbildung zu kombinieren ist ein naheliegender Lösungsweg. Schon derzeit decken sich viele Ausbildungsinhalte und Krankenpflegepersonal ist aufgrund seines Fachwissens gern gesehenes Teammitglied auf Fahrzeugen der Rettungsorganisationen. In etlichen europäischen Ländern bildet Krankenpflegepersonal mit spezialisierter Ausbildung das Rückgrat des Rettungswesens. Warum nicht auch in Österreich?

In den meisten Ländern ist der Sanitäter als eigenes Berufsbild verankert und es existieren dazu Ausbildungsschienen an eigenen (Hoch)schulen wie bei uns Krankenpflegeschulen, auch mehrjährige akademische Ausbildungen sind nicht selten. In Österreich wird Personal meist dadurch gewonnen, dass entweder Zivildienstleistende bei der Organisation „bleiben" – als Hauptamtliche bzw. neben dem Beruf in ihrer Freizeit – oder Pensionisten/Rentner ihre verfügbare Zeit in den Dienst der Organisation stellen. Auch für Österreich ist die berufliche Verankerung des Sanitäters eine sinnvolle Zukunftsvision, allein aufgrund der persönlichen Absicherung: Weil kein Berufsbild des Sanitäters existiert, verfügen Sanitäter derzeit über keinerlei Berufsschutz, können also im Fall der Arbeitslosigkeit auch als Hilfsarbeiter vermittelt werden.

Ein Mangel an Personal wird auch seitens der Rettungsorganisationen immer wieder erwähnt. Bei der Freiwilligenarbeit wird ein Rückgang durch stärkere Ich-Bezogenheit der Gesellschaft, Abnahme an zwischenmenschlicher Kommunikation durch soziale Medien und geringere Bereitschaft zur Einbringung in gemeinnützige Tätigkeiten beschrieben. Auch bei Zivildienstleistenden wird ein Rückgang angesprochen und vor einem drohenden Kollaps des Systems gewarnt. Die Zahlen sprechen jedoch eine andere Sprache. Entgegen dramatischer Meldungen verzeichnet das Rote Kreuz von 2005 auf 2015 einen Zuwachs von mehr als 25.000 freiwilligen Mitarbeitern (entspricht im Schnitt +5,3 % pro Jahr), ein Plus von 1,7 Millionen geleisteter Freiwilligenstunden und auch bei den Zivildienstleistende einen Zuwachs von durchschnittlich 3,8 % pro Jahr (Österreichisches Rotes Kreuz (2016) Jahresbericht 2015). Die Vermutung liegt nahe, dass mit diesen Berichten weniger die tatsächliche Situation wiedergegeben, sondern eher an die Bevölkerung appelliert werden soll, sich ehrenamtlich zu engagieren.

1.2.5 Überlegungen zur Finanzierung

Die Finanzierung des Rettungswesens erfolgt derzeit aus unterschiedlichen Töpfen, teils Steuern, teils Sozialversicherungsbeiträge, teils Selbstbehalte der Versicherten. Wie im übrigen Gesundheitswesen wurde auch im Rettungswesen die verschachtelte Finanzierungsstruktur bereits mehrfach thematisiert. Sie ist einerseits zurückzuführen auf die verfassungsrechtlich unterschiedlichen gesetzlichen Zuständigkeiten, andererseits auf die Intransparenz im System. Die Gesamtkosten des Systems sind daher nur sehr schwer zu eruieren.

Die verfassungsmäßigen Aufgaben der Gemeinden (örtlicher Rettungsdienst – zeitunkritischer Krankentransport) werden bereits jetzt von einigen Ländern mitorganisiert. Dieser Schritt könnte auch in den übrigen Ländern vollzogen werden, wobei natürlich die bisherigen Aufwendungen der Gemeinden von den Ländern getragen werden müssten, was auf der Einnahmeseite auch eine Neuordnung der Steuerverteilung zwischen Ländern und Gemeinden notwendig machen würde.

Auch für die Sozialversicherung bestehen theoretisch derartige Möglichkeiten. Sie könnte sich aus rechtlicher Sicht zumindest zu einem großen Teil aus der Finanzierung zurückziehen. Aufgrund der gesetzlichen Vorgaben besteht eine Zuständigkeit lediglich für die Transportstrecke. Gemessen an den Zeitintervallen von Vorhaltung und Einsatz wären das 17 % der Gesamtkosten (INM 2005, S. 210). Eine Reduktion des Anteils der Sozialversicherung von derzeit 48 % auf 17 % der Gesamtkosten ist jedoch nicht vorstellbar, solange die Bereitschaft der übrigen Stakeholder zur Übernahme dieses Anteils nicht gegeben ist (◘ Abb. 1.5).

Aus realpolitischen Überlegungen ist daher von den derzeitigen Zuständigkeiten auszugehen. Darauf aufbauend kann eine gezielte Steuerung der Finanzierungsströme angedacht werden (◘ Abb. 1.6).

> **Empfehlung**
> Als Sozialversicherungskompetenzzentrum empfiehlt das CC TW, in einem ersten Schritt zeitnah die Strukturen und Finanzierungsströme in den einzelnen Ländern zu erheben und zu durchleuchten. Gemäß den aktuellen Richtungsvorgaben des Bundes ist darauf aufbauend eine gemeinsame Bewertung und Planung indiziert. Die Leistung Krankentransport soll dabei ohne Selbstbehalte für Versicherte frei zugänglich sein für jene, die sie tatsächlich benötigen.

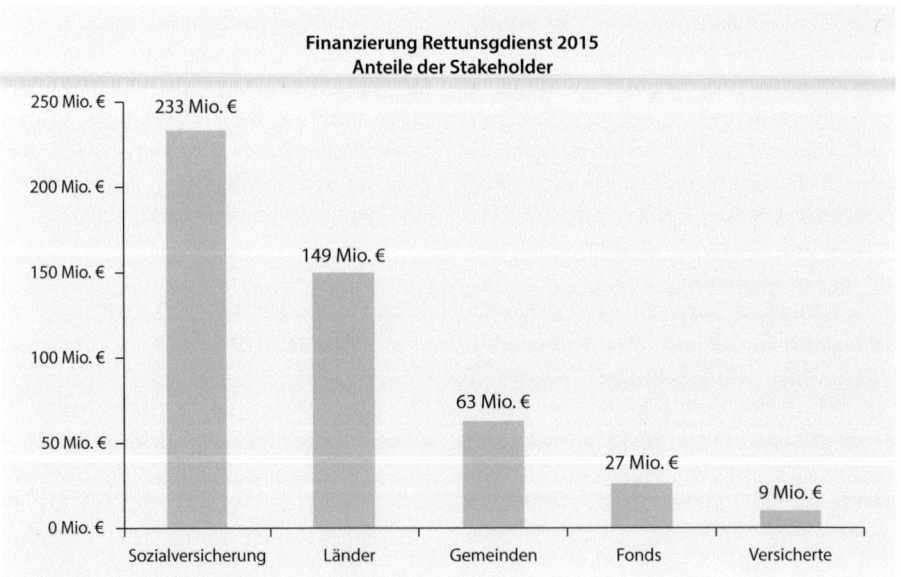

◘ Abb. 1.5 Finanzierungssummen Balken

Ist-Situation und Zukunftsperspektiven zur Finanzierung …

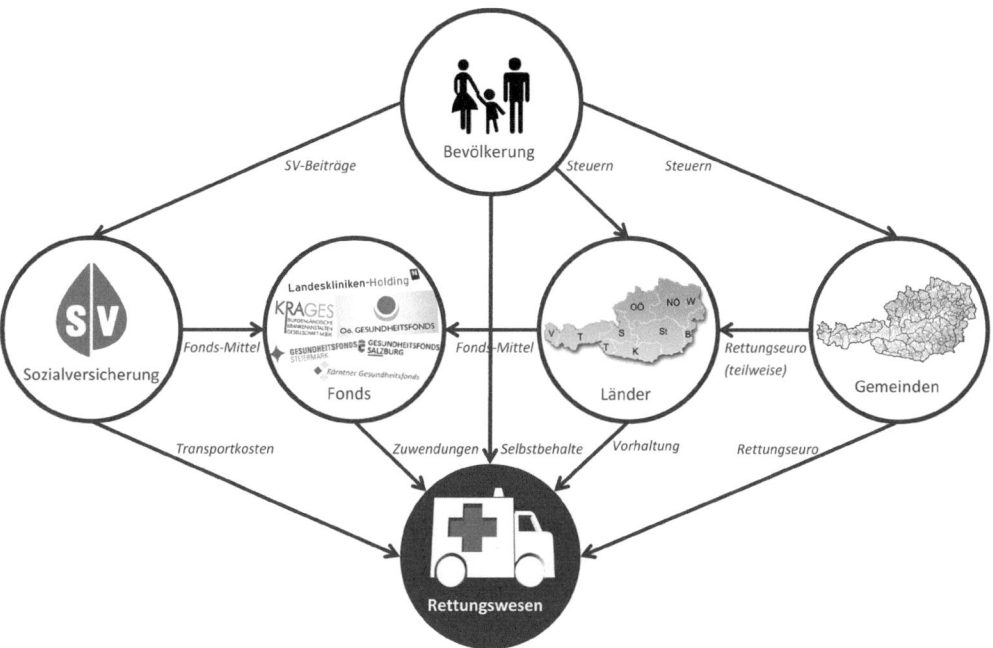

◘ Abb. 1.6 Zahlungsflüsse

1.2.6 Verhandlungsleitlinien

Die Probleme durch die unterschiedlichen Zuständigkeiten und mehrfache Verhandlungen sind bereits länger bekannt. Um diese Dinge in den Griff zu bekommen, wurden in den letzten Jahren bereits unterschiedliche Überlegungen angestellt.

Einer dieser Gedanken war, dass alle Stakeholder gemeinsam mit den Rettungsorganisationen verhandeln. Daher hat das CC TW bereits 2012 bundesweit gültige Verhandlungsleitlinien erarbeitet. Diese sehen unter anderem die gemeinsame Teilnahme aller zuständigen Stakeholder an Vertragsverhandlungen vor.

Die Verhandlungsleitlinien wurden mit den Sozialversicherungsträgern abgestimmt und, nach deren Zustimmung durch Abnahme und Genehmigung in den entsprechenden Gremien, in Kraft gestellt. Seither gelten die Verhandlungsleitlinien – zumindest innerhalb der Sozialversicherung – als Planungsvorgabe für die Durchführung von Vertragsverhandlungen im Bereich Rettungs- und Krankentransportwesen. In weiterer Folge ist eine Abstimmung mit politischen Verantwortlichen aus dem Bereich der Länder und Gemeinden nötig. Durch diesen Schritt kann die zukünftige Ausrichtung des Rettungswesens auf Ebene der damit befassten Personenkreise bestmöglich vorangetragen werden.

Fazit

Die Zuständigkeit für das Rettungswesen liegt bei Ländern und Gemeinden. Die Sozialversicherung ist unter bestimmten Voraussetzungen für einen Kostenersatz an den Versicherten für die Transportstrecke zuständig.

Die Finanzierung des Rettungswesens erfolgt aus verschiedenen Töpfen. Auch wenn eine Finanzierung aus einer Hand gesetzlich nicht vorgesehen ist, bestehen Möglichkeiten zur organisatorischen Steuerung der Finanzierungsströme.

Zentrales Augenmerk ist auf die gemeinsame Planung zu legen. Entsprechend den Richtungsvorgaben der Regierung (Vereinbarung gemäß Art 15a B-VG über die Organisation und Finanzierung des Gesundheitswesens 2016) und der Bundeszielsteuerungskommission (Zielsteuerungsvertrag auf Bundesebene Zielsteuerung-Gesundheit 2017) sollten die Zeichen der Zeit genutzt werden, die bestehenden Strukturen und Finanzierungsströme zu analysieren und Chancen zur zukunftssicheren Gestaltung und Optimierung zu ergreifen.

Zur Abdeckung zukünftiger Entwicklungen der Personalsituation im Rettungsdienst sollten Verbesserungen am Beschäftigtenmodell erarbeitet werden. Dazu sollten die bestehenden Möglichkeiten des Sanitätergesetzes in vollem Umfang genutzt werden (Notfallkompetenzen, Notfallkompetenzverordnung) (Sanitätergesetz SanG, BGBL. I Nr. 30/2002) oder Berufsbilder für Notarzt, Sanitäter und/oder „Paramedic" geschaffen werden.

Literatur

Bundeskanzleramt (2016) Vereinbarung gemäß Art 15a B-VG über die Organisation und Finanzierung des Gesundheitswesens. ▶ https://www.ris.bka.gv.at/Dokumente/BgblAuth/BGBLA_2017_I_98/BGBLA_2017_I_98.pdfsig. Zugegriffen: 28. Febr. 2018

Bundesministerium für Gesundheit und Frauen (2017) Zielsteuerungsvertrag auf Bundesebene Zielsteuerung-Gesundheit. ▶ https://www.bmgf.gv.at/cms/home/attachments/2/8/6/CH1443/CMS1501063225561/zielsteuerungsvertrag_2017-2021,_urschrift.pdf. Zugegriffen: 28. Febr. 2018

Institut für Notfallmedizin und Medizinmanagement (INM) Klinikum der Universität München (2005) Tarifmodelle im Transportwesen Bd III. Fiktive Rettungsdienstlandschaft, S 210

Neuhäuser R (2013) Der Rettungsdienst in Rheinland-Pfalz und dessen Auswirkung auf die gesetzliche Krankenversicherung, S 7, 9

Österreichische Akademie für Gesundheitswesen (ÖAGW) (1993) Analyse und Strategien in der notfallmedizinischen Ausbildung des nichtärztlichen Sanitätspersonals im Rettungsdienst

Österreichisches Bundesgesetz über Ausbildung, Tätigkeiten und Beruf der Sanitäter (Sanitätergesetz SanG, BGBL. I Nr. 30/2002)

Österreichisches Roten Kreuzes (2015) Jahresbericht des Österreichischen Roten Kreuzes 2014, S 7

Österreichisches Roten Kreuz (2016) Jahresbericht des Österreichischen Roten Kreuzes 2015. Bilanz der Menschlichkeit

PrimAIR-Konsortium (2016) Die PrimAIR-Luftrettung als Zukunft der Notfallrettung im dünn besiedelten Raum – Ergebnisse, S 89

Redelsteiner C (2014) Helfer in Not? – Aktuelle Herausforderungen im NÖ Rettungswesen – Image und Berufsrecht – Problemskizze, S 11

Grenzenlos retten: Anforderungen an Staatsverträge zur Notfallrettung

Hanjo Allinger und Romy Emmerich

2.1 Die Ausgangslage: Ohne persönliche Verbindungen geht nichts – 16

2.2 Staatsverträge zur Kooperation im Rettungswesen schaffen Rechtssicherheit – 17
2.2.1 Die Intention von Staatsverträgen – 17
2.2.2 Die Regelungstiefe der Staatsverträge wird durch die Intensität der Kooperation bestimmt – 18

2.3 Zentrale Regelungsinhalte zwischenstaatlicher Vereinbarungen – 19
2.3.1 Begrifflichkeiten und Zuständigkeiten – 19
2.3.2 Rechtliche Voraussetzungen der Berufsausübung im Ausland – 19
2.3.3 Qualifikation und Befugnisse der Einsatzkräfte – 21
2.3.4 Sonderrechte der Rettungsfahrzeuge – 22
2.3.5 Ausrüstung der Einsatzkräfte – 22
2.3.6 Haftung und Schadenersatz – 23
2.3.7 Datenverfügbarkeit, Datenaustausch und Datenstrukturen – 23
2.3.8 Kostenerstattung – 24

Literatur – 25

© Springer-Verlag GmbH Deutschland, ein Teil von Springer Nature 2018
A. Neumayr, M. Baubin, A. Schinnerl (Hrsg.), *Herausforderung Notfallmedizin*,
https://doi.org/10.1007/978-3-662-56627-5_2

Trailer

Staatsverträge zur grenzüberschreitenden Kooperation im Rettungswesen können Rechtssicherheit bei grenzübergreifender Notfallrettung schaffen. Der Regelungsbedarf umfasst dabei Fragen nach der Anerkennung der Berufsausübung, der Ausrüstung der Einsatzkräfte, den Sonderrechten im Straßenverkehr, den Ein- und Ausfuhrbestimmungen von Arznei- und Betäubungsmittel, den Befugnissen (z. B. intubieren, Zugänge legen) im Ausland, dem Transportziel, der Infrastruktur, der Fahrzeugaufbereitung sowie der Haftung und der Kostenerstattung. Insbesondere wird dabei auf die bisherige problematische Rechtslage eingegangen. Gleichzeitig werden erforderliche Vereinbarungen aufgezeigt, die in bilateralen Abkommen über die Zusammenarbeit im Rettungsdienst geschlossen werden können. Das dient der Verbesserung der präklinischen Versorgung und dem Aufbau einer anreizneutralen Finanzierung von Rettungseinsätzen in Grenzgebieten.

2.1 Die Ausgangslage: Ohne persönliche Verbindungen geht nichts

Einmal angenommen, Sie verbringen Ihren nächsten Urlaub in Niederbayern, um mit dem Fahrrad am Ufer des Inns entlang von Passau bis Burghausen zu radeln. Verläuft der Radweg nördlich des Flusses, radeln Sie in Deutschland, südlich in Österreich. Genau diese Führung des Fahrradwegs entscheidet bei einem Unfall, ob österreichische oder deutsche Rettungskräfte ausrücken. Fast immer kommt das nationale Rettungsfahrzeug zur Hilfe – auch wenn ein ausländisches im Einzelfall, etwa durch eine Rettungswache am gegenüberliegenden Ufer und eine nahe gelegene Brücke schneller gewesen wäre. Verkompliziert wird die Lage noch dadurch, dass sich Mobiltelefone unabhängig vom Verlauf der Landesgrenze mal im einen, mal im anderen Land einloggen. Bei einem Notruf über die europaeinheitliche Notrufnummer wird daher immer die Notrufzentrale des Mobilfunknetzes angewählt. Die Einsatzdaten müssen dann noch von der Leitstelle eines Landes zur koordinierenden Stelle des anderen Landes weitergegeben werden, bevor die dortigen Rettungskräfte ausrücken können.

Warum ist das so kompliziert? Warum rückt im Grenzgebiet nicht einfach das Fahrzeug aus, das voraussichtlich am schnellsten eintreffen wird? Durch den europäischen Einigungsprozess sind Menschen heute deutlich mobiler als vor zwanzig Jahren. Dies gilt umso mehr entlang der Binnengrenzen. Selbstverständlich passieren Menschen, Waren und Dienstleistungen täglich die Ländergrenzen. Bei Gesundheitsdienstleistungen generell, aber vor allem bei der Notfallrettung ist dies nicht selbstverständlich.

> **Praxistipp**
>
> Um unabhängig von Grenzen das am schnellsten verfügbare Rettungsmittel am Unglücksort einsetzen zu können, ist eine Zusammenarbeit der Leistellen im Grenzbereich Voraussetzung.

Welche Probleme stehen einer grenzübergreifenden Notfallrettung im Weg? Welchen Beitrag können zwischenstaatliche Vereinbarungen zur Notfallrettung leisten, um grenzüberschreitende Einsätze zu erleichtern? Dieser Beitrag versucht herauszuarbeiten, welche Inhalte und Regelungen in Staatsverträgen zur grenzüberschreitenden Kooperation im Rettungswesen enthalten sein sollten, um die Zusammenarbeit organisatorisch zu erleichtern.

Für Deutschland allein führen 16 unterschiedliche Rettungsdienstgesetze bereits zu erheblichen administrativen und organisatorischen Unterschieden in den Bundesländern. Teilweise entstehen dadurch mitten im Land Probleme, die man eigentlich nur an den nationalen Außengrenzen erwartet hätte: Rettungswachen benachbarter Bundesländer werden bei der Planung der Versorgungsstruktur meist genauso wenig berücksichtigt wie Rettungswachen aus dem angrenzenden Ausland. Selbst die Anforderung von Rettungsfahrzeugen eines benachbarten Bundeslandes über die Leitstelle ist nicht selbstverständlich: Ob zusammengearbeitet wird oder nicht, hängt vom Kooperationswillen der Verantwortlichen in den jeweiligen Rettungsdienstbereichen ab. Und selbst wenn der Wille zur Zusammenarbeit besteht, fehlt oft die Möglichkeit der elektronischen Weitergabe des Datensatzes von einer Leitstelle zu anderen, sodass Einsatzparameter per Fax übergeben werden müssen. Sogar innerhalb eines Bundeslandes, zwischen Leitstellen mit derselben Einsatzsoftware können Daten zu häufig nicht ohne Umwege – beispielsweise über die Datenbank der Polizei – übermittelt werden.

An den deutschen Außengrenzen mit den neun Anrainerstaaten wird die Kooperation über diese Probleme hinaus durch die differierenden Regelungskompetenzen erschwert. Der föderalen Zuständigkeit der Bundesländer für die rechtliche Regelung des Rettungswesens in der Bundesrepublik Deutschland stehen in vielen Nachbarländern zentralstaatliche Regelungen gegenüber.

In einigen Rettungsdienstbereichen der Grenzregionen wurden daher notgedrungen und ganz pragmatisch jeweils eigene kreative Lösungen mithilfe von individuellen Kooperationen und regionalen Absprachen gesucht. Naturgemäß differierte die Regelungstiefe und -qualität dieser lokalen Absprachen in Abhängigkeit von den regional Verantwortlichen und ihrem persönlichen „Draht" zueinander ganz erheblich. Vereinzelt wurden zwischen bayerischen und österreichischen Rettungsdienstleistern entgegen geltenden Gesetzen etwa schon früh Handfunkgeräte ausgetauscht, um im Falle eines gemeinsamen Großeinsatzes die Kommunikation zwischen den Rettungskräften beider Länder trotz unterschiedlicher Frequenzen und Funkstandards sicherstellen zu können.

2.2 Staatsverträge zur Kooperation im Rettungswesen schaffen Rechtssicherheit

2.2.1 Die Intention von Staatsverträgen

Mit dem Abschluss zwischenstaatlicher Rahmenabkommen zur Kooperation im Rettungswesen wird versucht, Brücken zwischen verschiedenen Systemen zu schaffen, um eine Zusammenarbeit im Grenzgebiet zu erleichtern. Rahmenabkommen über die grenzüberschreitende Zusammenarbeit im Rettungsdienst bestehen zum heutigen Zeitpunkt zwischen Deutschland und Frankreich, Polen sowie Tschechien (Rahmenabkommen BGBL 2006, 2013, 2015). Die inhaltliche Ausgestaltung in den bilateralen Vereinbarungen kann dabei verschiedenen Zielen dienen, die unterschiedlich gewichtet werden:

- Gewährleistung einer engmaschigen Versorgung mit Luftrettungsmitteln,
- Verkürzung der durchschnittlichen Eintreffzeit bodengebundener Rettungsmittel,
- schnellere boden- oder luftgestützte Notarztunterstützung,
- Verbesserung der Qualität einzelner rettungsdienstlicher Leistungen,
- Erhöhung der Rettungsmittelauslastung durch Einsätze im Grenzgebiet,
- Förderung der Bestrebungen regionale Kooperationsvereinbarungen zu schließen.

Soweit bereits grenzüberüberschreitende Einsätze auf informeller oder subformaler Ebene erfolgen, können durch die Formalisierung auch folgende Ziele verfolgt werden:

- Besserer Schutz personenbezogener Daten der betroffenen Personen,
- Bekämpfung der Rechtsunsicherheit bei den Einsatzkräften,
- Klärung haftungsrechtlicher und arbeitsrechtlicher Voraussetzungen für den Einsatz im Nachbarland,

- Neu- oder Umstrukturierung der bestehenden Abrechnungspraktiken grenzüberschreitender Einsätze,
- Beseitigung von asymmetrischen Finanzierungslasten,
- Regelung der verwaltungstechnischen Kompetenzen hinsichtlich der Organisation des Rettungswesens.

> **Praxistipp**
>
> Im Sinne der Verbesserung der Rechtssicherheit aller Akteure des Rettungswesens in Grenzgebieten gilt es, durch den Abschluss von zwischenstaatlichen Vereinbarungen verbindliche Regelungen zu treffen.

2.2.2 Die Regelungstiefe der Staatsverträge wird durch die Intensität der Kooperation bestimmt

Der Regelungsbedarf steigt mit der Intensität der Kooperation. Die grenzüberschreitende rettungsdienstliche Zusammenarbeit lässt sich wie ◘ Tab. 2.1 zeigt in unterschiedliche Intensitätsstufen gliedern.

Eine niedrige Intensitätsstufe besteht, wenn es sich um die gegenseitige Hilfe bei Katastrophen und Schadenslagen handelt. In allen Katastrophenschutzabkommen zwischen Deutschland und seinen Nachbarstaaten ist geregelt, dass die unterstützenden Einsatzkräfte des hilfeleistenden Landes in das bestehende Konzept des hilfesuchenden Landes integriert werden. Im Abkommen zwischen Deutschland und Österreich (BGBl 1992) heißt es beispielsweise in Abs. 1 und 2 Art. 9:

> » Die Koordination und Gesamtleitung der Rettungs- und Hilfsmaßnahmen obliegt in jedem Fall den Behörden des Einsatzstaats. Aufträge an die Hilfsmannschaften des Entsendestaats werden ausschließlich an ihre Leiter gerichtet, welche Einzelheiten der Durchführung gegenüber den ihnen Unterstellten anordnen.

Grenzüberschreitende Rettungsdiensteinsätze, die entweder im wiederholten Einzelfall oder regelmäßig auftreten, weil ein ausländisches Rettungsmittel in der Alarmierungsstaffel verankert ist, stellen dagegen genau wie die

◘ **Tab. 2.1** Intensitätsstufen

Intensitätsstufen der grenzüberschreitenden Zusammenarbeit im Rettungsdienst		
Niedrig	Gegenseitige Hilfe bei Katastrophen und Großschadenslagen	Bilaterale Katastrophenhilfeabkommen zwischen der Bundesrepublik Deutschland gibt es mit zwölf Staaten, das älteste besteht mit Frankreich seit 1980
Mittel	Anforderung in Einzelfällen aus der Leitstelle im Nachbarland	Rahmenabkommen zwischen der Bundesrepublik Deutschland gibt es mit drei Staaten, das älteste besteht mit Frankreich seit 2005 dazu: Vielzahl regionaler Kooperationen und individueller Absprachen
Hoch	Regelmäßige, standardisierte wechselseitige Anforderungen aus der Leitstelle im Nachbarland und Aufnahme ausländischer Rettungsmittel in die nationale Alarmierungsstaffel	
Sehr hoch	Regelversorgung in bestimmten Gebieten des Nachbarlandes	Die Regelversorgung des österreichischen Kleinwalsertals wird durch deutsche Rettungskräfte erbracht.

Regelversorgung in bestimmten Gebieten des Nachbarlandes höhere Anforderungen an den Regelungsumfang und die Regelungstiefe der Zusammenarbeit.

2.3 Zentrale Regelungsinhalte zwischenstaatlicher Vereinbarungen

Regelungen zwischenstaatlicher Vereinbarungen über die grenzüberschreitende Zusammenarbeit im Rettungsdienst betreffen insbesondere die
1. Qualifikation und Befugnisse der Einsatzkräfte,
2. Ausrüstung der Einsatzkräfte,
3. Verwendung der Rettungsmittel,
4. Haftung der Einsatzkräfte
5. und die Kostenerstattung.

Die Klärung der genannten Punkte dienen der Herstellung sicherer Rahmenbedingungen für grenzüberschreitende Rettungsdiensteinsätze. Die sich ganz konkret bei einem Auslandseinsatz für Einsatzkräfte ergebenden Fragen veranschaulicht ◘ Abb. 2.1.

> Bilaterale Abkommen über die Zusammenarbeit im Rettungsdienst für die Grenzgebiete sind notwendig.

2.3.1 Begrifflichkeiten und Zuständigkeiten

Ein wesentlicher Punkt, der oft unterschätzt wird, ist die Bedeutung von gemeinsamen Begriffsbestimmungen in den bilateralen Vereinbarungen. Unter manchen Fachtermini, wie z. B. Notarzteinsatzfahrzeug, Rettungs- oder Krankentransportwagen, Rettungsassistent und Notfallsanitäter können leicht unterschiedliche Dinge verstanden werden. Dies gilt vor allem dann, wenn das System des Nachbarlandes ein direktes Äquivalent nicht kennt. Eine gemeinsame Begriffsklärung ist Voraussetzung für die identische Auslegung der geschlossenen Vereinbarung.

Im nächsten Schritt sollte die vorhandene Rettungsinfrastruktur erfasst werden, bzw. die lokal Verantwortlichen im Grenzgebiet zur gegenseitigen Information über Standorte, Besetzung und Ansprechpartner der Krankenhäuser, Einsatzzentralen und Rettungswachen verpflichtet werden. Durch die Beschreibung der vorhandenen Strukturen und Kompetenzen können viele potenziell auftretende Probleme in der Praxis bereits im Vorfeld vermieden werden. Dabei sollten die regional verantwortlichen Stellen nicht nur explizit genannt, sondern auch gleichzeitig ihre Zuständigkeit, bzw. der Umfang ihrer Verhandlungskompetenz skizziert werden.

Hilfreich wäre zudem die Verpflichtung der regional Verantwortlichen zu Festlegung und Austausch von Prozessabläufen, die die ausländischen Akteure im Rettungsdienst miteinbeziehen. Darunter fallen viele operative Details, z. B. wie die technische Einsatzweiterleitung auf deutschem Boden erfolgen soll, wenn vonseiten der ausländischen Kollegen die falsche Integrierte Leitstelle ausgewählt wurde und wie der Prozess der Rückmeldung an die ausländischen Kollegen bei derartigen Szenarien ablaufen soll.

Der Abschluss von Staatsverträgen ist auch sinnvoll, um die regionalen Entscheidungsträger zu individuellen Absprachen zu ermächtigen.

2.3.2 Rechtliche Voraussetzungen der Berufsausübung im Ausland

> Unsichere Rahmenbedingungen begleiten die Rettungskräfte beim Grenzübertritt in Bezug auf Arbeitsrecht, Zoll- und Einreisebestimmungen, Arznei- und Betäubungsmittelgesetze, Straßenverkehrsordnung sowie Fragen der Haftung und Kostenerstattung des Einsatzes.

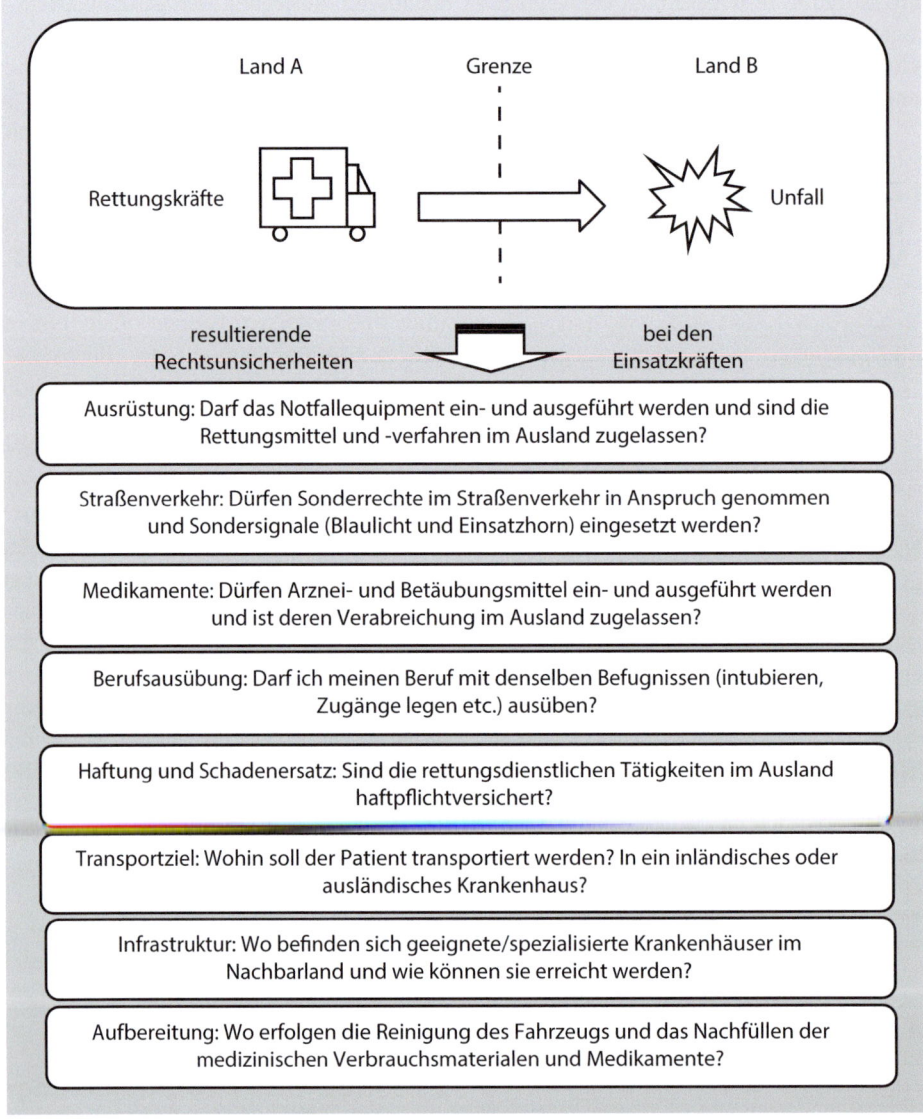

◘ Abb. 2.1 Zahlreiche offene Fragen beim Grenzübertritt umreißen den Regelungsbedarf

Ein in einem Land der EU erlernter Beruf darf nicht automatisch auch in einem anderen EU-Land ausgeübt werden. Um die grenzüberschreitende Zusammenarbeit entscheidend zu vereinfachen, ist die gegenseitige Anerkennung von Berufsqualifikationen in den Vereinbarungen notwendig.

Zwar gibt es die Berufsanerkennungsrichtlinie 2005/36/EG, die durch die Berufsqualifikationsrichtlinie 2013/55/EU modernisiert wurde, in der die jeweiligen Mindestanforderungen der Länder an die Ausbildung bei den sogenannten „reglementierten" Berufen koordiniert werden. Aber selbst wenn ein Berufsbild gelistet ist, wie etwa das des Arztes und des Rettungsassistenten in Deutschland, folgt daraus noch nicht, dass von ausländischen Arbeitnehmern mit diesem Beruf die Arbeit in Deutschland unmittelbar aufgenommen werden kann. Gesagt ist damit nur, dass bei einem weiterhin zu stellenden Antrag auf Berufsausübung die Ausbildung im Nachbarland bei Vorlage entsprechender Nachweise anerkannt werden muss.

Auch wenn für die gelegentliche Berufsausübung im europäischen Ausland geringere Anforderungen erfüllt werden müssen als für die dauerhafte, bleibt auch hier die Verpflichtung zur vorherigen Meldung bei den zuständigen Behörden mit Nachweis der Berufsqualifikation und ggf. beruflichen Praxis.

Tatsächlich müssten also ein ausländischer Notarzt und Rettungsassistent bzw. Notfallsanitäter vor jedem Einsatz erst die Erlaubnis zur Berufsausübung von den zuständigen deutschen Behörden einholen bzw. die Tätigkeit im Einsatzland anzeigen, was im Rahmen eines Notfalleinsatzes offensichtlich unmöglich ist. Aufgabe zwischenstaatlicher Verträge muss es daher sein, durch eine pauschale Erlaubnis zur Ausübung der beruflichen Tätigkeit im Rahmen eines grenzüberschreitenden Notfalleinsatzes bestehende Verwaltungsprozesse zu vereinfachen. Gedacht werden sollte in diesem Zusammenhang auch an die Befreiung des rettungsdienstlichen Personals und der Ärzte von der Pflichtmitgliedschaft in den Berufskammern des Nachbarlandes.

2.3.3 Qualifikation und Befugnisse der Einsatzkräfte

Vollständige Rechtssicherheit in Bezug auf die Berufsausübung ist damit jedoch noch nicht geschaffen. Tatsächlich ist damit nur geregelt, dass ein ausländischer Rettungsdienstmitarbeiter im Einsatzland tätig werden darf, nicht jedoch in welchem Umfang und in welchen Prozessen.

In den Vereinbarungen sollte daher darüber hinaus festgelegt werden, dass die Einsatzkräfte ihre eigenen empfohlenen Behandlungsverfahren gemäß den Richtlinien der jeweiligen Fachärzteverbände bzw. Rettungsdienstträger anwenden dürfen. Diese haben sie in ihrer Ausbildung erlernt und durch ständige Anwendung im Heimatland verinnerlicht. Für die Grenzen der Tätigkeit müssen jedoch die Gesetze des Einsatzlandes gelten. Es wäre schwer zu erklären, wenn durch den Einsatz eines ausländischen Notarztes rechtsfreie Räume entstehen würden.

> **Praxistipp**
>
> Der Schlüssel für eine Intensivierung der grenzüberschreitenden rettungsdienstlichen Zusammenarbeit liegt in der gegenseitigen Anerkennung von Berufsqualifikationen, der Rettungsmittel und der Ausrüstung der Einsatzkräfte.

Ein deutliches Plus an Rechtssicherheit wird für die Aktiven beim Auslandseinsatz geschaffen, wenn im Heimatland zugelassene Arzneimittel im Rahmen des grenzüberschreitenden Einsatzes unabhängig von der Zulassung im Einsatzland generell auch in diesem eingesetzt werden dürfen. Ohne eine entsprechende Regelung besteht für Ärzte im Auslandseinsatz gleich in zweierlei Hinsicht Rechtsunsicherheit: werden mitgeführte Arzneimittel, die im Heimatland zugelassen, im Einsatzland aber nicht zugelassen sind, nicht eingesetzt, steht der Vorwurf der unterlassenen Hilfeleistung im Raum. Werden sie eingesetzt droht eine Strafverfolgung im Einsatzland wegen Körperverletzung.

Probleme könnten vermutet werden, wenn der Stand der Wissenschaft in den kooperierenden Ländern unterschiedlich sein sollte. In diesen Fällen ist zumindest eine Basisversorgung durch internationale Leitlinien sichergestellt, wie z. B. bei Reanimation (ERC-Guidelines) oder der Erstversorgung von Polytrauma (Advanced Trauma Life Support). Schwieriger wird es bei erweiterten Maßnahmen, für die ausländische Kollegen weder ausgebildet noch befugt sind. Eine nicht eindeutig geregelte Weisungsbefugnis erschwert die Zusammenarbeit der Einsatzkräfte im Falle eines „Cross-Border-Rendezvous", wenn ein ausländischer Notfallsanitäter auf einen inländischen Notarzt (oder umgekehrt) trifft.

2.3.4 Sonderrechte der Rettungsfahrzeuge

Rettungsfahrzeuge unterliegen in jedem Land unterschiedlichen Standards und Zulassungsverfahren. Ein grundsätzlicher Punkt in bilateralen Vereinbarungen ist daher die gegenseitige Anerkennung von nationalen Zulassungsverfahren von Rettungsmitteln und deren technischer und medizinischer Ausstattung.

Soll vermieden werden, dass vor einem grenzüberschreitenden Einsatz erst Sondergenehmigungen eingeholt werden müssen, bzw. Einsätze nicht gefahren werden können, müssen ausländische Rettungsfahrzeuge dieselbe Rechtsstellung wie inländische Transportmittel haben. Dazu müssen Rettungsfahrzeugzulassungen, Fahrerlaubnisse, Fahrberechtigungen, technische Ausstattungen, medizinische Ausrüstung und dergleichen aus dem Heimatland im Einsatzland anerkannt werden.

Ebenso sollte der Einsatz der Sondersignale explizit geregelt werden, die in den meisten Ländern mit der Berechtigung zur Wahrnehmung von Sonder- und Wegerechten einhergehen. Werden diese widerrechtlich ausgeübt, könnte das für die Rettungskräfte straf- und zivilrechtliche Konsequenzen nach sich ziehen. Damit die Rettungskräfte bei Gefahr im Verzug oder bei Fahrten zum und vom Ort der dringenden Hilfeleistung gelangen, sollten aushelfenden ausländischen Fahrzeugen in den Vereinbarungen die gleichen Sonder- und Wegerechte wie den Rettungsfahrzeugen des Hoheitsgebietes zugesichert werden.

Rettungsfahrzeuge sollten dafür ermächtigt werden, ihre eigenen besonderen Lichtwarnsignale (Blaulicht) und akustischen Signale (Martinshorn) zu verwenden, auch wenn diese sich von deutschen Signalen unterscheiden. Während in Deutschland nur das Folgeton-Signal flächendeckend zugelassen ist, werden in Dänemark Einsätze beispielsweise mit dem sogenannten Wail-Signal und in der Tschechischen Republik mit Yelp-Signal gefahren.

Nicht zuletzt sollte die gegenseitige Befreiung von Mautgebühren für die Nutzung von Straßen, Brücken, Tunneln, Autobahnen etc. Gegenstand zwischenstaatlicher Vereinbarungen zur grenzüberschreitenden Notfallrettung sein. Sollten die heimischen Einsatzfahrzeuge im Einsatzland nicht oder nicht gänzlich von diesen Gebühren befreit sein, müssen zumindest Abrechnungsverfahren entwickelt werden, die eine pragmatische Entrichtung der Gebühren nach einem Einsatz zulassen. Ausländische Rettungsmittel sollten im selben Umfang wie die inländischen Rettungsfahrzeuge von den Gebühren befreit werden.

2.3.5 Ausrüstung der Einsatzkräfte

Grundvoraussetzung für einen Rettungseinsatz mit Grenzübertritt ist, dass die Rettungskräfte ihre eigene Ausrüstung gemäß den Regelungen des Stationierungsortes mitführen können und diese beim grenzüberschreitenden Transport keinen Ein- und Ausfuhrverboten oder -beschränkungen unterliegen. Damit ist gewährleistet, dass die Grenzüberfahrt eines Rettungswagens mit einsatztypischen Arzneimitteln keinen Verstoß gegen Zollvorschriften und das Betäubungsmittelgesetz darstellt. Ohne eine entsprechende Regelung auf zwischenstaatlicher Ebene macht sich der Fahrer, bzw. der mitfahrende Arzt eines Rettungswagens bei jedem Grenzübertritt potenziell strafbar.

Eine Möglichkeit, dies umzusetzen, wäre die Festlegung, dass der Besitz und die Anwendung von Betäubungsmitteln und psychotropen Stoffen zu medizinischen Zwecken gemäß den nationalen Rechtsvorschriften des Heimatstandortes der Rettungskräfte zu erfolgen hat. Dadurch könnte beispielsweise ein deutscher Arzt in Verbindung mit § 4 Abs. 1 Nr. 4a des Betäubungsmittelgesetzes bestimmte Betäubungsmittel im Rahmen des grenzüberschreitenden Rettungseinsatzes aus- und einführen ohne die Erlaubnis der national zuständigen Behörden einholen zu müssen. Mit welchen Nachbarstaaten im Einzelnen eine derartige, vergleichsweise einfache Regelung getroffen werden kann, muss im Detail geprüft werden.

2.3.6 Haftung und Schadenersatz

Die haftungsrechtliche Absicherung ist beim grenzüberschreitenden Einsatz genauso wichtig wie im Heimatland. Grundsätzlich sollte jeder Rettungsdienst in Deutschland über eine Betriebshaftpflicht für Rettungssanitäter und Rettungsassistenten sowie eine Vermögensschadenhaftpflichtversicherung verfügen. Fährt das Unternehmen Rettungseinsätze im Ausland, ist der geografische Geltungsbereich der Police zu überprüfen. Eine europaweit gültige Police ist empfehlenswert.

Wird für die Einsatzkräfte im Inland über die Berufsunfallversicherung als gesetzliche Unfallversicherung hinaus eine Zusatzunfallversicherung mit erweitertem Leistungsspektrum abgeschlossen, sollte auch diese bei Auslandseinsätzen gelten.

Die Versicherung des rettungsdienstlichen Personals sollte im Land des Stationierungsortes erfolgen. Bei Einsätzen im Ausland sind bezüglich Haftung und Schadenersatz die jeweiligen Rechtsvorschriften des Einsatzlandes anzuwenden.

Ist die Deckungssumme der ausländischen Einsatzkräfte in der Haftpflichtversicherung geringer als die der heimischen, könnte ein Staatsvertrag durch Festlegung einer Mindestdeckung dafür sorgen, dass Opfer von Behandlungsfehlern stets im landestypischen Umfang Schadensersatzansprüche durchsetzen können. Alternativ könnten inländische Träger für eine mögliche Deckungslücke zur Haftung verpflichtet werden.

2.3.7 Datenverfügbarkeit, Datenaustausch und Datenstrukturen

Wünschenswert sind Regelungen zum Austausch von Daten. Für eine schnelle Einsatzabwicklung müssen auch personenbezogene, schutzwürdige Daten an ausländische Stellen übermittelt werden dürfen. Die Leitstellen benötigen die Befugnis, Datensätze online an die ausländischen Leitstellen weiterzugeben. Im Idealfall sollten dafür einheitliche Datenstrukturen und -formate für die Exportdatensätze festgelegt werden. Ebenso müssen die Einsatzfahrzeuge ihre Daten (Zeitstempel, GPS etc.) standardisiert und in Echtzeit wieder zurückspielen können. Auch in Hinblick auf die Abrechnung grenzüberschreitender Leistungen ist die elektronische Übertragung von Einsatzdaten von Vorteil.

Leider lösen weder Regelungen zum Datenschutz noch einheitliche Datenformate bestehende Verständigungsprobleme. So stehen bayerische und tschechische Leitstellen oftmals vor Situationen, in denen sie die eingehenden Daten mangels Sprachübersetzung nicht verständlich an die alarmierten Einsatzkräfte weitergeben können, obwohl es sich um einsatzrelevante Informationen zu Patient und Notfallort handelt.

Kaum planbar ist ein Einsatz im Nachbarland schließlich, wenn die Rettungsleitstellen nicht über Kartenmaterial der an den Rettungsdienstbereich angrenzenden Regionen verfügen und somit einen Einsatzort im Nachbarland nicht lokalisieren können. Auch zu einer entsprechenden Aufstockung der Ausrüstung könnte ein Rahmenvertrag Selbstverpflichtungen der Partnerstaaten enthalten.

2.3.8 Kostenerstattung

> **Praxistipp**
>
> Die Finanzierung von Rettungseinsätzen ausländischer Kräfte muss anreizneutral sein, damit sich keine Widerstände aufbauen.

Führt die Inanspruchnahme ausländischer Rettungsdienstleistungen zu Mehrkosten für Versicherungen, Rettungsdienstbetreiber oder Steuerzahler im Inland, ist mit Widerständen gegen eine Ausweitung der Kooperation zu rechnen. Die Entscheidung, ob ein inländisches oder ausländisches Rettungsmittel eingesetzt wird, sollte daher immer anreizneutral sein. Nur so kann der Patient darauf vertrauen, dass dauerhaft dasjenige Rettungsmittel beauftragt wird, das am schnellsten am Unglücksort eintreffen kann.

Grundlage zur Abrechnung medizinischer Leistungen im europäischen Ausland ist zum einen die sogenannte Patientenrichtlinie 2011/24/EU als auch die EU-Verordnung 883/2004/EG zur Koordination der Systeme der sozialen Sicherheit. Mit letzterer hat jeder Bürger die Möglichkeit, sich in einem anderen EU-Mitgliedsstaat bei niedergelassenen Ärzten behandeln zu lassen. Wenn diese ärztlichen Leistungen den gesetzlich Versicherten im Ausland kostenlos zustehen, fallen auch für den Gastpatienten keine zusätzlichen Kosten an. Die Abrechnung erfolgt unbemerkt vom Patienten zwischen seiner heimischen Krankenversicherung und dem aushelfenden Träger im Ausland, der die Behandlungskosten zunächst auslegen musste. Genau so würde auch die Leistungsabrechnung bei der Inanspruchnahme von Rettungsmitteln im Ausland erfolgen.

Dennoch ist die Anwendung der Verordnung durch die Leistungserbringer für den regelmäßigen grenzüberschreitenden Rettungsdienst nicht selbstverständlich, trotzdem wird in der Praxis auf eine analoge Abrechnungsstruktur zurückgegriffen. Die Problematik ergibt sich daraus, dass sie keinerlei Aussagen für den Fall macht, wenn ein Inländer im Inland von einem ausländischen Leistungserbringer versorgt wird. Dafür ist die Richtlinie ursprünglich nicht geschaffen worden und deren Anwendung im „Inlandsfall" hängt im Wesentlichen vom „guten Willen" des heimischen und des aushelfenden Kostenträgers ab. Diese werden mit der pragmatischen Anwendung der EU-Verordnung 883/2004/EG vor allem dann keine Probleme haben, wenn der durch die ausländische Krankenversicherung vorfinanzierte Teil der Rettungskosten nicht höher ist als im Inland. Erstattungsfähig zwischen den Krankenversicherungen sind nach EU-Recht nur die Kosten, für die die Versicherung aufkommen muss. Steuerfinanzierte Leistungen werden nicht erstattet. Gerade im grenzüberschreitenden Rettungsdienst zwischen Österreich und Deutschland entstehen hierdurch Probleme, weil in Österreich in vielen Bundesländern rund 90 % der Kosten der Notfallrettung aus Steuermitteln getragen werden. Werden die Einsätze österreichischer Rettungsmittel in Deutschland auf Basis der EU-Verordnung 883/2004 verrechnet, kommt dafür in nicht unwesentlichem Umfang der österreichische Steuerzahler und nicht die deutsche Krankenversicherung auf (Allinger und Siebenschuh 2008). Vermutlich ist es nur auf den hohen Fixkostenanteil in der Notfallrettung und die nur sehr geringen einsatzabhängigen Kosten zurückzuführen, dass hier nicht mehr Widerstand geleistet wird.

Eine andere Möglichkeit der Abrechnung grenzüberschreitender Einsätze, die ebenso unproblematisch aber rechtlich vermutlich belastbarer wäre, ist die Realisierung durch Subunternehmerverträge. Der aus dem Ausland zu Hilfe gerufene Rettungsdienst tritt als Subunternehmer des inländischen Rettungsdienstes auf und stellt diesem seine Leistungen in Rechnung. Der inländische Rettungsdienst kann den Einsatz des ausländischen Fahrzeuges dann auf dem üblichen Weg verrechnen, als hätte er ihn selbst erbracht (Allinger et al. 2011).

Ein dritter Weg besteht in direkten Leistungsvereinbarungen zwischen der Krankenversicherung eines Landes und dem Rettungsdienstbetreiber des Nachbarlandes. Auch dieses Modell wird genau wie das Subunternehmermodell in einigen Grenzbereichen praktiziert.

In Abhängigkeit von der Intensitätsstufe bei der grenzüberschreitenden Kooperation der Rettungsdienste ist die Vergütungsfrage jedoch noch weiter zu differenzieren. Befinden sich die Länder auf einer niedrigen Intensitätsstufe der Zusammenarbeit, findet eine Aushilfe also nur im Einzelfall statt, würde es ausreichen, die variablen, also einsatzabhängigen Kosten zu erstatten. Sie umfassen beispielsweise die Kraftstoff- und Reinigungskosten. Demgegenüber stehen die Fixkosten, die allein durch die Vorhaltung entstehen, etwa Personalkosten, Wartungskosten der Rettungsfahrzeuge oder die Kosten für den Betrieb von Rettungswache und Leitstelle. Auf einer niedrigen Intensitätsstufe der Zusammenarbeit auch die Fixkosten umzulegen, wäre unangemessen, da diese in beiden Ländern bereits finanziert sind. Im Gegenteil: eine Umlage würde hier für die Hilfe in Anspruch nehmenden Kostenträger zu Mehrkosten führen. Wenn aber eine Regelversorgung durch ausländische Rettungsmittel erfolgt (hohe Intensitätsstufe), erspart sich der inländische Kostenträger die fixen Vorhaltungskosten. Eine einsatzabhängige Umlage der Fixkosten des ausländischen Rettungsdienstbetreibers wäre in diesem Fall für beide Seiten anreizneutral (Lüdeke und Allinger 2005).

Fazit

Zwischenstaatliche Vereinbarungen über die grenzüberschreitende Zusammenarbeit im Rettungsdienst dienen der Rechtssicherheit aller Beteiligten. Dazu gehört, dass die Vereinbarungen die Anforderungen an die Einsatzkräfte, die Rettungsmittel, die Ausrüstung der Einsatzkräfte, der Sonder- und Wegerecht, der Haftung und der Kostenerstattung regeln.

Im Hinblick auf die Konkretisierung sollten nach Maßgabe der innerstaatlichen Kompetenzverteilung die Entscheidungsträger in den jeweiligen Grenzgebieten die Befugnis erhalten, Details regionaler Kooperationsvereinbarungen zu schließen. Auch in Zukunft wird ein „persönlicher Draht" zwischen den Verantwortlichen auf beiden Seiten der Grenze mithin hilfreich sein, aber zumindest nicht mehr allein entscheidend.

Literatur

Abkommen zwischen der Bundesrepublik Deutschland und der Republik Österreich über die gegenseitige Hilfeleistung bei Katastrophen oder schweren Unglücksfällen. BGBl Jahrgang 1992 Teil II Nr. 9. Bonn, 28.03.1992

Allinger H, Siebenschuh A (2008) Patientenmobilität in Europa – Herausforderungen für Gesundheitswesen und Arzt-Patienten-Verhältnis. In: Gellner W, Schmöller M (Hrsg) Neue Patienten – Neue Ärzte. Nomos, Baden-Baden

Allinger H, Lüdeke H, Siebenschuh A et al (2011) Zum Ausbau der grenzüberschreitenden Zusammenarbeit im Gesundheitswesen im bayerisch-tschechischen Teil der Euregio Egrensis Die Notfallrettung. ▶ http://www.inwiso.de/images/Downloads/euregio_egrensis_-_notfallrettung.pdf. Zugegriffen: 9. Febr. 2018

Lüdeke R, Allinger H (2005) Grenzüberschreitende Leistungen im Gesundheitswesen – Eine volkswirtschaftliche Analyse von Leistungs- und Finanzierungsstrukturen im Grenzgebiet zwischen Bayern und Oberösterreich. Bd 4 Das Rettungswesen. ▶ http://www.inwiso.de/images/Downloads/Band4Rettungswesen.pdf. Zugegriffen: 9. Febr. 2018

Rahmenabkommen zwischen der Bundesrepublik Deutschland und der Republik Polen über die grenzüberschreitende Zusammenarbeit im Rettungsdienst. BGBl Jahrgang 2013 Teil II Nr. 19. Bonn, 23.07.2013

Rahmenabkommen zwischen der Bundesrepublik Deutschland und der Tschechischen Republik über die grenzüberschreitende Zusammenarbeit im Rettungsdienst. BGBl Jahrgang 2015 Teil II Nr. 24. Bonn, 31.08.2015

Rahmenabkommen zwischen der Regierung der Bundesrepublik Deutschland und der Regierung der Französischen Republik über die grenzüberschreitende Zusammenarbeit im Gesundheitsbereich. BGBl Jahrgang 2006 Teil II Nr. 32. Bonn, 21.12.2006

Employer Branding – ein entscheidender Beitrag zur Fachkräftesicherung im Rettungsdienst

Stefan Wagner

3.1 Employer Branding als Markenbildungsprozess im Rettungsdienst – 28
3.1.1 Ist-Situation – 28
3.1.2 Herausforderungen – 29

3.2 Employer Branding: Definition und Aufbau einer Arbeitgebermarke – 29
3.2.1 Abgrenzung zum Personalmarketing – 30
3.2.2 Warum eine Employer Brand im Rettungsdienst? – 30

3.3 Arbeitgebermarke und Berufsbildmarke? – 30
3.3.1 Bevor Sie loslegen: Goldene Regeln – 31
3.3.2 Die Analyse der Arbeitgebermarke – 32
3.3.3 Die Abgrenzung der Zielgruppen – 32
3.3.4 Die Rolle der eigenen Mitarbeiter – 32

3.4 Der Analyseprozess – 33

3.5 Die Employer Brand – Das Ergebnis einer guten Analyse – 33
3.5.1 Kommunikationsstrategie und Kreativkonzept – 34
3.5.2 Kein nachhaltiger Erfolg ohne individuelle Inhalte – 35
3.5.3 Von Geld und Zeit – 35
3.5.4 Ein Blick in die Zukunft – 35

Literatur – 36

© Springer-Verlag GmbH Deutschland, ein Teil von Springer Nature 2018
A. Neumayr, M. Baubin, A. Schinnerl (Hrsg.), *Herausforderung Notfallmedizin*,
https://doi.org/10.1007/978-3-662-56627-5_3

Trailer

Fachkräftemangel, Überalterung der Belegschaft, Digitalisierung – nur drei aus einer Vielzahl von Themen, welche die Herausforderungen skizzieren, vor denen die Arbeitswelt heute steht. Herausforderungen für die alle Unternehmen nach Lösungen suchen. Auch die medizinischen Einrichtungen und Rettungsdienstorganisationen können sich diesen Entwicklungen schon lange nicht mehr entziehen. Insbesondere hier, wo qualifizierte, engagierte Mitarbeiter von enormer Bedeutung für eine funktionierende Gesellschaft sind, sollten die Arbeitgeber eine Vorreiterrolle in der Ansprache und Gewinnung passender Talente einnehmen. Meist ist jedoch das Gegenteil der Fall. Auch der Rettungsdienst muss erkennen, dass Employer Branding zukünftig einer der entscheidenden Bausteine für die Sicherung des Fachkräftezustroms darstellt.

3.1 Employer Branding als Markenbildungsprozess im Rettungsdienst

Notfall- und Rettungssanitäter gehören zu unserem sozialen Alltag, aber kaum jemand nimmt Notiz vom eigentlichen Berufsbild. Dabei leistet diese Berufsgruppe einen wichtigen Beitrag zur gesellschaftlichen Ordnung in unserem Land. Wie kaum in einem anderen Beruf sind Rettungsdienstmitarbeiter ganz nah am Hilfsbedürftigen, sie verrichten vielfältige Aufgaben und stellen sich täglich Herausforderungen, die Bedeutung und Folgen haben. In diesem Kapitel geht es um die Bekanntheit des Berufsbildes in der Gesellschaft und dem Aufbau entsprechender Arbeitgebermarken, sogenannter Employer Brands.

Die Identifikationsmuster für eine Organisation haben sich in den letzten Jahren deutlich verändert. Titel, hohe Gehälter und klassische Statussymbole verlieren an Bedeutung. Heute sind für viele junge Menschen die sogenannten weichen Werte genauso wichtig wie Produkte und Bilanzen. Im Employer Branding geht es um die Identifikation mit dem eigenen Unternehmen. Employer Branding bezeichnet dabei einen Markenbildungsprozess, der unter anderem folgende Themen aufgreift: Die Definition der eigenen Arbeitgebermarke, indem die Alleinstellungsmerkmale dieser Organisation analysiert werden und die Implementierung passender Personalmarketingmechanismen, um die richtigen Kandidaten für die anspruchsvollen und wichtigen Jobs zu gewinnen und zu halten.

> Berufsbilder im Rettungsdienst besitzen eine große gesellschaftliche Bedeutung. Fehlt in einem Industrieunternehmen ein Techniker, entsteht ein wirtschaftlicher Schaden. Fehlt am Unfallort ein Notfallteam, geht es um Menschenleben.

3.1.1 Ist-Situation

Waren engagierte junge Menschen früher froh, in einer Rettungsorganisation eine verantwortungsvolle Aufgabe zu übernehmen, ist heute die Gewinnung und dauerhafte Bindung qualifizierter Nachwuchskräfte im Rettungsdienst eine große Herausforderung. In der Bundesrepublik Deutschland ist der jährliche Bedarf an Fachkräften im Rettungsdienst und dem Pflegebereich hoch, Tendenz steigend – wie der Dialog mit Branchenkennern immer stärker verdeutlicht. Gepaart mit dem steigenden Personalbedarf durch die Überalterung der Gesellschaft laufen wir – ohne Gegenmaßnahmen – in wenigen Jahren in eine massive Unterdeckung (Heible 2014; Schumann 2013). Das Szenario steigender Opferzahlen aus Unfällen durch eine zu späte Hilfe könnte dann realistischer sein, als uns allen lieb sein darf (Goosmann 2015).

> Die Öffentlichkeit muss dafür sensibilisiert werden, dass es beim Employer Branding um viel mehr als um materiellen Profit geht, nicht zuletzt um die optimale gesundheitliche Versorgung jedes Einzelnen. Wir reden

über attraktive Berufsbilder mit extrem hoher Sinnhaftigkeit, erwiesenermaßen einem der wesentlichen Attraktivitätsfaktoren für Arbeitsplätze in der vielumworbenen Gen Y oder auch den Millenials (Generation der „Jahrtausender").

3.1.2 Herausforderungen

Die Herausforderungen, denen das Rettungswesen heute gegenübersteht, sind vielfältig und finden sich nicht nur in der Gewinnung qualifizierter Mitarbeiter. Sie beginnen bereits bei der Bekanntheit des Berufsbildes. So alltäglich uns die Vertreter der Berufe begegnen, so wenig besteht die Wahrnehmung in der Gesellschaft, dass sich dahinter wichtige und vor allem interessante Berufsbilder verbergen. Dieser Mangel an Bekanntheit des Berufsbildes existiert sowohl gegenüber den Primärzielgruppen (potenzielle Bewerber) als auch gegenüber den Sekundärzielgruppen (Eltern, Lehrer, Freundeskreis etc.). Um die Grundlagen für eine Verbesserung der Situation zu schaffen, gilt es also, die positive Wahrnehmung z. B. des „Berufsbildes Rettungsdienst" massiv zu steigern. Dies sollte nicht unabhängig voneinander in jedem Regional- oder Ortsverband, sondern bundesweit mit einer aufmerksamkeitsstarken Kampagne erfolgen. Wichtig ist dabei, die Schranken der einzelnen Rettungsorganisationen zu überwinden und die Attraktivität der eigenen Berufsbilder in die Wahrnehmung der Gesellschaft zu bringen. Provinzielle Denkmuster dürfen hierbei keine Rolle spielen.

▶ Widmen sich die Organisationen verstärkt der eigenen Positionierung, gilt es für jeden Arbeitgeber umso mehr, sich seinen Qualitäten bewusst zu werden und sich positiv vom Wettbewerb zu differenzieren. Dies kann mittel- bis langfristig nur über eine klar definierte Arbeitgebermarke und einen konsequenten Employer-Branding-Prozess gelingen.

3.2 Employer Branding: Definition und Aufbau einer Arbeitgebermarke

„War for Talents – der Kampf um Talente", zum ersten Mal begegnet uns dieser Begriff 1997. Ins Leben gerufen wurde er durch einen Angestellten aus den Reihen der Unternehmensberatung McKinsey (Michaels et al. 2001). Nur kurze Zeit später findet sich der Begriff „Employer Branding" immer häufiger im Sprachgebrauch von Marketing und Human Ressource. Seitdem gibt es unzählige mehr oder weniger wissenschaftliche Definitionen des Begriffes. Man könnte den Eindruck gewinnen, dass es sich hierbei um ein Mysterium handelt, das mit möglichst komplexen Vorgehensmodellen entschlüsselt werden muss. Genauer betrachtet, ist es im Grunde aber nichts anderes als die Definition und der Aufbau einer Arbeitgebermarke mit bestimmten Zielgruppen im Fokus. Oder noch einfacher: Gutes Employer Branding beantwortet den Menschen im Markt die Frage: Warum sollte ich mich für eine bestimmte Organisation oder ein Unternehmen als Arbeitgeber interessieren? Den Mitarbeitern, die ich als Arbeitgeber bereits an Bord habe, vergegenwärtigt Employer Branding immer wieder die Frage „Warum habe ich mich für diesen Arbeitgeber entschieden und was bindet mich heute an ihn?". Die positive Antwort bestärkt jeden Mitarbeiter in seiner Entscheidung, für diese Organisation zu arbeiten.

▶ Eine starke Arbeitgebermarke lebt immer vom Zusammenspiel zwischen interner und externer Kommunikation. Nur wenn es einem Arbeitgeber gelingt, die eigenen Mitarbeiter als Botschafter in die Kommunikation einzubinden, lassen sich die Menschen am Arbeitsmarkt überzeugen. Das ist

Chance und Herausforderung zugleich: Nehmen mich meine Mitarbeiter nicht als attraktiven Arbeitgeber wahr, wird es mir kaum gelingen, mich glaubhaft am Arbeitsmarkt zu behaupten.

entscheidende Rolle im Employer-Branding-Prozess, da eine Arbeitgebermarke ohne ein starkes Personalmarketing nie von den entscheidenden Zielgruppen wahrgenommen wird.

3.2.1 Abgrenzung zum Personalmarketing

In der Praxis wird – sowohl auf Seite der Unternehmen als auch der Dienstleister – Employer Branding immer noch häufig mit Personalmarketing gleichgesetzt oder zumindest vermischt. Die Gründe dafür sind vielfältig. Dienstleister versuchen teilweise mit einer bewussten Unschärfe in der Nutzung der Begriffe neue Geschäftsfelder zu erschließen. Arbeitgeber zählen sich gerne zum Kreis jener erlauchten Unternehmen, die über eine Employer Brand verfügen, wobei die dafür durchgeführten Aktivitäten oftmals nur scheinbar dem Anspruch an ein strategisches, professionelles Employer Branding gerecht werden.

Während Employer Branding die Implementierung einer leistungsstarken Arbeitgebermarke zum Ziel hat, beinhaltet das Personalmarketing verschiedene Maßnahmen, Instrumente und Methoden, die – richtig in Einklang gebracht – die Zielerreichung maßgeblich unterstützen. Ist die Employer Brand der Bogen, sind die Personalmarketingmaßnahmen die Pfeile. Die Zielscheibe sind wiederum die Menschen, die man mit den Maßnahmen gewinnen will.

Einige dieser „Pfeile" im Personalmarketing sind allerorts bekannt: Die Stellenanzeige, die Broschüre zur Darstellung als Arbeitgeber, der Messestand für eine Veranstaltung oder das Schlüsselelement: die Karriere-Website. Letztere wird mittlerweile immer häufiger verknüpft mit der Arbeitgeberpräsenz auf Social-Media-Kanälen wie Facebook, Xing & Co.

> Personalmarketing sollte nicht im Schatten von Employer Branding stehen. Es spielt vielmehr eine ganz

3.2.2 Warum eine Employer Brand im Rettungsdienst?

Wie soll es gelingen, eine Geschichte zu erzählen, die Menschen davon überzeugen soll, sich für einen Beruf und einen Arbeitgeber zu entscheiden, wenn vorab nie definiert wurde, worum es in dieser Geschichte gehen soll? Damit wären wir wieder bei der Antwort auf die Fragen nach dem „Warum?".

Beobachten Sie sich einmal selber in Ihrem täglichen Handeln. Würden Sie ein Produkt kaufen, wenn Ihnen niemand das Produkt beschreiben und Ihnen Gründe nennen würde, weshalb das Produkt genau das Richtige für Sie ist? Diese Frage werden Sie zu Recht mit einem klaren Nein beantworten. Wieso sollte also ein Bewerber sich für Ihre Rettungsdienstorganisation entscheiden, wenn Sie ihm keine Gründe dafür nennen? Employer Branding ist kein Hexenwerk, es ist vielmehr ein wohlüberlegter, professioneller Zugang zur Darstellung der eigenen „Marke Rettungsdienst".

3.3 Arbeitgebermarke und Berufsbildmarke?

Nachdem wir einen Blick auf die Grundlagen der Employer-Brand-Entwicklung geworfen haben, an dieser Stelle eine – vielleicht etwas gewagte – Behauptung: Die Arbeit hinter den einzelnen Berufsbildern in den unterschiedlichen Rettungsorganisationen ist zunächst einmal identisch. Sicher gibt es Unterschiede in den Rahmenbedingungen, aber die Grundlagen sind gleich. Außerdem stehen alle vor der gleichen Herausforderung: dem Kampf um Talente, die den Rettungsdienst auch morgen

Employer Branding – ein entscheidender Beitrag …

noch zu einem der wichtigsten Träger in unserer Gesellschaft macht.

Eine These dazu: Wir müssen zunächst einmal alle am gleichen Strang ziehen, um die eigenen Berufsbilder bekannt und attraktiv zu machen. Erst dann ist unsere eigene Organisation an der Reihe. Das klingt altruistisch? Vielleicht. Aber was nützt es dem Einzelnen – unter Klagen nach zu niedrigen Budgets und unqualifizierten Bewerbern – sein Glück in regionalen Aktivitäten zu suchen, wenn diese kaum wahrgenommen werden? Nützt es nicht allen, wenn wir Mittel zusammenführen und dafür sorgen, dass Menschen erkennen, was es wirklich bedeutet, im Rettungsdienst zu arbeiten? Weshalb die Marke „Rettungsdienst" also für interessierte Bewerber attraktiv ist?

3.3.1 Bevor Sie loslegen: Goldene Regeln

■■ **Regel Nr. 1: Differenzierung**
Der Rettungsdienst hat viele Geschichten zu erzählen. Diese müssen einerseits authentisch sein, andererseits hervorheben, was die Arbeit im Berufsbild „Rettungsdienst", in Ihrer Organisation, zu etwas Besonderem macht. Hat der Interessent erfahren, worum es in Ihrem Beruf geht, für den Sie ihn gewinnen möchten, geht es um Differenzierung. Um jene Differenzierung von den anderen Arbeitgebern, die außer Ihnen noch um den Kandidaten buhlen.

■■ **Regel Nr. 2: Übergeordnetes Ziel – zukunftsweisende Modelle?**
Wo steht Ihre Organisation als Arbeitgeber und wo wollen Sie hin? Diese Frage hat mehrere Facetten. Für einen Kandidaten kann es einen zusätzlichen Anreiz bedeuten, wenn er nicht „nur" seinen Job macht, sondern vielleicht auch noch einen maßgeblichen Beitrag zur Entwicklung ihrer Organisation leisten kann. Stellen Sie sich also die Frage, ob Ihre Organisation ein übergeordnetes Ziel verfolgt, das sich gut für Ihre Arbeitgebermarke nutzen lässt. Vielleicht arbeiten Sie an zukunftsweisenden Modellen der Notfallversorgung oder sind dabei Ihre technische Ausstattung auf den allerneuesten Stand der Technik zu bringen?

■■ **Regel Nr. 3: Positionierung – Präferenz**
Eine weitere Facette der Betrachtung „Wo wollen wir hin?" findet sich in der Selbsteinschätzung zur **Bekanntheit** Ihrer Organisation. Stufen Sie sich ein: „Sind Sie bekannt?", „Kennen die Menschen am Markt und der Region Ihre Organisation?". Wenn dies der Fall ist, wäre die **Wahrnehmung** die nächste Stufe: „Können die Menschen Ihre Organisation mit bestimmten Attributen assoziieren?". Ein anschauliches Beispiel aus der Produktwelt findet sich in der Automobilbranche. Vergleichen wir BMW und Volvo. Beides sind sehr bekannte Automarken. Aber während Volvo für Sicherheit steht, assoziieren wir BMW mit sportlichem Fahren. Wir reden hier von der **Positionierung**. Ist Ihnen solch eine Positionierung gelungen – was die wenigsten Arbeitgeber von sich behaupten können –, gilt es an der **Präferenz** zu arbeiten. Also zu einem Arbeitgeber zu werden, zu dem sich Ihre Zielgruppe hingezogen fühlt. Entscheiden Sie selbst, wo Sie Ihren Startpunkt setzen, denn die Maßnahmen, die Sie durchführen, unterscheiden sich – je nach Phase im Employer-Marketing-Prozess – ganz erheblich voneinander.

■■ **Regel Nr. 4: Identifikation**
Es geht nicht ohne die Führung innerhalb der Organisation. Begeistern Sie nicht nur Ihre Mitarbeiter für die Arbeitgebermarke, sondern auch Ihre Führungsmannschaft. Denn ohne dauerhafte Unterstützung von oben geht es nicht. Dies werden Sie spätestens dann merken, wenn es darum geht, kontinuierlich das Budget für Ihre Ziele zu bekommen. Steht die Führung nicht mit Ihnen gemeinsam hinter dem Ziel, wird bei der nächsten wirtschaftlichen Delle Ihr

Budget für Employer Branding leicht bis auf Null reduziert. Neben diesem finanziellen Aspekt ist es wichtig, dass sich das Führungsteam mit der Arbeitgebermarke identifiziert, sie auf Kongressen und in Fachartikeln kommuniziert und natürlich in die Teams trägt. Nur dann ist die Voraussetzung dafür gegeben, dass aus den jetzigen Mitarbeitern Botschafter für Ihre Rettungsdienstorganisation werden.

▪▪ Regel Nr. 5: Attraktivität
Eine Employer Brand sollte (fast) immer einen One-Brand-Ansatz verfolgen, also im Schulterschluss mit der Marke der Gesamtorganisation „Rettungsdienst" sein. Nur so lassen sich Mittel und Inhalte zielorientiert einsetzen. Vor allem sind Sie so für den potenziellen Kandidaten viel attraktiver. Einerseits werden Sie deutlich sichtbarer, andererseits haben Sie ihm mehr zu erzählen. Denn ein starkes Storytelling ist heute entscheidend, um seine Arbeitgebermarke interessant zu machen und zu halten. Oder wollen Sie immer nur etwas über „Human Resource (HR) Themen" – wie Personalentwicklung, Betriebsrente und Betriebskindergarten – hören? Sind auf Dauer spannende Geschichten von Menschen und deren Arbeit in Ihrer Rettungsorganisation nicht viel faszinierender?

> Den potenziellen Bewerber für Ihre Rettungsorganisation interessieren Ihre internen Strukturen und Querelen nicht. Fangen Sie vielmehr an, attraktive Geschichten über Ihre Arbeit zu erzählen.

3.3.2 Die Analyse der Arbeitgebermarke

Wie können Sie sich ein Bild davon verschaffen, was Ihre Arbeitgebermarke ausmacht und was Sie von anderen Arbeitgebern im Markt differenziert? Suchen Sie den direkten Dialog mit Ihren Mitarbeitern, es geht ganz einfach – das sind die Menschen, die jeden Tag erleben, was das Arbeiten in Ihrer Organisation ausmacht. Aber seien Sie auch auf negatives Feedback vorbereitet. Sie werden auch auf Themen stoßen, an denen Sie arbeiten müssen, um auch morgen ein attraktiver Arbeitgeber zu sein.

3.3.3 Die Abgrenzung der Zielgruppen

Auch wenn Sie kein Marketingspezialist sind, der Begriff „Zielgruppe" ist Ihnen mit Sicherheit geläufig. Es sind die Personengruppen, auf die Ihre Employer Brand abzielt, die Sie erreichen müssen. Werden Sie sich zu Beginn bewusst darüber, wer diese Menschen sind. Ihre fachlichen Anforderung haben Sie sicher bereits definiert: Schulbildung, Berufserfahrung, fachliche Kompetenzen etc. Aber vergessen Sie auf keinen Fall die persönlichen Faktoren. Welche Eigenschaften muss eine Person mitbringen, die sowohl zu Ihrem anspruchsvollen Beruf als Rettungssanitäter, als auch zur Kultur in Ihrer Rettungsdienstorganisation passt? Diese Eigenschaften herauszuarbeiten, stellt meist die größte Herausforderung dar. Wenn es Ihnen dann auch noch gelingt, jene Medienumfelder zu definieren (Facebook, Instagram, Printmedien etc.), auf denen sich potenziell-interessierte Bewerber Ihrer Organisation bewegen, perfekt. Das finalisierte Gesamtbild drückt sich im Begriff der „Personas" aus. Darunter versteht man ein „fiktives Nutzermodell, welches die Personen Ihrer Zielgruppe in deren gesamten Merkmalen charakterisiert: ihren Verhaltensweisen, Wünschen, Vorlieben, Erwartungen". Personas sind somit die ideale Grundlage für eine gezielte Ansprache potenzieller Bewerber für Ihre Organisation.

3.3.4 Die Rolle der eigenen Mitarbeiter

Eine Arbeitgebermarke ohne Einbindung der eigenen Mitarbeiter wird nicht Fuß fassen. Auch die Rettungsdienst-Organisation braucht die eigenen Mitarbeiter mindestens an zwei Stellen im Employer-Branding-Prozess: Als Informations- und Impulsgeber und als Protagonisten in der Kommunikation, als Botschafter am Markt. Denn niemand kann besser den Beweis führen, dass Sie ein Arbeitgeber sind, für den es sich zu arbeiten lohnt, als die eigenen Mitarbeiter. Nur so kann glaubwürdiges, ehrliches Employer Branding gelingen.

3.4 Der Analyseprozess

Sie haben Ihre Wettbewerber unter die Lupe genommen, die Zielgruppen und deren Anforderungen an einen Arbeitgeber sind abgegrenzt, Führungskräfte und Mitarbeiter sind für Ihre Mission „Arbeitgebermarke Rettungsdienst" gewonnen. Alles Schritte, die Sie meist ohne aufwendige, individuelle Marktanalysen gehen können. Mittlerweile finden sich zahlreiche Studien (Beispiele: Universum Student Survey, verschiedene Studien von Prof. Dr. Buxel 2011) zu diesem Thema am Markt. Investieren Sie aber besser Zeit und Geld in einen sorgfältigen Blick nach innen. Bewährt haben sich hierbei die folgenden Schritte:

▪▪ **Interviews mit der Führungsebene**
Einzelinterviews mit der Führungsmannschaft Ihrer Rettungsorganisation. „Welche Strategien werden zukünftig von Ihnen eingeschlagen?", „Wie schätzen Sie die Attraktivität Ihrer Organisation als Arbeitgeber ein?", „Wer sind die Menschen, die Ihre Organisation heute nach vorne bringen und werden es morgen die gleichen sein?". – Nur drei von einer Vielzahl unterschiedlicher Fragen, die für Ihre Arbeitgebermarke entscheidend sind.

▪▪ **Fokusgruppen mit Mitarbeitern**
Sammeln Sie zu jeder Zielgruppe 10–12 Mitarbeiter um sich. Prüfen Sie, welche Erkenntnisse Sie aus der bisherigen Analyse und den Interviews nutzen können, um tiefer in die Arbeitswelten einzusteigen. Der Dialog in der Fokusgruppe dreht sich dann im Kern um die Fragen: „Warum habt Ihr euch für uns als Arbeitgeber entscheiden und was macht das Arbeiten bei uns heute attraktiv?". Außerdem kann der Dialog zu Optimierungspotenzialen, zu den Anforderungen an die Zielgruppen und rund um die genutzten Medien, wertvolle, zusätzliche Erkenntnisse zutage liefern.

▪▪ **Strategieworkshop in der Projektgruppe**
In solch einem, meist ganztägigen Workshop in der Projektgruppe – in der in jedem Fall auch ein Top-Entscheider aus der Organisation sitzen sollte – werden die bisherigen Erkenntnisse vorgestellt, die wesentlichen Aspekte verdichtet und sogenannte „Positionierungsfelder" abgeleitet. Die Ergebnisse des Tages schaffen nicht nur ein gemeinsames Verständnis – die entscheidenden Personen sind „abgeholt" –, sondern schaffen auch die Grundlage für den finalen Schritt: die Definition der Employer Brand. Denn nun sollten Ihnen alle Informationen vorliegen, um die Arbeitgebermarke für Ihre Organisation zu definieren.

3.5 Die Employer Brand – Das Ergebnis einer guten Analyse

Die Employer Brand ist das Ergebnis Ihrer Analyse. Auch hier ist Sorgfalt und Vorsicht beim Umgang mit den Begrifflichkeiten der Employer Brand geboten, um nicht in „Buzzwords", eine überstrapazierte, teils inhaltsleere Phrase abzugleiten:

Werfen Sie doch an dieser Stelle einen Blick auf das „Employer Brand House" – ein mögliches Modell der Darstellung Ihrer Analyse (◘ Abb. 3.1). Im Dach finden Sie den „Employer Claim", die Kernaussage oder Positionierung Ihrer Rettungsorganisation. Ein Claim, der alle Ihre Kommunikationsmaßnahmen als „Überschrift" begleitet. Dies kann ein eigenständiger Claim sein, der einzig für Ihre Organisation als Arbeitgeber aufgesetzt wird. Oder es handelt sich um Ihren individu-

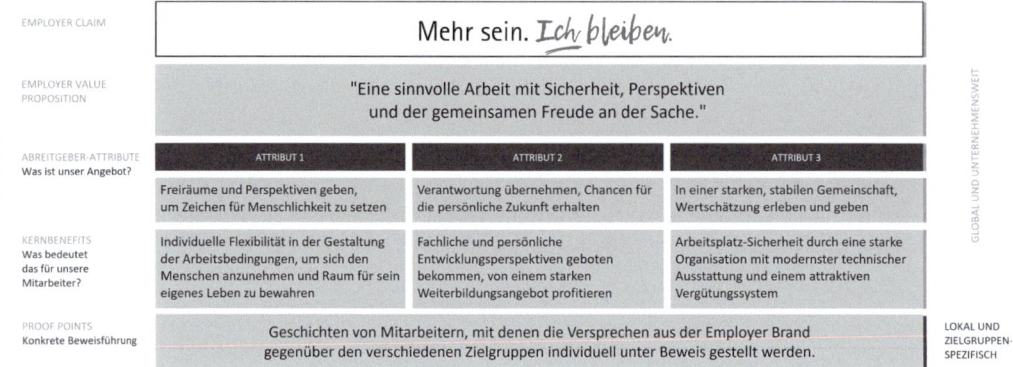

◘ Abb. 3.1 „Employer Brand House" (TERRITORY EMBRACE, eigene Darstellung)

ellen Unternehmens-Claim, der dann für Sie als Arbeitgeber interpretiert wird.

Eine Etage unter dem Dach finden Sie den Begriff der „Employer Value Proposition" – kurz: EVP. Die EVP formuliert den Kern Ihres Markenversprechens. Alle darunter liegenden Etagen des Hauses, wie die Arbeitgeberattribute/Arbeitgeberangebote und die Kernbenefits für die Mitarbeiter, liefern die Beweise für dieses Versprechen – weitestgehend übergreifend für Ihre gesamte Organisation.

Im Erdgeschoss geht es dann in die zielgruppenspezifische Differenzierung und vielleicht auch in einzelne Aspekte, die nur für bestimmte Regionen gilt, in den Ihre Organisation präsent ist. Ein Beispiel: Die Geschichte, die Sie erzählen, um einen Schüler für eine Ausbildung zu gewinnen, ist eine andere als die Geschichte, die Sie für einen berufserfahrenen Rettungssanitäter erzählen. Dies ändert jedoch nichts am Dach der Geschichte, Ihrer Marke, Ihrer Kultur.

> Lassen Sie sich von der Führungskraft einer Region nicht erzählen, die zu erzählenden Geschichten seien in „seiner Region/seinem Rettungsdienst" anderen Inhalts. Sollte dies tatsächlich so sein, liegt das Problem nicht in der fehlenden Employer Brand, sondern vielmehr in kulturellen Aspekten oder in einer mangelnden Identifikation mit den Zielen der Gesamtorganisation.

3.5.1 Kommunikationsstrategie und Kreativkonzept

Glückwunsch – Ihre Arbeitgebermarke steht. Aber eine Arbeitgebermarke ohne kreativ-konzeptionellen Rahmen und ohne Kommunikationsstrategie ist wie ein Telefonanschluss ohne Eintrag im Telefonbuch. Hier geht es darum zu definieren, mit welchen Bildern und Texten, mit welchem kreativen Grundgerüst Sie Ihre Marke in den Markt bringen wollen. Oder können Sie sich eine Kommunikationskampagne für ein Getränk oder eine Automarke vorstellen, die ohne Bilder und starke Texte funktioniert? Bitte bedenken Sie hier: Der Mensch wird von Emotionen geleitet. Also setzen Sie – gerade in der ersten Kommunikationsphase, um auf sich aufmerksam zu machen – weniger auf Erklärungen, als vielmehr auf starke Bilder und „knackige" Texte.

3.5.2 Kein nachhaltiger Erfolg ohne individuelle Inhalte

Retrospektiv betrachtet, begann Employer Branding vor mehr als 20 Jahren mit dem Begriff „post&pray": der Schaltung von Personalanzeigen – teils einfach gestaltet, teils reine Textwüsten – und dem Warten auf den Erfolg. Dann kamen zahlreiche Zwischenschritte, heute wird Employer Branding erwachsen. Vor dem Hintergrund der aktuellen Technologien kommt es immer mehr darauf an, mit unseren Zielgruppen (siehe auch: Persona), über die für sie relevanten Inhalte auf geeigneten Kanälen zu kommunizieren. Keine Angst, es geht nicht darum, aufwendige Virtual-Reality-Produktionen herzustellen. Auch hier ist es – zumindest auf den ersten Blick – viel einfacher. Sie sind gefordert, die Geschichten zu finden und zu erzählen, die die Menschen für Ihre Arbeitgebermarke begeistern. Die Technik ist nur eine Hilfestellung, um Ihre Geschichten zu den Menschen zu bringen. Drehen Sie diese Kette nicht um. Die beste Technik macht aus einer schwachen Geschichte keinen Thriller.

3.5.3 Von Geld und Zeit

Ganz egal, mit wem wir sprechen, es geht zu Beginn immer auch um zwei Fragen: „Was kostet es?" und „Wie lange dauert es?".

Hierzu gibt es zwar keine Standards, aber gute Erfahrungswerte. Jede Strategie zum Employer Branding und Personalmarketing sollte sich mindestens in fünf Phasen gliedern. Zu diesen lassen sich Zeit- und Kostenrahmen zuordnen, die jedoch von einer Vielzahl individueller Einzelaspekte abhängig sind. Trotzdem ein Versuch:

1. Entwicklung der Employer Brand als inhaltliche Basis für das interne und externe Employer Branding – Dauer: ab 3 Monate – Budgetrahmen: ab 35.000 Euro.
2. Kreativkonzept und Kommunikationsstrategie, die den gestalterischen Rahmen und die Kontaktpunkte mit der Zielgruppe definiert – Dauer: ab 2 Monate – Budgetrahmen: ab 35.000 Euro.
3. Ausarbeitung der Kommunikationsmittel (Anzeigen, Messestand, Karriere-Website etc.) – Dauer: ab 3 Monate – Budgetrahmen: ab 75.000 Euro.
4. Interner Roll-out der Employer Brand, um die Mitarbeiter mit ihr vertraut zu machen und sie als Botschafter für die Arbeitgebermarke zu gewinnen – Dauer: kontinuierlich – Budgetrahmen: nicht pauschal zu definieren.
5. Externer Roll-out der Employer Brand, um Menschen im Markt für meine Organisation als Arbeitgeber und die Berufsbilder zu begeistern – Dauer: kontinuierlich – Budgetrahmen: nicht pauschal zu definieren.

Alle Angaben zu Budgets sind als Kosten für die Beratung bzw. die Agentur zu verstehen. Je nach Kompetenzen in der eigenen Marketing- und Personalabteilung sind hier sicher auch gewisse Einsparungen möglich. Fakt ist: Der Aufgabe muss sich jemand annehmen. Kosten entstehen also in jedem Fall.

> Sämtliche Investitionen in Employer Branding müssen immer in der Wechselwirkung mit Ziel und Ergebnis bewertet werden. In jedem Fall gilt aber: Wenn Ihre Organisation nichts unternimmt und zukünftig schlichtweg nicht in der Lage sein wird, benötigte Leistungen anzubieten, da die Menschen nicht mehr für Ihre Rettungsdienstorganisation zu gewinnen sind, ist diese Investition um eine vielfaches größer als ein angemessenes Budget für ein starkes Employer Branding.

3.5.4 Ein Blick in die Zukunft

Brauchen wir zum jetzigen Zeitpunkt aktuelle Innovationen wie Virtual Reality Filme (VR) oder Recruiting über Snapchat (einer

App, die heute bei der jungen Zielgruppe hoch im Kurs steht, vielleicht morgen bereits von neuen Portalen überrundet wird)? Nein. Es wäre bereits viel gewonnen, wenn wir die Hausaufgaben erledigen: eine Arbeitgebermarke für den Rettungsdienst zu definieren, starke Inhalte aus der eigenen Organisation zu entwickeln, um Menschen zu überzeugen. Wenn diese Grundlage geschaffen ist, dann können wir darüber reden, ob es Sinn macht, dazu einen VR-Film als eine Personalmarketingmaßnahme zu produzieren – vorher bitte nicht. Alter Wein in neuen Schläuchen bleibt immer noch alter Wein.

Fazit
Employer Branding – vielleicht ein anglizistisches Buzzword – ist alles andere als ein undurchdringliches Mysterium: Werden Sie sich der Attraktivität Ihrer Berufsbilder und den Stärken Ihrer Rettungsdienstorganisation bewusst, beantworten Sie für sich die Frage, welche Menschen Sie für Ihre Tätigkeiten suchen – damit haben Sie bereits einen großen Teil der Strecke zurückgelegt. In der Ansprache gilt es, konsequent und kontinuierlich auf dem eingeschlagenen Weg zu bleiben und die geeignete Kandidatin, den geeigneten Kandidaten mit einem ansprechenden Auftritt und überzeugenden Inhalten zu begegnen. Dies nicht nur vereinzelt in einer Anzeige im Fachmagazin, sondern mit einer starken Kommunikationsstrategie. Die goldene Regel im Employer Branding ist, Beziehungen zu Menschen aufzubauen und sie in einem Dialog über mehrere Kontaktpunkte zu überzeugen. Suchen Sie nicht nach Ausreden aufgrund schwieriger Organisationsstrukturen, mangelnder Budgets oder einem unattraktiven Angebot – das interessiert keinen Kandidaten. Nehmen Sie selbstbewusst aber ehrlich das Heft in die Hand und fangen Sie an, eine eigene Arbeitgebermarke aufzubauen, alles andere wäre nicht nur für Ihre eigene Organisation, sondern für den gesamten Berufsstand fatal.

Literatur

Buxel H (2011) Jobwahlverhalten, Motivation und Arbeitsplatzzufriedenheit von Pflegepersonal und Auszubildenden in Pflegeberufen. Ergebnisse dreier empirischer Untersuchungen und Implikationen für das Personalmanagement und -marketing von Krankenhäusern und Altenpflegeeinrichtungen. ▶ https://www.fh-muenster.de/oecotrophologie-facility-management/downloads/holger-buxel/2011_Studie_Zufriedenheit_Pflegepersonal.pdf. Zugegriffen: 9. Febr. 2018

Goosmann D (2015) SPD-Fraktion macht Druck beim Rettungsdienstbedarfsplan. ▶ http://www.spd-barop.de/?p=4002. Zugegriffen: 9. Febr. 2018

Heible C (2014) Langfristige Perspektiven der Gesundheitswirtschaft. Eine CGE-Analyse demografischer und technologischer Wachstumseffekte. Springer, Wiesbaden

Michaels E, Handfield-Jones H, Axelrod B (2001) The War for talents. McKinsey & Company, Inc. ISBN 1-57851-459-2

Schumann H (2013) Meldung: Fachkräftemangel im Rettungsdienst. Retten! 2:68–71

Universum Student Survey. ▶ http://universumglobal.com/. Zugegriffen: 9. Febr. 2018

Integrierte Versorgungskonzepte – Neue Ansätze für die prähospitale Versorgung

Andreas Günther und Martina Hasseler

4.1 Rettungsdienst als Gesundheitsversorger – 38
4.1.1 Gesundheitsversorgung, Notfallmedizin und Zugangssteuerung – 39
4.1.2 Hochspezialisierte Helfer mit einer komplexen Aufgabe – 40
4.1.3 Über- und Unterversorgung – 40

4.2 Kernaufgabe statt Vollversorgung – 41
4.2.1 Notrufbearbeitung – 42
4.2.2 Beurteilung vor Ort – 42
4.2.3 Abgrenzung an den Schnittstellen – 42

4.3 Von unabhängigen Akteuren zum integrierten Versorgungskonzept – 43
4.3.1 Ein grundlegender Indikator: Die Häufigkeit von Rettungsdiensteinsätzen – 44
4.3.2 Eine eindrucksvolle Tracerdiagnose: Herz-Kreislauf-Stillstand – 45
4.3.3 Ein komplexes Beispiel: Notfallversorgung in Pflegeeinrichtungen – 45
4.3.4 Das vernetzte Zusammenwirken in integrierten Versorgungskonzepten – 46

Literatur – 48

© Springer-Verlag GmbH Deutschland, ein Teil von Springer Nature 2018
A. Neumayr, M. Baubin, A. Schinnerl (Hrsg.), *Herausforderung Notfallmedizin*,
https://doi.org/10.1007/978-3-662-56627-5_4

Trailer

In einer Gesellschaft, die viele Probleme medikalisiert, die Ressourcen im Gesundheitssystem begrenzt und steigende Erwartungen an Hilfsangebote hat, werden zwangsläufig immer mehr Hilfeersuchen an den Rettungsdienst gerichtet. Darunter scheinen auch solche zu sein, die durch einen Hausarzt besser versorgt werden können. Diese potenziell fehlgeleiteten Hilfeersuchen erhöhen die Einsatzzahlen des Rettungsdienstes. Auch die Überfüllung von Notaufnahmen wird dadurch weiter gesteigert und die Versorgung von bedrohlichen Notfällen beeinträchtigt.

Um zu einer bestmöglichen Patientenversorgung beizutragen, sollte sich der Rettungsdienst jedoch auf seine Kernaufgabe beschränken und nicht dringende Hilfeersuchen verbindlich an zuständige Weiterversorger lenken. Der Artikel beschreibt die Möglichkeiten und die Grenzen, in denen der Rettungsdienst agieren muss. Grundlegende Eigenschaften von integrierten Versorgungskonzepten werden dargestellt und anhand von Beispielen verdeutlicht.

4.1 Rettungsdienst als Gesundheitsversorger

Im deutschsprachigen Raum nehmen Notfallrettungseinsätze seit Jahren zu. Weitere Anstiege können, wie das Beispiel der Stadt Köln zeigt, prognostiziert werden. (◘ Abb. 4.1) Die zunehmende Häufigkeit von Notfallrettungseinsätzen resultiert nicht aus einer Zunahme von bedrohlichen Notfällen. Ursächlich scheint eine Änderung des Nutzungsverhaltens bei Gesundheitsdienstleistungen zu sein: Medizinische Hilfe wird häufiger über die Notfallversorgung gesucht. In der Folge wird auch der Rettungsdienst vermehrt bei Situationen alarmiert, die keine unmittelbare Bedrohung darstellen.

Die steigenden Einsatzzahlen des Rettungsdienstes deuten auf eine unzureichende Integration des Rettungsdienstes in die Notfall- und Gesundheitsversorgung hin. Die Strukturen der Notfallversorgung passen nicht mehr zum geänderten Nutzungsverhalten. Da die Kostenerstattung der Rettungsdienste häufig an eine Transportleistung gekoppelt ist, ergibt sich ein Anreiz zur Krankenhausvorstellung durch den Rettungsdienst.

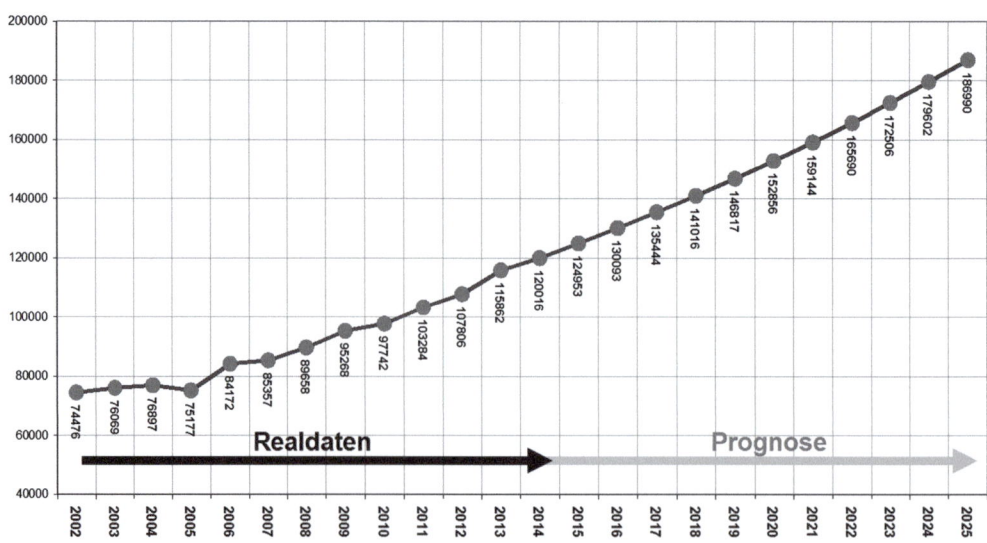

◘ **Abb. 4.1** Einsatzentwicklung Notfalleinsätze ohne Notarzt (RTW); 2002 bis 2014 Realdaten, ab 2015 Prognose mit +4,0 %. (Lechleuthner und Wesolewski 2015, mit freundl. Genehmigung)

Integrierte Versorgungskonzepte – Neue Ansätze …

Angesichts dieser Entwicklungen erscheint es indiziert, über neue Versorgungsformen in der Notfallversorgung beispielsweise in Form neuer Versorgungskonzepte nachzudenken, so wie sie in Deutschland unter anderem in § 140a SGB V angedacht sind. Neue Versorgungsformen schließen neue Versorgungskonzepte ein, die leistungssektoren- sowie berufsgruppenübergreifend eine qualitativ hochwertige Gesundheits- und Pflegeversorgung zum Ziel haben. Neue Versorgungskonzepte bieten das Potenzial, über andere Formen der Leistungserbringung nachzudenken und neue Organisationsformen oder Vernetzungsmöglichkeiten diverser Leistungsanbieten zu entwickeln und anzubieten, um damit den derzeitigen und zukünftigen Versorgungsherausforderungen gerecht werden zu können (Amelung 2011). Darüber hinaus offerieren sie die Option, den Patienten eine Gesundheitsversorgung zukommen zu lassen, die sie im Sinne einer kontinuierlichen präventiven, gesundheitsförderlichen, kurativen und palliativen Dienstleistung über alle Sektoren, Settings und Berufsgruppen benötigen. Eine so verstandene Integration diverser Leistungsanbieter im Gesundheits- und Pflegewesen schließt die Vernetzung von Infrastruktur, Kommunikation, Informationstechnologien, Überweisungsstrukturen, gleichberechtigte Zusammenarbeit der Gesundheitsprofessionen ein (Koch et al. 2017).

4.1.1 Gesundheitsversorgung, Notfallmedizin und Zugangssteuerung

Gesundheit kann nach der Weltgesundheitsorganisation seit 1946 als vollständiges körperliches, mentales und soziales Wohlbefinden definiert werden. Ein derart weitreichendes Gesundheitsverständnis bietet häufig Anlass, medizinische Hilfe zu suchen. Durch zunehmende Medikalisierung von Befindlichkeitsstörungen und psychosozialen Problemen wird die Nachfrage nach medizinischen Hilfsangeboten weiter gesteigert. Dabei sind die verfügbaren Ressourcen begrenzt. Auf dieses Missverhältnis zwischen Nachfrage und verfügbaren Mitteln reagiert das Gesundheitssystem mit einer Steuerung des Zugangs zur Versorgung (◘ Abb. 4.2). In der Folge wird das Bedürfnis nach medizinischer Hilfe verzögert bedient, wobei die Dringlichkeit und die tatsächliche Notwendigkeit medizinischer

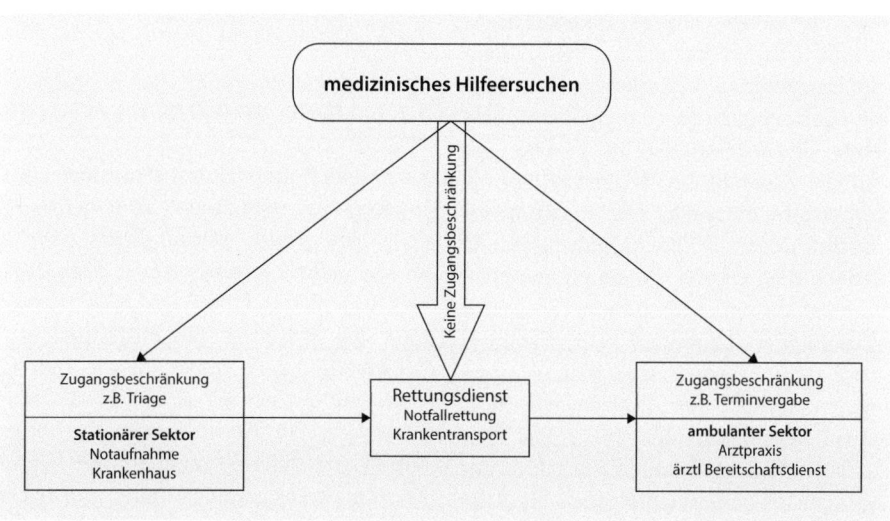

◘ Abb. 4.2 Bei der sektorenübergreifenden Steuerung des Zugangs zur Notfallversorgung ermöglicht der Rettungsdienst eine teilweise Umgehung von Steuerungsinstrumenten

Hilfe vom Betroffenen nicht abgeschätzt werden kann. Deshalb werden häufiger Hilfeersuchen an die Notfallversorgung gerichtet, die im Nachhinein als ungerechtfertigt eingeschätzt werden (Harding 2016). Werden derartige Hilfeersuchen über Notruf an den Rettungsdienst gerichtet, können Zugangsbeschränkungen wie Terminvergabe- und Triagesysteme wegen mangelnder Steuerungsmöglichkeiten des Rettungsdienstes umgangen werden. Als Reaktion auf diesen Mangel bei der Zugangssteuerung hat sich in vielen Rettungsdienstbereichen eine Lenkung von Hilfeersuchen ungesteuert und ohne ärztliche Einflussnahme etabliert.

4.1.2 Hochspezialisierte Helfer mit einer komplexen Aufgabe

Der Rettungsdienst muss heutzutage medizinische Hilfeersuchen aller Art bearbeiten. Auf diese komplexe Aufgabe reagiert er mit hochspezialisierten Helfern, die für den Bereich der Notfallmedizin ausgebildet sind. Dieser hohe Spezialisierungsgrad findet sich bei Notärzten und Fachpersonal gleichermaßen.

Ein Notarzt ist regelmäßig kein Facharzt und hat nur selten allgemeinmedizinische Kompetenz. Die Weiterbildung Notfallmedizin in Deutschland fokussiert auf die Versorgung Schwerstkranker, nicht auf eine ambulante ärztliche Behandlung. Das gilt auch für die Auswahl der Weiterversorgung. Die Kompetenz, ein geeignetes Zielkrankenhaus auszuwählen, ist Weiterbildungsinhalt, nicht jedoch die Aufgabe, Patienten zwischen dem ambulanten und dem stationären Sektor zu lenken (Reifferscheid et al. 2015). Fachpersonal ist für das Erkennen und Managen von Störungen unterhalb der Akutschwelle nicht ausreichend geschult (Loddo 2017). Die Patientensicherheit bei ambulanten Kontakten des Rettungsdienstes ohne nachfolgende ärztliche Beurteilung ist fraglich (Günther et al. 2017). Eine Änderung scheint durch Einführung der dreijährigen Ausbildung zum Notfallsanitäter als Gesundheitsfachberuf des Rettungsdienstes in Deutschland mittelfristig denkbar.

Bei der Notrufbearbeitung ist die Situation ähnlich. Ausbildung und Strukturverbesserungen zielen auf schnelles und sicheres Erkennen unmittelbar lebensbedrohlicher Zustände. Das Erkennen von Situationen mit mittelbarer Lebensbedrohung ist noch nicht im Fokus der Leitstellen. Beispielhaft genannt sei die Herausforderung, eine Sepsis mit ausreichender Sicherheit und akzeptabler Spezifität zu detektieren (Fischer et al. 2016).

> Von den aktuell im Rettungsdienst tätigen Helfern kann zwar das Erkennen und Managen akuter bedrohlicher Zustände verlässlich erwartet werden. Die Kompetenz, bei allen medizinischen Hilfeersuchen unter Berücksichtigung des Patientenwillens die Dringlichkeit einer Notfallversorgung abzuschätzen, diese notwendigenfalls selbst durchzuführen oder den Patienten in einem angemessenen Zeitfenster in eine adäquate Weiterversorgung zu lenken, ist jedoch bislang weder bei der Notrufbearbeitung noch bei der Patientenversorgung mit ausreichender Sicherheit gegeben.

4.1.3 Über- und Unterversorgung

Unter Über- und Unterversorgung wird eine Versorgung verstanden, die gemessen an den jeweiligen Gesundheitsbedürfnissen, zu viel oder zu wenig Versorgung realisiert. Der Begriff der Über- und Unterversorgung lässt sich sowohl auf die Strukturen der Notfallversorgung als auch auf die individuelle Versorgung eines einzelnen Notfallpatienten anwenden. Die Kombination von hoher notfallmedizinischer Kompetenz mit begrenzten Kenntnissen von umfassender und nachhaltiger Gesundheitsversorgung bei Akteuren des Rettungsdienstes bedingt eine strukturelle

Integrierte Versorgungskonzepte – Neue Ansätze ...

Neigung zu Über- und Unterversorgung. Der Rettungsdienst stellt die Indikation zur Versorgung eines unmittelbar bedrohlichen Notfalls oder entschließt sich dagegen. Eine Versorgung von weniger bedrohlichen Situationen ist nicht vorgesehen. Befindlichkeitsstörungen, psychosoziale Probleme und auch schwere Erkrankungen werden entweder sofort versorgt oder nicht. Ein Mittelweg, wie eine Verlaufsbeurteilung oder eine zeitverzögerte Überleitung in eine Weiterversorgung ist unüblich. Eine derartige Einbindung der rettungsdienstlichen Notfallversorgung in die Gesundheitsversorgung ist bislang nicht Auftrag des Rettungsdienstes und findet sich nicht in den Rettungsdienstgesetzen.

Die Gefahr einer rettungsdienstlichen Unterversorgung besteht in allen Phasen der Notfallversorgung. An zeitkritischen Notfällen wie akuten Schlaganfällen kann diese Gefahr verdeutlicht werden. Wenn ein Notruf verzögert oder nicht erfolgt, verschlechtern sich die Therapieaussichten. Gleiches gilt, wenn die Notrufbearbeitung nicht umgehend in die Entsendung eines Rettungsmittels mündet oder die Patientenversorgung nicht auf eine schnellstmögliche Weiterbehandlung in einem geeigneten Krankenhaus ausgerichtet ist. Eine rettungsdienstliche Überversorgung verursacht vermeidbare Nebenwirkungen und beeinträchtigt so die langfristige Versorgung. Das gilt für notfallmedizinische Maßnahmen genauso wie für den Transport.

Die systembedingte Neigung des Rettungsdienstes zu Überversorgung verdeutlicht das nachfolgende Beispiel.

Sturz im Seniorenheim
Die rüstige 88-jährige Frau Meier benötigt Hilfe bei Verrichtungen des täglichen Lebens, bewegt sich aber selbstständig in der Einrichtung und nimmt am sozialen Leben teil. Sie ist beim morgendlichen Ankleiden vom Stuhl auf den Boden gerutscht, nun gibt sie Schmerzen in der Hüfte an. Der verständigte Hausarzt bietet einen Hausbesuch in einigen Stunden an. Um eine schnellere Reaktion zu erreichen, haben die Mitarbeiter der Einrichtung den Rettungsdienst verständigt. Das Fachpersonal des Rettungsdienstes ist geschult, zwischen zwei Reaktionsmöglichkeiten zu entscheiden: Transport in ein Krankenhaus oder nicht. Frau Meiers Bedürfnis nach einer fundierten Abwägung von Nutzen und Risiken eines Transportes in ein Krankenhaus kann der Rettungsdienst nicht erfüllen.

Häufig werden Transporte durchgeführt, obwohl die Betroffenen von einer Behandlung vor Ort deutlich mehr profitieren würden und die Transporte rückblickend als vermeidbar bewertet werden. In diesem Spannungsfeld zwischen Über- und Unterversorgung fehlen dem Rettungsdienst bislang die Möglichkeiten, einen Mittelweg im Sinne eines angemessenen Kompromisses zu beschreiben. In diesem Zusammenhang ist es bedenklich, dass viele Akteure des Rettungsdienstes einen zunehmenden Notrufmissbrauch postulieren, ohne dabei die Gefahr einer rettungsdienstlichen Unterversorgung zu bedenken. Es scheint durchaus möglich, dass Aufforderungen, Notrufe zu unterlassen, in bestimmten Bevölkerungsgruppen eine Unterversorgung verstärken. Daten, die diese Befürchtung entkräften oder bestätigen, sind bislang nicht verfügbar.

4.2 Kernaufgabe statt Vollversorgung

In der Versorgungsrealität ist dem Rettungsdienst neben seiner ureigenen Kernaufgabe „Retten" eine weitere Aufgabe zugewachsen: Der Ausschluss von notfallmedizinischem Handlungsbedarf. Eine derartige Abwägung, ob notfallmedizinische Versorgung oder Transport im individuellen Einzelfall indiziert ist und dem Patientenwunsch entspricht, bedingt notwendigenfalls eine verbindliche Entscheidung der „Nichtzuständigkeit".

> Bei Bearbeitung von Hilfeersuchen, die keine unmittelbare Bedrohung darstellen, hat der Rettungsdienst die Aufgabe, seine Nichtzuständigkeit an den Hilfesuchenden zu kommunizieren. Diese Botschaft umfasst die gute Nachricht, dass keine bedrohliche Situation vorliegt. Dieses „Nein" bedeutet keine Ablehnung von Hilfe. Vielmehr versorgt der Rettungsdienst nicht abschließend, sondern lenkt in eine angemessene Weiterbehandlung.

Derartige Entscheidungen erfolgen bei der Notrufbearbeitung und beim direkten Patientenkontakt. Die Entscheidung der „Nichtzuständigkeit" muss ärztlich gesteuert werden und eine Weiterversorgung durch andere Institutionen in einem angemessenen Zeitfenster strukturiert sicherstellen.

4.2.1 Notrufbearbeitung

In einem integrierten Versorgungskonzept muss die Rettungsleitstelle ertüchtigt werden, die Aufgabe einer Lotsenfunktion verbindlich wahrzunehmen. Dazu müssen die vorhandenen strukturierten Notrufabfragesysteme zu einem telefonischen oder virtuellen Beratungskonzept weiterentwickelt werden. Potenziell vermeidbare Rettungsdiensteinsätze würden in einem abgestuften System als Hilfeersuchen strukturiert weitergeleitet werden. Dabei muss in bestimmten Situationen eine individuelle ärztliche Entscheidung per Telefon und Telemedizin herbeigeführt werden. Dieses Konzept entspricht im Wesentlichen einer „Secondary Telephonic Medical Triage" (Fivaz und Marshall 2015). Ein derartiges System sollte auf die Vermeidung von Interessenkonflikten der Entscheider ausgelegt sein. Es muss die Weiterleitung von Hilfeersuchen an Weiterversorger verbindlich regeln und auch die Entsendung von Fachpersonal oder Ärzten des Rettungsdienstes zur Beurteilung vor Ort vorsehen.

4.2.2 Beurteilung vor Ort

Wenn bei der Notrufbearbeitung ein notfallmedizinischer Handlungsbedarf nicht mit ausreichender Sicherheit ausgeschlossen werden kann, muss die Situation vor Ort beurteilt werden. Auch für diese direkte Patientenbeurteilung bietet sich ein mehrstufiges System mit einer ärztlichen Rückfrageebene an.

Diese Aufgabe, zum Ausschluss einer bedrohlichen Situation Patienten direkt zu beurteilen, ist nicht neu für den Rettungsdienst. Ambulante Kontakte mit dem Rettungsdienst wurden in den vergangenen Jahrzehnten zunehmend häufiger und machen mittlerweile einen wesentlichen Anteil der Einsätze aus. Die Zunahme von ambulanten Patientenkontakten mit dem Rettungsdienst (AKRD) in einem städtischen Rettungsdienstbereich stellt ◘ Abb. 4.3 dar. AKRD ohne ärztliche Beurteilung sind auch in anderen Gesundheitssystemen Versorgungsrealität. So führten in King County, USA, im Zeitraum 2002–2006 etwa 15 % aller Rettungsdiensteinsätze nicht zu einem Transport und somit zu keiner ärztlichen Indikationsstellung für oder gegen eine medizinische Behandlung (Seymour et al. 2012). Im Jahr 2014 wurden in zwei Rettungsdienstbereichen in Nordfinnland 42 % der Patienten nicht transportiert (Hoikka et al. 2017). Die Sicherheit von Verfahren, die bedrohliche Zustände ohne ärztliche Beteiligung ausschließen, ist unbewiesen, aber derartige Verfahren sind offensichtlich Versorgungsrealität.

4.2.3 Abgrenzung an den Schnittstellen

Unschärfen bei der Definition der Zuständigkeiten an den Schnittstellen begünstigen Über- oder Unterversorgung durch den Rettungsdienst. Eine klare Abgrenzung ist Voraussetzung für eine angemessene rettungsdienstliche Versorgung. Dazu sind verbindliche Abstimmungen an den Schnittstellen des Rettungsdienstes zu den lokalen Versorgern und Akteuren unverzichtbar.

Integrierte Versorgungskonzepte – Neue Ansätze ...

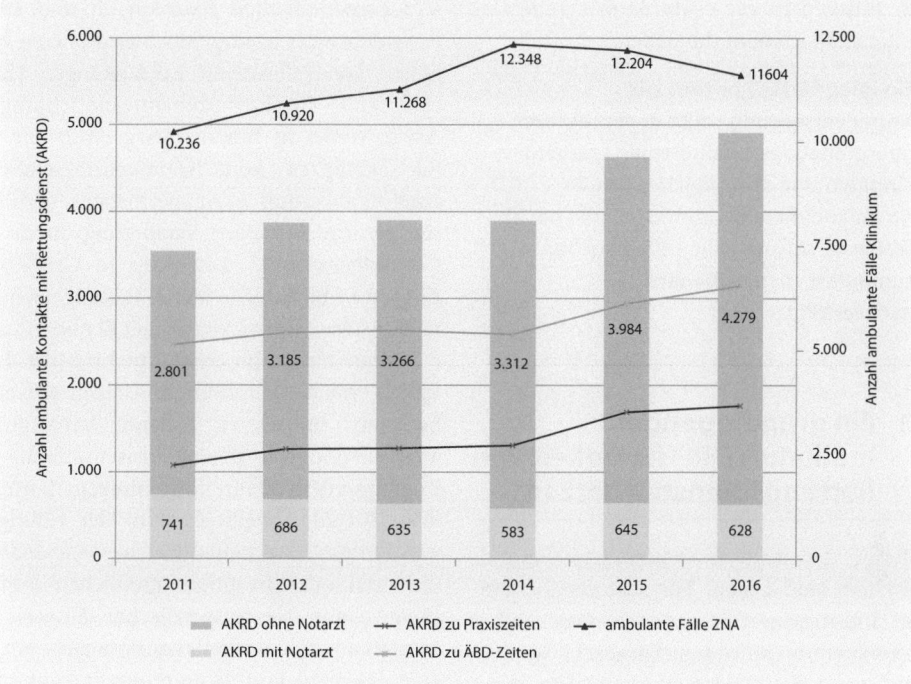

◘ **Abb. 4.3** Ambulante Fälle der Zentralen Notaufnahme (ohne Pädiatrie und Unfallchirurgie) und ambulante Kontakte mit dem Rettungsdienst (AKRD), nach Ausschluss von Fehleinsätzen und Verstorbenen

Derartige abgestufte Systeme existieren bereits, sie haben sich vielerorts in der täglichen Zusammenarbeit entwickelt. Um bestehende Strukturen steuerbar zu machen und weiterzuentwickeln müssen sie analysiert, strukturiert und integriert werden.

> Ein integriertes Konzept zur Notfallversorgung kann mit dem Rettungsdienst im Zentrum gedacht werden. Als zentraler Akteur stellt der Rettungsdienst sicher, dass notfallmedizinischer Handlungsbedarf schnell erkannt und bedient wird oder aber mit hinreichender Sicherheit ausgeschlossen wird. Bei „Nichtzuständigkeit" werden Hilfeersuchen zeitgerecht an zuständige Institutionen gelenkt. Der Rettungsdienst erzeugt also ein Zeitfenster, welches eine umfassende und nachhaltige Versorgung durch andere Akteure ermöglicht.

4.3 Von unabhängigen Akteuren zum integrierten Versorgungskonzept

Damit eine Vernetzung und Integration der Akteure der Notfallversorgung in allen Phasen der Patientenversorgung möglich ist, müssen auch Konzeption, Weiterentwicklung und Vorausplanung über Sektorengrenzen hinaus erfolgen. Im siebten Altenbericht der Bundesregierung Deutschland werden in diesem Kontext explizit die Nutzung moderner Informations- und Kommunikationstechnologien sowie Telemedizin genannt. Eine Basis für ein integriertes Versorgungskonzept kann der Austausch von Daten sein. Das am 01.01.2016 in Kraft getretene E-Health-Gesetz bietet dafür beispielsweise eine Grundlage. Die Übermittlung von Kennzahlen des Rettungsdienstes an andere Versorger kann über die Intentionen des Gesetzes hinausgehend einen Einstieg in ein sektorenübergreifendes Qualitätsmanagement darstellen.

> Ein integriertes Konzept zur Notfallversorgung sollte in ein sektorenübergreifendes Qualitätsmanagement eingebunden sein, welches von der Notrufannahme bis zum Outcome nach Weiterversorgung alle Hilfeersuchen – zumindest stichprobenartig – nachverfolgt.

4.3.1 Ein grundlegender Indikator: Die Häufigkeit von Rettungsdiensteinsätzen

Die Basis jeder effektiven Steuerung im Gesundheitssystem sind Daten. Für sektorenübergreifende Integration müssen auch Daten über Sektorengrenzen hinweg ausgetauscht werden. Grundlegend sind Daten über die Häufigkeit von Rettungsdiensteinsätzen. In Berlin bestand ein Zusammenhang zwischen der Inanspruchnahme von Notfallrettung und Sozialstruktur (Poloczek 2002). In der Stadt Münster hing die Häufigkeit von Notarzteinsätzen von soziodemografischen Faktoren ab und korrelierte dabei gleichzeitig mit einer größeren Häufigkeit von schwereren Erkrankungen (Engel et al. 2011). In einer Aufnahmeeinrichtung für Asylbewerber in Braunschweig reduzierte sich die Häufigkeit von Notfallrettungseinsätzen nach Etablierung einer permanent verfügbaren niedrigschwelligen Versorgung durch eine Gesundheitsstation nachhaltig in Größenordnungen ähnlich des gesamten Rettungsdienstbereiches. Diese Entwicklung stellt ◘ Abb. 4.4 dar.

Offen bleibt, ob eine Abnahme der Häufigkeit von Notfallrettungseinsätzen auf einen besseren Zugang zu anderen Versorgungsangeboten oder auf eine Einschränkung des Zugangs zur Notfallrettung hinweist (Günther et al. 2016a). Unterschiede in der Häufigkeit von Rettungsdiensteinsätzen in verschiedenen Gebieten oder in unterschiedlichen Populationen kann als unspezifischer Hinweis auf Mangel an anderen Versorgungsangeboten, auf eine Häufung von schwereren Erkrankungen oder eine unangemessene Inanspruchnahme gedeutet werden. Eine sektorenübergreifende Zusammenführung und Interpretation derartiger Daten ist ein wichtiges Steuerungselement jeder integrierten Notfallversorgung. Dieses

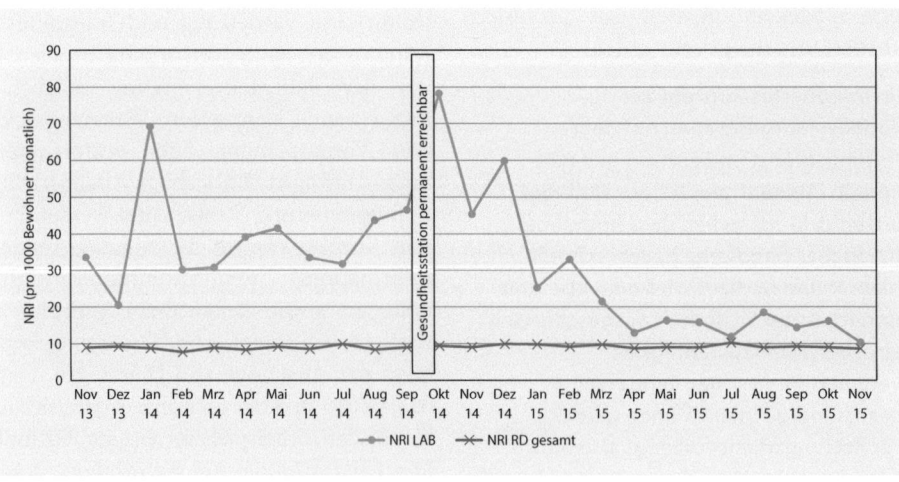

◘ Abb. 4.4 Notfallrettungsinzidenz (NRI) in einer Aufnahmeeinrichtung für Asylbewerber (LAB) vor und nach Einführung einer permanenten Erreichbarkeit einer Gesundheitsstation und im gesamten Rettungsdienstbereich (RD gesamt)

Integrierte Versorgungskonzepte – Neue Ansätze ...

gilt auch für die Häufigkeit von medizinischen Hilfeersuchen, die nicht zu einem Rettungsdiensteinsatz führen, sondern zu einer Beratung oder Weiterleitung des Hilfeersuchens. Entsprechendes gilt für speziellere Leistungen des Rettungsdienstes, wie zum Beispiel der Reanimation.

4.3.2 Eine eindrucksvolle Tracerdiagnose: Herz-Kreislauf-Stillstand

Reanimationen machen weniger als ein Prozent der Notfallrettungseinsätze aus, erlauben aber einen sektorenübergreifenden Blick auf die Notfallversorgung und darüber hinaus (Günther et al. 2015). Ein wertvolles Werkzeug stellt das Deutsche Reanimationsregister dar. Neben der Identifizierung von Verbesserungspotenzial im Bereich des Rettungsdienstes und an seinen Schnittstellen werden weitere Informationen gewonnen, die relevant für die Prävention und den Zugang zur Notfallversorgung sein können.

4.3.3 Ein komplexes Beispiel: Notfallversorgung in Pflegeeinrichtungen

Interessanterweise wird der Themenbereich Notfallversorgung, Rettungsdiensteinsätze und notfallmäßige Krankenhauseinweisungen von pflegebedürftigen Personen, die in stationären Langzeitpflegeeinrichtungen leben, sowie deren Sinnhaftigkeit und Auswirkungen auf die gesundheitliche und pflegerische Situation und Lebensqualität in deutschsprachigen Veröffentlichungen bislang kaum thematisiert. Dabei ist unbestritten, dass derartige Einsätze eine nicht unerhebliche Unterbrechung in der kontinuierlichen Versorgung bedeuten. Nicht selten sind notfallmäßige Transfers von der Langzeitpflege in ein Krankenhaus mit unzureichenden Übergaben an Rettungsdienst und Klinik, längeren Hospitalisierungen,

Verschlechterung der gesundheitlichen Situation u. v. m. verbunden (Hullick et al. 2016). Ein Transfer von einer Pflegeeinrichtung in eine Notaufnahme kann zu Distress und Desorientierung sowie zu Exazerbationen existierender Gesundheitsprobleme, zu höheren Morbiditätsrisiken, Wiedereinweisungsraten in das Krankenhaus und zu Mortalität führen (Morphet et al. 2015). Notfallrettungseinsätze und Krankenhausvorstellungen stellen disruptive Elemente der Versorgung von pflegebedürftigen Menschen dar. Als Maßstab für Krankenhausvorstellungen sollte unter anderem gelten, dass die erwarteten positiven Effekte des Krankenhausaufenthaltes auf das Outcome die Risiken überwiegen.

Erkenntnisse aus der internationalen Literaturlage weisen darauf hin, dass ein umfassendes Management der Versorgung die Outcomes der älteren Menschen in der stationären Langzeitpflege verbessert (Morphet et al. 2015). Die zusätzlichen Risiken von Notfallrettungseinsätzen und Krankenhausvorstellungen ohne benennbare Vorteile für den gesundheitlichen und pflegerischen Verlauf oder für die Lebensqualität der betroffenen Bewohner fordern die Entwicklung integrierter Versorgungsformen. Ein umfassendes sektoren- und berufsgruppenübergreifendes Versorgungsmanagement, das die an der Notfallversorgung beteiligten niedergelassenen Allgemeinmediziner und Fachärzte, die stationären Pflegeeinrichtungen, die Notaufnahmen der Krankenhäuser und den Rettungsdienst integriert, könnte Menschen in stationärer Langzeitpflege in akuten Situationen mit gesundheitlicher Verschlechterung die Gesundheitsversorgung vor Ort zukommen lassen, die Krankenhausvorstellungen überflüssig macht und somit deren negativen Effekte vermeidet.

Ein möglicher Ansatz zur Vermeidung von unnötigen Notfallrettungseinsätzen und Krankenhausvorstellungen kann die systematische Einführung des Advanced Care Planning (ACP) mit einem beratenden Ansatz durch niedergelassene Allgemeinmediziner oder durch den Rettungsdienst sein. Aus der Literaturlage ist zu entnehmen, dass ältere Menschen mit einer Patientenverfügung häufiger ihren Wünschen gemäß versorgt werden. Mit ACP erfolgen weniger Krankenhauseinweisungen von pflegebedürftigen Menschen, sinkt signifikant die Mortalität und medizinische Maßnahmen sowie Interventionen werden häufiger auf Grundlage von Patientenwünschen durchgeführt. Die Menschen haben mit ACP eine höhere Chance, in der Pflegeeinrichtung statt im Krankenhaus zu sterben (Martin et al. 2016; In der Schmitten et al. 2014).

Darüber hinaus erscheinen spezielle geriatrische Schulungen der Rettungsdienstmitarbeiter geboten. Verbunden mit speziellen Algorithmen,

» bei welchen Situationen (Probleme bei der Medikamenteneinnahme, Sturz, Depression) den Patienten unmittelbar eine weitergehende und oft besser geeignete spezialisierte Betreuung vermittelt werden kann (Prückner et al. 2011).

Darauf aufbauend resultiert das Potenzial, dass die Rettungsdienste in die Gesundheitsversorgung der älteren, pflegebedürftigen Menschen eingebunden werden und im Sinne der Betroffenen durch Vermeidung von unnötigen Krankenhausvorstellungen für ein Verbleiben in der Einrichtung und damit zu einer kontinuierlichen Versorgung ohne Brüche beitragen. Darüber hinaus ist denkbar, dass Rettungsleitstellen mit entsprechender personeller und fachlicher Ausstattung Steuerungsfunktionen bei geriatrischen Notfällen übernehmen können.

4.3.4 Das vernetzte Zusammenwirken in integrierten Versorgungskonzepten

Die Notfallversorgung steht auf drei Säulen: ambulanter Sektor, stationärer Sektor und Rettungsdienst. Für die Weiterentwicklung der bestehenden Systeme und die Etablierung integrierter Versorgungskonzepte ist eine effektivere Aufgabenteilung zwischen diesen drei Säulen notwendig. Eine präzise und verbindliche Definition der Zuständigkeiten sowie der sektorenübergreifende Austausch von Daten und Kennzahlen sind essenziell.

Der Rettungsdienst hat bereits jetzt de facto die Aufgabe, nicht nur Lebensgefahr und schwere gesundheitliche Schäden abzuwenden, sondern zusätzlich auch, den Bedarf für unverzügliche medizinische Versorgung zur Abwendung bedrohlicher Situationen mit ausreichender Sicherheit auszuschließen. Deshalb bietet es sich an, integrierte Versorgungskonzepte vom Rettungsdienst aus zu planen: Der Rettungsdienst reagiert auf sofortigen medizinischen Handlungsbedarf oder schließt dringenden Handlungsbedarf aus. So kann der Rettungsdienst Zeit schaffen für eine Lenkung des Hilfeersuchens zu einem geeigneten Weiterversorger.

Das komplexe Zusammenwirken dieser drei zentralen Akteure lässt sich mit dem Drei-Säulen-Modell in ◘ Abb. 4.5 verdeutlichen.

Fast alle Elemente dieser drei Säulen sind vorhanden, nur ein Element fehlt nahezu überall: Eine ärztliche Rückfallebene für die Bearbeitung von Hilfeersuchen per Notruf ist noch nicht vorhanden. Bereits die Einführung eines strukturierten Abfrageprotokolls erlaubt es, Hilfeersuchen an den ärztlichen Bereitschaftsdienst abzugeben, die zuvor mit einem Rettungstransportwagen (RTW) beschickt werden mussten (Arntz und Poloczek 2012). Aber erst die Möglichkeit einer ärztlichen Entscheidung im konkreten Einzelfall durch einen Arzt des Rettungsdienstes versetzt den Rettungsdienst in die Lage, eine Lotsenfunktion in der Notfallversorgung rechtssicher und verbindlich mit ausreichender Patientensicherheit wahrzunehmen. Ein derartiges System erlaubt in jeder Phase der Patientenbeurteilung und -versorgung eine verbindliche Abstimmung zwischen den drei Säulen und ermöglicht so im Einzelfall eine bestmögliche Patientenversorgung.

Integrierte Versorgungskonzepte – Neue Ansätze …

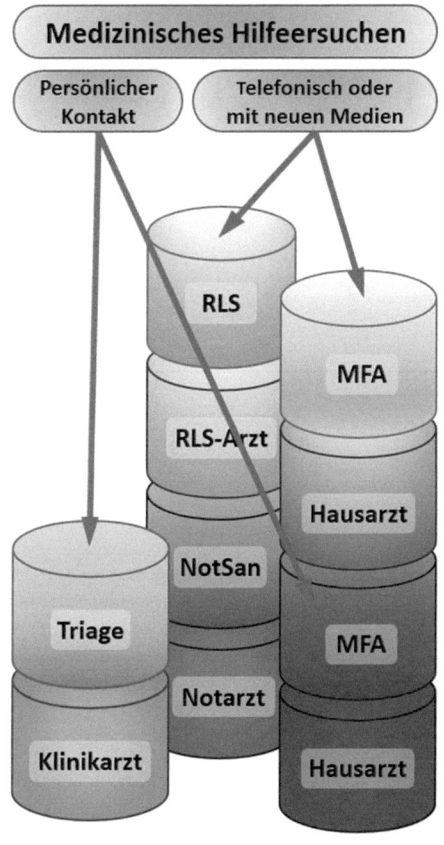

Abb. 4.5 Notfallversorgung im Drei-Säulen-Modell. Integrierte Versorgungskonzepte sollten auf jeder Ebene einen strukturierten Übergang zwischen den Säulen ermöglichen

Ein weiteres Element dieses Drei-Säulen-Modells muss zur optimalen Vernetzung ausgebaut werden. Die Patientenbeurteilung durch Rettungsfachpersonal nach ÄLRD-Vorgaben oder durch telemedizinische Beurteilung würde zu weiteren Effizienzsteigerungen bei der Zusammenarbeit über Sektorengrenzen hinweg beitragen. Allerdings besteht bei derartigen AKRD eine erhebliche Untererfassung (Günther et al. 2016b). Wichtige Voraussetzungen sind nicht geklärt und Standards zur Durchführung und Dokumentation fehlen bislang (Günther et al. 2017). Ein derartiges integriertes Konzept mit drei vollständigen Säulen könnte tragfähig sein und würde bei jedem medizinischen Hilfeersuchen sicherstellen, dass notfallmedizinischer Handlungsbedarf schnell und sicher erkannt oder mit hinreichender Sicherheit ausgeschlossen wird.

Hilfeersuchen, die nicht mit einem Rettungsmittel beantwortet werden, müssen in einem angemessenen Zeitfenster verbindlich zu anderen medizinischen oder psychosozialen Versorgern gelenkt werden können. Dazu müssen die Akteure der Notfallversorgung die Versorgung in ihrem eigenen Bereich sicherstellen und eine Zuweisung aus einem anderen Sektor umsetzen. So müsste der Rettungsdienst die Transportverordnung eines Hausarztes umsetzen, auch wenn zuvor eine Indikation für eine Notfallrettung vom Rettungsdienst ausgeschlossen wurde. Umgekehrt müsste der Rettungsdienst die Möglichkeit haben, bei Hilfeersuchen ohne Indikation für eine Notfallrettung einen ambulanten Arzttermin innerhalb eines konkreten Zeitfensters zu veranlassen.

Fazit

In einer Gesellschaft, die viele Probleme medikalisiert, die Ressourcen im Gesundheitssystem begrenzt und steigende Erwartungen an Hilfsangebote hat, werden zwangsläufig immer mehr Hilfeersuchen an den Rettungsdienst gerichtet. Der Rettungsdienst sollte sich auf seine Kernaufgabe beschränken und nicht dringende Hilfeersuchen verbindlich an zuständige Weiterversorger lenken. Integrierte Versorgungskonzepte müssen auf mehreren Ebenen sektorenübergreifende Verzahnungen zwischen Rettungsdienst und Weiterversorger aufweisen. Bei der Notrufbearbeitung und Patientenversorgung muss in jeder Phase ein Übergang möglich sein. Dafür ist eine klare Aufgabenabgrenzung zwischen den verschiedenen Akteuren essenziell. Auch Datenaustausch, Planung und Qualitätsmanagement sollten Sektorengrenzen überschreiten. Eine derartige Zusammenarbeit wird in unterschiedlicher Ausprägung vielerorts bereits praktiziert. Bemühungen, Versorgungskonzepte zu integrieren, sollten die lokal bestehenden Strukturen beachten und weiterentwickeln. Wichtig, aber bei der Notrufbearbeitung nur selten verfügbar, ist die Möglichkeit einer ärztlichen Entscheidung im konkreten Einzelfall durch einen Arzt des Rettungsdienstes. Eine schärfere Beschreibung dieser Grundlagen in übergeordneten Vorgaben und gesetzlichen Regelungen wäre hilfreich.

Literatur

Amelung A (2011) Neue Versorgungsformen auf dem Prüfstand. In: Amelung VE, Eble S, Hildebrandt H (Hrsg) Innovatives Versorgungsmanagement. Neue Versorgungsformen auf dem Prüfstand. MWV, Berlin

Arntz HR, Poloczek S (2012) Wann sollte man den Rettungsdienst nicht alarmieren? Notf Rettungsmed 15:661–668

Engel P, Wilp P, Lukas RP et al (2011) Beeinflussen sozio-demografische Faktoren Notarzteinsätze? Anaesthesist 60:929–936

Fischer M, Kehrberger E, Marung H et al (2016) Eckpunktepapier 2016 zur notfallmedizinischen Versorgung der Bevölkerung in der Prähospitalphase und in der Klinik. Notf Rettungsmed 19:387–395

Fivaz C, Marshall G (2015) Necessary components of a secondary telefonic medical triage system at 9-1-1. International Academy of Emergency Dispatch, Salt Lake City

Günther A, Harding U, Gietzelt M et al (2015) Ein städtischer Rettungsdienstbereich am Beginn eines sektorenübergreifenden Qualitätsmanagements. ZEFQ 109:714–724

Günther A, Harding U, Weisner N, Jürgen S, Richter C (2016a) Ein Jahr Tätigkeit von Notfallsanitätern in einem städtischen Rettungsdienstbereich. Durchführung, Komplikationen und Outcome heilkundlicher Maßnahmen. Notarzt 32:216–221

Günther A, Piest B, Herrmann I et al (2016b) Medizinische Versorgung in einer Aufnahmeeinrichtung für Asylbewerber: Die Häufigkeit von Rettungsdiensteinsätzen. Notarzt 32:6–8

Günther A, Schmid S, Bruns A et al (2017) Ambulante Kontakte mit dem Rettungsdienst. Notf Rettungsmed 10:1–8

Harding U (2016) Der medizinische Notfall. In: Salomon F (Hrsg) Praxisbuch Ethik in der Notfallmedizin. MWV, Berlin

Hoikka M, Silfvast T, Ala-Kokko TI (2017) A high proportion of prehospital emergency patients are not transported by ambulance: a retrospective cohort study in Northern Finland. Acta Anaesthesiol Scand 61:549–556

Hullick C, Conway J, Higgins I et al (2016) Emergency department transfers and hospital admissions from residential aged care facilities: a controlled pre-post design study. BMC Geriatr 16:102

In der Schmitten J, Lex K, Mellert CG et al (2014) Implementing an advance care planning program in German nursing homes. Dtsch Arztebl Int 111:50–57

Koch J, Schmiemann G, Gerhardus A (2017) Integration und Kooperation aus gesundheitswissenschaftlicher Sicht. In: Brandhorst A, Hildebrandt H, Luthe EW (Hrsg) Kooperation und Integration – das unvollendete Projekt des Gesundheitssystems. Springer, Wiesbaden

Lechleuthner A, Wesolowski M (2015) Rettungsdiensteinsätze: Wohin geht die Entwicklung? Brandschutz 6:488–495

Loddo M (2017) Der maritime Telenotarzt im Offshorebereich. Flug u Reisemed 24:67–72

Martin RS, Hayes B, Gregorevic K, Lim WK (2016) The effects of advance care planning interventions on nursing home residents: a systematic review. J med Dir Assoc 17:284–293

Morphet J, Innes K, Griffiths DL, Crawford K, Williams A (2015) Resident transfers from aged care facilities to emergency departments: can they be avoided? Emerg Med Australas 27:412–418

Poloczek S (2002) Zusammenhang zwischen Sozialstruktur und der Inanspruchnahme der Notfallrettung in Berlin. TU-Berlin, FB Gesundheitsmanagement, Berlin (Magisterarbeit)

Prückner S, Martin S, Kleinberger T, Madler C, Luiz T (2011) Logistische Aspekte in der Notfallmedizin beim alten Menschen. Notf Rettungsmed 14:197–201

Reifferscheid F, Marung H, Breuer G et al (2015) Zusatzweiterbildungsordnung Notfallmedizin. Anästh Intensivmed 56:699–767

Seymour CW, Cooke CR, Hebert PL, Rea TD (2012) Intravenous access during pre-hospital emergency care of noninjured patients: a population-based outcome study. Ann Emerg Med 59:296–303

ID
Strategisches Personalmanagement im Rettungsdienst: längst fällig?

Inhaltsverzeichnis

Kapitel 5   Betriebliches Gesundheitsmanagement im Rettungsdienst – Ein Muss – 53
Lukas Schmitt

Kapitel 6   Professionelles Freiwilligenmanagement in Non-Profit-Organisationen – 63
Irene Sachse und Anna Ennemoser

Kapitel 7   Persönliche Performance der Rettungsdienstmitarbeiter, ein Tabu? – 73
Georg Hellmann

Kapitel 8   Führungskräfteentwicklung im Rettungsdienst – Übel oder Chance? – 85
Michael Steil und Martin Turowski

Betriebliches Gesundheitsmanagement im Rettungsdienst – Ein Muss

Lukas Schmitt

5.1 Grundlagen des Betrieblichen Gesundheitsmanagements – 54
5.1.1 Historie – 54
5.1.2 Ressource Mitarbeiter – Jobfitness aus Sicht des Unternehmens – 54

5.2 Einflussfaktoren auf die Leistungserbringung im Rettungsdienst – 55

5.3 Implementierung des BGM in Rettungsdienstorganisationen – 56
5.3.1 Plan: Zahlen-Daten-Fakten als Basis – 56
5.3.2 DO: Zirkelarbeit – Maßnahmen festlegen – Mitarbeiter mitnehmen – 57
5.3.3 Check: Kennzahlen bilden und Ergebnisse ermitteln – 58
5.3.4 Act: Evaluation und Bildung neuer Maßnahmenbündel – 59

5.4 Wirtschaftlichkeit – 59

5.5 Praxisbeispiele im Rettungsdienst – 60

5.6 Das BGM-Modell: Erfolgstrias im Rettungsdienst – 60

5.7 Zusammenfassung und Ausblick – 61

Literatur – 62

© Springer-Verlag GmbH Deutschland, ein Teil von Springer Nature 2018
A. Neumayr, M. Baubin, A. Schinnerl (Hrsg.), *Herausforderung Notfallmedizin*,
https://doi.org/10.1007/978-3-662-56627-5_5

Trailer

Rettungsdienst und qualifizierter Krankentransport stehen vor vielfältigen Herausforderungen. Veränderte gesetzliche und finanzielle Rahmenbedingungen sowie aktuelle sozioepidemiologische und demografische Entwicklungen beeinflussen nicht nur diverse Sektoren im Gesundheitswesen (Kliniken, Pflegeheime, ambulante Versorgung), sie wirken sich vollumfänglich auch auf den Rettungsdienst, als Bindeglied der genannten Bereiche, aus. Um gemeinsam mit den Rettungsdienstmitarbeitern die Bewältigung dieser Herausforderungen anzugehen, bietet sich das Instrument des betrieblichen Gesundheitsmanagements (BGM) an.

Das Kapitel beschreibt die Grundlagen des BGM, erörtert Ansätze zur Implementierung und stellt wissenschaftliche Erkenntnisse zum wirtschaftlichen Nutzen institutionalisierter BGM-Maßnahmen vor. Praxisbeispiele und Modelle stützen die Sinnhaftigkeit der Implementierung und unterstreichen den positiven wirtschaftlichen Effekt des BGM.

5.1 Grundlagen des Betrieblichen Gesundheitsmanagements

5.1.1 Historie

Bereits 1986 wurde mit der Verabschiedung der „Ottawa Charta" durch die Weltgesundheitsorganisation (WHO) dargelegt, dass sowohl der Arbeitsorganisation, als auch den Rahmenbedingungen für die zu leistende Arbeit ein wesentlicher Stellenwert in der Gesunderhaltung der Mitarbeiter zukommt. Mit der „Ottawa Charta" wurde die Grundlage zur betrieblichen Gesundheitsförderung gelegt. 1997 wurde in der Europäischen Union durch die „Luxemburger Deklaration zur betrieblichen Gesundheitsförderung" das Thema vertiefend aufgegriffen und eine nachhaltige und ganzheitliche Konzeptionierung im betrieblichen Gesundheitsmanagement postuliert (Ulich und Wülser 2009). Diese politisch elementare Festschreibung stärkt im Gegensatz zum Ansatz der Pathogenese die salutogenetische, also ressourcenorientierte Schaffung gesundheitsfördernder Arbeitsbedingungen (Antonovsky 1997). In den vergangenen Jahren lag der Fokus auf einem evidenzbasierten betrieblichen Gesundheitsmanagement, wodurch die Datenlage massiv verbessert wurde. Aktuell lassen sich drei Strategien für die Implementierung von BGM erkennen:
- Verbesserung des Gesundheits- und Arbeitsschutzes,
- Durchführung von betrieblichen Gesundheitsförderungsmaßnahmen,
- Steuerung durch ein professionelles Management (Pfaff und Zeike 2016).

5.1.2 Ressource Mitarbeiter – Jobfitness aus Sicht des Unternehmens

Organisationen benötigen gesunde und fähige Mitarbeiter. Im Zusammenhang mit BGM hat sich aus dieser Perspektive der Begriff Jobfitness etabliert (Rump et al. 2016). Jobfitness, oder auch Beschäftigungsfähigkeit, kann nur erhalten und ausgebaut werden, wenn die Mitarbeiter über die notwendige Qualifikation, Motivation und Gesundheit verfügen, um ihre Beanspruchungen und Belastungen zu bewältigen. Hierbei steht, neben der selbstverständlichen „Eigenverantwortung" einer jeden Person, das Unternehmen in der Pflicht, die notwendigen Ressourcen bereitzustellen: „Unternehmensverantwortung" (◘ Abb. 5.1).

Erfolgt diese Unterstützung unternehmensseitig nicht, besteht die Gefahr, Mitarbeiter im Wettbewerb zu verlieren. Die Leistungsfähigkeit demotivierter Mitarbeiter nimmt zumeist ab, das Unternehmen muss sich mit Low Performern auseinandersetzen. Fehlende Produktivität, fehlender Leistungswille und arbeitsplatzassoziierte Krankheiten sind häufig die Folge. Um dieser Abwärtsspirale entgegenzuwirken, müssen vonseiten der Organisation entsprechende unternehmensbezogene Strategien entwickelt werden, die die Leistungsfähigkeit und Gesundheit der Mitarbeiter fördern und den Erfolg der Organisation gewährleisten (Schneider et al. 2013).

Betriebliches Gesundheitsmanagement im Rettungsdienst – Ein Muss

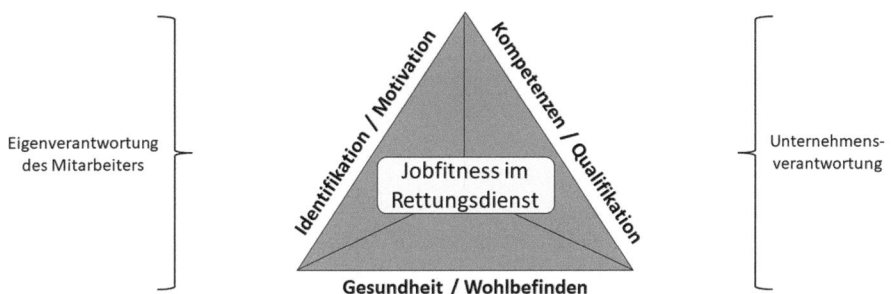

◘ Abb. 5.1 Jobfitness: Erfolgstrias im Gesundheitsmanagement. (Mod. nach Rump et al. 2016)

5.2 Einflussfaktoren auf die Leistungserbringung im Rettungsdienst

Der allgemeine Strukturwandel im Gesundheitswesen veränderte in Deutschland die Krankenhauslandschaft massiv. Auswirkungen auf die rettungsdienstliche Leistungserbringung hatten hierbei insbesondere der Wegfall von Grundversorgungseinrichtungen im ländlichen Raum, gefolgt von Veränderungen in der ambulanten medizinischen Versorgung, mit dem Trend einer Zentralisierung der Bereitschaftsdienstpraxen außerhalb der Sprechzeiten. Diese Veränderungen sind vielerorts mitverantwortlich für steigende Einsatzzeiten und längere Fahrzeiten, wodurch die Auslastung und gleichzeitig die Beanspruchung der Rettungsdienstmitarbeiter erhöht wurden. Hinzu kommen der sozioepidemiologische und demografische Wandel, soziale Einflussfaktoren wie Armut sowie die Zunahme älterer Patienten führen zu Veränderungen in allen Versorgungsstrukturen.

Erste Auswirkungen am deutschen Arbeitsmarkt zeigen sich im zunehmenden Fachkräftemangel im Qualifikationsbereich der Rettungsassistenten und Notfallsanitäter, bedingt durch die Abwanderung in andere Beschäftigungsbereiche, durch Effekte des demografischen Wandels sowie die Reduktion des Erwerbspersonenpotenzials, womit die Nachwuchsgewinnung zunehmend erschwert wird (Heible 2014).

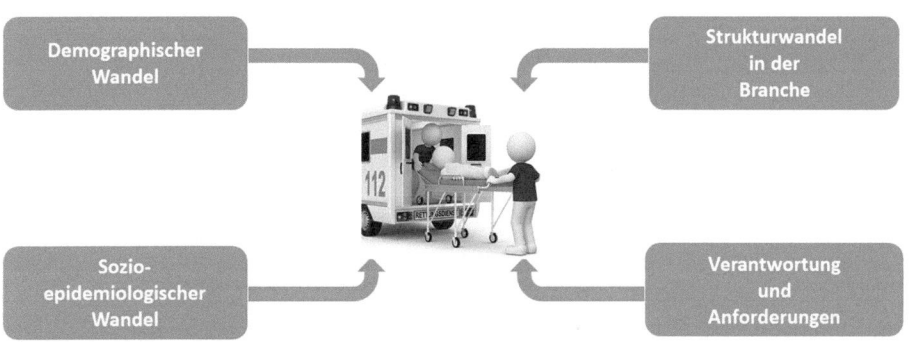

◘ Abb. 5.2 Einflussfaktoren auf die Leistungserbringung im Rettungsdienst

Nicht zuletzt zeigt sich in Deutschland die ständig steigende Beanspruchung des rettungsdienstlichen Fachpersonals durch neue Aufgabenprofile, wie der Einführung des Berufsbildes „Notfallsanitäter", einhergehend mit Kompetenzerweiterungen und verlängerten Ausbildungszeiten (◘ Abb. 5.2).

Die Einführung des BGM in Rettungsdienstunternehmen ist daher unumgänglich.

5.3 Implementierung des BGM in Rettungsdienstorganisationen

Die Implementierung des BGM folgt den Grundsätzen des Plan-Do-Check-Act (PDCA)-Zyklus im Qualitätsmanagement (QM) (Runggaldier und Flake 2013). Dieser ist im überwiegenden Teil der Rettungsdienstorganisationen bereits etabliert, bedingt durch die häufig bestehende Pflicht zur Zertifizierung nach klassischen QM-Systemen (Moecke und Marung 2013). Der im PDCA-Zyklus vorgegebene prozessuale und systemische Aufbau ist elementar, um aus Einzelmaßnahmen im BGM, wie der Prävention, der Gesundheitsförderung, dem Arbeitsschutz und der Personalentwicklung, ein umfassendes Managementsystem entstehen zu lassen, das alle wichtigen Bereiche des Rettungsdienstes umfasst (◘ Abb. 5.3).

5.3.1 Plan: Zahlen-Daten-Fakten als Basis

Um herauszufinden, wie das Rettungsdienstunternehmen im Gesundheitswesens sowie der Analyse regionaler Unterschiede aufgestellt ist, beispielsweise bezüglich unterschiedlicher Krankheiten und deren Häufigkeit, können in Deutschland Veröffentlichungen der gesetzlichen Krankenkassen herangezogen werden. Für konkrete Detailinformationen zum Rettungsdienst und Krankentransport müssen hingegen betriebsbezogene Statistiken verwendet werden, die nach Rücksprache mit den bei den Mitarbeitern vertretenen Krankenkassen erstellt werden können. Der Vorteil dieser „Unternehmensberichte der Krankenkassen" ist ein tatsächliches, betriebsspezifisches Bild der bestehenden Krankheitslast und der Beanspruchungen der Mitarbeiter. Hierbei ist zu beachten, dass es vonseiten der Krankenkassen Einschränkungen hinsichtlich der Anforderung dieser Unternehmensberichte gibt, bedingt durch datenschutzrechtliche Aspekte, welche eine Bereitstellung

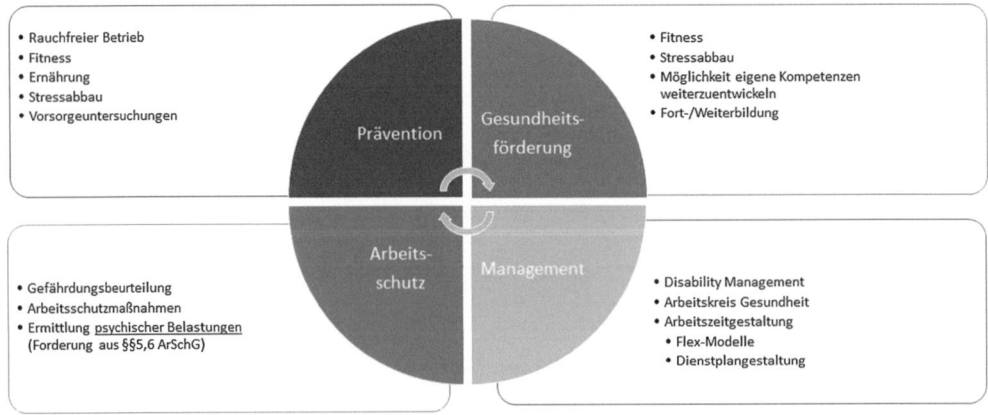

◘ Abb. 5.3 Mehrdimensionale Aspekte des BGM

Betriebliches Gesundheitsmanagement im Rettungsdienst – Ein Muss

der Daten unmöglich machen können, respektive die Aussagekraft verringern.

Für die Datenanalyse sollte zwingend, neben der allgemeinen Prioritätensetzung bei der Maßnahmenimplementierung, die Statistik zu den Arbeitsunfähigkeitstagen (AU-Tagen) Beachtung finden.

Bereits bei der Projektplanung sollte sich die Führungsebene Gedanken zum Budget für die zu etablierenden Maßnahmen und die Systemimplementierung machen. Zudem ist zu prüfen, ob innerhalb der Organisation das Know-how zur Implementierung vorhanden ist oder ob externe Partner (Beratungsfirmen, Krankenkassen) beteiligt werden sollen. In jedem Fall empfiehlt sich die Einbindung des arbeitsmedizinischen Dienstes als auch der Arbeitssicherheit sowie der jeweiligen Vertretung der Mitarbeiter in diesem frühen Stadium der Implementierung.

> **Fehlzeitenreport 2016**
> - Durchschnittliche AU-Tage je Mitglied der allgemeinen Ortskrankenkassen (AOK): 19,5 Tage/Jahr.
> - Muskel-Skelett-Erkrankungen sind die Hauptursache für AU-Tage.
> - Von 2004 bis 2015 Anstieg der psychischen Erkrankungen um 71,9 %
> - Langzeiterkrankungen (>6 Wochen) verursachen 41,6 % der AU-Tage

- Ältere Mitarbeiter sind weniger oft, dafür über längere Phasen erkrankt.

5.3.2 DO: Zirkelarbeit – Maßnahmen festlegen – Mitarbeiter mitnehmen

Im Rahmen der Ausführung und Umsetzung wird empfohlen, auf bekannte etablierte Instrumente zurückzugreifen. Dazu gehört die Etablierung eines Arbeitskreises Gesundheit, der als Projektsteuerungsgruppe eingesetzt wird, und sich aus Führungskräften und Experten der Betriebsmedizin, Arbeitssicherheit, Personalabteilung und Mitarbeitervertretern zusammensetzt. Der Arbeitskreis ist verantwortlich für die Steuerung (Ressourcen, Maßnahmenfestlegung, Kommunikation) und die dauerhafte Implementierung, Evaluation und Weiterentwicklung des BGM. Ein weiteres wesentliches Instrument im Rahmen der Bedarfserhebung ist der Gesundheitszirkel. Hier werden die Belastungen für die Mitarbeiter und Funktionsbereiche ermittelt und mögliche Maßnahmenpakete als Lösungsansätze erarbeitet. Zudem sind die Zielgruppen zu ermitteln (◘ Abb. 5.4).

Im Allgemeinen werden zwei Modelle unterschieden:
- Das Berliner Modell setzt primär auf die Ermittlung stressrelevanter Arbeitsbedingungen,

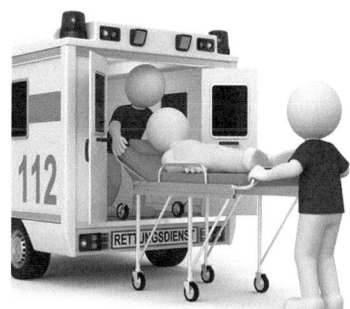

◘ **Abb. 5.4** Zielgruppen und Tätigkeitsfelder zum BGM im Rettungsdienst

— das Düsseldorfer Modell dagegen auf die gesundheitsförderliche Gestaltung der Arbeitssituation (Friczewski 1994; Slesina 1994).

In der Weiterentwicklung der letzten Jahre zeigt sich, dass eine Eingrenzung auf Arbeitsbelastungen und Stress nicht ausreichend erscheinen und die Perspektiven einer verhältnis- als auch verhaltensorientierten Sicht im BGM zunehmend Eingang finden. Ziel der Gesundheitszirkel ist es, unabhängig davon, ob sie homogen (hierarchiegleich) oder heterogen (hierarchieübergreifend) zusammengesetzt sind, die Mitarbeiter und auch Führungskräfte als Experten für die Belastungen im eigenen Betrieb heranzuziehen (Ulich und Wülser 2009).

> **Verhaltensprävention versus Verhältnisprävention**
> — **Verhaltensprävention:** Maßnahmen zur Förderung von gesundheitsbewusstem Verhalten der Mitarbeiter.
> — **Verhältnisprävention:** Maßnahmen zur Optimierung der Arbeitsumgebung und -organisation.

Im BGM kommt der Kommunikation ein wesentlicher Aspekt zu. Schon vor der Einführung sollten alle interessierten Parteien in die Prozesse eingebunden und informiert werden. BGM kann auch negative Assoziationen wie beispielsweise die Angst vor Rationalisierung des Personalstands hervorrufen, welche es zu vermeiden gilt. Zudem sollte im Gesamtprozess regelhaft über anstehende Termine und Ergebnisse informiert werden. Ziel sollte zum Beispiel ein jährlicher betrieblicher Gesundheitsbericht werden. In diesem sollen, neben den allgemeinen Daten zu Maßnahmen und Krankheitslasten im BGM auch die betriebsspezifischen Verbesserungen (Ergebnisse aus der Mitarbeiterbefragung, Teilnehmerquoten bei BGM-Maßnahmen) und, wenn messbar, die positiven wirtschaftlichen Effekte dargestellt werden.

> **Praxistipp**
> — Identifizieren Sie die Zielgruppen auf Rettungswachenebene.
> — Erheben Sie die Belastungen gemeinsam mit den Mitarbeitern.
> — Erarbeiten Sie Maßnahmenbündel aus verhaltens- und verhältnispräventiven Maßnahmen.

5.3.3 Check: Kennzahlen bilden und Ergebnisse ermitteln

Ein Kernelement eines betrieblichen Gesundheitsmanagements stellt die Überprüfung des Erfolges der Implementierung und der durchgeführten Maßnahmen dar. Dabei können die Perspektiven aus Mitarbeitersicht und Arbeitgebersicht in Bezug auf den Stellenwert der Ergebnisse auseinanderfallen. Für die Mitarbeiter ist es wichtig, die subjektive Belastung zu senken, Wohlbefinden und Motivation zu steigern sowie Wertschätzung zu erfahren. Die Arbeitgeberperspektive fokussiert häufig auf der Frage der Reduktion der AU-Tage, der Senkung der Fluktuationsquoten und der Realisierung eines zeitnahen Returns on Invest (ROI), als dem wirtschaftlichen Nutzen einer Investition in Beziehung zum eingesetzten Kapital (◘ Abb. 5.5).

Diese Perspektiven schließen sich jedoch nicht aus. Wesentlich erscheint die Festlegung von mehrdimensionalen Messansätzen, wie beispielsweise:
— Explizite Integration des Themas BGM in Mitarbeiterbefragungen,
— Errechnung der Teilnahmequoten bei den BGM-Maßnahmen,
— Vergleich der AU-Tage je Mitarbeiter und Abteilung/Standort,

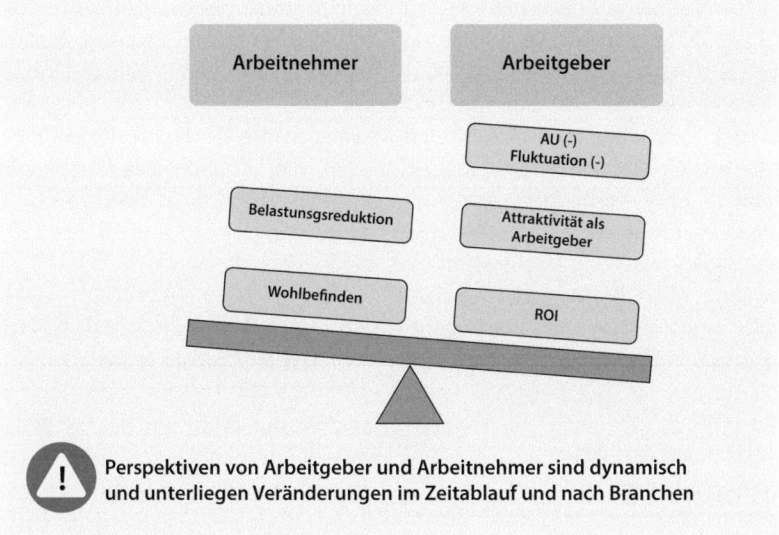

◘ Abb. 5.5 Perspektiven Arbeitnehmer versus Arbeitgeber

− Evaluation der Fluktuationsquote (Ursache, Steigerungsrate, Maßnahmen).

Die erste Datenerhebung sollte bereits vor der Implementierung von Maßnahmen sowie der Festlegung von Zielerreichungsquoten für die jeweilige Kennzahl durchgeführt werden. Hierbei bietet sich die Integration in das Managementreview bei zertifizierten Organisationen nach DIN EN ISO 9001:2008 an. Gerade im Hinblick auf die Revision 2015 können hierzu stetig Ziele weiterentwickelt und Ergebnisse gegenüber interessierten Parteien – intern und extern – dargestellt werden (Baumgartl 2017).

5.3.4 Act: Evaluation und Bildung neuer Maßnahmenbündel

Ist die Überprüfung und Auswertung der Maßnahmen erfolgreich abgeschlossen, ist es Aufgabe des Arbeitskreises Gesundheit, die Ergebnisse zu evaluieren, über die Fortsetzung der Maßnahmen und Anpassungen zu diskutieren und die Inhalte für einen etwaigen Gesundheitsbericht festzulegen. Ziel ist die kontinuierliche Weiterentwicklung des BGM.

5.4 Wirtschaftlichkeit

Die Betrachtung der Wirtschaftlichkeit des BGM rückt zunehmend in den Vordergrund. Nach vorliegenden Daten der Bundesanstalt für Arbeitsschutz und Arbeitsmedizin haben 543,4 Millionen AU-Tage in Deutschland einen volkswirtschaftlichen Produktionsausfall von 57 Mrd. Euro verursacht (Meyer und Meschede 2016).

Auch Rettungsdienstorganisationen stehen verstärkt im intensiver werdenden Wettbewerb um Aufträge und qualifizierte Fachkräfte. Themen wie die Ausschreibung rettungsdienstlicher Leistungen und der steigende Druck der Kostenträger unterstützen den Ruf nach der Wirtschaftlichkeit rettungsdienstlicher Strukturen.

Die 2008 durchgeführte Studie von Kramer u. Bödeker belegt, dass im deutschsprachigen Raum, je nach Ausgestaltung und Komplexität des BGM, der ROI bei 1:2 bis 1:6 liegen kann (Kramer et al. 2008). Insbesondere dann, wenn die BGM-Maßnahmen auf den Bedarf der Organisation zugeschnitten werden und eine entsprechende Kombination von verhaltens- und verhältnispräventiven Maßnahmen vorgenommen wurde. Anfängliche Kosten stellen also, eine professionelle Implementierung des BGM vorausgesetzt, eine lohnende Investition in die Nachhaltigkeit der Organisation dar.

5.5 Praxisbeispiele im Rettungsdienst

Beim Malteser Hilfsdienst, wurde bundesweit bereits im Jahre 2006 mit dem Aufbau eines BGM im Rettungsdienst begonnen. Gemeinsam mit der Fachabteilung Rettungsdienst, der Personalabteilung, der Betriebsmedizin und der Arbeitssicherheit wurden Konzepte und Maßnahmen entwickelt, welche die Gesunderhaltung der Mitarbeiter fördern und die Attraktivität des Berufs steigern sollten.

Dazu wurden den Mitarbeitern folgende bedarfsgerechte Angebote zur Verfügung gestellt:
- Finanzielle Unterstützungen durch Rahmenvereinbarungen im Bereich Fitness/Sport,
- teils kostenfreie Wasser und Obstangebote,
- Gesundheitswoche für die Mitarbeiter an einer Malteser Klinik: Angebot eines individuellen Maßnahmenbündels durch Ärzte und medizinische Fachkräfte (finanziert durch den Arbeitgeber),
- moderne Dienstplanungskonzepte (beispielsweise die Modellentwicklung des Wunschdienstplanes),
- zunehmender Ausbau ergonomischer Unterstützungsinstrumente auf den Rettungsmitteln: elektrohydraulische Tragen, Tragestuhllifte, Treppensteiger, Rampen.

Die Evaluation des BGM wird regelmäßig im Rahmen der Mitarbeiterbefragung durchgeführt. Einzelmaßnahmen werden nach lokalem Bedarf am Standort geplant, durchgeführt und evaluiert. Auch andere Anbieter, wie die DRF-Luftrettung, der Rettungsdienst Mittelhessen des Deutschen Roten Kreuzes (DRK) oder die Rettungsdienstkooperation Schleswig-Holstein setzen zunehmend BGM-Maßnahmen um.

5.6 Das BGM-Modell: Erfolgstrias im Rettungsdienst

Mit Bezugnahme auf das in ◘ Abb. 5.1 dargestellte Modell zur Jobfitness (Rump et al. 2016) kann für den Rettungsdienst folgendes BGM-Modell bzw. Erfolgstrias entwickelt werden: (◘ Abb. 5.6)
- **Dimension „Fachkräfte"**: Zur Sicherstellung der erfolgreichen und nachhaltigen rettungsdienstlichen Leistungserbringung müssen ausreichend medizinische Fachkräfte und die vorgeschriebene Vorhaltung an Rettungsmitteln zur Verfügung gestellt werden. Dies bedarf einer professionellen Personalplanung und der Sicherstellung der Gesunderhaltung der Mitarbeiter, wie es im BGM vorgegeben ist.
- **Dimension „Patientenversorgung"**: Hier spielt der Aspekt der medizinischen Versorgung der Patienten eine zentrale Rolle, ergänzt durch die Aspekte der Patientenzufriedenheit und -sicherheit. Den Mitarbeitern müssen zur Sicherung einer adäquaten Patientenversorgung Möglichkeiten der kontinuierlichen Fort- und Weiterbildung, zum Beispiel zu rückenschonendem Heben und Tragen, offeriert werden.
- **Dimension „finanzielle Nachhaltigkeit"**: Diese betrachtet neben dem klassischen Ansatz der Einnahmen und Ausgaben durch die operative Leistungserbringung im Rettungsdienst und Krankentransport auch den Aspekt der Unternehmensentwicklung und -sicherung, welcher durch ein strategisches und systemisches BGM unterstützt werden kann.

Betriebliches Gesundheitsmanagement im Rettungsdienst – Ein Muss

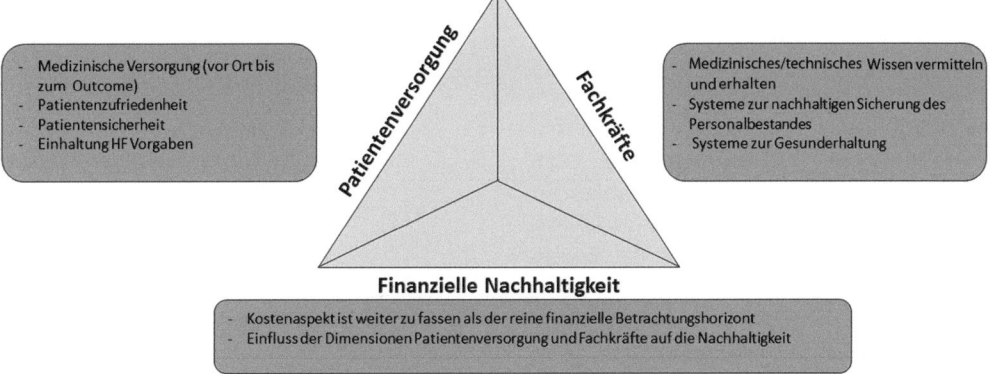

Abb. 5.6 BGM-Modell: Erfolgstrias im Rettungsdienst

> Stärken Sie Ihre Mitarbeiter psychisch und physisch und Sie werden erfahren, wie wertvoll die Investition in ein strategisch ausgerichtetes BGM ist. Wissenschaftlich ist der Nutzen erwiesen, was unter anderem die Metaanalyse von Kramer, Sockoll u. Bödeker aus 2008 hinreichend belegt. Führen Sie BGM als Projekt ein – unter Berücksichtigung des notwendigen Ressourceneinsatzes – und pflegen Sie die Umsetzung nach dem PDCA-Ansatz. So kann eine dauerhaft erfolgreiche Implementierung gelingen.

5.7 Zusammenfassung und Ausblick

BGM ist ein strategisches und nachhaltiges Element der Unternehmens- und Personalentwicklung. Neben der Verbesserung des subjektiven Wohlbefindens, kann durch eine zielgerichtete und nachhaltige Implementierung die Attraktivität als Arbeitgeber gesteigert werden. Objektiv messbare Ziele, wie die Senkung des Krankenstandes und der Fluktuation, steigern die Wirtschaftlichkeit der Dienstleistungserbringung. Dies ermöglicht Rettungsdienstorganisationen, beispielsweise in schwierigen Zeiten der Mitarbeitergewinnung bei zunehmend alternder Belegschaft oder Sparmaßnahmen in Gesundheitssektor, sich zukunftsfähig aufzustellen und für die kommenden Herausforderungen zu wappnen. Durch die Nutzung bestehender Kontakte zu Krankenkassen und externen Beratern können wertvolle Hinweise und Unterstützungen erlangt werden, die den Verlauf der Implementierung und Aufrechterhaltung fördern.

> Nehmen Sie Ihre Mitarbeiter von Anfang an mit auf dem Weg der Implementierung eines BGM, um den Aufbau von Widerständen frühzeitig und entschieden entgegenzuwirken und gleichzeitig die positiven Effekte in den Vordergrund zu rücken. Eine intensive interne Öffentlichkeitsarbeit ist essenziell.

Fazit
Betriebliches Gesundheitsmanagement ist mehr als ein Marketinginstrument und mehr als die Durchführung von Einzelmaßnahmen zur Gesunderhaltung der Mitarbeiter. Wird BGM nur auf diese Weise verstanden, sind die Investitionen nicht lohnend und führen bei allen Beteiligten zur Frustration. Ein gelebtes

und sich entwickelndes, nachhaltiges BGM wird damit verhindert.

Spannend bleibt die Einstellung der Kostenträger. Diese lassen derzeit die Refinanzierung einschlägiger Maßnahmen über die Kosten-Leistungs-Nachweise im Rettungsdienst kaum zu und stellen folglich eher ein Hemmnis zur Implementierung eines effektiven BGM im Rettungsdienst und Krankentransport dar. Zudem bieten Ausschreibungsverfahren mit kurzen Laufzeiten und dem Fokus auf der Kostenfrage kaum Anreize für die Leistungserbringer, derart lohnende Systeme zu implementieren.

Die Rettungsdienstorganisationen dürfen sich nicht auf ihre kurzfristige Erfolgsrechnung berufen, sondern müssen das BGM als eine mittelfristig lohnende Investition zur Sicherung und Entwicklung ihrer Dienstleistung begreifen, gemeinsam mit allen ihren Partnern: Krankenkassen, Kostenträger und Rettungsdienstträger. Gemeinsame Netzwerke – unter Beteiligung aller Organisationen – könnten effektive und effiziente Lösungsansätze für die Herausforderungen der Zukunft im Bereich des BGM sein.

Literatur

Antonovsky A (1997) Salutogenese. dgvt, Tübingen

Baumgartl B (2017) Upgrade ISO 9001:2015 im Rettungsdienst. Handlungsanleitung für Führungskräfte und QM-Verantwortliche. Stumpf & Kossendey, Edewecht

Friczewski F (1994) Gesundheitszirkel als Organisations- und Personalentwicklung: Der „Berliner Ansatz". In: Westermayer G, Bähr B (Hrsg) Betriebliche Gesundheitszirkel. Hogrefe, Göttingen

Heible C (2014) Langfristige Perspektiven der Gesundheitswirtschaft. Eine CGE Analyse demografischer und technologischer Wachstumseffekte. Springer, Wiesbaden

Kramer I, Sockoll I, Bödeker W (2008) Die Evidenzbasis für betriebliche Gesundheitsförderung und Prävention – Eine Synopse des wissenschaftlichen Kenntnisstandes. In: Badura B, Schröder H, Vetter C (Hrsg) Fehlzeiten-Report 2008. Betriebliches Gesundheitsmanagement: Kosten und Nutzen. Zahlen Daten Analysen aus allen Branchen der Wirtschaft. Springer, Berlin

Meyer M, Meschede M (2016) Krankheitsbedingte Fehlzeiten in der deutschen Wirtschaft im Jahr 2015. In: Badura B, Ducki A, Schröder H, Klose J, Meyer M (Hrsg) Fehlzeiten-Report 2016. Unternehmenskultur und Gesundheit – Herausforderungen und Chancen. Springer, Berlin

Moecke H, Marung H (Hrsg) (2013) Praxishandbuch Qualitäts- und Risikomanagement im Rettungsdienst – Planung-Umsetzung-Zertifizierung. MWV, Berlin

Pfaff H, Zeike S (2016) Gesundheit und Arbeit: Ein Überblick. In: Knieps F, Pfaff H (Hrsg) Gesundheit und Arbeit. Zahlen, Daten, Fakten. MWV, Berlin

Rump J, Schiedhelm M, Eilers S (2016) Gesundheit anordnen? Die Rolle der Führungskultur im Rahmen des betrieblichen Gesundheitsmanagement. In: Badura B, Ducki A, Schröder H, Klose J, Meyer M (Hrsg) Fehlzeiten Report 2016. Unternehmenskultur und Gesundheit – Herausforderungen und Chancen. Springer, Berlin

Runggaldier K, Flake F (2013) Zertifizierung QM-Systeme. ISO, EFQM, KTQ, Audits und Kundenbefragungen. In: Neumayr A, Schinnerl A, Baubin M (Hrsg) Qualitätsmanagement im prähospitalen Notfallwesen. Springer, Wien

Schneider W, Gerecke U, Kastner M, Parpart J, Peschke M (2013) Psychosoziales Gesundheitsmanagement im Betrieb. Ein Praxisbuch für Betriebsmediziner und Personalmanagement. Huber, Bern

Slesina W (1994) Gesundheitszirkel: Der „Düsseldorfer Ansatz". In: Westermayer G, Bähr B (Hrsg) Betriebliche Gesundheitszirkel. Hogrefe, Göttingen

Ulich E, Wülser M (2009) Gesundheitsmanagement in Unternehmen – Arbeitspsychologische Perspektiven. Gabler, Wiesbaden

Professionelles Freiwilligenmanagement in Non-Profit-Organisationen

Irene Sachse und Anna Ennemoser

6.1 Herausforderungen und Trends im Freiwilligenmanagement – 64

6.2 Professionelles Freiwilligenmanagement – Was ist das? – 64

6.3 Professionelles Freiwilligenmanagement – Wie geht das? – 65

6.4 Professionelles Freiwilligenmanagement am Beispiel des Roten Kreuzes (RK)Tirol – 68

6.5 Freiwilligentätigkeit im Rettungsdienst: Die Kunst neue Modelle zu entwerfen – 70

Literatur – 71

© Springer-Verlag GmbH Deutschland, ein Teil von Springer Nature 2018
A. Neumayr, M. Baubin, A. Schinnerl (Hrsg.), *Herausforderung Notfallmedizin*,
https://doi.org/10.1007/978-3-662-56627-5_6

Trailer

Der Bereich der Katastrophenhilfs- und Rettungsdienste stellt mit ca. 360.000 freiwillig Engagierten und mehr als 1,3 Millionen Arbeitsstunden den drittgrößten Bereich des österreichischen Freiwilligensektors dar und befindet sich damit mit den Bereichen Kirche und Gemeinwesen ex aequo an dritter Stelle im „Bereichsranking" des österreichischen Freiwilligensektors (BMASK 2015).

Um dieses beträchtliche Potenzial an freiwillig Engagierten und an Arbeitsstunden professionell zu organisieren und zu fördern, braucht es als grundlegende Rahmenbedingung ein systematisches Freiwilligenmanagement mit Verankerung auf strategischer Ebene und in der Organisationskultur, mit dem Ziel, zentrale Prozesse, Strukturen, Instrumente sowie Verantwortliche klar zu definieren und implementieren. Nur auf dieser Basis lässt sich die Zukunftsfähigkeit des freiwilligen Engagements im Rettungsdienst und anderen NPO sicherstellen.

6.1 Herausforderungen und Trends im Freiwilligenmanagement

NPO sind mit einer Reihe von Herausforderungen konfrontiert. Dazu zählen vor allem geänderte Rahmenbedingungen am Markt, knappe finanzielle Ressourcen, steigender Wettbewerb um Finanzierungsmittel, die Tendenz zur Ökonomisierung, der Anspruch der zunehmenden Professionalisierung aber auch zunehmende Schwierigkeiten freiwillig Engagierte zu finden und langfristig an die eigene Organisation zu binden.

Zudem findet seit einigen Jahren ein Strukturwandel statt: Freiwilliges Engagement ist vielfältiger, „bunter" und projektbezogener, aber gleichzeitig auch weniger stabil, weniger verbindlich geworden und das Internet bietet mit Online-Volunteering neue Möglichkeiten der Freiwilligenarbeit (Jähnert 2012). Traditionelle Organisationen verlieren Freiwillige zunehmend an weniger hierarchisch, lose formalisierte Initiativen. Freiwillige bleiben weniger lang bei einer bestimmten NPO und müssen gezielter als bisher angesprochen werden. Und, Freiwillige wählen ihre Tätigkeitsfelder bewusster: Im Vordergrund steht die Bedeutung der freiwilligen Arbeit für die eigene Biografie und ihre Vereinbarkeit mit anderen Lebensbereichen (Simsa und Patak 2016; More-Hollerweger und Rameder 2013).

Verändert haben sich auch die Motive von Freiwilligen: Im zweiten österreichischen Freiwilligenbericht belegen die Beweggründe „Es macht mir Spaß", „anderen helfen" und „Menschen treffen, Freunde gewinnen" die ersten drei Plätze. Die rein altruistische Form des ehrenamtlichen Engagements nimmt ab, der Ausgleich von „Geben und Nehmen" wird wichtiger. Ehrenamtliche wollen nicht nur „etwas Gutes" tun, sie wollen davon profitieren, Verantwortung übernehmen und etwas bewegen (BMASK 2015).

Im Vergleich zum „klassischen" freiwilligen Engagement besteht die besondere Herausforderung im Rettungsdienst darin, dass ein spezieller „Typ" von Freiwilligen gefunden werden muss: Sie durchlaufen eine aufwendige Ausbildung, sollten im Anschluss de facto jederzeit für Einsätze verfügbar sein und sich möglichst lange an die Organisation binden.

6.2 Professionelles Freiwilligenmanagement – Was ist das?

Die Begriffe Freiwilligenmanagement und Freiwilligenkoordination bezeichnen im deutschen Sprachraum Formen der Zusammenarbeit mit Freiwilligen, mit denen förderliche Rahmenbedingungen für das freiwillige Engagement geschaffen werden. Dafür sollen laut Kegel Freiwilligenkoordinatoren (FWK) und Freiwilligenmanager (FWM) eingesetzt werden: Während das Freiwilligenmanagement eine strategische Führungsaufgabe darstellt, üben Freiwilligenkoordinatoren ihre Arbeit mit den Freiwilligen vor Ort aus (Kegel 2009). In der

Praxis werden die beiden Rollen, FWM und FWK, abhängig von der Größe der Organisation, von der Anzahl der Freiwilligen und von den vorhandenen personellen und finanziellen Ressourcen in vielen Fällen von einer Person wahrgenommen. Dies führt in der Praxis zu Unschärfen bei der Verwendung und im Verständnis beider Begriffe.

> **Freiwilligenmanagement umfasst die Planung, Gewinnung, Begleitung, fachliche Unterstützung und Qualifizierung, Anerkennung und Evaluation von freiwilligem Engagement.**

Die Zusammenarbeit zwischen allen Beteiligten soll so gestaltet werden, dass sowohl die Zielgruppen als auch die Freiwilligen und die NPO davon profitieren (Biedermann 2012; Reifenhäuser und Reifenhäuser 2013).

Im NPO-Sektor haben im Zuge zunehmender Ökonomisierung und Professionalisierung vermehrt betriebswirtschaftliche Konzepte, Instrumente und Managementmethoden an Relevanz gewonnen, die ursprünglich nur für den Profitsektor Geltung hatten (Maier et al. 2009; Zimmer 2014). Dazu zählt beispielsweise die Optimierung von Organisationsabläufen, die Gestaltung organisatorischer Strukturen und von Entscheidungs- oder Verantwortungsbereichen, eine stärkere strategische Ausrichtung, ein effektiverer Mitteleinsatz zugunsten einer besseren Leistung ebenso wie die Qualifizierung von Führungskräften in betriebswirtschaftlichen Kompetenzen und die Qualifizierung von hauptamtlichen und freiwilligen Mitarbeitenden, damit diese ihre Tätigkeit kompetent ausüben können (Mayerhofer 2013; Simsa und Patak 2016; Simsa 2002). Professionalisierung mit dem in der Praxis oft anzutreffenden (ausschließlichen) Fokus auf Ressourceneffizienz und der oftmals unreflektiert erscheinende Einsatz betriebswirtschaftlicher Instrumente, die der NPO quasi „übergestülpt" werden, greifen zu kurz und konterkarieren eine produktive Zusammenarbeit mit Freiwilligen.

Wichtig in diesem Zusammenhang sind Antworten auf die Fragen, was genau in einer NPO unter Professionalisierung verstanden wird und welches Ausmaß an Standardisierung notwendig und sinnvoll ist. Dies hängt unter anderem von der Größe der Organisation, der Anzahl der Freiwilligen aber auch von der Organisationskultur ab. Ist dies geklärt, stellt ein systematisch aufgebautes und umgesetztes Freiwilligenmanagement einen soliden Rahmen dar, um die Arbeit mit Freiwilligen zu organisieren, zu fördern und eine entsprechende Qualität sicherzustellen.

6.3 Professionelles Freiwilligenmanagement – Wie geht das?

Steve McCurley u. Rick Lynch haben Ende der 1980iger Jahre mit ihrem Buch „Essential Volunteer Management", die Grundlagen und Prozesse der Freiwilligenarbeit systematisiert dargestellt und damit eine Handlungsanleitung für das Management von Freiwilligen entwickelt. Der „Volunteer Management Process", der Freiwilligenmanagementprozess nach McCurley und Lynch (2006), in ◘ Abb. 6.1 zeigt diesen systematischen Weg zum Umgang mit Freiwilligen auf.

Die acht Prozessschritte von McCurley u. Lynch finden sich im Wesentlichen auch in dem für den deutschsprachigen Raum entwickelten Freiwilligenmanagementmodell von Reifenhäuser und Kegel (2013). Beide Modelle gleichen sich in weiten Teilen. In ◘ Abb. 6.2 sind die zentralen Elemente eines Freiwilligenmanagements modellübergreifend-synoptisch im integrierten Freiwilligenmanagementzyklus zusammengefasst.

Grundsätzlich bildet die Freiwilligenstrategie als Verantwortung der Führungsebene den Kern des operativen Freiwilligenmanagements. Letzteres umfasst folgende Elemente (McCurley und Lynch 2006; Kegel 2009; Biedermann 2012; Reifenhäuser und Reifenhäuser 2013):

■■ **Planung und Bedarfseinschätzung**
Der Bedarf an freiwilligen Mitarbeitenden wird geklärt und eine verbindliche Strategie definiert.

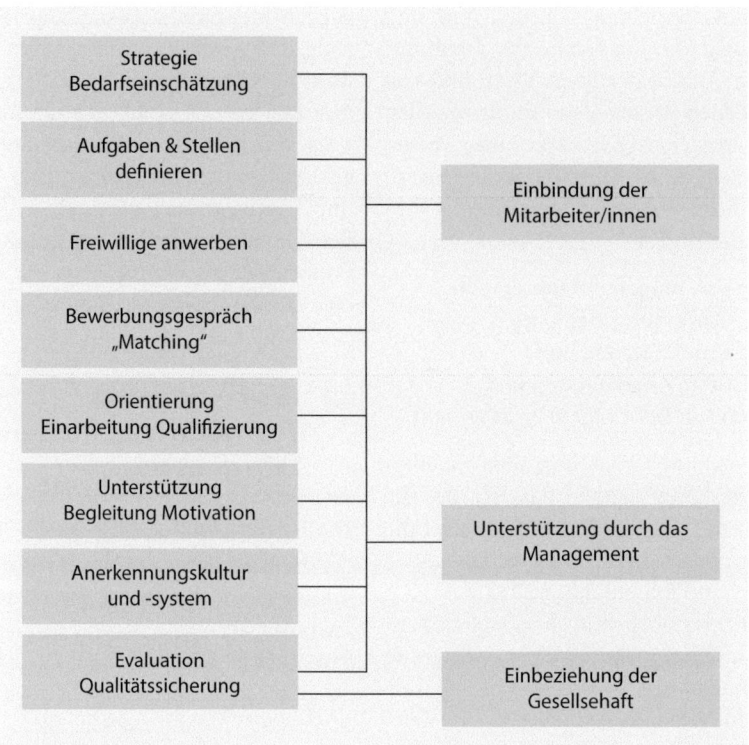

Abb. 6.1 Volunteer Management Process – Freiwilligenmanagementprozess. (Mod. nach McCurley und Lynch 2006)

- **Arbeitsbereiche definieren, Stellenbeschreibung entwickeln**

Hier müssen die Motivation von Freiwilligen und die Ziele der Organisation berücksichtigt werden. Klarheit und Transparenz über die Aufgaben und Einsatzbereiche von Hauptamtlichen und Freiwilligen, eine Abgrenzung der Arbeits- und Verantwortungsbereiche, die Festlegung der Rechte und Pflichten und die Vereinbarung gemeinsamer Kommunikations- und Informationswege erleichtern die Zusammenarbeit. Ergebnis dieser Phase sind Stellenbeschreibungen.

- **Freiwillige gewinnen, Aufnahmegespräch, Matching**

Auf der Basis der Stellenbeschreibung werden zielgruppengerecht Freiwillige geworben. Wichtig ist neben der Wahl des Mediums das Aufzeigen von Bedeutung, Sinn, Gewinn und Nutzen der freiwilligen Tätigkeit. Im Gespräch geht es darum, die Motivation, Kompetenzen, Interessen und Erwartungen der Interessenten kennenzulernen und im Gegenzug Leitbild, Aufgaben und Einsatzmöglichkeiten vorzustellen. Ziel ist es, eine Tätigkeit zu finden, bei der Aufgabe und Freiwilligenkompetenz zusammenpassen.

> **Praxistipp**
>
> Im Rahmen eines ausführlichen Erstgesprächs mit Interessentinnen und Interessenten muss gezielt auf die Anforderungen im jeweiligen Bereich hingewiesen werden, um beiderseitige Erwartungshaltungen zu klären.

Professionelles Freiwilligenmanagement in Non-Profit-Organisationen

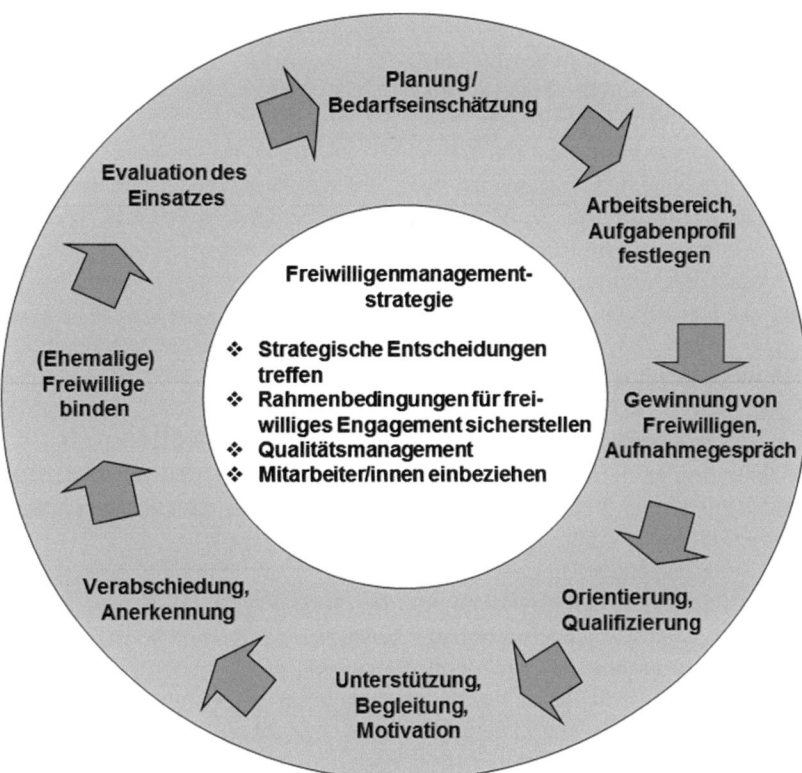

◘ **Abb. 6.2** Integrierter Freiwilligenmanagementzyklus. (Mod. nach McCurley und Lynch 2006; Kegel 2009; Biedermann 2012; Reifenhäuser und Reifenhäuser 2013)

▪▪ **Orientierung und Qualifizierung, Einarbeitung, Aus- und Weiterbildung**

Freiwillige lernen die Organisation (Kultur, Werte, Ziele, Leitsätze) kennen, werden mit Arbeitsabläufen, räumlichen Gegebenheiten und der materiellen Ausstattung vertraut gemacht, eingearbeitet und über Weiterbildungsmöglichkeiten informiert.

▪▪ **Begleitung, fachliche Unterstützung, Motivation**

Hier stehen die kontinuierliche Begleitung, die fachliche Unterstützung durch geeignete Fort- und Weiterbildung, damit Freiwillige ihr Engagement kompetent ausüben und ihre eigenen Kenntnisse und Erfahrungen erweitern können, im Mittelpunkt. Regelmäßig stattfindende Gespräche, in denen Freiwillige Feedback zu ihrer Arbeit erhalten und ihrerseits Wünsche und Anregungen deponieren können sowie regelmäßige Erhebungen, die die Arbeitssituation und -zufriedenheit abfragen, liefern ergänzende Daten.

Im Rahmen einer tirolweiten Befragung (Mader 2011) führten Freiwillige im Roten Kreuz beispielsweise folgende Motivationsfaktoren für ein langfristiges Engagement an:
— gute Kameradschaft und einen guten Zusammenhalt in der Dienststelle (79,32 %),
— interessante Fortbildungen (71,80 %) und klare Zuständigkeiten (68,29 %),
— Spaß an der Tätigkeit (65,59 %),
— sinnstiftende Beschäftigung (64,10 %),
— Lerneffekte aus dem freiwilligen Engagement (63,32 %).

- **Anerkennung, Verabschiedung**

Anerkennung und Wertschätzung sind der „Lohn" der Freiwilligen für ihr Engagement. Die individuell sehr unterschiedlichen Vorstellungen der Freiwilligen machen die Anerkennung des freiwilligen Engagements zu einer anspruchsvollen Aufgabe. Es gilt eine Anerkennungskultur mit unterschiedlichen Formen der Wertschätzung, auch für die Verabschiedung von Freiwilligen, zu entwickeln.

- **(Ehemalige) Freiwillige binden**

Geeignete Instrumente sind unter anderem insbesondere die Schaffung von Gestaltungs- und Entwicklungsräumen, die Vermittlung des Sinns und der Ziele der Tätigkeit sowie der Aufbau einer emotionalen Bindung zur Organisation. Ein wertschätzender Umgang miteinander, eine gelebte Kultur der Anerkennung und eine gut funktionierende Zusammenarbeit zwischen Hauptamtlichen und Freiwilligen tragen entscheidend dazu bei, dass sich Freiwillige dauerhaft mit den Zielen und Anliegen der Organisation identifizieren. Die Kontakthaltung zu ehemals aktiven Freiwilligen erhöht die Chancen für einen potenziellen Wiedereinstieg zu einem späteren Zeitpunkt.

> **Praxistipp**
>
> Bindungsinstrumente sind für das Freiwilligenmanagement von besonderer Bedeutung. Sie sichern ein langfristiges Engagement der Ehrenamtlichen.

- **Evaluation und Qualität sichern**

Die Evaluation auf der Basis von quantitativen (beispielsweise die Entwicklung der Anzahl der Freiwilligen, Art und Umfang der Einsätze etc.) und qualitativen Daten (zum Beispiel im Hinblick auf die Zufriedenheit der Freiwilligen oder auf die Gestaltung der Beteiligungsprozesse) trägt dazu bei, die Qualität der Arbeit zu sichern und gewährleistet, dass die Rahmenbedingungen, Abläufe und Strukturen für Freiwillige regelmäßig überprüft, weiterentwickelt und – falls notwendig – verändert werden.

> **Praxistipp**
>
> Von diesem Freiwilligenmanagementmodell können auch Organisationen profitieren, die seit vielen Jahren mit Freiwilligen arbeiten und ein „organisch gewachsenes", noch nicht systematisch aufgebautes Freiwilligenmanagement besitzen, indem sie beispielsweise fehlende Elemente aufgreifen und in ihr Freiwilligenmanagementsystem integrieren.

6.4 Professionelles Freiwilligenmanagement am Beispiel des Roten Kreuzes (RK)Tirol

Im Oktober 2016 wurde ein landesweites Freiwilligenmanagement im RK Tirol implementiert. Ziel ist es, eine Basis zu schaffen, um auch in Zukunft adäquate Rahmenbedingungen für eine professionell gestaltete Freiwilligenarbeit sicherzustellen. Das Freiwilligenmanagement des RK Tirol orientiert sich am Modell von Reifenhäuser (2013).

Der Rettungsdienst ist vor allem mit folgenden Aufgaben für das Freiwilligenmanagement konfrontiert:

- **Herausforderung lange Ausbildungszeiten der Freiwilligen vs. immer kürzere Verweildauer**: Da das Engagement im Rettungsdienst aufgrund der bezüglich Freiwilligenarbeit relativ langen Ausbildung (laut Sanitätergesetz 100 Theorie- und 160 Praxisstunden) eine zumindest mittelfristige Bindung erfordert, lässt es sich nur bedingt mit dem Trend nach projektbezogenem freiwilligem Engagement kombinieren. Die durchschnittliche Verweildauer der rund 3.600 Freiwilligen im Rettungsdienst im RK Tirol lag 2013 noch bei 114 Monaten (RK-Leistungszahlen 2016). Im Jahr 2016 ist sie aber auf rund 86 Monate gesunken.
- **Herausforderung projektorientierte Tätigkeit versus hierarchische Struktur**: Die Arbeit im Rettungsdienst ist grundsätzlich ein sehr traditionell geprägtes

Engagement. Freiwillige betätigen sich „im Rahmen von fest umrissenen und hierarchisch geprägten Aufgabengebieten in einer formalen Organisation" (Habeck 2015). Tendenziell verlieren traditionelle Organisationen mit strikt hierarchischer Struktur zunehmend Freiwillige an weniger hierarchisch strukturierte Organisationen/Initiativen mit Möglichkeiten zum projektorientierten Engagement.

- **Herausforderung Gewinnung von Freiwilligen**: Auch wenn die Zahl der Freiwilligen beim RK Tirol über die letzten Jahre relativ konstant war zeigt sich, dass die Gewinnung und Bindung von neuen Engagierten mit einem höheren Aufwand als früher verbunden ist.
- **Herausforderung Aufrechterhaltung Motivation**: Für Freiwillige spielen die persönliche Weiterentwicklung und die Möglichkeit, sich selbst zu entfalten, eine zentralere Rolle als früher. Der Rettungsdienst bietet für die freiwillig Engagierten nicht nur eine sinnstiftende Tätigkeit, sondern auch umfassende Lern- und Entwicklungsmöglichkeiten. Weitere Motivationsinstrumente im RK Tirol sind neben einem internen Beförderungs- und Ehrungssystem auch die traditionelle Kameradschaftspflege (gemeinsame Ausflüge etc.) oder das Ausstellen von Tätigkeitsnachweisen. Erfahrungsgemäß wird die individuelle Anerkennung auf persönlicher Ebene jedoch immer wichtiger. Diesbezüglich sind neben den FWK verstärkt die Führungskräfte gefordert – in Form von persönlichen Gesprächen, dem Berücksichtigen von persönlichen Lebensumständen sowie der Möglichkeit einer „Beurlaubung" etc.

Struktur des Freiwilligenmanagements im Roten Kreuz Tirol:
- Auf **Landesverbandsebene** gibt es eine Person, die für die tirolweite Koordination im Freiwilligenmanagement hauptamtlich zuständig ist. Ihre Aufgabe ist die strategische Planung und Organisationsentwicklung im Bereich des Freiwilligenmanagements.
- In den elf eigenständigen **Bezirksstellen** sind Bezirksfreiwilligenkoordinatoren aktiv. Sie sind haupt- oder auch ehrenamtlich tätig und übernehmen die Koordination des Freiwilligenmanagements in ihrer Bezirksstelle. In regelmäßigen Abstimmungstreffen auf Landesverbandsebene werden gemeinsam neue Projekte entwickelt und Erfahrungen ausgetauscht.
- Die FWK auf **Ortsstellenebene** sind im direkten Kontakt mit den freiwillig Engagierten. Zu ihren Aufgaben gehört es unter anderem Erst- und Mitarbeitergespräche zu führen, gemeinsame Ausflüge zu organisieren, Hilfestellung beim Wechsel in einen anderen Leistungsbereich zu geben oder Verabschiedungen zu planen.

Alle FWK auf Bezirks- und Ortsstellenebene werden im Rahmen einer internen, sechstägigen Ausbildung geschult. Ein entsprechendes Curriculum wurde in einer Expertengruppe des Österreichischen RK entwickelt.

Ziele der tirolweiten Zusammenarbeit im Freiwilligenmanagement sind (Reifenhäuser und Reifenhäuser 2013):
- **Wachstum Freiwilligenarbeit**: Die Anzahl der Freiwilligen soll gesteigert und die Fluktuationsrate gesenkt werden. Dabei werden mögliche Zielgruppen spezifisch angesprochen und die neuen Herausforderungen fließen bestmöglich in die Gewinnung und Bindung neuer Ehrenamtlicher ein – zum Beispiel wurde im Bereich des Rettungsdienstes die Möglichkeit zur Absolvierung eines freiwilligen sozialen Jahres geschaffen.
- **Qualitätsverbesserung**: Im Rahmen der Qualitätsentwicklung werden einheitliche Standards für das Freiwilligenmanagement definiert beispielsweise einheitliche Aufnahmeanträge, Abschiedsfragebögen und Gesprächsleitfäden für Mitarbeitergespräche. Außerdem beschäftigt sich dieses Strategiefeld mit den erforderlichen organisatorischen Rahmenbedingungen

für freiwilliges Engagement und macht dahin gehend Verbesserungsvorschläge an die Führungsebene.
- **Kulturentwicklung**: Dabei geht es um die Identifizierung von gesellschaftlichen Trends aber auch um die interne Organisationskulturentwicklung. Die oben beschriebenen Herausforderungen beziehen sich nicht nur auf potenzielle neue Freiwillige sondern auch auf bestehende Teams. Wichtig sind hier die Informationsweitergabe, die Bereitschaft zur Auseinandersetzung mit möglichen neuen Projekten und die Klärung von allfälligen Konflikten zwischen Freiwilligen oder zwischen Hauptamtlichen und Freiwilligen.
- **Netzwerke**: Die Netzwerke werden mit entsprechenden Abstimmungstreffen auf Österreich- sowie Landesverbandsebene gestärkt und ausgebaut. Extern ist die Zusammenarbeit mit Partnerorganisationen wichtig.
- **Öffentlichkeitsarbeit**: Ziel ist, sich als professionelle Freiwilligenorganisation zu positionieren. Die Leistungen der Freiwilligen werden transparent in Form von Berichten, mittels sozialer Medien, in Printmedien oder auf der Homepage dargestellt.
- **Evaluation**: Zukünftig soll mithilfe von Umfragetools das Freiwilligenmanagement regelmäßig evaluiert werden.

6.5 Freiwilligentätigkeit im Rettungsdienst: Die Kunst neue Modelle zu entwerfen

Non-Profit-Organisationen wie der Rettungsdienst, die strukturell und organisatorisch auf der Freiwilligenarbeit aufbauen, stehen heute vor großen Herausforderungen. Sinkende Freiwilligenzahlen, generationsunterschiedliche Zugänge zur Freiwilligentätigkeit, die Zunahme der Arbeitsbelastung im Dienst durch steigende Einsatzzahlen oder der Einzug ökonomischer Kriterien und Sparmaßnahmen im Gesundheitswesen bedingen, dass die historisch gewachsenen Freiwilligenstrukturen überdacht und professionalisiert werden sollten. Es bedarf neuer Organisations-, Aufgaben- und Kompetenzmodelle, die die Freiwilligentätigkeit im Rettungsdienst erhalten und zugleich Antworten auf die aktuellen Herausforderungen geben.

Der erste Schritt hierfür ist der verpflichtende Aufbau eines organisationsinternen sowie österreichweiten professionellen Freiwilligenmanagements im Rettungsdienst. Diesem Schritt sollte aber ein zweiter folgen. Um die Freiwilligentätigkeit im Rettungsdienst auf Dauer zu sichern, darf der Maßstab für diese Tätigkeit weder das Kompensationskriterium für ein ansonsten teures Versorgungssystem sein, noch das Ausgleichskriterium für verabsäumte politische Lösungsstrategien hinsichtlich der aktuellen Herausforderungen im Gesundheitssystem. Die Freiwilligentätigkeit im Rettungsdienst ist nicht die Lösung beispielsweise für die demografische Entwicklung und die damit verbundene Zunahme älterer Patienten, die Zentralisierung von Versorgungseinrichtungen und dem damit einhergehenden Anstieg rettungsdienstlicher Einsätze in Ballungszentren oder dem Ärztemangel im niedergelassenen Bereich und damit verbundener Mehrlasten aufseiten der Rettungsdienste.

Diese Herausforderungen sind vielmehr Zeichen eines strukturellen Wandels in der Gesellschaft und im Gesundheitswesen als solchem, die die Notwendigkeit einer neuen Bedarfsplanung im Rettungsdienst mit sich bringen. Auf Dauer kann dieser neue Bedarf nicht durch das Freiwilligensystem kompensiert werden. Ist ein bestimmter Schwellenwert an zusätzlicher Arbeitsbelastung, ansteigenden Einsatzzahlen und erhöhten Fehlerrisiken in der Patienten- und Mitarbeitersicherheit erreicht, wird das Freiwilligensystem im Rettungsdienst kippen.

Das hohe Gut der Freiwilligentätigkeit im Allgemeinen und insbesondere im Rettungsdienst ist die Kultivierung der sozialen Kompetenzen, des Gemeinschaftssinns und der Solidarität gegenüber Hilfebedürftigen. In persönlichen und gesellschaftlichen Krisenzeiten, bei Großunfällen oder Naturkatastrophen, bildet dieses Gut den „Kitt der Gesellschaft". Lösungsmodelle, die darauf abzielen, dieses gesellschaftliche Gut auch zukünftig zu erhalten, müssen folglich nicht im Entweder-oder-Modus von Freiwilligen- und Hauptamtlichentätigkeit, sondern im Sowohl-als-auch-Modus beider Errungenschaften gedacht und entwickelt werden.

Fazit

Non-Profit-Organisationen stehen vor einer Vielzahl an Herausforderungen, die sich nur mit einem gezielten, systematisch aufgebauten Freiwilligenmanagement meistern lassen. Professionelles Freiwilligenmanagement ist notwendig, um das freiwillige Engagement in NPO langfristig vital zu erhalten. Die Basis dafür bildet der zyklisch angelegte Prozess des integrierten Freiwilligenmanagements, in dessen Mittelpunkt die Schaffung eines systematischen Rahmens steht, der auf Dauer die besondere Qualität des freiwilligen Engagements erhält. Dieser Rahmen umfasst die adäquate Gestaltung organisationaler Strukturen, der Entscheidungs- oder Verantwortungsbereiche, der Prozesse, aber auch der Leistungsmessung und -bewertung.

Die genannten Aspekte gelten auch für das Freiwilligenmanagement im Rettungsdienst. Umso mehr, als hier im Vergleich zum „klassischen" Freiwilligenmanagement (zum Beispiel Besuchsdienst) einige Besonderheiten und Herausforderungen verstärkt berücksichtigt und bewältigt werden müssen. Ein professionell gestaltetes Freiwilligenmanagement unterstützt Organisationen dabei, die Zukunftsfähigkeit des freiwilligen Engagements sicherzustellen und für zukünftige Aufgaben noch besser gerüstet zu sein.

Literatur

Biedermann C (2012) Freiwilligen-Management. In: Rosenkranz D, Weber A (Hrsg) Freiwilligenarbeit. Einführung in das Management von Ehrenamtlichen in der Sozialen Arbeit. Beltz Juventa, Weinheim

Bundesgesetz über Ausbildung, Tätigkeiten und Beruf der Sanitäter (Sanitätergesetz – SanG) BGBl. I Nr. 30/2002, Fassung von 16.02.2018. ▶ https://www.ris.bka.gv.at/GeltendeFassung.wxe?Abfrage=Bundesnormen&Gesetzesnummer=20001744. (siehe § 32) Zugegriffen: 19. Febr. 2018

Bundesministerium für Arbeit, Soziales und Konsumentenschutz (BMASK) (Hrsg) (2015) Bericht zur Lage und den Perspektiven des freiwilligen Engagements in Österreich, 2. Freiwilligenbericht. Wien

Habeck SA (2015) Freiwilligenmanagement – Exploration eines erwachsenenpädagogischen Berufsfeldes. Springer, Wiesbaden

Jähnert H (2012) Was ist Online-Volunteering? BBE-Newsletter (5). ▶ http://www.b-b-e.de/fileadmin/inhalte/aktuelles/2012/03/nl05_jaehnert_online-volunteering.pdf. Zugegriffen: 9. Febr. 2018

Kegel T (2009) Sozialmanagement und Freiwilligen-Management eine sinnvolle Ergänzung. In: Reifenhäuser C, Hoffmann SG, Kegel T (Hrsg) Freiwilligenmanagement. ZIEL, Augsburg

Mader P (2011) Einflussfaktoren auf die Verweildauer von Mitgliedern in Freiwilligenorganisationen – Eine Untersuchung beim Roten Kreuz Tirol. Masterarbeit

Maier F, Leitner J, Meyer M, Millner R (2009) Managerialismus in Nonprofit Organisationen. Kurswechsel 4:94–101

Mayerhofer W (2013) Nonprofit-Organisationen aus betriebswirtschaftlicher Sicht. In: Badelt C (Hrsg) Handbuch der Nonprofit-Organisation. Strukturen und Management. Schäffer-Poeschel, Stuttgart

McCurley S, Lynch R (2006) Essential volunteer management. Directory of Social Change, London

More-Hollerweger E, Rameder P (2013) Freiwilligenarbeit in Non-Profit-Organisationen. Handbuch der Non-Profit-Organisation – Strukturen und Management. In: Simsa R, Meyer M, Badelt C (Hrsg) Handbuch der Non-Profit-Organisation. Strukturen und Management. Schäffer-Poeschel, Stuttgart

Reifenhäuser C, Reifenhäuser O (Hrsg) (2013) Praxishandbuch Freiwilligenmanagement. Beltz, Weinheim

Simsa R (2002) NPOs im Lichte gesellschaftlicher Spannungsfelder: Aktuelle Herausforderungen an das strategische Management. In: Schauer R, Purtschert R, Witt D (Hrsg) Nonprofit-Organisationen und gesellschaftliche Entwicklung: Spannungsfeld zwischen Mission und Ökonomie. Trauner, Linz

Simsa R, Patak M (2016) Leadership in non-profit-organisationen. Die Kunst der Führung ohne Profitdenken Linde, Wien

Zimmer AE (2014) Money makes the world go round! Ökonomisierung und die Folgen für NPOs. In: Zimmer AE, Simsa R (Hrsg) Forschung zu Zivilgesellschaft, NPOs und Engagement: Quo vadis? Springer, Wiesbaden

Persönliche Performance der Rettungsdienstmitarbeiter, ein Tabu?

Georg Hellmann

7.1 Warum neue Kompetenzen und Verantwortungen für den Rettungsdienst – 74

7.2 Das Notfallsanitätergesetz – 75
7.2.1 Zielsetzung des Gesetzgebers – 75
7.2.2 Verantwortungs- und Kompetenzbereiche für Notfallsanitäter – 76

7.3 Handlungskompetenzen: Der Rahmen für persönliche Performance – 77

7.4 Persönliche Performance – 78
7.4.1 Persönliche Performance der Notfallsanitäter als Inputfaktor – 78
7.4.2 Zukunftsfähigkeit als Inputfaktor: Organisationsperformance – 79

7.5 Wirkung und Entwicklung von Performance – 81

Literatur – 84

In der Medizin und Notfallversorgung ist Qualität der Maßstab aller Entscheidungen. Es liegt daher nahe, personenbezogen auch von Qualifikation und Qualifikationsniveau zu sprechen, um die Qualität der Rettungsdienstleistung zu verbessern. Der Gesetzgeber hat das Thema mit dem Begriff „Kompetenz" im Notfallsanitätergesetz (NotSanG) aufgegriffen. Mit Inkrafttreten des NotSanG am 01.01.2014 ist den „neuen" Notfallsanitätern eine größere Kompetenz beim Handeln in und mit einem konkreten Rettungsdienstumfeld übertragen worden. Die Frage ist aber, wie die persönliche Performance der Notfallsanitäter verändert werden müsste, um erfolgreiches fachliches Handeln zu gewährleisten. Das gilt nicht nur für Notfallsanitäter. Der gesamte Rettungsdienst steht vor neuen Herausforderungen. Persönliche Kompetenz ist auch beim Management gefordert, um die Qualität der Managemententscheidungen zu verbessern. Diesem Beitrag liegen die rechtlichen Bedingungen des Rettungsdienstes in Deutschland zugrunde. Die aufgezeigten Wirkungen können aber auf viele andere Regionen in Europa übertragen werden.

7.1 Warum neue Kompetenzen und Verantwortungen für den Rettungsdienst

Die Bedeutung des Rettungsdienstes für die Bevölkerung wird in den kommenden Jahren signifikant steigen. Bis 2020 gehen über 70.000 Ärzte in den Ruhestand ohne dass Nachfolger nachrücken. Zugleich werden die Zahl der älteren und multimorbiden Menschen und damit die Nachfrage nach ärztlichen Dienstleistungen zunehmen. In der Folge werden sich Aufgaben, die heute noch die Hausärzte wahrnehmen, immer öfter auf den Rettungsdienst verlagern, ohne dass dieser zuständig ist. Der daraus resultierende Anstieg der Einsatzzahlen ist bereits zum gegenwärtigen Zeitpunkt messbar und belegbar. Seit Anfang der 2000er Jahre hat die Zahl der Mitarbeiter im Rettungsdienst um 25 % zugenommen (Schumann 2013).

Aus den steigenden Einsatzzahlen entsteht ein neuer Personalbedarf im Rettungsdienst. Waren im Jahr 2000 deutschlandweit noch 44.000 Mitarbeiter im Rettungsdienst beschäftigt, waren es im Jahr 2010 bereits 56.000. Die Tendenz ist weiter steigend. Zugleich waren im Jahr 2012 bereits 700 Stellen im Rettungsdienst unbesetzt (Schumann 2013). Trotz in der Vergangenheit gestiegener Mitarbeiterzahlen entscheiden sich Fachkräfte und Schüler offensichtlich zu selten für eine Tätigkeit bzw. Ausbildung im Rettungsdienst. Um den erhöhten Bedarf zu decken, muss der Beruf im Rettungsdienst attraktiver werden.

Mit dem Inkrafttreten des Notfallsanitätergesetzes (NotSanG) am 01.01.2014 und dem Außerkrafttreten des Rettungsassistentengesetzes (RettAssG) wurde das Berufsbild der Rettungsassistenten reformiert. Damit besteht nun eine Chance, im Wettbewerb um Leistungsträger auf dem Arbeits- und Ausbildungsmarkt Vorteile zu erlangen, denn erweiterte Kompetenzen und höhere Verantwortung verbunden mit einer höheren Performance machen den Beruf des Notfallsanitäters attraktiver (◘ Abb. 7.1).

Nicht beantwortet ist damit allerdings die Frage, ob die vom Gesetzgeber auf den Notfallsanitäter übertragenen Kompetenzen auch kompetent wahrgenommen werden können und ob die Kompetenz auch anerkannt ist.

Die Frage, ob persönliche Performance für Rettungsdienstmitarbeiter ein Tabuthema sein darf, soll in den nächsten Abschnitten beantwortet werden. Am Beispiel der erweiterten Kompetenzzuweisungen für Notfallsanitäter werden Begriffe und Inhalte der persönlichen Performance konkretisiert. Darauf aufbauend wird die Definition von Performance auf die Rettungsdienstorganisation übertragen, da eine gute Performance der Notfallsanitäter ohne ein strategisches Management der Organisation nur eine Seite der gleichen Medaille ist. Wie noch zu zeigen sein wird, spricht der Gesetzgeber im Rahmen der Gesetzesnovellierung von Zukunftsfähigkeit des Berufes und Konkurrenzfähigkeit durch höhere Qualität. Hierzu reicht die Kompetenz in Notfallsituationen nicht aus.

Persönliche Performance der Rettungsdienstmitarbeiter, ein Tabu?

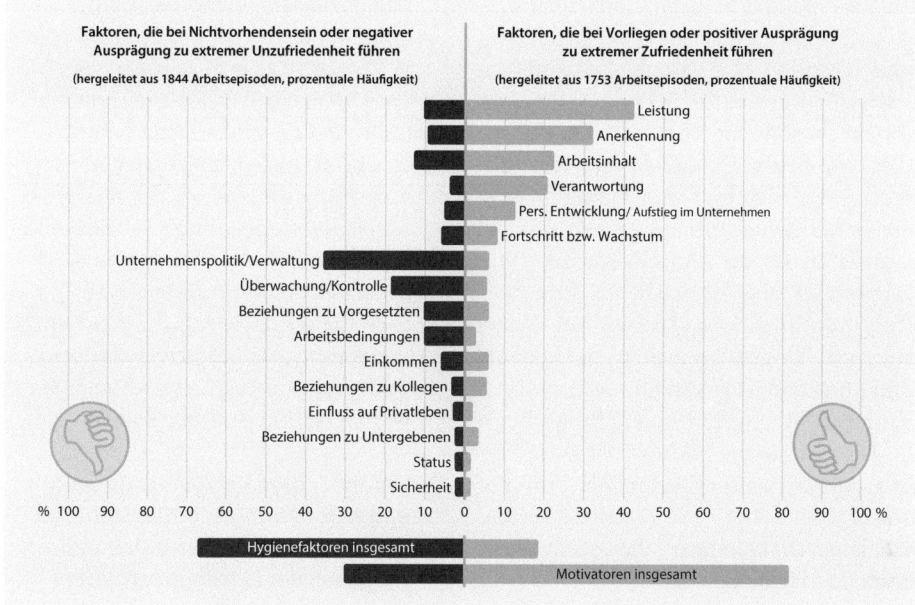

● Abb. 7.1 Motivationsfaktoren für die Attraktivität einer Tätigkeit. (Hellmann und Hollmann 2017a)

7.2 Das Notfallsanitätergesetz

7.2.1 Zielsetzung des Gesetzgebers

Grundlegend für die Reform des RettAssG waren vor allem die mit dem demografischen Wandel und den damit einhergehenden strukturellen Veränderungen im Gesundheitssystem entstehenden Herausforderungen und Anforderungen (DRK 2012). Auf Grund der steigenden Anzahl von älteren und multimorbiden Menschen hat sich die Verteilung der Rettungsdiensteinsätze, Einsatzzeiten und Verlegungstransporte verändert (Goosmann 2015). Während 1994/95 noch etwa 9,5 Mio. Einsätze in Deutschland registriert wurden, waren es im Zeitraum 2012/13 bereits über 14 Mio. (Statista 2017).

Die aktuellen und prognostizierten Entwicklungen bei den Notärzten führen zu weiteren strukturellen Veränderungen im Rettungsdienst. Es wird davon ausgegangen, dass bis 2050 das Aufkommen an Notarztalarmierungen um ein Viertel steigen wird (Behrendt und Runggaldier 2005). Hinzu kommt, dass rund 48 % der Hausärzte und Allgemeinmediziner in den nächsten 20 Jahren in den Ruhestand eintreten werden (von Frieling 2013). Da viele Notärzte zudem von Krankenhäusern gestellt und diese wiederum in ländlichen Regionen in zunehmendem Maße geschlossen werden, ergeben sich weitere zu erwartende Engpässe (BAND 2012). Allein im Zeitraum von 2000 bis 2014 waren 262 Krankenhäuser und damit 11,6 % von einer Schließung betroffen. Im Jahre 2015 wurden nochmals 24 Krankenhäuser geschlossen und mit 1,2 % im Vergleich mit den Vorjahren eine der höchsten Schließungsquoten erreicht (Hellmann et al. 2017).

Aus diesen Entwicklungen lässt sich schlussfolgern, dass sich in den nächsten Jahren aufgrund fehlender Notärzte und längeren Anfahrtszeiten für Notärzte ein höherer Bedarf an nichtärztlichen Einsatzkräften im Rettungsdienst ergeben wird. Im Verfahren zur Novellierung des RettAssG wurde dies erkannt und gefordert, dem Beruf des Rettungsassistenten eine

Zukunftsperspektive zu geben und nichtärztliches Rettungsdienstpersonal zu befähigen, lebenserhaltenden Maßnahmen auszuführen (Deutscher Bundestag 2013:1).

Mit der Ausbildung von Notfallsanitätern soll also ein neues Qualitätsniveau im Rettungsdienst erreicht und der Zukunftsfähigkeit dieses Berufs Rechnung getragen werden. Die Ausdehnung der Ausbildungszeit von bisher zwei auf drei Jahre, die stärkere Verknüpfung von Theorie und Praxis sowie eine angemessene Vergütung sollten sie konkurrenzfähig mit anderen Ausbildungen machen und eine erhöhte Qualität im Rettungsdienst bieten. Die angestrebte Verbesserung der Versorgungsqualität wurde verbunden mit der Erwartung, „unnötige" Notarzteinsätze und Krankenhausbehandlungen zu reduzieren (Goersch und Hellmann 2016).

Mit diesem Gesetz wurde zum ersten Mal die Berufsausübung geregelt und insbesondere der Verantwortungs- und Kompetenzbereich zukünftiger Notfallsanitäter definiert.

7.2.2 Verantwortungs- und Kompetenzbereiche für Notfallsanitäter

Durch die im NotSanG geregelte notfallmedizinische Versorgung im Allgemeinen und das eigenverantwortliche als auch teamorientierte Handeln sowie die detaillierten Aufgabenbestimmungen sind die Kompetenzanforderungen an Rettungsdienstmitarbeiter also erheblich ausgeweitet worden.

§ 4 Abs. 1 NotSanG determiniert die Kompetenzen, die nach einer Notfallsanitäterausbildung erlangt worden sein sollen:

» Die Ausbildung zur Notfallsanitäterin oder zum Notfallsanitäter soll entsprechend dem allgemein anerkannten Stand rettungsdienstlicher, medizinischer und weiterer bezugswissenschaftlicher Erkenntnisse fachliche, personale, soziale und methodische Kompetenzen zur eigenverantwortlichen Durchführung und teamorientierten Mitwirkung insbesondere bei der notfallmedizinischen Versorgung und dem Transport von Patientinnen und Patienten vermitteln. Dabei sind die unterschiedlichen situativen Einsatzbedingungen zu berücksichtigen. Die Ausbildung soll die Notfallsanitäterinnen und Notfallsanitäter außerdem in die Lage versetzen, die Lebenssituation und die jeweilige Lebensphase der Erkrankten und Verletzten und sonstigen Beteiligten sowie deren Selbständigkeit und Selbstbestimmung in ihr Handeln mit einzubeziehen.

> Um zukünftige Herausforderungen und Anforderungen besser bestehen zu können, wurden die bisherigen Aufgaben des Rettungsassistenten modifiziert und mit weitergehenden Kompetenzen zu einem neuen Berufsbild des Notfallsanitäters entwickelt.

In § 4 Abs. 2 NotSanG ist definiert, dass fachliche, persönliche, soziale und methodische Kompetenzen dazu befähigen sollen, die in Nr. 1 aufgelisteten Aufgaben eigenverantwortlich und die in Nr. 2 definierten Aufgaben im Rahmen der Mitwirkung auszuführen sowie mit anderen Berufsgruppen und Menschen patientenorientiert zusammenzuarbeiten (Nr. 3).

Die öffentlich geführte kontroverse Diskussion um die erweiterten Kompetenzen des neuen Berufsbildes des Notfallsanitäters – vor allem in Abgrenzung zur notärztlichen Kompetenz – fokussiert die medizinische Qualifikation (Goersch und Hellmann 2016). Auffällig an dieser Diskussion ist die Ausblendung der Fähigkeiten und Fertigkeiten, die für eine sichere Patientenversorgung unabdingbar sind, jedoch kein rein medizinisches Fachwissen beinhalten. Bekannt ist, dass Beurteilungs- und Kommunikationsfehler sowie unzureichende bis fehlende Teamarbeit zu den häufigsten menschlichen Fehlern in der Akutmedizin gehören (Pierre et al. 2011). Dieses lässt sich auch auf Notfallsituationen im Rettungsdienst übertragen. Das bedeutet, dass Notfallsanitäter nicht nur fachliche Kompetenzen benötigen, sondern dass eine erfolgreiche Rettungsdienstleistung auch von überfachlichen Kompetenzen abhängig ist, die die fachlichen Kompetenzen unterstützen. In der Managementliteratur wird in diesem Zusammenhang von sogenannten Hard und Soft Skills gesprochen.

7.3 Handlungskompetenzen: Der Rahmen für persönliche Performance

In der Notfallversorgung ist Qualität der Maßstab aller Entscheidungen. Es liegt daher nahe, personenbezogen unter anderem auch von Qualifikation, Qualifikationsniveau, Qualifikationsveränderung zu sprechen, um die Qualität der Rettungsdienstleistungen zu verbessern. Zum Teil wird Qualifikation und Kompetenz auch synonym verwandt. Der Gesetzgeber spricht im NotSanG von Kompetenzen und nicht von Qualifikationen. Der Begriff „Qualifikationen" ist in Relation zur Kompetenz weiter zu verstehen als Sammelbezeichnung für alle veränderlichen individuellen Voraussetzungen beruflichen Verhaltens und Erlebens. Kompetenz ist also die berufliche Fokussierung beruflichen Handelns.

Beim Kompetenzbegriff muss differenziert werden zwischen dem Teil der Kompetenz, der die mit einer Stelle oder Person verbundenen Berechtigungen und Pflichten bezeichnet (Zuständigkeit, Befugnis, Entscheidungsbefugnis) und dem anderen Teil der Kompetenz, der die für die Durchführung der Handlung erforderlichen Eigenschaften, Fähigkeiten und Kenntnisse definiert (Handlungskompetenz). Für die Handlungskompetenz gilt es festzuhalten, über welche Fähigkeiten, Kenntnisse und Eigenschaften eine Person verfügen muss, sodass sie das gewünschte Verhalten zeigen und dadurch das gewünschte Ergebnis erzielen kann (Steiger und Lippmann 2013).

Zur Beurteilung von Handlungskompetenz wird der Begriff in der Personalentwicklungsliteratur häufig durch eine weitere Untergliederung in die Bereiche Fach-, Methoden-, Sozial- und Selbstkompetenz näher beschrieben (Kauffeld 2014). Auch der Gesetzgeber benutzt in § 4 Abs. 1 NotSanG diese vier Kom-

Funktionsrelevante Kompetenzen der Notfallsanitäter			
Rechtliche Kompetenz (*Befugnis*)	Handlungskompetenz Notfallsanitäter		
- Befugnisse und Pflichten - Haftung	Fachkompetenz (*notfallmedizinisch nicht medizinisch*)	Personale Kompetenz	
	- Wissen - Fertigkeit	Sozialkompetenz	Selbstkompetenz
		- Teamfähigkeit - Mitgestaltung - Umgang mit Konflikten und Kritik - Kommunikationsfähigkeit - Empathie	- Eigenständigkeit - Selbstverantwortung - Selbstreflexivität - Selbstbeherrschung - Selbstmotivation - Lernkompetenz

◘ Abb. 7.2 Handlungskompetenzen der Notfallsanitäter. (Mod. nach DQR 2013)

petenzbereiche. Um aber zu einer funktionalen Kompetenzbetrachtung zu kommen, soll die Methodenkompetenz als Querschnittkompetenz verstanden und deshalb nicht eigens erwähnt werden. Die Sozial- und Selbstkompetenz werden als personale Kompetenz zusammengefasst (DQR 2013). Beide Kompetenzbereiche werden in ◘ Abb. 7.2 als funktionsrelevante Kompetenzen dargestellt. Diese umfassen zum einen die rechtliche Befugnis für definierte Tätigkeiten (Berechtigungen und Pflichten), zum anderen bestehen sie aus Fachkompetenz und personaler Kompetenz, die zusammen die Handlungskompetenz bilden.

7.4 Persönliche Performance

7.4.1 Persönliche Performance der Notfallsanitäter als Inputfaktor

Performance ist nach einer allgemeinen Definition das Maß für die Erfüllung einer gewünschten oder vorgegebenen Leistung (Gabler 2017). Da die bestmögliche Leistungserbringung sowohl für Unternehmen als auch durch den einzelnen Mitarbeiter in einem Abhängigkeitsverhältnis von der Arbeitszufriedenheit des Mitarbeiters steht, ist es erklärtes Ziel jeder Managemententscheidung und Personalmaßnahme, die Mitarbeiter zu Performern (Leistungsträgern) zu machen. Sie sind Performer, wenn sie in der jeweiligen Aufgabe gute bis sehr gute Leistungen erbringen und sich innerhalb des aktuellen Verantwortungsbereiches auf nicht vorhersehbare und zukünftige Veränderungen gut einstellen können (Performance). Persönliche Performance beschreibt in diesem Zusammenhang das Verhalten des Notfallsanitäters. Es ist beeinflusst vom Wissen und den Fertigkeiten, in der konkreten Notfallsituation richtig zu handeln. Dabei ist er befähigt, sein Verhalten zukünftigen Veränderungen adäquat anzupassen und das gewünschte bzw. vorgegebene Leistungsergebnis zu sichern. ◘ Abb. 7.3 verdeutlicht die Definition.

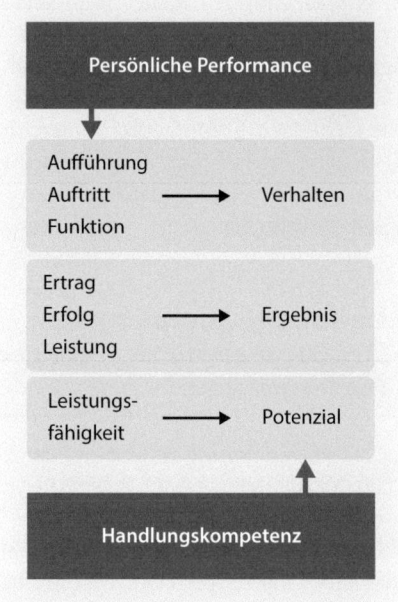

◘ **Abb. 7.3** Definition Persönliche Performance. (Quelle: Eigene Darstellung)

Persönliche Performance ist der Inputfaktor, der für die Qualität der erbrachten fachlichen Leistung maßgeblich ist. Je höher der Input, desto höher ist das Maß für die Erfüllung der gewünschten oder vorgegebenen Rettungsleistung. Die Handlungskompetenz der Notfallsanitäter ist das Resultat sowohl der Fachkompetenz (Hard Skills) als auch persönlichen Performance (Soft Skills). Im Verhalten, im Ergebnis und in der Fähigkeit, auch auf nicht bekannte und erwartete Situationen adäquat zu handeln, zeigt sich die Handlungskompetenz.

Die auf den Notfallsanitäter übertragenen erweiterten Kompetenzen lassen sich wie folgt den in § 4 Abs. 2 NotSanG definierten detaillierten Aufgabenbestimmungen zuordnen (◘ Tab. 7.1).

Will man die allgemeine Handlungskompetenz für Notfallsanitäter konkret beschreiben, so lassen sich in diesem Zusammenhang vier Cluster bilden (Goersch und Hellmann 2016):
- anforderungsgerechte medizinische Kompetenz (Hard Skills),
- situativ angemessene Prozesskompetenz (Hard Skills),

Tab. 7.1 Handlungskompetenz des Notfallsanitäters: fachliche und persönliche Kompetenz

Fachkompetenz	Persönliche Performance
ist Voraussetzung für… … die Lage am Einsatzort feststellen und erfassen … notwendige Maßnahmen unverzüglich einleiten … den Gesundheitszustand der Personen beurteilen … medizinische Maßnahmen durchführen … die Transportfähigkeit herstellen … das Überwachen des medizinischen Zustandes der Patienten … qualitätssichernde Maßnahmen durchführen … Einsatz- und Betriebsfähigkeit der Rettungsmittel sicherstellen … Assistieren bei der ärztlichen Versorgung … ärztlich veranlasste Maßnahmen eigenständig durchführen … heilkundliche Maßnahmen eigenständig durchführen	ist Voraussetzung für… … Entscheiden über die Notwendigkeit, ärztliche Hilfe nachzufordern … angemessenes Umgehen mit Menschen … Patienten sachgerecht übergeben in die ärztliche Weiterbehandlung … Kommunizieren mit am Einsatz beteiligten Personen, Institutionen und Behörden … Durchführen von organisatorischen Maßnahmen im Rettungsdienst … Hygienevorschriften und rechtliche Arbeits- und Unfallvorschriften beachten und einhalten (im Rahmen der Sicherstellung der Einsatz und Betriebsfähigkeit der Rettungsmittel) … fachliche Aufgaben in der Mitwirkung ausführen … patientenorientiert Zusammenarbeiten mit anderen Berufsgruppen und Menschen

- situativ angemessene Interaktionskompetenz (Soft Skills),
- anforderungsgerechte Selbststeuerungskompetenz (Soft Skills),

Eng verbunden mit der persönlichen Performance ist die erlebte und gewährte Kompetenzanerkennung. Die Attraktivität eines Berufes ist auch von der Anerkennung abhängig (◘ Abb. 7.1). Wird die vom Gesetzgeber erweiterte Kompetenz von den anderen Berufsgruppen anerkannt, steigert dies die Zufriedenheit im Job. Umgekehrt erhöht eine höhere Performance die Bereitschaft der anderen Berufsgruppen, erweiterte Kompetenzen der Notfallsanitäter anzuerkennen. Die Ziele des Gesetzgebers, die er mit dem NotSanG verfolgt (▶ Abschn. 7.2.1), lassen sich aus diesen Gründen nur mit persönlicher Performance der Notfallsanitäter erreichen.

7.4.2 Zukunftsfähigkeit als Inputfaktor: Organisationsperformance

Die persönliche Kompetenz als Inputfaktor ist eine Ressource, die den Output beeinflusst.

Die Ressourcenbereitstellung obliegt dem Rettungsdienstmanagement, das sich zunehmend immer stärkeren Veränderungen stellen muss. Vor allem novellierte Rettungsdienstgesetze, demografische Veränderungen, steigender Bedarf an Einsatzkräften, steigende Erwartungen der Patienten und wachsender Kostendruck fordern Führungskräfte zunehmend stärker heraus. Der Rettungsdienst und seine Organisation werden in Zukunft immer umfassender und konsequenter nach den Prinzipien der Wirtschaftlichkeit geführt werden müssen (Hellmann 2016). Je stärker der Wettbewerb in den Rettungsdienst Einzug hält, umso stärker muss er durch Qualität, die richtige Strategie und ausreichend und kompetentes Personal trotz steigender Kostensenkungsforderungen überzeugen.

Diese Triebkräfte lassen sich nicht allein mit einer persönlichen Performance der Notfallsanitäter in Notfallsituationen antizipieren. Die Wirtschaftlichkeit des Rettungsdienstes (Output/Input) wird zunehmend durch Veränderungen des Inputfaktors durch technische, informationstechnische, personelle und digitale Anforderungen strapaziert. Das Output (Ergebnis, Wirkung) zeigt sich in der Summe der persönlichen Performance aller

Akteure im Rettungsdienst, neben der persönlichen Performance der Notfallsanitätern auch die des Rettungsdienstmanagements (◘ Abb. 7.4).

- **Der Rettungsdienstmitarbeiter als Komplexitätsmanager**

Der Kompetenzlevel der Rettungsdienstmitarbeiter hat sich erhöht. Die Komplexität ebenso. Komplexität bezeichnet den Reichtum der Beziehungen zwischen den Elementen eines Systems und zu seiner Umwelt (◘ Abb. 7.5) sowie die Eigenschaft, die eine genaue Prognose erschwert, was nach einer Veränderung an einem Element in diesem System geschieht (Bleicher 2014). Der Trend zu immer größeren, in der Trägervielfalt zunehmenden und damit komplexeren Rettungsdiensten ist erkennbar. Damit wird das Kontrollbedürfnis größer, Verantwortlichkeiten müssen delegiert werden, Berichtsebenen werden eingezogen, Controlling- und Monitoringsysteme geschaffen, Prozesse werden standardisiert und Entwicklungsstrategien sind gefordert.

- **Der Rettungsdienstmitarbeiter als Manager im mittleren Rettungsdienst-Management**

Mit der Größe und zunehmenden betriebswirtschaftlichen Verantwortung der Rettungsdienste muss auch das Organisations-, Finanz- und Kosten-, Personal- und Qualitätsmanagement neu geregelt werden. Lösungen können heute kein Monopol der Managementspitze (Rettungsdienstleiter) mehr sein. Die vielfältigen Managementfunktionen (planen, informieren, entscheiden, organisieren, kontrollieren, kooperieren) können nicht in Personalunion vom Topmanagement wahrgenommen werden. Zukünftig wird das „mittlere Management" z. B. in Form eines Personalmanagers, Kostenmanagers, Controllers oder Qualitätsbeauftragten eine wichtige Unterstützungsfunktion nicht nur zur Entlastung des Rettungsdienstleiters einnehmen, sondern als grundlegende Strukturmaßnahme für die wirtschaftliche, qualitative und rechtliche Wahrnehmung der Verantwortung des Rettungsdienstes durch das Topmanagement fungieren. Die zunehmende Komplexität der Einsätze korrespondiert mit Forderungen

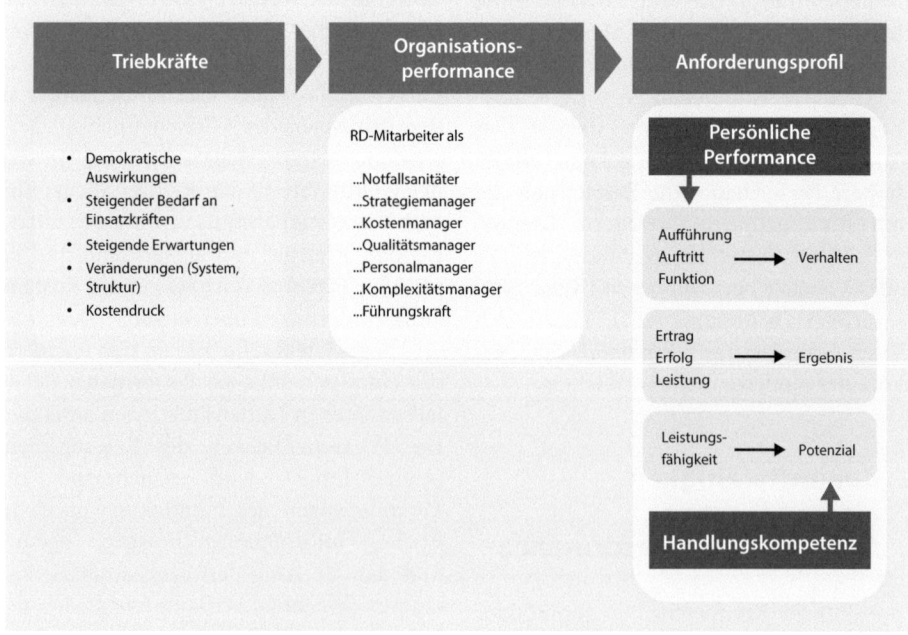

◘ **Abb. 7.4** Definition Rettungsdienstperformance

Persönliche Performance der Rettungsdienstmitarbeiter, ein Tabu?

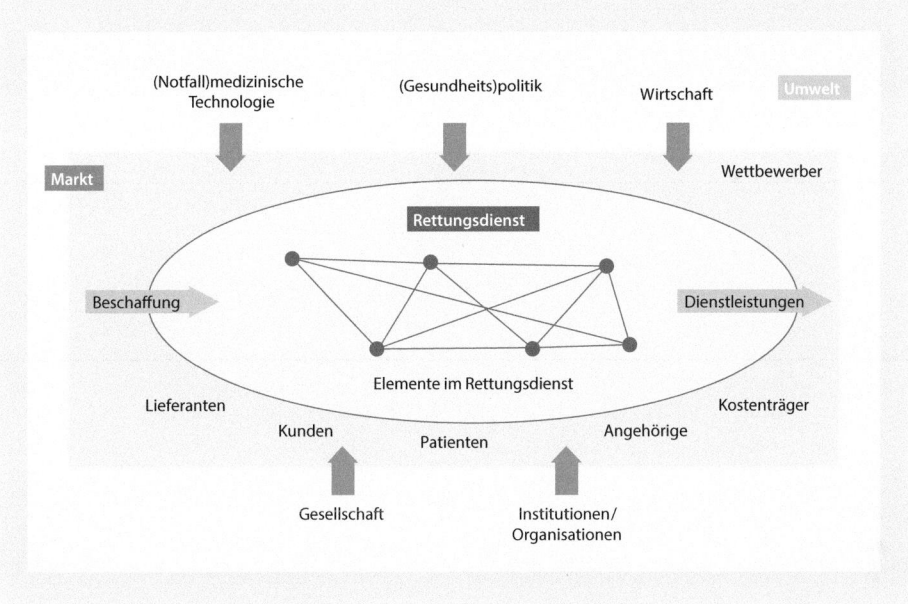

Abb. 7.5 Komplexität Rettungsdienst

nach entsprechenden Vorkehrungen in personeller, materieller, organisatorischer und qualitativer Hinsicht sowie dem Aufbau einer Management- und Führungsstruktur.

- **Der Rettungsdienstmitarbeiter als Führungskraft**

Personalführung ist Teil des Managements und heute für den Rettungsdienst mehr denn je konstatiert durch einen Wandel von einer Kultur der kollektiven Unachtsamkeit und Sorglosigkeit hin zu einer Kultur der kollektiven Achtsamkeit und Gesundheit (Badura 2017; Badura und Steinke 2011). Besonders bezogen auf psychische Befindlichkeiten kann durch die Wertschätzung der Nährboden für eine hohe Arbeitsmotivation und eine langfristige Mitarbeiterbindung entwickelt werden.

Die Zukunftsfähigkeit des Rettungsdienstes ist somit eine abhängige Variable von der persönlichen Performance aller Funktionsträger innerhalb der Organisation. Werden die Cluster für die allgemeine Handlungskompetenz für Notfallsanitäter (▶ Abschn. 7.4.1) auf die Rettungsdienstmanagementaufgaben übertragen, ergeben sich die in ◘ Abb. 7.6 dargestellten Handlungskompetenzcluster.

7.5 Wirkung und Entwicklung von Performance

Der Potenzialraum für die Entwicklung von persönlicher Performance liegt innerhalb der Pole von Vergangenheit und Zukunft. Die Vergangenheit ist charakterisiert von Erfahrungen und Erinnerungen, die Zukunft zeigt sich durch Intuitionen und Ahnungen. Konkrete Handlungen im „Jetzt" sind somit Entscheidungen aus einem Mix von Bekanntem und Unbekanntem. Die notwendigen Entscheidungen für neue Entwicklungen lassen sich nicht aus der Rückspiegelperspektive erschließen. Die Situationskompetenz ist somit eine Verschränkung von Vergangenheit und Zukunft. Aus der bekannten Zone der zurückliegenden Verantwortung selektiert der Mitarbeiter Fertigkeiten, Informationen und Wissen. Die Intuition und ihr Einfluss auf Handlungen werden durch die Lebens- und Karrieregestaltung des Mitarbeiters

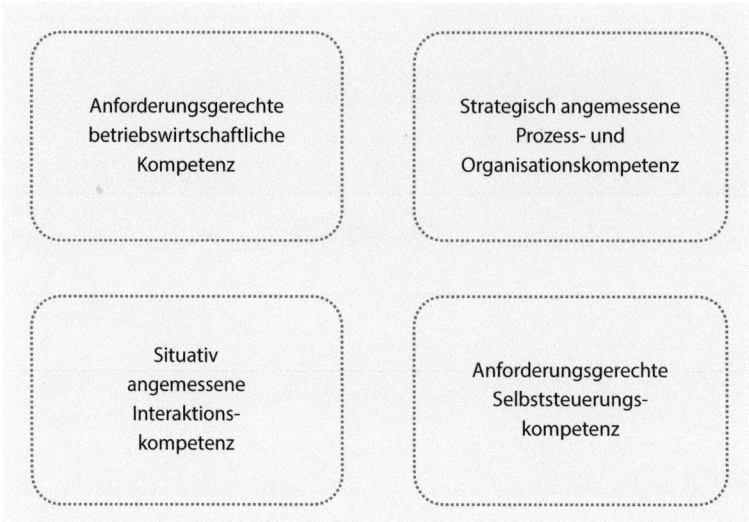

Abb. 7.6 Handlungskompetenz für Rettungsdienstmanager

sowie seinem Interesse an der eigenen und organisatorischen Zukunft bestimmt. Das Noch-nicht-verwirklichte ist bereits die Ursache für Strukturen und Formen im Jetzt. Je besser die persönliche Performance entwickelt ist, desto eher sind Mitarbeiter bereit und in der Lage, die bekannte Zone zu verlassen und Entscheidungen für den Weg in zukünftige Entwicklungen (unbekannte Zone) zu treffen (Abb. 7.7). Die Motivationsforschung spricht von Hygienefaktoren (Abb. 7.1), deren Vorhandensein zwar keine Leistungssteigerung bewirkt, deren Nichtvorhandensein allerdings die Leistungsbereitschaft negativ beeinflussen, also den Willen, die Komfortzone zu verlassen, im Ansatz erstickt.

Faktoren zur Entwicklung der Performance bestehen vor dem Hintergrund der Prämisse, dass gerade nicht bekannt ist, was der Rettungsdienst in „Zukunft können und wissen muss" in der Qualifikation und Sozialisation, dem Lernen und der Erfahrung des jeweiligen Mitarbeiters. Es sind Phasen vor und im Berufsleben eines Mitarbeiters, die in unterschiedlicher Intensität überlappend sind. Der Erfolg der ersten Phase hängt von der richtigen Auswahl bei der Einstellung ab. Zur optimalen Passung des „person-organization-fit" gehört die Antwort auf die

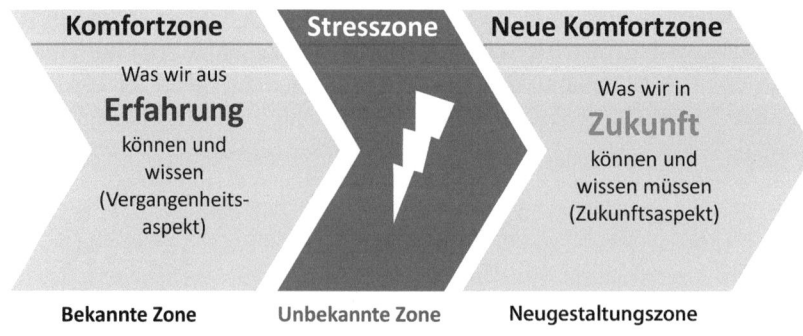

Abb. 7.7 Handlungskompetenz für Stresszonen

Frage, ob die Aufgaben und Zukunftsherausforderungen auf den richtigen Menschen treffen, d. h. die Auswahlentscheidung basiert auf der Zielsetzung einer langfristigen Beschäftigung, die folglich mit einer Personalentwicklungs- und Karriereentwicklungsplanung verbunden ist. Soweit der Auszubildende eine Akademisierung anstrebt, bietet ein primär- oder ausbildungsbegleitendes Studium – sowohl in der Notfallsanitäterausbildung als auch im Managementnachwuchs – einen Lösungsweg.

Die Lern- und Entwicklungsphase ist geprägt durch systematisches Training und/oder ein berufsbegleitendes Studium. Das Erfassen und Sammeln von Wissen sowie die Interpretation von Wissen und ihre Anwendbarkeit und Anwendung in der Praxis gehören in diese Phase der Erkenntnisgewinnung (◘ Abb. 7.8).

Die Phase der Erfahrung ist abhängig vom effizienten Einsatz der Mitarbeiter, d. h. der Einsatz ist zielgerichtet und planmäßig. Dieser Faktor bestimmt das Verhalten des Mitarbeiters und kann durch Lerndemonstrationen und Simulationen unterstützt werden (Miller 1990).

Fazit

Zukünftige Entwicklungen stellen besondere Anforderungen an den Erfolg eines Rettungsdienstes. Wettbewerb und Marktentwicklungen sind die Treiber für eine zunehmende Komplexität innerhalb von Entscheidungsprozessen in den Rettungsdiensten. Zugleich durchdringen die Prinzipien der Wirtschaftlichkeit immer stärker die Rettungsdienstorganisation, sodass die Entwicklungen der Rettungsdienste von strategischen Managemententscheidungen flankiert werden müssen. Das Notfallwissen und das Verhalten vor, in und nach Notfallsituationen sichert die Handlungskompetenz der Notfallsanitäter. Das Managementwissen und zukunftsorientierte, den steigenden Ansprüchen an Qualität und Komplexität orientierte Managemententscheidungen sichert die Handlungskompetenz der Rettungsdienstorganisation.

Tabu bedeutet das Verbot, bestimmte Dinge zu tun. Wäre persönliche Performance ein Tabu, so würde es bedeuten, dass die Entwicklung von Handlungskompetenzen verboten wäre.

Die Folgen einer schlechten persönlichen Performance sind gravierend:

- Rettungsdienstleistungen werden nicht in der geforderten bzw. gewünschten Leistung erbracht und gefährden die Gesundheit der Patienten.
- Rettungsdienstmitarbeiter können die Leistungen nicht erfolgreich wahrnehmen und werden unzufrieden und unmotiviert (Hellmann und Hollmann 2017b).
- Das Berufsbild des Notfallsanitäters verliert an Attraktivität, Arbeitsmarktchancen gehen verloren.
- Der Rettungsdienst gefährdet seine Existenz, Wettbewerbsrisiken nehmen zu.

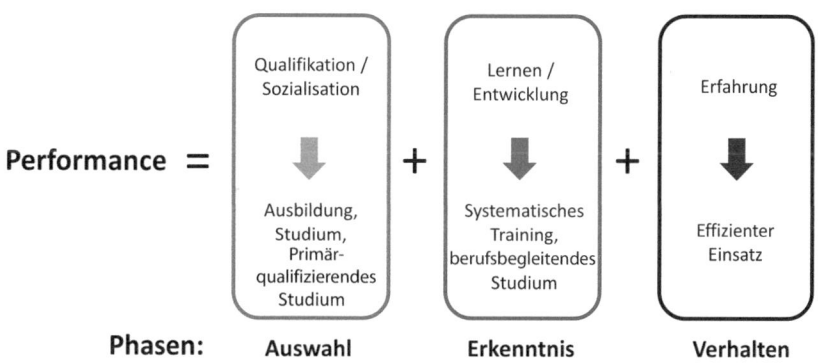

◘ Abb. 7.8   Faktoren und Phasen der Performance. (Mod. nach Becker 2002)

Literatur

Badura B (2017) Sozialkapital und Gesundheit. In: Badura B (Hrsg) Arbeit und Gesundheit im 21. Jahrhundert. Mitarbeiterbindung durch Kulturentwicklung. Springer, Berlin

Badura B, Steinke M (2011) Mit Achtsamkeit die Gesundheit in Unternehmen fördern. Eine Public-Health-Strategie für die Arbeitswelt. URL: ▶ http://www.arbeitsschutz-schule-bw.de/site/pbs-bw-new/get/documents/KULTUS.Dachmandant/KULTUS/Projekte/arbeitsschutz-schule-bw/pdf/Vortrag_Badura_Entwicklungsschritte_an_Schulen2.pdf. Zugegriffen: 12. Febr. 2018

BAND – Bundesvereinigung der Arbeitsgemeinschaften der Notärzte Deutschlands e. V. (2012) Stellungnahme der BAND zum Referentenentwurf der Bundesregierung zum Entwurf über den Beruf der Notfallsanitäterin und des Notfallsanitäters. ▶ http://www.band-online.de/download/1111.pdf. Zugegriffen: 12. Febr. 2018

Becker M (2002) Personalentwicklung. Schaffer-Poeschel, Stuttgart

Behrendt H, Runggaldier K (2005) Statistische Methoden für den Rettungsdienst: eine allgemeine Einführung. Stumpf & Kossendey, Edewecht

Bleicher K (2014) Das Konzept Integriertes Management. Visionen – Missionen – Programme. Campus, Frankfurt a. M.

Deutscher Bundestag (2013) Was der Notfallsanitäter darf. ▶ https://www.bundestag.de/mediathek?videoId=2145163#url=L21lZGlhdGhla292ZXJsYXkvdmlkZW9pZD0yMTQ1MTYz&mod=mediathek. Zugegriffen: 12. Febr. 2018

DQR – Deutscher Qualifikationsrahmen für lebenslanges Lernen (2013) Handbuch zum Deutschen Qualifikationsrahmen. Struktur – Zuordnungen – Verfahren – Zuständigkeiten. ▶ http://www.kmk.org/fileadmin/Dateien/pdf/PresseUndAktuelles/2013/131202_DQR-Handbuch__M3_.pdf. Zugegriffen: 12. Febr. 2018

DRK – Deutsches Rotes Kreuz (2012) Stellungnahme des Deutschen Roten Kreuzes e. V. (Bundesverband) zum Entwurf eines Gesetzes über den Beruf der Notfallsanitäterin und des Notfallsanitäters sowie zur Änderung des Hebammengesetzes. ▶ http://www.johanniter.de/fileadmin/user_upload/Dokumente/JUH/Akademie/NotSanG/Stellungnahme_DRK_NotSanG.pdf. Zugegriffen: 12. Febr. 2018

Frieling K von (2013) Die Zukunft des Rettungsdienstes: Mit Notärzten und Notfallsanitätern. Rettungsdienst 36:86–88

Gabler-Lexikon (2017) Performance. URL ▶ http://wirtschaftslexikon.gabler.de/Definition/performance.html. Zugegriffen: 12. Febr. 2018

Goersch H, Hellmann G (2016) Abschlussbericht zum Forschungsprojekt: Kompetenzen von Notfallsanitäter/innen. Nicht veröffentlichter Bericht der Akkon-Hochschule für Humanwissenschaften aus 2016

Goosmann D (2015) SPD-Fraktion macht Druck beim Rettungsdienstbedarfsplan. ▶ http://www.spd-ba-rop.de/?p=4002. Zugegriffen: 12. Febr. 2018

Hellmann G (2016) Betriebswirtschaft und Management im Rettungsdienst. Worauf es wirklich ankommt. Rettungsdienst 2016(2):23–28

Hellmann G, Hollmann J (2017a) Führungskompetenz in der öffentlichen Verwaltung. Motivation, Teamleitung und Bürgerbeteiligung. Springer, Heidelberg

Hellmann G, Hollmann J (2017b) Mitarbeitermotivation und Bürgerorientierung verzahnen. Innovative Verwalt 9:26–30

Hellmann G, Thiele G, Bettig U, Land B (2017) Pflegewirtschaftslehre für Krankenhäuser, Pflege-, Vorsorge- und Rehabilitationseinrichtungen, 4. Aufl. Medhochzwei, Heidelberg

Kauffeld S (2014) Arbeits-, Organisations- und Personalpsychologie für Bachelor, 2. Auf. Springer, Berlin

Miller GE (1990) The Assessment of Clinical Skills/Competence/Performance. Acad Med 65:63–67

Statista (2017) Einsatzfahrtaufkommen im öffentlichen Rettungsdienst in Deutschland nach Einsatzart in den Jahren 1994 bis 2013. ▶ https://de.statista.com/statistik/daten/studie/482380/umfrage/einsatzfahrtaufkommen-im-oeffentlichen-rettungsdienst-nach-einsatzart/. Zugegriffen: 12. Febr. 2018

St. Pierre M, Hofinger G, Buerschaper C (2011) Notfallmanagement. Human Factors und Patientensicherheit in der Akutmedizin, 2. Aufl. Springer, Berlin

Schumann H (2013) Meldung: Fachkräftemangel im Rettungsdienst. Retten! 2:68–71

Steiger T, Lippmann E (2013) Handbuch Angewandte Psychologie für Führungskräfte. Führungskompetenz und Führungswissen, 4. Aufl. Springer, Berlin

Führungskräfteentwicklung im Rettungsdienst – Übel oder Chance?

Michael Steil und Martin Turowski

8.1 Führungskräfte im Rettungsdienst – eine Bestandsaufnahme – 86

8.2 Was bedeutet Führungskräfteentwicklung? – 87
8.2.1 Führungskräfteentwicklung ist Kompetenzförderung – 87
8.2.2 Führungskräfteentwicklung ist Teil der Organisationsentwicklung – 89

8.3 Lerninhalte und Methoden in der Führungskräfteentwicklung – 90

Literatur – 93

Trailer

Der Rettungsdienst sieht sich aktuell mit einer Vielzahl an Herausforderungen konfrontiert, bei deren Bewältigung den Führungskräften im Rettungsdienst eine zentrale Bedeutung zukommt. Sie sind jedoch mitunter nicht darauf vorbereitet und der Komplexität ihrer Aufgaben nicht gewachsen. Eine zielgerichtete Führungskräfteentwicklung kann hier Abhilfe schaffen. Doch was bedeutet Führungskräfteentwicklung? Wohin sollen im Rettungsdienst Führungskräfte entwickelt werden? Worin sollten sie kompetent sein, was sollten sie können? Die Beantwortung dieser Fragen bildet die Voraussetzung für eine erfolgreiche Führungskräfteentwicklung im Rettungsdienst. Ein darauf aufbauendes Programm wird Führungskräfte befähigen, ihre Aufgaben kompetent wahrnehmen zu können, um den aktuellen Herausforderungen des Rettungsdienstes besser gerecht zu werden.

8.1 Führungskräfte im Rettungsdienst – eine Bestandsaufnahme

Der Rettungsdienst wurde in den letzten Jahren immer stärker professionalisiert – doch eine nicht unerhebliche Zahl an Führungskräften hat hierbei nicht Schritt gehalten bzw. wurde nicht in demselben Maße entwickelt, wie die Anforderungen wuchsen. Die Aufgabenstellung vieler Führungskräfte im Rettungsdienst Ende der 1990er war häufig die eines Facility Managers, der sich um eine Rettungswache zu kümmern hatte oder die eines Fuhrparkmanagers und Dienstplaners für den Gesamtrettungsdienst. Heute sehen sich viele rettungsdienstliche Führungskräfte mit einer Reihe an Anforderungen konfrontiert, die fundierte Kenntnisse in Betriebswirtschaft, Personalmanagement, Arbeits- und Tarifrecht sowie dem Qualitätsmanagement erfordern.

Zudem sehen sich Führungskräfte des Rettungsdienstes mit immer drängenderen Herausforderungen konfrontiert: die demografische Entwicklung und ihre Folgen, der steigende Kostendruck sowie der Personalmangel bei gleichzeitig steigendem Einsatzaufkommen seien hier nur stellvertretend genannt. Innerbetrieblich sitzen Führungskräfte des Rettungsdienstes häufig „zwischen den Stühlen" aller Bedürfnisträger – sie sollen ihrem Personal eine gute Führungskraft sein und deren Bedürfnisse berücksichtigen und gegebenenfalls vermitteln, zugleich die Entscheidungen von Geschäftsleitungen und Vorständen loyal mittragen und umsetzen. Und zu guter Letzt sollen sie mit den in Fragen des Tarif- und Arbeitsrechts, aber auch der Gesprächs- und Verhandlungsführung meist viel besser ausgebildeten Betriebs- und Personalräten „zurecht kommen", die mitunter neben ihrer Aufgabe als Mitarbeitervertretung auch eigene Interessen vertreten.

Trotz der Professionalisierung des Rettungsdienstes in vielen Bereichen, ist es genau im Bereich der Führung, der wesentlich zum Erfolg oder Misserfolg des Rettungsdienstes beitragen kann, nur in Teilen zu einer Professionalisierung gekommen. Bis heute gibt es kein einheitliches Ausbildungskonzept für Rettungsdienst- und Rettungswachenleitungen. Auch die leistungserbringenden Verbände und Träger haben weder untereinander noch intern eine einheitliche Vorstellung davon, welche Kompetenzen die Leitung eines Rettungsdienstes oder einer Rettungswache auf Basis einer klar definierten Aufgaben- und Stellenbeschreibung konkret benötigt.

Es bleibt also festzuhalten, dass Führungskräfte im Rettungsdienst

- vielfach mit den ständig steigenden Anforderungen und Veränderungen im Rettungsdienst überfordert sind bzw. sich überfordert fühlen,
- selten gelernt haben, was Personalführung ist,
- nur in Teilen für das qualifiziert sind, was ihre Aufgabe ist,
- häufig keine klar definierten Aufgaben und Stellenbeschreibungen haben,
- mitunter keine Freistellung für ihre Führungsaufgaben erhalten,
- somit zu wenig Zeit und Ressourcen für ihre eigentlichen Aufgaben haben und fast ausschließlich operativ und selten strategisch tätig sind.

Daraus ergibt sich, dass eine zielgerichtete bedarfsorientierte Führungskräfteentwicklung im Rettungsdienst längst überfällig ist. Sie ist jedoch nicht nur ein notwendiges Übel, sondern auch eine Chance zur Differenzierung im Wettbewerb.

Unternehmen, die Führungskräfte entwickeln,
- erkennen schneller Chancen und Risiken des Marktes,
- haben strategische Ziele und erreichen diese,
- ziehen neues Personal an und binden Personal länger,
- sind auch attraktivere Arbeitgeber für Führungskräfte.

Welche Schlüsselposition Führungskräfte gerade im Bereich der Personalführung und Mitarbeiterbindung haben, belegt die Gallup-Studie: Zum wiederholten Male wurde im Rahmen des seit 2001 jährlich durchgeführten Gallup Engagement Index, Deutschlands renommiertester und umfangreichster Studie zur Arbeitsplatzqualität, nachgewiesen, dass der Grad der emotionalen Bindung von Mitarbeitenden an ihren Arbeitgeber und damit ihr Engagement und die Motivation bei der Arbeit in Abhängigkeit zur Qualität der Führungskräfte stehen. Auf den Punkt gebracht: je schlechter die Führungsqualität, desto geringer die Mitarbeiterbindung. (Pressemitteilung zum Gallup Engagement Index 2016). Angesichts des aktuellen Personalmangels im Rettungsdienst kommt damit der Führungskräfteentwicklung im Bereich des Personalmanagements eine besondere Bedeutung zu.

8.2 Was bedeutet Führungskräfteentwicklung?

Führungskräfteentwicklung ist die gezielte kontinuierliche Förderung und Weiterentwicklung der Kompetenzen von Führungskräften, damit der „richtige Mensch" zur „richtigen Zeit" am „richtigen Platz" ist. Sie steht in Abhängigkeit zu den strategischen Zielen, dem Leitbild und der daraus resultierenden Organisation des Unternehmens. Sie beginnt bereits mit einer gezielten Personalauswahl, erfordert klare Aufgabenstellungen, definierte Kompetenzen und Verantwortung in Stellenbeschreibungen und bietet neben Aus-, Weiter- und Fortbildung Möglichkeiten zur kritischen Selbstreflexion wie kollegiale Beratung und Coaching (Müller 2008; Kosel 2012; Werther 2014).

8.2.1 Führungskräfteentwicklung ist Kompetenzförderung

Führungskräfteentwicklung fördert und entwickelt gezielt die Kompetenzen, die im Kontext von Führungs- und Leitungsaufgaben und in Abhängigkeit zur Größe der Organisation, zur hierarchischen Stufe, zur Aufgabenstellung und zum Verantwortungsgrad der jeweiligen Führungskraft, wichtig und bedeutsam sind.

Dabei lassen sich fünf verschiedene Kompetenzen unterscheiden (◘ Abb. 8.1).

- **Führungskompetenz**

Damit Führungskräfte individuell und situationsadäquat führen können, benötigen sie eine ausgeprägte Führungskompetenz. Hierzu benötigen sie Kenntnisse und die Fähigkeit, Führungsinstrumente wie Zielvereinbarungen, Delegation und konstruktives Feedback anwenden zu können. Zudem geht es darum, inwieweit Führungskräfte in der Lage sind, Mitarbeitende durch Anerkennung ihrer Leistung und durch Beteiligung zu motivieren und sie weiterzuentwickeln (Kaschek und Schumacher 2015).

Weitere Aspekte der Führungskompetenz sind das Entscheidungs- und Durchsetzungsvermögen, Teamleaderqualitäten, die es ermöglichen, die Kooperation und Zusammenarbeit der Mitarbeitenden zu fördern, die Stärken der Mitarbeitenden zu nutzen und das Team gut (an)zuleiten.

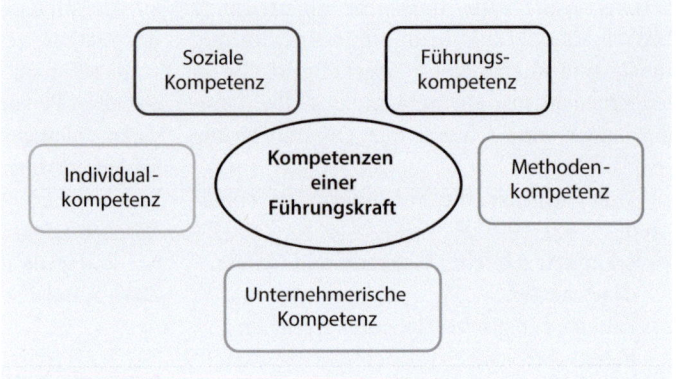

Abb. 8.1 Kompetenzen einer Führungskraft. (Quelle: IHR-Institut für Human Resources, Freiburg, eigene Darstellung)

- **Soziale Kompetenz**

Die soziale Kompetenz umschreibt eine Mischung aus Fähigkeiten und innerer Haltung. Sozial kompetente Führungskräfte sind kommunikationsfähig, also in der Lage, den zielführenden und angemessenen Dialog mit Mitarbeitenden zu führen. Sie arbeiten kooperativ mit diesen zusammen, um mit ihnen die gemeinsam definierten Ziele zu erreichen. Sie sind zugleich konflikt-, kritik- und kompromissfähig, können also Konflikte erkennen, sie annehmen und nach konstruktiven Lösungswegen suchen sowie Kompromisse eingehen, wenn sie das übergreifende Ziel unterstützen (Hintz 2013; Kreuser 2010).

Ihre innere Haltung ist geprägt von Wertschätzung. Sie begegnen ihren Mitarbeitenden und Vorgesetzten mit Respekt, akzeptieren sie in ihrer Person und schätzen ihre Fähigkeiten. Sie sind empathisch, d. h. in der Lage, sich in die „Lebens- und Arbeitswelt" andere einzufühlen und „sie dort abzuholen, wo sie stehen". Zugleich sind sie authentisch und verlässlich.

- **Methodenkompetenz**

Führungskräfte benötigen zur erfolgreichen Erfüllung ihrer Aufgaben methodische Fähigkeiten. Sie sollten in der Lage sein, Sachverhalte zu analysieren, umfangreiche und komplexe Sachverhalte zu erfassen, die Wichtigkeit und Relevanz von strategisch bedeutsamen Aufgaben zu erkennen und Aufgaben und Probleme kreativ zu lösen.

In vielen Führungsaufgaben ist es hilfreich, über eine gewisse sprachliche Eloquenz und Rhetorik sowie Moderations- und Präsentationsfähigkeiten zu verfügen, die es ermöglichen, Besprechungen zielführend zu moderieren und Inhalte verständlich strukturiert zu präsentieren (Alter 2015; Stöwe und Keromosemito 2007).

- **Individualkompetenz**

Die Individualkompetenz – häufig auch Selbstkompetenz oder personale Kompetenz genannt – umbeschreibt eine Reihe von persönlichen Eigenschaften, an denen sich die Mitarbeitenden orientieren können und sollen. Neben Motivation, Engagement und Leistungsbereitschaft zählen hierzu die Lern- und Entwicklungsbereitschaft, die Flexibilität und Anpassungsfähigkeit, die Ausdauer und Belastbarkeit, die es einem ermöglicht, mit schwierigen Bedingungen wie beispielsweise Zeitdruck, Widerständen und Störungen konstruktiv umgehen, zugleich jedoch die eigenen Grenzen zu kennen, um arbeitsfähig zu bleiben (Eck et al. 2014; Watzka 2014).

Weitere Eigenschaften sind Zuverlässigkeit, sowie Selbstreflexionsvermögen, das einen offenen und konstruktiven Umgang mit eigenen Fehlern und den Fehlern anderer ermöglicht.

- **Unternehmerische Kompetenz**

Diese Kompetenz wird für Führungskräfte im Rettungsdienst immer bedeutsamer. Sie umfasst neben einer auf das Unternehmen bezogenen Werteorientierung und Kultur, visionäres und strategisches Denken und Handeln, das zugleich prozess- und ergebnisorientiert ist. Unternehmerische Kompetenz beinhaltet darüber hinaus die Fähigkeit, sich am Markt und Wettbewerb zu orientieren, um sowohl die aktuelle Markt- und Wettbewerbssituation und die sich daraus ergebenden Chancen und Risiken zu erkennen und einschätzen zu können, als auch an den Kunden bzw. Patienten und den daraus resultierenden Bedarfen zu orientieren.

Ein wichtiger Aspekt der unternehmerischen Kompetenz, der zugleich das Bindeglied v. a. zur sozialen Kompetenz und zur Führungskompetenz darstellt, ist die Mitarbeiterorientierung, die die Mitarbeitenden als zentralen Erfolgsfaktor berücksichtigt und das eigene Handeln darauf abstimmt.

> Die Wichtigkeit und Bedeutsamkeit der Kompetenzen einer Führungskraft gilt es immer in Abhängigkeit zur Größe des Unternehmens bzw. der Organisation, zur hierarchischen Stufe der Führungskraft sowie zu ihrer konkreten Aufgabenstellung und Verantwortung zu bewerten.

8.2.2 Führungskräfteentwicklung ist Teil der Organisationsentwicklung

Organisationsentwicklung befasst sich mit der Gestaltung der Aufbau- und Ablauforganisation eines Unternehmens zur Optimierung von Arbeitsabläufen. Neben den technischen und organisatorischen Strukturen und Abläufen stehen hierbei auch zwischenmenschliche Kommunikations- und Verhaltensmuster sowie die in der Organisation herrschenden Normen, Werte und Machtkonstellationen (Organisationskultur) im Mittelpunkt.

Wesentliche Pfeiler der Organisationsentwicklung sind die Entwicklung eines Leitbildes und einer Unternehmensstrategie. Das Leitbild beschreibt Selbstverständnis und Grundprinzipien einer Organisation bzw. eines Unternehmens im Sinne eines Zielzustandes oder realistischen Idealbildes. Dabei stehen die drei Fragestellungen im Mittelpunkt:

– „Wofür stehen wir?",
– „Was wollen wir bewirken?" und
– „Welche Werte und Prinzipien leiten unser Handeln?".

So gibt das Leitbild nach innen Orientierung und macht nach außen deutlich, wofür eine Organisation bzw. ein Unternehmen steht. Eine Unternehmensstrategie beschreibt geplante Verhaltensweisen einer Organisation bzw. eines Unternehmens zur Erreichung der gesteckten Ziele. Sie zeigt auf, auf welche Art ein mittel- oder langfristiges Ziel erreicht werden soll. Aufbau- und Ablauforganisation sollten gegebenenfalls entsprechend angepasst und alle unternehmensrelevanten Strukturen und Prozesse so definiert werden, dass sie der Umsetzung der strategischen Ziele dienen.

Auf dieser Basis können dann Führungskräfte zielgerichtet und bedarfsorientiert entwickelt werden. Eine strategische Organisationsentwicklung wird somit zur Voraussetzung für eine zielgerichtete Führungskräfteentwicklung. Die Führungskräfteentwicklung wiederum ist die logische Folge aus dem, was in der strategischen Organisationsentwicklung entwickelt und definiert wurde. Somit ist die Führungskräfteentwicklung Teil der Organisationsentwicklung. Nur wenn klar ist, „wohin die Reise gehen soll", kann entschieden werden, wie wichtig und bedeutsam die jeweiligen Kompetenzen einer Führungskraft sind und welchen Entwicklungs- und Förderungsbedarf es mit Blick auf deren konkrete Aufgabenstellung gibt. Führungskräfteentwicklung ohne Organisationsentwicklung funktioniert nicht. Es fehlen Ziel und Weg (Franken 2010; Steiger und Lippmann 2013).

Wenn die Hausaufgaben in Sachen Organisationsentwicklung jedoch gemacht wurden, es ein gemeinsames Leitbild gibt, an dem sich alle orientieren können, strategische Ziele definiert und transparent in der Belegschaft und v. a. Führung kommuniziert werden, dann können im Rahmen einer Stellenbeschreibung auch die konkreten Aufgaben und Befugnisse einer Führungskraft beschrieben werden, die zur Umsetzung der strategischen Ziele beitragen sollen.

Dabei gilt es nicht nur Führungskräfte, die schon bereits im Betrieb Aufgaben übernommen haben, weiterzuentwickeln, wo es entsprechend der betrieblichen Erfordernisse und strategischen Ziele im Abgleich zu ihrem Kompetenzprofil erforderlich erscheint. Führungskräfteentwicklung beginnt bereits mit der Personalauswahl für künftige Führungspositionen, bei der es darum geht, „High Potentials" zu identifizieren. Zur Auswahl der „richtigen Führungskräfte" werden hierzu die Anforderungen der Stelle mit den Kompetenzen potenzieller Bewerber abgeglichen:

Anforderungsprofil	Kompetenzprofil
Die zu erledigenden Aufgaben und daraus resultierende Anforderungen, z. B. im Rahmen der Personalführung	Die zur Erledigung der Aufgaben erforderlichen Kompetenzen mit ihren Teilaspekten, z. B. soziale Kompetenz und Führungskompetenz: Kommunikationsbereitschaft, Empathie, Kritikfähigkeit, Durchsetzungskraft

Die Einschätzung des Vorhandenseins bestimmter Kompetenzen kann über ein Assessment-Center erfolgen.

> **Führungskräfteentwicklung im Rettungsdienst kann nur erfolgreich sein,**
> - wenn es ein gemeinsames Leitbild gibt, an dem sich alle orientieren,
> - wenn strategische Ziele definiert und kommuniziert wurden,
> - wenn Aufgaben und Befugnisse der Führungskraft im Rahmen einer Stellenbeschreibung definiert sind.

8.3 Lerninhalte und Methoden in der Führungskräfteentwicklung

Sinnvoll ist es, die zu vermittelnden Lerninhalte in der Führungskräfteentwicklung an den jeweiligen Kompetenzen zu orientieren. Dabei gibt es sowohl die Möglichkeit, eine Führungskraft ganz gezielt auf Basis ihres Kompetenzprofils (weiter) zu entwickeln oder v. a. Nachwuchskräften eine umfassende Führungskräfteausbildung zukommen zu lassen, die alle Kompetenzen mit abdeckt. Letztlich gilt: je klarer das Aufgabenprofil, desto gezielter kann entwickelt werden (Withauer 2011).

- **Mögliche Lerninhalte zur Führungskompetenz**

Zentrale Lerninhalte im Rahmen eines Führungskräfteentwicklungsprogramms zur (Weiter)entwicklung der Führungskompetenz von Führungskräften sollten das Kennenlernen verschiedener Führungsstile sowie die Reflexion des eigenen Führungsverhaltens sein. Zudem wäre ein Überblick über verschiedene Führungsinstrumente, wie beispielsweise die Zielvereinbarung, die Delegation, Formen von Kontrolle, Feedback geben und nehmen sowie die Möglichkeiten der Mitarbeitermotivation wichtig.

- **Mögliche Lerninhalte zur sozialen Kompetenz**

Im Kontext der sozialen Kompetenz gilt es insbesondere die Kommunikations-, Kompromiss-, Kritik- und Konfliktfähigkeit zu entwickeln sowie eine wertschätzende und empathische Haltung einzuüben. Daher ist es sinnvoll Grundlagen und Grundbedingungen gelingender Kommunikation zu vermitteln und unterschiedliche Gesprächsformen für regelmäßige sowie anlassbezogene Mitarbeitergespräche, beispielsweise Kritik- und Konfliktgespräche, durchzusprechen und zu trainieren.

- **Mögliche Lerninhalte zur Methodenkompetenz**

Im Rahmen der Methodenkompetenz gilt es die Problem- und Lösungsorientierung von Führungskräften zu trainieren, Elemente zum Zeit- und Selbstmanagement wie beispielsweise die Definition von Zielen sowie das Planen und Priorisieren von Aufgaben zu vermitteln. Darüber hinaus lassen sich die sprachliche Eloquenz und Rhetorik durch Stegreifreden und Kurzpräsentationen, sowie die Moderation von Mitarbeiterbesprechungen und Arbeitstreffen durch entsprechende Rollenspiele üben.

- **Mögliche Lerninhalte zur Individualkompetenz**

Führungskräfte sollten in vielen Dingen Vorbild sein, die im Rahmen der Individualkompetenz beschrieben werden. Reflexionsvermögen, Kritikfähigkeit und der Umgang mit Fehlern lassen sich erlernen und trainieren. Im Kontext von Motivation und Engagement, Lern- und Entwicklungsbereitschaft, Flexibilität und Anpassungsfähigkeit sowie Ausdauer und Belastbarkeit, geht es vor allem darum, zu erlernen, wie man sich diese erhalten und ausbauen kann. Hierzu wäre es hilfreich, Methoden zum Stressmanagement und zur Förderung der eigenen Resilienz zu kennen.

- **Mögliche Lerninhalte zur unternehmerischen Kompetenz**

Die unternehmerische Kompetenz ist breit gefächert und bietet somit viele mögliche Lerninhalte – angefangen von Themenfeldern der Organisationsentwicklung wie beispielsweise der Leitbild- und Strategieentwicklung sowie des Changemanagements über Themenfelder des Personalmanagements mit den Schwerpunkten Personalgewinnung/Recruiting, Onboarding und Personalbindung bis hin zu Aspekten des Projektmanagements mit Projektplanung und -umsetzung (Michaelis et al. 2012).

- **Methoden zur Selbstreflexion und Beratung**

Mindestens genauso wichtig in der Führungskräfteentwicklung wie die Vermittlung verschiedener Lerninhalte im Rahmen von Aus-, Weiter- und Fortbildung ist es, Methoden zu nutzen, die die kritische Selbstreflexion und Beratung im geschützten Rahmen ermöglichen und anregen. Dies kann geschehen durch:

- kollegiale (Fall-)Beratung, Intervision,
- Supervision,
- Coaching.

Die **kollegiale (Fall)beratung** ist eine Form der kollegialen Beratung oder Intervision, bei der beruflich Gleichgestellte sich gegenseitig beraten. Bei der Fallberatung suchen sie gemeinsam nach Lösungen für ein konkretes Problem (für einen „Fall"). Der „Fallgeber" schildert den „Beratern" die Situation und lässt sich von diesen beraten. Die Berater müssen dabei nicht direkt mit dem Fall zu tun haben.

Supervision ist eine Beratungsform, bei der die Teilnehmenden lernen, ihr berufliches Handeln in der Arbeit mit Blick auf ihre Aufgabe und mit Blick auf die Zusammenarbeit im Team zu reflektieren und zu optimieren. Hierzu „bedienen" sie sich eines Supervisors, der als Außenstehender die externe Perspektive, die Supervision, den „ÜberBlick", anbietet. Supervision kann Führungskräfte darin unterstützen, ihre Arbeit und Teamprozesse so zu reflektieren, dass sie Konflikten und schleichenden Fehlentwicklungen vorbeugen.

Coaching ist eine Beratungsform zur Entwicklung und Umsetzung persönlicher oder beruflicher Ziele bzw. zur Erarbeitung von Lösungen zu Frage- und Problemstellungen des zu Coachenden (im Einzelkontakt oder in Kleingruppen bis drei Personen). Im Coaching von Führungskräften geht es dabei vor allem um die achtsame Begleitung und Förderung von Führungs-, Umsetzungs- und Selbstmanagementkompetenzen.

Ein einjähriges Führungskräfteentwicklungsprogramm wird zum Beispiel am Institut für Human Resources (IHR) in Freiburg berufsbegleitend angeboten. Die Ausbildung schließt mit dem Abschlusszertifikat „Innovative Führungskraft (IFK)" ab (◘ Abb. 8.2).

Fazit
Viele Führungskräfte konnten im Rettungsdienst nicht Schritt halten mit der Professionalisierung des Rettungsdienstes und der damit einhergehenden steigenden Komplexität an Anforderungen. Gut ausgebildete und entwickelte Führungskräfte sind jedoch die Voraussetzung dafür, dass ein Unternehmen erfolgreich sein kann.

Somit ist Führungskräfteentwicklung im Rettungsdienst – auch gerade angesichts der aktuellen Herausforderungen – einerseits zwar für manche eine als notwendiges Übel empfundene Maßnahme, andererseits aber existenzsichernd und eine große Chance zur Differenzierung im Wettbewerb. Rettungsdienste und deren Leitungen, die dies bereits vor

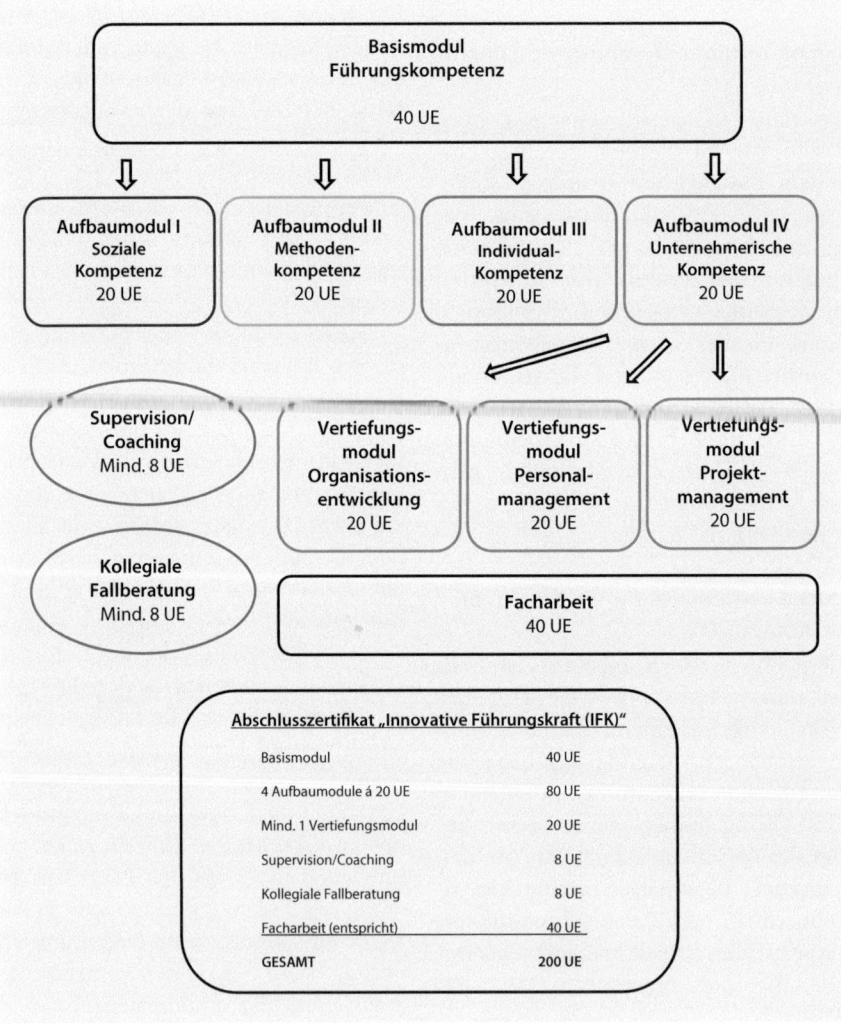

◘ **Abb. 8.2** Zeitplan 1-jähriges Führungskräfte-Entwicklungsprogramm. (IHR-Institut für Human Resources, Freiburg; mit freundl. Genehmigung)

einigen Jahren erkannt haben, „ernten nun die Früchte ihrer Arbeit". Sie haben deutlich niedrigere Krankenstände, weniger Fluktuation, eine höhere Mitarbeiterzufriedenheit und weiterhin ausreichend Personal!

Und welche Art Führungskräfte braucht es im Rettungsdienst?

- Es braucht Visionäre und Strategen!
- Es braucht Führungskräfte, die (sich) bewegen!
- Es braucht Führungskräfte, die mit und weniger über ihr Personal reden!
- Es braucht mehr Entwickler und Gestalter, statt Jammerer und Verwalter!

Literatur

Alter U (2015) Grundlagen der Kommunikation für Führungskräfte. Springer, Wiesbaden

Eck CD, Leidenfrost J, Küttner A, Götz K (2014) Führungskräfteentwicklung: Angewandte Psychologie für Managemententwicklung und Performance-Management. Springer, Heidelberg

Franken S (2010) Gestaltung des Lernens in Unternehmen. Verhaltensorientierte Führung. Gabler, Wiesbaden

Hintz AJ (2013) Check: Erfolgreiche Mitarbeiterführung durch soziale Kompetenz: Eine praxisbezogene Anleitung. Gabler, Wiesbaden

Kaschek B, Schumacher I (2015) Führungspersönlichkeiten und ihre Erfolgsgeheimnisse: Management und Leadership im 21. Jahrhundert. Gabler, Wiesbaden

Kosel M (2012) Aktiv und konsequent führen: Gute Mitarbeiter sind kein Zufall. Gabler, Wiesbaden

Kreuser K (2010) Konflikt und Führungsaufgaben. In: Kreuser K, Robrecht T (Hrsg) Führung und Erfolg: Eigene Potentiale entfalten, Mitarbeiter erfolgreich machen. Gabler, Wiesbaden

Michaelis B, Nohe C, Sonntag K (2012) Führungskräfteentwicklung im 21. Jahrhundert – Wo stehen wir und wo müssen (oder wollen) wir hin? In: Grote S (Hrsg) Die Zukunft der Führung. Gabler, Wiesbaden

Müller T (2008) Praxisbegleitung – ein Konzept für die Führungskräfteentwicklung. Organisationsberatung, Supervision, Coaching 15:26–38

Steiger TM, Lippmann ED (Hrsg) (2013) Handbuch angewandte Psychologie für Führungskräfte: Führungskompetenz und Führungswissen. Springer, Heidelberg

Stöwe C, Keromosemito L (2007) Vom Kollegen zum Vorgesetzten: Wie Sie sich als Führungskraft erfolgreich positionieren. Gabler, Wiesbaden

Watzka K (2014) Personalmanagement für Führungskräfte: Elf zentrale Handlungsfelder. Gabler, Wiesbaden

Werther S (2014) Geteilte Führung: Ein Überblick über den aktuellen Forschungsstand. Gabler, Wiesbaden

Withauer KF (2011) Führungskompetenz und Karriere: Begleitbuch zum Stufen-Weg ins Topmanagement. Gabler, Wiesbaden

Pressemitteilung zum Gallup Engagement Index (2016) ► http://www.gallup.de/183104/engagement-index-deutschland.aspx. Zugegriffen: 12. Febr. 2018

Präklinische Notfallmedizin: Ansätze zur Neustrukturierung

Inhaltsverzeichnis

Kapitel 9 Leitstelle der Zukunft: Projekt Leitstelle 2020+ der integrierten Leitstelle München – 97
Florentin von Kaufmann

Kapitel 10 Der Rettungsdienst als Gatekeeper medizinischer und sozialer Dienste – 107
Christoph Redelsteiner

Kapitel 11 Telefonische Gesundheitsberatung – der Leitstellenauftrag – 119
Christof Constantin Chwojka

Kapitel 12 Der Gemeindenotfallsanitäter (G-NFS) – Effizienzsteigerung und Kostenreduktion? – 131
Frank Flake

Leitstelle der Zukunft: Projekt Leitstelle 2020+ der integrierten Leitstelle München

Florentin von Kaufmann

9.1 Eine vernetzte Stadt braucht eine vernetzte Gefahrenabwehr – 98
9.1.1 Herausforderungen für die vernetzte Gefahrenabwehr – 98
9.1.2 Die Bedeutung von Informationen für die Gefahrenabwehr – 99

9.2 Die Leitstelle der Zukunft: Transformation zum Informationsbroker in der Gefahrenabwehr – 99
9.2.1 Die Bausteine für eine flexiblere Gefahrenabwehr der Zukunft – 100
9.2.2 Technische Innovation für die Transformation am Beispiel der Leitstelle München – 101
9.2.3 Fünf Anforderungen an die Vernetzung der Leitstelle der Zukunft – 103
9.2.4 Der Faktor Mensch in der Leitstelle der Zukunft – 104
9.2.5 Prozess der Leitstelle der Zukunft – 104

Literatur – 105

© Springer-Verlag GmbH Deutschland, ein Teil von Springer Nature 2018
A. Neumayr, M. Baubin, A. Schinnerl (Hrsg.), *Herausforderung Notfallmedizin*,
https://doi.org/10.1007/978-3-662-56627-5_9

Das Bild der Leitstelle wird sich wandeln. Die Leitstelle der Zukunft wird eine zentrale Rolle als Informationsbroker einnehmen. Sie stellt damit, in Ergänzung zur Effektivitätssteigerung der operativen Gefahrenabwehr, einen Informationsraum zur Verfügung, der organisationsübergreifend vernetzt und zudem ermöglicht, alle gespeicherten Informationen zeitgerecht abzurufen. Der konsequente Umbau der Leitstelle entwickelt sich vom aktuellen taktischen und operativen Verständnis durch einen kontinuierlichen Anpassungsprozess hin zur Nutzung moderner Informationstechnologien und standardisierter Verfahrensabläufe. Die Leitstelle der Zukunft schafft, mittels neuer Kombinationen von Fähigkeiten, die Grundlage für eine flexiblere, effizientere und effektivere Einsatzführung. Sie verfügt über eine vernetzte Gefahrenabwehr und wird zum Garant für eine vernetzte Stadt.

9.1 Eine vernetzte Stadt braucht eine vernetzte Gefahrenabwehr

Unsere Gesellschaft befindet sich im Wandel von einer Industriegesellschaft in eine Informationsgesellschaft (AGBF Bund 2017; Thiel 2011). Als Antriebsfaktor gilt dabei die zunehmende Vernetzung im privaten, öffentlichen und wirtschaftlichen Bereich. Dieser Wandel hat auch vor der (nichtpolizeilichen) Gefahrenabwehr nicht Halt gemacht (Thiel 2011).

Der Trend zur Informationsgesellschaft ist bedingt durch die fortgeschrittene Liberalisierung von Märkten (Aufhebung von Grenzen). Die steigende Mobilität von Gütern und Menschen hat unmittelbare Folgen für die Gefahrenabwehr z. B. durch vermehrt auftretende Pandemien oder international durchgeführte Gefahrguttransporte. Auch vormalige Staatsbetriebe, die jetzt als weltweit agierende Konzerne tätig sind, wie die Deutsche Post AG, DHL oder die Deutsche Bahn AG zeugen hiervon, ebenso wie große Energieversorger (Freudenberg 2008). Als technologische Treiber sind insbesondere die exponentiellen Steigerungen der Leistungsfähigkeit auf dem Gebiet der Informationstechnologie (IT) zu nennen. Die zunehmende Verfügbarkeit und breite Anwendbarkeit eröffnet den Anwendern neue Möglichkeiten. Immer häufiger kommt es zu öffentlichkeitswirksamen Einsatzereignissen wie die Flüchtlingsbewegung im Jahr 2015, die Silvesternacht 2015/2016 in Köln, der Terroranschlag in Berlin oder der Amoklauf in München.

> **Die Herausforderungen liegen nicht mehr bei der Abwicklung von Routineeinsätzen oder in der Bewältigung von Katastrophen, sondern in der generellen Fähigkeit des modernen Krisenmanagements einer Leitstelle zum Schutz der Bevölkerung, ihrer Lebensgrundlagen und lebenswichtiger Einrichtungen (AGBF Bund 2017).**

Die zentrale Frage ist somit, welche strategische Ausrichtung die Leitstelle der Zukunft in der nichtpolizeilichen Gefahrenabwehr haben wird.

9.1.1 Herausforderungen für die vernetzte Gefahrenabwehr

Viele Leitstellen haben eine Vernetzung innerhalb der Routineeinsätze, wie klassische Rettungsdienstalarme und Feuerwehreinsätze, bereits weit vorangetrieben. In diesen Bereichen finden laufende Verbesserungen statt. Bei dieser Vernetzung handelt es sich um geschlossene Systeme, die bewusst angelegt worden sind, um die Effizienz in der Prozessabarbeitung zu verbessern. Der Fokus dieses Beitrags richtet sich jedoch auf Einsatzereignisse, die eine Vernetzung in größer dimensionierten Netzwerken erfordern und sich stark auf das spezifische Einsatzereignis ausrichten müssen.

9.1.2 Die Bedeutung von Informationen für die Gefahrenabwehr

Die Bedeutung von rasch verfügbaren Informationen als herausragendem Wettbewerbsvorteil hat nicht nur in der Wirtschaft unter dem Begriff E-Business (Eisenhut und Neukirchen 2001) an Bedeutung gewonnen. Auch im Militärwesen haben unter den Begriffen Network Centric Warefare (NCW) (Fukuyama und Shulsky 2006) oder Vernetzte Operationsführung (NetOpFü) (Deutsches Luftwaffenamt 2008) Informationen für die Gefahrenabwehr einen hohen Stellenwert erlangt. Ursache hierfür ist der permanente Zwang zur Effizienzsteigerung und Ressourcenoptimierung bei gleichzeitig komplexeren und stärker vernetzten Einsatzereignissen in einem sich rasch wandelnden sicherheitspolitischen Umfeld. Die Gefahrenabwehr entwickelt sich mittelfristig analog der wirtschaftlichen Führungs- und Arbeitswelt (AGBF Bund 2017). Eine zentrale Position nimmt hier die Leitstelle ein, allerdings mit einem Aufgabenspektrum, das sie heute noch nicht hat.

> **Praxistipp**
>
> Die Leitstelle entwickelt sich weg von einer Einrichtung zur Alarmierung und Lenkung von Einsatzmitteln, hin zu einem Logistikdienstleister und Informationsbroker in der Gefahrenabwehr.

Die rasche Verfügbarkeit von Informationen erfordert nicht nur eine starke Vernetzung aller Beteiligten in der Gefahrenabwehr. Als zentraler Baustein im Netzwerk der Gefahrenabwehr kristallisiert sich das „bessere Gesamtverständnis" einer stets aktuellen Lage heraus. Dieses Gesamtverständnis beruht auf einer ebenen- bzw. nutzergerechten Darstellung der im gesamten Verantwortungsbereich vorhandenen Informationen, abhängig von der aktuellen Rolle, dem Auftrag und dem Zeitpunkt der Übermittlung (AGBF Bund 2017).

> Eine vernetzte Stadt wie München benötigt eine vernetzte Gefahrenabwehr (Maurer 2017).

9.2 Die Leitstelle der Zukunft: Transformation zum Informationsbroker in der Gefahrenabwehr

Die Transformation von Leitstellen zum Informationsbroker wird durch die Schaffung eines Informationsraumes ermöglicht, der die wesentlichen Faktoren (Erkundung, Entscheidung, Wirkung, Logistik) organisationsübergreifend vernetzt und die Informationen zeitgerecht, also jederzeit abrufbereit zur Verfügung stellt. Diesen Informationsraum muss die Leitstelle der Zukunft in Ergänzung zur Effektivitätssteigerung der operativen Gefahrenabwehr bieten. Wesentliche Voraussetzung hierfür ist ein qualitativ hochwertiges Informationsmanagement.

Die Entwicklung der Leitstellen vollzieht sich hierbei nicht von heute auf morgen, sondern ist ein stetiger Prozess, der als Transformation bezeichnet werden kann (Lange 2004).

Transformation ist nicht gleichzusetzen mit Modernisierung, die lediglich den Ersatz alter Technik durch moderne versteht. Unter Transformation wird ein grundlegender doktrinaler Wandel in der Strategie verstanden. Transformation ist mehrdimensional, sie beinhaltet nicht nur die technologische Verbesserung, sondern auch revolutionäre Verbesserungen, die sich auf die Funktionalität der Gesamtorganisation beziehen (Lange 2004; Plogmann 2004; Department of Defense 2001).

> Im Kontext dieses Beitrages wird unter Transformation der fortlaufender Prozess der Umstrukturierung und Weiterentwicklung durch die Nutzung der technologischen Möglichkeiten, insbesondere der Informationstechnologien verstanden (AGBF Bund 2017).

Ziel ist dabei, die Leitstelle technisch und organisatorisch in die Lage zu versetzen, Informationen so zu beschaffen, zu vernetzen, zu bewerten und zur Verfügung zu stellen, dass alle gesammelten Informationen für die Einsatzkräfte eine größere und flexiblere Zahl an Handlungsoptionen sicherstellen.

Das derzeitige taktische und operative Verständnis von Leitstellenarbeit, inklusive einem tradierten Prozessverständnis, wird, mittels eines kontinuierlichen Anpassungsprozesses und unter Ausnutzung moderner Informationstechnologien, in neue Fähigkeiten für eine flexiblere, effizientere und effektivere Gefahrenabwehr der Zukunft transformiert.

9.2.1 Die Bausteine für eine flexiblere Gefahrenabwehr der Zukunft

Um eine flexiblere Gefahrenabwehr zu ermöglichen müssen folgende Bausteine geschaffen werden (Plogmann 2004; Alberts 2006):

1. **Informationsüberlegenheit**: Dies bedeutet möglichst schnell alle einsatzrelevanten Informationen zu sammeln, zu bewerten und gefiltert weiterzugeben, bzw. zur Verfügung zu stellen. Der Schlüssel hierzu ist die intelligente Vernetzung aller Beteiligten am Einsatzereignis. Das betrifft das gesamte Netzwerk aller Akteure, die am Einsatzereignis beteiligt sind, nicht nur Akteure der nichtpolizeilichen Gefahrenabwehr.
2. **Schnellere Entscheidungsprozesse**: In der nichtpolizeilichen Gefahrenabwehr wird in der Regel mit Auftragstaktik geführt. Folglich gibt der Vorgesetzte einen Rahmen/Ziele vor, den die nachgeordnete Stelle situativ und nach eigenem Ermessen ausfüllen kann. Meist sind die Entscheidungen der einzelnen Stellen auf das „Sichtfeld" oder den zu bearbeitenden Einsatzabschnitt eingeschränkt. Je komplexer ein Einsatzereignis ist, desto größer ist die Notwendigkeit, eine Maßnahme auf das gemeinsame Ziel zu fokussieren und abzustimmen. Dies trifft insbesondere auf sehr dynamische Einsatzereignisse (beispielsweise eine Amoklage) und konkurrierende Ziele (wie Verletztenversorgung, Täterermittlung und Absicherung) zu. Informationen verbessern zusammen mit der Zielvorgabe nicht nur die bestmögliche Entscheidung, sondern erlauben auch das Erfassen der Chancen und Zwänge anderer Stellen.
3. **Steuerung von großen, interdisziplinären Einheiten**: Insbesondere bei dynamischen und großen Einsatzsituationen sind Systeme notwendig, die über die Position, den Status (Einsatzwert, Auftrag, Auftragserledigung) Auskunft geben können. Eine Umstrukturierung der Kräfte oder ein Abändern des Auftrages muss immer über eine funktionsfähige Kommunikation gewährleistet werden. Ziel ist es, die Reaktionsgeschwindigkeit auf sich verändernde Einsatzsituationen zu erhöhen.
4. **Fokussierte Logistik**: Ziel ist, den sparsamen Einsatz von Ressourcen zu gewährleisten. Im Sinne der fokussierten Logistik ist hier nicht die eigentliche Dienstleistung gemeint, sondern die Zurverfügungstellung der notwendigen Ressourcen durch die Leitstelle und der Erhalt und die Wiederherstellung der benötigten Fähigkeiten.
5. **Sicherung und Abgrenzung aller Informationen**: Informationen müssen im Einsatz den jeweiligen Stakeholdern sicher und entsprechend abgegrenzt zueinander zur Verfügung gestellt werden. Das kann nach unterschiedlichen Dimensionen, z. B. nach Organisationen und Hierarchieebenen erfolgen. Deutlich komplexer werden die Dimensionen, wenn die Unterteilung in Aufgaben und unterschiedliche Einsatzszenarien geschehen muss. Unterschiedliche Interessen der Beteiligten und gegebene Sicherheitsbedarfe erfordern das Sichern und Abgrenzen von Informationen zwischen

den Stakeholdern, bis in die kleinste Organisationseinheit.
6. **Aufbau eines Informationsnetzwerkes**: Interdisziplinäre Zusammenarbeit hat es in der Gefahrenabwehr immer gegeben, jedoch hat sich diese beim Informationsaustausch oft als lückenhaft erwiesen. Um die Lücken zu schließen, ist es notwendig, auch „externe" Systeme an das Informationsnetzwerk zu binden. Grundlage hierfür ist eine Kommunikationsplattform, die mit standardisierten Verteilmechanismen einen Datenaustausch zwischen den übergeordneten Anwendungen und Datenbanken ermöglicht. Das Ziel dabei ist, auf ein breitgefächertes Informationssystem zurückgreifen zu können.

Alle Bausteine zeigen die Bedeutung der Informationsebene und die Notwendigkeit mit der Leitstelle der Zukunft einen „Informationsraum" zu schaffen, der die wesentlichen Faktoren „Erkundung", „Entscheidung", „Wirkung" und „Logistik" organisationsübergreifend vernetzt und die Informationen zeitgerecht und abrufbereit zur Verfügung stellt.

Die Verfügbarkeit schneller Informationen erlaubt es, Handlungsoptionen zu erkennen, die einen geringeren Einsatz von physischen Kräften bei einer gleichwertigen Wirkung auf das Einsatzereignis haben. Auf kognitiver Ebene sollen Informationen so beeinflusst werden, dass deutlich früher auf das Einsatzereignis eingewirkt werden kann bzw. die Durchhaltefähigkeit der eingesetzten Kräfte erhöht wird.

9.2.2 Technische Innovation für die Transformation am Beispiel der Leitstelle München

Die steigende Zahl der Einsätze aber auch die besondere Art der aktuellen Großereignisse wie Flüchtlingsbewegungen, Terrordrohung oder Amoklauf haben der integrierten Leitstelle München vor Augen geführt, dass der Transformationsprozess zeitnah vollzogen werden muss. Dabei wurde die Notwendigkeit erkannt, dass neben den technischen Innovationen auch organisatorische Entwicklungen erforderlich sind, wie neue Rollenanforderungen und Kommunikationsstrukturen sowie verbesserte Trainings der Mitarbeiter. Das Ergebnis dieser Erkenntnis waren zwei Projekte, eines mit dem Fraunhofer-Institut IOSB in Karlsruhe und im Anschluss eines mit der Fakultät für Wirtschaftspsychologie der Ruhr-Universität Bochum (Fraunhofer-Institut IOSB 2017). Während das letztere Projekt auf den Ergebnissen des Projektes mit dem Fraunhofer-Institut teilweise aufbaut und noch nicht abgeschlossen ist, soll hier die Herangehensweise an das erste Projekt näher dargestellt werden.

Aus den Untersuchungen zum Projekt haben sich vier thematische Schwerpunkte herauskristallisiert (Fraunhofer-Institut IOSB 2017).
1. **„Integrierte Lagedarstellung"**: Die integrierte Lagedarstellung umfasst alle Aufgaben, welche direkt oder indirekt mit dem Erfassen und dem Darstellen der Realität oder eines Modells der Realität zu tun hat (◘ Abb. 9.1 und ◘ Abb. 9.2).
2. **„Automatisierung"**: Darunter ist die automatisierte Beschleunigung der Prozesse zur Informationsgewinnung und -verarbeitung zu verstehen.
3. **„Prognose/Statistische Auswertung"**: Damit sind alle Maßnahmen gemeint, die ein schnelles Verstehen der Situation unterstützen und zu einer Informationsüberlegenheit durch das frühzeitige Erkennen einer Gefahrensituation führen, insbesondere durch Analysen und statistischen Vorhersagen.
4. **„Datenerhaltung"**: Darunter werden alle Aufgaben zum Aufbereiten, Archivieren und Bereitstellen der für die Integrierte Leitstelle relevanten Daten verstanden.

Das Optimierungspotenzial in den Themenbereichen ist erheblich, insgesamt wurden 36 Verbesserungsmaßnahmen vorgeschlagen.

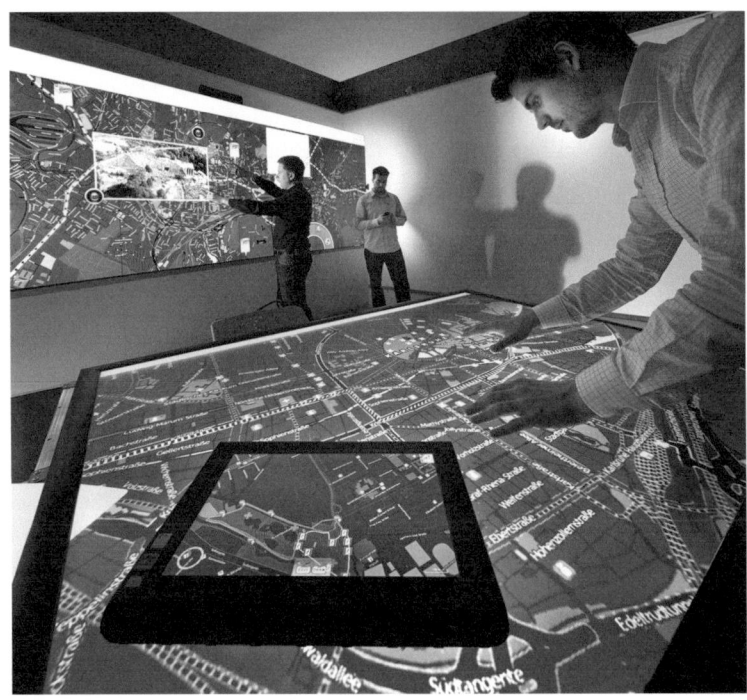

◘ **Abb. 9.1** Die Leitstelle der Zukunft als vernetzter Informationsraum am Beispiel des Smart Controllrooms. (Fraunhofer Institut IOSB Karlsruhe, mit freundl. Genehmigung)

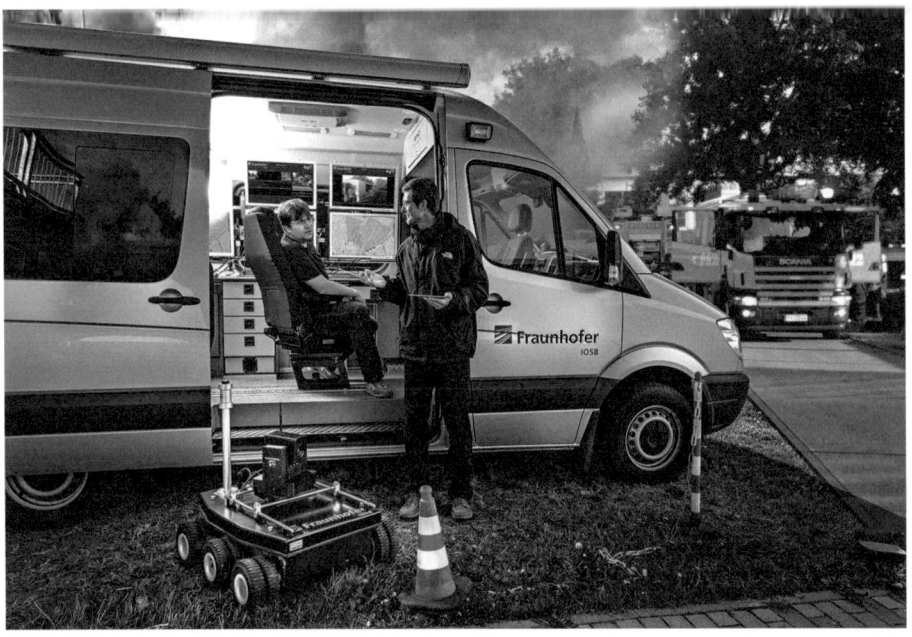

◘ **Abb. 9.2** Zur vernetzten Gefahrenabwehr gehört auch die Einsatzleitung vor Ort. (Fraunhofer Institut IOSB Karlsruhe, mit freundl. Genehmiugng)

9.2.3 Fünf Anforderungen an die Vernetzung der Leitstelle der Zukunft

Die Verbesserungsmaßnahmen sind auf den ersten Blick leicht umzusetzen. Für sich allein gestellt genügen sie jedoch nicht, um den gewünschten „Informationsraum" zu schaffen, der organisationsübergreifend vernetzt und die Informationen zeitgerecht abrufbereit zur Verfügung stellt. Abgleitet aus Plogmann (2004) lassen sich für die Leitstelle der Zukunft fünf wesentliche Anforderungen definieren, die im Rahmen der Vernetzung gelöst bzw. beachtet werden müssen:
1. Connectivity,
2. technische Interoperabilität,
3. semantische Operabilität,
4. integrierte Prozesse sowie
5. integrierte Sicherheit.

Unter „**Connectivity**" wird die Fähigkeit zum Vernetzen und Verbinden von Systemen per Hard- und Software verstanden, also internetfähige Computer. Der Leitstelle der Zukunft und damit der vernetzten Gefahrenabwehr muss die Fähigkeit der Connectivity eingeräumt werden. Als Standard für die Verbindung von Systemen hat sich das Internetprotokoll (IP) eingebürgert. Das größte Problem im Zusammenhang mit Connectivity ist die Bandbreite. In der freien Marktwirtschaft stellen viele Telekommunikationsfirmen ausreichend große Brandbreiten zur Verfügung. Die Nachfrage nach mobilen Breitbanddatenübertragungssystemen, wie es Einsatzleitungen oder Einsatzmittel benötigen, erweist sich jedoch als schwierig. Grundsätzlich steht in Ballungsräumen wie München eine ausreichende Bandbreite zur Verfügung. Jedoch werden Einsatzleitsysteme als isolierter Monolith gesehen, dem es nicht zugestanden wird, sich nach außen zu vernetzen. Eine Öffnung muss erreicht werden, welche es ermöglicht, das Einsatzleitsystem mit anderen Systemen zu vernetzen und ermöglicht, ein dynamisches System zu schaffen.

Eine weitere Voraussetzung ist die „**technische Interoperabilität**" und Offenheit. Damit ist eine Definition von Standards angesprochen, die es zulassen, einen einfachen und damit vollautomatischen Datenaustausch zwischen den Systemen einzurichten. Um Inkompatibilitäten zu vermeiden, sollten nur Programme eingesetzt werden, die ihre Datenhaltung auf offene und standardisierte Formate aufbauen. Standards erleichtern die Implementierung von Konvertern oder Datenaustauschschnittstellen. Neuere Entwicklungen gehen in den Bereich der Webservices. Dabei werden Standards für die Datenschnittstellen und Datenaustauschprotokolle vereinbart. Die frühzeitige Forderung der Offenheit und Standardkonformität aller Elemente der Informationstechnologie kann die Forderung nach einer höheren Flexibilität nachhaltig fördern (Rahm 2015).

Eine Aufgabe des Netzwerkes ist es zudem, den verschiedenen Anwendern die Daten anwenderspezifisch und unterschiedlich aufzubereiten. In diesem Fall spricht man von der „**semantischen Interoperabilität**". Daten ohne eine entsprechende Semantik werden niemals zu Informationen. Die Daten sind folglich mit einer anwenderspezifischen Semantik zu versehen.

Da es ineffektiv ist, Informationen aus dem System zu entnehmen und anschließend wieder in das System einzugeben, ist eine der wesentlichen Forderungen die „**Integration der Prozesse**" in das Informationssystem. Es muss gewährleistet sein, dass alle Anwendungen im Informationssystem hinterlegt sind. Das setzt voraus, dass alle Prozesse innerhalb der Gefahrenabwehr und der Leitstelle in Kombination mit der Umwelt der Organisation erfasst worden sind.

Leitstellen sind Teil der „kritischen Infrastruktur", KRITIS. „**Integrierte Sicherheit**" und damit hohe Sicherheitsanforderungen stehen von Anfang an im Fokus des Handelns. Zur Sicherstellung einer durchgängigen Sicherheitsarchitektur muss der Schutz des Informationssystems mit einbezogen werden. Essenziell sind dabei

a. der Schutz der Vertraulichkeit und der Information,
b. die Absicherung der Integrität der Daten und
c. die Identifizierung und Authentifizierung der Kommunikationsteilnehmer.

Dies kann durch eine hochgradige Verschlüsselung des Systems erfolgen oder durch Abkapselung. Letzteres widerspricht jedoch dem Prinzip der engen Vernetzung aller informationstechnischen Systeme und Entitäten. Die Absicherung der Integrität der Daten heißt, dass Daten nicht versehentlich böswillig verändert oder zerstört werden dürfen. Dies bedingt, dass Daten vollständig zwischen Sender und Empfänger übertragen und die Identität der Kommunikationsteilnehmer eindeutig ist. Durch die Identifizierung und Authentifizierung ist sichergestellt, wer auf Informationen zugreift oder solche einspielt. Das bedeutet, dass sichergestellt ist, wer die Urheberschaft der Informationen hat und welche Aktionen mit den Informationen innerhalb des Netzwerkes getätigt worden sind. In komplexen Organisationssystemen, wie sie sich oftmals bei Großschadenslagen darstellen, ist es zudem wichtig, dass eine Autorisierung erfolgt. Es muss für jeden Teilnehmer ersichtlich sein, welche Zugriffs- und Ausführungsrechte er hat.

9.2.4 Der Faktor Mensch in der Leitstelle der Zukunft

Mit dem Einsatz der hier beschriebenen Technologien entstehen einsatzspezifische und damit auch dynamische Netzwerke oder dynamische Systeme. Im Gegensatz zu menschlichen Systemen sind dynamische Systeme offen und einem stetigen Wandel unterzogen. Die vom Menschen bewusst geschaffenen Systeme bedingen, dass die gesamte Vernetzung definiert und manuell umgesetzt werden muss (Plogmann 2005; Theile 2004). Die hier beschriebenen Netzwerke sind jedoch Systeme, die unter Umständen nicht mehr definiert und manuell geschaffen werden können.

Die Forderung, dass die Gefahrenabwehr in ihrer Gesamtheit vernetzt ist, erfordert die Beantwortung vieler, nicht banaler Fragen. Folglich sollte die Gesamtfrage nicht außer Acht gelassen werden, nämlich welche Vorteile aus der Vernetzung entstehen und wie sie in der Relation zu Mühen und Kosten stehen (Plogmann 2005). Insbesondere darf aber auch nicht die Rolle des Menschen an der Mensch-Maschine-Schnittstelle übersehen werden. Der Faktor Mensch in Mensch-Maschine-Systemen subsumiert alles, was mit physischen, kognitiven und sozialen Einflussfaktoren zu tun hat. Dabei werden zukünftig insbesondere die physischen und kognitiven Fähigkeiten des Menschen eine bedeutendere Rolle spielen, noch mehr aber seine Leitungs- und Fähigkeitsgrenzen. Hier müssen Organisationsformen der Leitstelle der Zukunft überdacht werden, ebenso wie die Rolle des Disponenten in der Leitstelle selber.

9.2.5 Prozess der Leitstelle der Zukunft

Die Chancen, die die neuen Technologien in der Einsatzlenkung ermöglichen, bedingen aber auch eine Anpassung der Prozesse. Die Arbeitsgemeinschaft der Leiter der Berufsfeuerwehren in Deutschland (AGBF Bund) schlägt deshalb statt der bisher geläufigen Prozessschritte „Meldungseingang", „Disposition", „Alarmierung" und „Einsatzbegleitung" sowie Einsatzabschluss" die Prozessschritte „Gewinnung von Daten und Informationen", „Verarbeitung von Informationen", „Informationsweitergabe und Analyse" und „Einsatzabschluss" vor (AGBF Bund 2017). Die Prozessschritte sind hier nicht linear zu sehen sondern iterativ. Der Prozess wird folglich ständig durchlaufen. Das zeichnet sich insbesondere im ersten Prozessschritt ab, der nicht nur eine passive Datengewinnung vorsieht, wie das Warten auf eine Gefahrenmeldung, sondern auch die aktive Datengewinnung wie die statistische Datenerhebung und Errechnung von Hotspots, die Durchführung einer dynamischen Bedarfsplanung, die Videodatenübertragung oder Datamining, als die gezielte Anwendung statistischer Methoden auf große Datenbestände, mit dem Ziel neue Entwicklungen frühzeitig zu erkennen. Die Verarbeitung von Daten und Informationen sieht nicht nur die manuelle Auswertung vor, sondern beispielsweise auch den ständigen Abgleich mit definierten Schwell- oder Grenzwerten, Prognose und Simulation. Die Weitergabe von Informationen beschränkt sich nicht mehr alleine auf die Alarmierungssysteme (Wachalarm, Meldeempfänger, Sirenen etc.) sondern auch auf die Identifikation von Empfängern und Informationskanälen und die nutzerspezifische Weitergabe von Informationen und Aufträgen über Warn- und Informationssysteme oder Social Media.

Fazit

Durch den permanenten Zwang zur Effizienzsteigerung und Ressourcenoptimierung bei gleichzeitig komplexeren und stärker vernetzten Einsatzereignissen in einem sich rasch wandelnden sicherheitspolitischen Umfeld gewinnt die Bedeutung von rasch verfügbaren Informationen bei der Bekämpfung von Schadenslagen zukünftig noch mehr an Bedeutung. Die Leitstelle der Zukunft wird hier eine zentrale Rolle als Informationsbroker einnehmen. Das Sammeln, Aufbereiten, Verteilen und Zurverfügungstellen von Informationen wird folglich zur Kernfunktion der Leitstelle der Zukunft. Sie stellt damit, in Ergänzung und zur Effektivitätssteigerung der operativen Gefahrenabwehr, einen Informationsraum bereit, der die Systempartner organisationsübergreifend vernetzt und die Informationen zeitgerecht abrufbereit zur Verfügung stellt. Der konsequente Umbau der Leitstelle entwickelt sich vom jetzigen taktischen und operativen Verständnis mittels eines kontinuierlichen Anpassungsprozesses zur Lenkungsinstitution einer vernetzten Gefahrenabwehr. Zukünftig werden unter Ausnutzung moderner Informationstechnologien und standardisierter Verfahrensabläufe die Grundlagen dafür geschaffen, neue Kombinationen von Fähigkeiten für eine flexiblere, effizientere und effektivere Einsatzführung zu ermöglichen.

Somit ist die Leitstelle der Zukunft der Garant dafür, dass eine vernetzte Stadt auch über eine vernetzte Gefahrenabwehr verfügt.

Literatur

Alberts DS, Hayes RE (2006) Power to the Edge. Militärische Führung im Informationszeitalter. BMVg, Berlin

AGBF Bund (2017) „Leistelle der Zukunft: Transformation zum Dienstleister für operative Gefahrenabwehr und Informationsmanagement". Konzeptpapier der Arbeitsgemeinschaft der Leiter der Berufsfeuerwehren in der Bundesrepublik Deutschland, Hamburg

Department of Defense (2001) Network Centric Warefare – Report to Congress, Washington

Eisenhut M, Neukirchen R (2001) Putting E-Business to work. Controlling 2:85–94

Fraunhofer-Institut IOSB (2017) Innovationsentwicklung ILS 2020+ für die Integrierte Leitstelle (ILS München). Abschlussbericht, Karlsruhe

Freudenberg D (2008) Theorie des Irregulären, Partisanen, Guerillias und Terroristen im modernen Kleinkrieg. VS Sozialwissenschaften, Heidelberg

Fukuyama F, Shulsky AN (2006) Military Organization in the Information Age: lessons from the World of Buisiness. In: Khalilzad Z et al (Hrsg) The Changing Role of Information in Warfare (Reihe Strategic Appraisal) RAND Corporation, Santa Monica

Lange S (2004) Netzwerk-basierte Operationsführung (NBO). Streitkräfte-Transformation im Informationszeitalter, SWP-Studie. Stiftung Wissenschaft und Politik, Deutsches Institut für Internationale Politik und Sicherheit, Berlin

Luftwaffenamt (2008) Vernetzte Operationsführung (NetOpFü). Eine Einführung, Verstehe die Zukunft der militärischen Operationenführung. Luftwaffenamt, Abteilung Weiterentwicklung Luftwaffe, Köln

Maurer K (2017) Leitstelle der Zukunft, Transformation zum Dienstleister für operative Gefahrenabwehr und Informationsmanagement. Vortrag, Berufsfeuerwehr Hamburg, Hamburg

Plogmann S (2004) Militätlogistik. Der Just-In-Time-Krieg. Hochschule Lichtenstein, Seminar für Wirtschaftswissenschaften und Logistik, Vaduz

Plogmann S (2005) Die Zukunft der Europäischen Verteidigungspolitik in der Ära des „Information Warefare". Hochschule Lichtenstein, Fachbereich Wirtschaftswissenschaften, Vaduz

Rahm E (2015) Data Warehouse. Einführung, Vorlesungsskript Universität Leipzig, Leipzig

Theile B (2004) Tranformation – Veränderte Streitkräfte und neue Rüstungstechnik. In: Borchert H (Hrsg) Vernetzte Sicherheit – Leitidee der Sicherheitspolitik im 21. Jahrhundert. E. S. Mittler & Sohn, Hamburg

Thiel M (2011) „Die Entgrenzung der Gefahrenabwehr", Hochschulschrift aus der Reihe Jus Publicum (Nr. 205). Mohr Siebeck, Tübingen

Der Rettungsdienst als Gatekeeper medizinischer und sozialer Dienste

Christoph Redelsteiner

10.1 Rettungsdienst – Türöffner im österreichischen Gesundheitswesen – 108

10.2 Der Transport ins Krankenhaus – die primäre Strategie des Rettungsdienstes – 108

10.3 Der Blickwinkel der Kostenträger – 109

10.4 Drehtürpatienten – 109

10.5 Beibehalten der Hospitalisierungsstrategie im Kontext der demografischen Entwicklung – 110

10.6 Allgemeine Einflussfaktoren der Einsatzfrequenz – 111

10.7 Von „Anruf bedeutet Transport" – zu alternativen Versorgungsformen – 112
10.7.1 Vergleich von Versorgungsstrategien in unterschiedlichen Rettungsdiensten – 112
10.7.2 Hohe Varianz an Versorgungsstrategien – 113
10.7.3 Ausbildungs- und Servicelevel als Einflussfaktor für moderne Versorgungsstrategien – 114

10.8 Rettungsdienstliches Gatekeeping der Zukunft – 115

Literatur – 117

© Springer-Verlag GmbH Deutschland, ein Teil von Springer Nature 2018
A. Neumayr, M. Baubin, A. Schinnerl (Hrsg.), *Herausforderung Notfallmedizin*,
https://doi.org/10.1007/978-3-662-56627-5_10

Der Rettungsdienst wird, als rund um die Uhr niedrigschwellig erreichbare Einrichtung, ungeplanter Weise, aber mit hoher Frequenz, mit Aufgaben der nicht dringlichen, „einfachen" sozialen, pflegerischen und medizinischen Primärversorgung konfrontiert. Je nach Berechnungsvariante und demografischem Szenario werden in manchen Regionen im Jahr 2020 bis zu 12 % und 2030 bis zu 34 % mehr Einsätze zu absolvieren sein. Das erfordert eine Steuerung von Patienten, auch zu nicht klinischen Ressourcen. Diese Lenkung kann telefonisch erfolgen, durch Einsatz eines Rettungsmittels zur Lageklärung oder Verweisung in passendere Hilfswege, beispielsweise zu Organisationen der sozialen Arbeit. Die Lageklärung vor Ort erfordert eine entsprechend niedrigschwellig, systematisch und verlässlich einsetzbare mobile Ressource. Hausärzte, Krankenpfleger, Sozialarbeiter und Sanitäter werden eng verzahnt in der Patientenbetreuung aktiv sein müssen.

10.1 Rettungsdienst – Türöffner im österreichischen Gesundheitswesen

Der Rettungsdienst ist häufig der einzige, niedrigschwellige und permanent erreichbare mobile und rasch aufsuchende tätige Gesundheitsdienstleister. Er nimmt dadurch zwangsläufig Aufgabenstellungen, Verantwortungen und Rollen von Einrichtungen der sozialen Arbeit und psychosozialen Intervention sowie anderer Gesundheitsdienstleister war. Insbesondere in Regionen, in denen niedergelassene Ärzte nicht mehr auf Hausbesuche gehen bzw. in denen die Wartezeit auf eine Visite aus Sicht des Betroffenen zu lange ist, erfüllt der Rettungsdienst auch Funktionen der allgemeinmedizinischen Versorgung. Ambulante Pflegedienste verfügen oft über keine Nacht- und mancherorts auch über keine Wochenendbereitschaft. Als Rückfallebene wird ebenso der Rettungsdienst verwendet. Zudem zieht der Rettungsdienst auch eine enorme Bandbreite sozialer und gänzlich sachfremder Hilfeersuchen an. Einmal soll ein Obdachloser, der in der Geschäftspassage als störend empfunden wird, abtransportiert werden, ein andermal braucht eine alleinstehende, bettlägerige Person jemanden, der die heruntergefallene Fernbedienung aufhebt (Redelsteiner 2006).

Rettungsleitstellen und Rettung erfüllen somit – meist unfreiwillig und ohne politisches Mandat – insbesondere nachts und am Wochenende die Funktion einer psychosozialen, pflegerischen und medizinischen Serviceeinrichtung. Diese Aufgabenstellung ist weder im offiziellen Auftrag der Organisation festgehalten, noch wird sie beworben. Durch die Niedrigschwelligkeit und die Erreichbarkeit rund um die Uhr ergibt sie sich aber zwangsläufig (Redelsteiner 2017a, b, c; Redelsteiner und Pfleger 2015).

10.2 Der Transport ins Krankenhaus – die primäre Strategie des Rettungsdienstes

Weil Optionen wie die Versorgung vor Ort oder der Transport in eine nichtklinische Einrichtung, beispielsweise in eine Notschlafstelle für Obdachlose, dem Rettungsdienst Kosten verursachen, die meist nicht erstattet werden, ist die primäre Vorgangsweise die Hospitalisation des Patienten – diese wird von den Krankenkassen bezahlt. Der Rettungsdienst als mobiles Auffangnetz leitet den Patienten an die Klinik als stationäres Auffangnetz weiter und trägt so zur weiteren Ressourcenüberlastung der Krankenhäuser bei.

Die Auswertung aller Einsätze der Wiener Rettung (MA 70) zu Patienten unter 20 Jahren im Verlauf eines Jahres zeigt, dass 75 % der Patienten einen NACA-Score[1] von I oder II aufweisen und es sich daher um

---

1 Der National Advisory Committee for Aeronautics Score beschreibt die Schwere von Verletzungen, Erkrankungen

keine Notfälle handelt. Diese Einsätze könnten vor Ort oder im Bereich der niedergelassenen Mediziner versorgt werden. Etwa 94 % der Betroffenen wurden in ein Krankenhaus transportiert, nur 6 % vom Notarzt (zu 98 %) oder vom Sanitäter (zu 2 %) vor Ort belassen. Die Probleme sind in vielen Nationen ähnlich: In England wurden fast 50 % der Patienten, die nach einem Notruf per Rettungswagen in die Notaufnahme gebracht wurden, noch am selben Tag ohne Überweisung in eine andere Gesundheitseinrichtung oder Einbestellung zu einer Nachuntersuchung entlassen (Pennycook et al. 1991). Das bedeutet, dass diese Betroffenen nur einfachste Formen der sozialen Betreuung benötigt haben. Diese Studie war eine der Grundlagen für einen Paradigmenwechsel im englischen Rettungsdienst, weg vom reinen Transportdienst hin zu einem mobilen Gesundheitsdienstleister, der auch rein telefonisch – ohne ein Rettungsmittel zu entsenden – beraten kann.

In vielen Fällen geht es bei diesen vermeidbaren Hospitalisationen vor allem um einen Risikotransfer zur nächsten erreichbaren Person, Profession oder Institution bzw. um die jeweilige formelle rechtliche Absicherung in der schlecht verzahnten Betreuungskette. Das ist ein anderes Ziel als die tatsächliche Sicherheit des Betroffenen – ambulante und stationäre Aufenthalte in Krankenhäusern und ein Aufenthalt außerhalb der vertrauten persönlichen Umgebung beinhalten ebenso medizinische, mentale und soziale Risiken. Die Klärung der aktuellen Situation oder die mittelfristige Hilfeplanung mit dem und im Sinne des Betroffenen steht jedenfalls nicht im Vordergrund.

10.3 Der Blickwinkel der Kostenträger

Die passende Zuteilung von Hilfeanfragen zu Hilferessourcen müsste zur Vermeidung unnötiger Kosten vor allem für die Kostenträger von Interesse sein. Die wesentlichen Kostenträger des Rettungsdienstes sind Gemeinde, Länder und Krankenkassen. Den Gemeinden ist an einer raschen und unbürokratischen Versorgung von Menschen auch außerhalb klassischer Bürozeiten gelegen. Eine größere Zahl von Transporten, die jeweils von den Krankenkassen bezahlt werden, verursacht den Kommunen keine höheren Ausgaben für den Rettungsdienst, reduzieren aber die Sicherheit mit der ein lokales Rettungsmittel für echte Notfälle zur Verfügung steht.

Aus Krankenkassensicht ist der Rettungsdienst keine medizinische Dienstleistung, sondern gemäß Statuten eine reine Transportdienstleistung, die auch auf den entsprechend benannten Kostenblättern als solche ausgewiesen wird. Somit ist eine Leistung aus Sicht der Kassen nur dann gegeben, wenn der Patient, unabhängig von Ausmaß und Umfang der präklinischen Versorgung, auch tatsächlich in ein Krankenhaus gebracht wird. Versorgung vor Ort und Transporte in soziale Einrichtungen werden daher in den meisten Fällen nicht abgegolten. Dadurch besteht für die Rettungsdienste ein Anreiz zur generellen Hospitalisierung von Patienten – unabhängig davon, ob das erforderlich und im Interesse des Patienten ist. Die daraus resultierende hohe Frequenz und Fallzahl von Patienten trifft den Nächsten in der Betreuungskette – das klinische Versorgungssystem.

10.4 Drehtürpatienten

Einzelne Patienten oder deren Angehörige bitten oft über lange Zeit und mehrfach in sehr kurzen Abständen um Hilfe. Eine Wiener Studie untersuchte wie oft binnen 36 Stunden nach Erstintervention durch den Rettungsdienst dieser wieder um Hilfe gebeten wurde. „Spitzenreiter" ist ein Patient bei dem 82-mal eine wiederholte Intervention durchgeführt wurde, bei einem weiteren waren 75 Reinterventionen erforderlich, „Platz" drei belegt ein Patient mit 57 Interventionen im Jahr 2007 (Ander 2009). Das Problem ist nicht nur im urbanen Raum vorhanden, unveröffentlichte Statistiken aus Bundesländern zeigen Patienten, die bis zu 150-mal im Jahr einer „akuten"

Intervention des Rettungsdienstes bedürfen. Meist ist das Problem des Patienten komplexer als die beim telefonischen Notruf oder bei der Anamnese am Einsatzort präsentierten medizinischen Symptome – Einsamkeit, mangelnde Pflege, psychische Erkrankungen oder überforderte Angehörige tragen dazu bei. Bleibt die Versorgungskette auf das präsentierte medizinische Problem fokussiert und bleiben komplexere Aspekte unerkannt und ungelöst, wird der Patient weiter Hilfe suchen.

10.5 Beibehalten der Hospitalisierungsstrategie im Kontext der demografischen Entwicklung

Es ist absehbar, dass bei Beibehaltung der bisherigen starren Modalitäten der Einsatzfilterung und -disposition – „Wir senden ein Fahrzeug" – sowie des präklinischen Managements – „Wir bringen Sie ins Krankenhaus" – der Rettungsdienst noch stärker den Aufgabenbereich des hausärztlichen, pflegerischen und sozialarbeiterischen Patientenscreenings übernimmt. Dadurch gefährdet er seine originären Aufgaben – die rasche notfallmedizinische Hilfe für akuteste Fälle würde zunehmend vernachlässigt. Die starke rettungsdienstliche Tendenz zur Hospitalisierung von Patienten würde in Bezug auf die zu erwartende demografische Verteilung den klinischen Bereich noch stärker belasten. Wesentlicher Problembeschleuniger ist die demografische Entwicklung in Bezug auf Patienten und Fachkräfte. Einer zunehmenden Zahl älterer und hochbetagter Menschen steht eine abnehmende Zahl an Gesundheitsfachkräften, insbesondere eine knapp vor der Pensionierung stehende Hausärztegeneration, gegenüber.

- **Welches Einsatzvolumen ist bei unveränderten Einsatzstrategien am Beispiel der burgenländischen Bezirke Jennersdorf und Neusiedl zu erwarten?**

Die aktuelle Verteilung nach Altersgruppen ist für die Einsatzvorberechnung ein wesentlicher Grundparameter, da Einsätze vermehrt in der Gruppe der Über-60-Jährigen anfallen. Die Berechnung zeigt, dass 80 % der Einsätze für über 60-jährige Einwohner geleistet werden, die in Neusiedl 26 % bzw. in Jennersdorf 27 % der Gesamtzahl ausmachen. Auch ein Vergleich des Durchschnitts macht den Unterschied deutlich: Der durchschnittliche Einwohner von Jennersdorf ist 44,9 (Neusiedl: 43,6), der durchschnittliche im Jahr 2013 vom Rettungsdienst betreute Patient des Bezirkes Jennersdorf 72,3 Jahre alt (Neusiedl: 69,7). Ausgehend von der Einsatzrate 2013 mit den Daten der Alterskohorten der Bevölkerungsvorausschätzung wurden die Einsätze für 2020 und 2030 zu über-60-jährigen Einwohnern berechnet. Diese Berechnung geht von gleichbleibenden Einsatzraten in den jeweiligen Altersgruppen aus. Damit ergeben sich bis ins Jahr 2020 Steigerungsraten von 9,8 % (Jennersdorf) und 12,3 % (Neusiedl). Im Jahr 2030 wird es in Neusiedl um 33,7 %, in Jennersdorf um 23,8 % mehr Einsätze geben als 2013. Die Zuwächse entstehen primär aus der Gruppe der über-80-jährigen Bürger. Nimmt man die durchschnittliche Jahressteigerung der letzten sieben Jahre (vergleichbare Datensätze) der beiden Bezirke als Grundlage der Vorberechnung so ist pro Jahr eine Einsatzsteigerung um mindestens 1,78 % zu erwarten.

Der Mangel an Hausärzten und die demografische Entwicklung sind nur zwei der wesentlichen Variablen der Einsatzhäufigkeit des Rettungsdienstes. Die Dichte des sozialen Netzwerkes, das Ausmaß der Nachbarschaftshilfe oder das Vorhandensein einer Bezugsperson mit PKW für Fahrten zur ärztlichen Versorgung sind weitere Faktoren. Auch Leistungsverschiebungen im klinischen und niedergelassenen Bereich (Klinik/Arzt A macht Maßnahme B neu oder nicht mehr) ändern Einsatzzeiten und Zwischentransporte zwischen Gesundheitsversorgungseinrichtungen. Diese und weitere, zusätzliche Variablen die eine Einsatzsteigerung mitbewirken, sind aus Gründen der Komplexität nicht seriös kumuliert kalkulierbar, werden aber im Folgenden sprachlich skizziert.

10.6 Allgemeine Einflussfaktoren der Einsatzfrequenz

Die Inanspruchnahme des Rettungsdienstes hängt von einer Vielzahl von Faktoren ab, die teilweise schon einleitend dargestellt wurden. Sie sind vielfältig, komplex und stehen in umfangreicher Wechselwirkung. Ein systematischer englischer Review (Booker et al. 2015) sucht nach veröffentlichter Evidenz für einzelne Gründe, warum Patienten den Rettungsdienst zur Lösung einfacher Probleme, die durch Primärversorgungseinrichtungen gelöst werden könnten, zu Hilfe rufen. Es wurden 31 Studien zu diesem Thema ausgewertet. Dabei ergaben sich fünf zentrale Kategorien: Faktoren, die mit den individuellen Patienten zu tun haben, Handlungen von Angehörigen oder Anwesenden, soziodemografische Faktoren, infrastrukturelle Faktoren des Gesundheitswesens und Herausforderungen für die betreuenden Gesundheitsfachberufe.

Finanzierungsstrukturen, soziodemografische Aspekte sowie die konkreten Strukturen des lokalen Gesundheitssystems wie Zahl und Versorgungsniveau von Gesundheitsfachpersonal und Gesundheitseinrichtungen sind wesentliche allgemeine Einflussfaktoren auf die Einsatzfrequenz und wirken auf die verwendeten Einsatzstrategien ein (◘ Abb. 10.1).

> **Wesentlichster Faktor ist der niederschwellige Zugang zum Rettungsdienst, der einfacher und schneller verfügbar ist als soziale, pflegerische und extramurale Einrichtungen.**

Die Schlüsselfrage ist daher, ob Hilfesuchende einfachen Zugang zu Alternativen wie niedergelassenen Ärzten, sozialen Diensten, Fahrtendiensten oder Hauskrankenpflege haben. Sind diese Möglichkeiten schlecht oder nicht ausgeprägt, so folgt der Anruf bei „144" in Österreich. Dies führt derzeit in den allermeisten Fällen zum Einsatz des Rettungsdienstes. Darf dieser den Patienten nicht nach Untersuchung und Behandlung vor Ort belassen oder an soziale, pflegerische oder hausärztliche Ressourcen verweisen, oder werden nur Transporte ins Krankenhaus bezahlt, steigen Einsatzzahlen und Hospitalisierungen.

Das genannte englische Review bestätigt alle bisherigen Annahmen: Es stellt eine Reduktion der Transportzahlen des Rettungsdienstes durch die Höherqualifizierung der Sanitäter und nach Einführung eines Primärversorgungsmodells fest. Ebenso zeigen sich die Überforderung extramuraler Gesundheitsberufe und die Neigung, einer risikoarmen Strategie zu folgen, also den Rettungsdienst zur „Sicherheit" zu rufen sowie Diskussionen

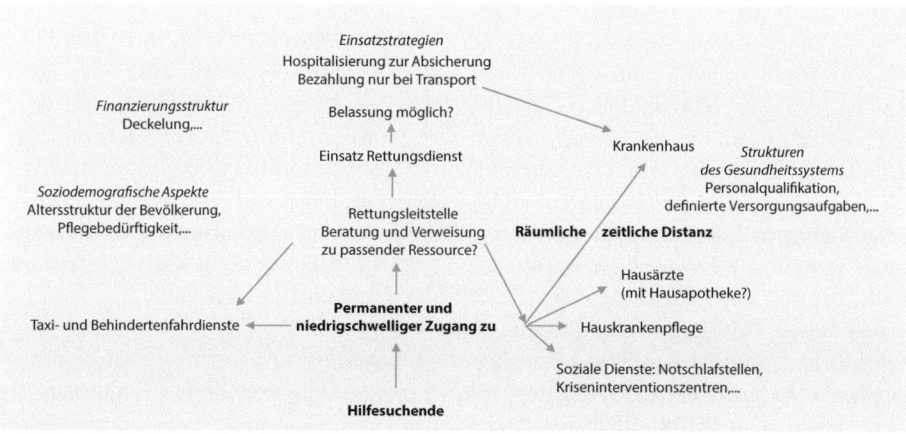

◘ Abb. 10.1 Wesentliche Einflussfaktoren auf die Einsatzfrequenz des Rettungsdienstes

mit Rettungsfachpersonal zu beginnen, wenn dieses Patienten nach Untersuchung vor Ort belassen wollte (Booker et al. 2015).

10.7 Von „Anruf bedeutet Transport" – zu alternativen Versorgungsformen

10.7.1 Vergleich von Versorgungsstrategien in unterschiedlichen Rettungsdiensten

Um die Strategien unterschiedlicher Rettungssysteme zu erforschen, wurden im Rahmen einer Studie sieben typische Situationen ausgewählt, die bei geringer Verzahnung zwischen Rettungsdienst und hausärztlichem Dienst meist im rettungsdienstlichen Versorgungspfad landen (Redelsteiner 2016). Insgesamt wurden 26 Rettungssysteme aus 19 Nationen (Belgien, Dänemark, Deutschland, Finnland, Frankreich, Großbritannien, Italien, Luxemburg, Norwegen, Österreich, Slowakei, Slowenien, Spanien, Schweden, Schweiz, Tschechien, Ungarn, USA) untersucht.

Eine Einschätzung des passenden Versorgungssystems sollte bereits beim Notruf oder ggf. auch noch vor Ort erfolgen. Sie besteht aus einer Untersuchung, Filterung und Beratung und kann zu einer Verweisung, beispielsweise zu Hausarztsystemen, führen. In der Praxis kommt es jedoch häufig zu Überreaktionen des auf Notfälle ausgerichteten Rettungssystems und in Österreich durch die erwähnte Abgeltung von Rettungseinsätzen als Transportdienstleistungen oft zu unnötigen Hospitalisationen. Aus den Reaktionsmustern auf die Fallbeispiele lassen sich Rückschlüsse auf das Vorhandensein dieser Untersuchungs-, Filterungs- und Beratungsprozesse ziehen, sowohl auf Ebene der Rettungsleitstelle als auch bei den Abläufen vor Ort. Sie stehen auch in unmittelbarer Beziehung zu Personalqualifikation.

- **Situation 1: Einfache Wunde**

Wie würde vorgegangen, wenn ein Patient eine einfache Wunde hat, die durch eine unkomplizierte Wundversorgung ohne Röntgen versorgt werden könnte?

- **Diskussion**

Hier wäre nach telefonischer Beratung und Abklärung, ob der Patient beispielsweise gegen Tetanus geimpft ist, eine Verweisung zu einem Primärversorgungszentrum, niedergelassenen Arzt oder Unfallchirurgen möglich. Bei Rettungsdiensteinsatz wäre je nach Qualifikation des Personals eine Wundversorgung mit Belassung zu Hause oder ein Verweis zu den oben genannten Ressourcen möglich. Der Transport ins Krankenhaus ist derzeit vielerorts Standard, müsste aber in der Regel nicht erfolgen.

- **Ergebnis**

Fünfzehn der analysierten Systeme würden an Hausarzt-/Primärversorgungssystem weiterleiten, davon sieben bereits am Telefon. Sieben Rettungssysteme würden ins Krankenhaus transportieren, vier Rettungsdienste ein Team entsenden und ggf. vor Ort belassen.

- **Situation 2: Patient mit Fieber**

Ein 70-jähriger Patient hat seit drei Tagen 39 Grad Fieber und Gliederschmerzen. Er konnte keinen Arzt erreichen und ruft den Rettungsdienst.

- **Diskussion**

Hier ist eine telefonische Anamneseerhebung und Beratung zur Abklärung, ob eine Sepsis vorliegt sinnvoll, anschließend ein Verweis an den niedergelassenen Arzt. Ist der Rettungsdienst vor Ort, wäre ebenfalls eine Anforderung eines Hausarztes sinnvoll. Als letztes Mittel der Wahl wäre der Transport in ein Krankenhaus angezeigt.

- **Ergebnis**

Vierzehn der analysierten Systeme würden an Hausarzt-/Primärversorgungssystem weiterleiten, davon acht bereits am Telefon.

Sieben Rettungssysteme würden ins Krankenhaus transportieren, fünf Rettungsdienste ein Team entsenden und ggf. vor Ort belassen.

- **Situation 3: Blasenkatheterwechsel**

Ein 75-jähriger Patient braucht am Wochenende einen Blasenkatheterwechsel, er hat auch leichtes Fieber. Wie würden Sie vorgehen?

▪▪ **Diskussion**

Dieser Patient sollte von Hauskrankenpflege oder Hausarzt versorgt werden. Hospitalisierungen über weite Strecken sind in solchen Fällen häufig und verringern die ohnehin prekäre Situation bei Rettungsmittelvorhaltungen am Wochenende. Ist der Rettungsdienst vor Ort, wird bei diesem Fall deutlich, ob das Rettungsfachpersonal (in Österreich ist dies nicht gestattet) bzw. der Notarzt Katheterwechsel durchführen können bzw. wollen. Selbst aus Pflegeheimen erfolgen trotz Vorhandenseins von dazu berechtigtem Pflegepersonal, insbesondere bei männlichen Patienten, häufig vermeidbare Krankentransporte (Kada et al. 2011).

▪▪ **Ergebnis**

Siebzehn der analysierten Systeme würden an Hausarzt-/Primärversorgungssystem weiterleiten, davon 16 bereits am Telefon. Acht Rettungssysteme würden ins Krankenhaus transportieren, ein Rettungsdienst ein Team vor Ort zum Katheterwechsel entsenden.

10.7.2 Hohe Varianz an Versorgungsstrategien

Insgesamt zeigten sich eine Vielzahl von Varianten und eine hohe Inhomogenität. Die Systeme in den beiden burgenländischen Bezirken Jennersdorf und Neusiedl sowie in Belgien, Luxemburg und Ungarn transportieren Patienten überwiegend ins Krankenhaus. Das gilt grundsätzlich auch für die beforschuntersuchtenten deutschen Systeme; die Rettungsleitstelle Erfurt nützt jedoch die leitstellenseitige Verknüpfung mit dem ärztlichen Bereitschaftsdienst in vielen Fällen zu einer entsprechenden Referenzierung. Beim Rettungsdienst Märkisch-Odenwald ist diese Verknüpfung erst auf der operativen Ebene gegeben. Dort nimmt der diensthabende Notarzt Anrufe des ärztlichen Bereitschaftsdienstes entgegen, Notrufer mit einfachen Anliegen, die 112 wählen, werden aber umgekehrt nicht an diesen Kombinationsdienst weitergeleitet. Sie werden durch einen Rettungsdiensteinsatz mit Hospitalisation versorgt.

Keinerlei Strategien der Versorgung vor Ort werden bei den untersuchten Fällen im Bezirk Neusiedl verwendet, der über ein eigenes Notarztsystem verfügt. Der Rettungsdienst Jennersdorf ist ohne eigenes Notarztsystem und zeigt noch bei einigen Fällen eine Mitarbeit des Hausarztsystems mit Vorortbetreuung, würde aber bei den Fallbeispielen Brustschmerz/Husten, Fieber, Sturz und Katheterwechsel ggf. weite Fahrtstrecken zur diagnostischen Abklärung in Kliniken in Kauf nehmen. Trotz gleicher rechtlicher Grundlagen wie bei den anderen Systemen wenden Systeme in Raabs und im Kleinwalsertal durch systematische Verknüpfung mit dem ärztlichen Bereitschaftsdienst in vielen der „simulierten" Fälle Strategien der Verortversorgung an. Damit wird vermieden, dass Rettungsmittel für Bagatellfälle ihre Region ohne unmittelbare Einsatzressource lassen.

In Summe konnten folgende elf Reaktionsformen identifiziert und in vier Kategorien eingeteilt werden:
- Transportstrategie ins Krankenhaus (Hospitalisierungsstrategie):
    - Mit Rettungsdienst ins Krankenhaus.
- Transportstrategien zu anderen Einrichtungen:
    - Mit Rettungsdienst ins Primärversorgungszentrum,
    - mit Rettungsdienst zum Hausarzt oder der Rettungsdienst arbeitet vor Ort mit dem parallel verständigten Hausarzt zusammen.

- Strategien eines Hausbesuches durch eine Gesundheitsfachkraft:
  - Rettungsdiensteinsatz, Belassung vor Ort durch Rettungstransportwagen (RTW) möglich,
  - Versorgung durch den Hausarzt,
  - Versorgung durch den Hausarzt, wenn keiner in der Region niedergelassen, dann Evaluation durch einzelnen Paramedic (Sanitäter mit besonderer Ausbildung) mit Pkw,
  - ärztlicher Bereitschaftsdienst mit Notarztdienst gekoppelt,
  - Visite durch Arzt des Primärversorgungszentrums,
  - Versorgung durch die Hauskrankenpflege,
  - Evaluation durch Paramedic (meist alleine per Pkw).
- Eigenorganisierter Transport durch den Patienten:
  - Versorgung im Primärversorgungszentrum oder der Patient wird gebeten, ins Primärversorgungszentrum oder in eine Arztpraxis zu kommen.

10.7.3 Ausbildungs- und Servicelevel als Einflussfaktor für moderne Versorgungsstrategien

Rettungssysteme können je nach Servicelevel und Ausbildungsniveau in „Advanced Life Support" (ALS) und „Basic Life Support" (BLS) unterschieden werden.

BLS-Systeme sind Systeme mit einfacher ausgebildeten Sanitätern die beispielsweise eine Herz-Lungen-Wiederbelebung mit einfachen Hilfsmitteln durchführen, einen automatisierten Defibrillator zum Einsatz bringen. Ihr Einsatzgebiet sollte der Krankentransport und die rasche erste Versorgung bei Herz-Kreislauf-Stillstand sein.

ALS-Systeme sind je nach Land mit einem Facharzt für Notfallmedizin, Notarzt, Paramedic (Sanitäter mit Zusatzausbildung) oder Rettungspfleger (Krankenpfleger mit Sanitäterausbildung) besetzt und bringen neben BLS-Maßnahmen auch Interventionen wie erweiterte Untersuchung und Diagnostik, EKG-Analyse, Infusion, Medikamentengabe, endotracheale Intubation, Schrittmachereinsatz etc. zum Einsatz.

Auffällig in der Verdichtung ist, dass kein einziges der reinen ALS-Systeme (z. B. Schweiz, Spanien, Schweden) starke Hospitalisierungsstrategien verfolgt. Diese werden ausschließlich in zweistufigen BLS-/ALS-Rettungssystemen (z. B. Belgien, Luxemburg, Österreich) angewandt. Hier wird zumeist ein BLS-Rettungsmittel mit einfach ausgebildetem Sanitätspersonal zu einfachen Fällen entsandt, das dann aber transportiert. In diesen gemischten Systemen ist das ALS-Rettungsmittel jeweils mit Notarzt besetzt und eine kostbare – oft die einzige – ALS-Ressource.

In reinen ALS-Systemen wird mehrheitlich bereits auf Leitstellenebene versucht, Patienten bei Bedarf in Primärversorgungssysteme bzw. zum Hausarzt zu lenken, wird ein Rettungsmittel entsandt, kommen auch Strategien der Vorortbetreuung zum Einsatz. Hier dürfte sich die höhere Personalqualifikation als Vorteil zur Vermeidung von Transporten auswirken. Die analysierten ALS-Systeme zeigen eine hohe Tendenz zur Referenzierung an nichtklinische Versorgungsebenen. Eine neue Strategie zeigt sich in Großbritannien und in Spokane, USA: Ergibt eine Analyse durch die Leitstelle einen abklärungsbedürftigen Fall, so wird als einsatztaktisches Mittel ein einzelner Paramedic per Pkw zur Evaluation vor Ort eingesetzt. Die Slowakei verwendet als einziges der analysierten Systeme eine Strategie, wo einerseits schon die bloße Bitte um Auskunft zur Entsendung eines Rettungsmittels mit Notarzt oder Paramedic führt, andererseits aber Vorortbehandlungen bei zahlreichen der Fallbeispiele angewandt werden.

Die passendere Patientenlenkung scheint in jenen Systemen zu funktionieren, deren Leitstellen eine differenzierte Abfrage durchführen, die reale Möglichkeit einer Verweisung zu Systemen wie Hausarzt oder Hauskrankenpflege haben und die bei festgestelltem Bedarf einer Abklärung vor Ort ein ALS-Rettungsmittel zur Evaluation entsenden können. Systeme mit starker Trennung von zwei Reaktionsebenen, in denen es also einen großen Qualifikationssprung zwischen BLS und ALS gibt, entsenden zu einfachen Fällen meist die niedrigere Versorgungsebene, was zur Hospitalisation führt.

Die Systeme in Dänemark, Großbritannien, Niederlanden, Frankreich, Finnland, Schweden, Spanien und im schweizer Kanton St. Gallen zeigen in den Fallbeispielen besonders konsequente Strategien, Hospitalisierungen zu vermeiden. In Dänemark und Großbritannien kommen Paramedics zum Einsatz; die Niederlande, Finnland und Schweden setzen Rettungspfleger (Krankenpfleger mit Sanitäterausbildung) ein. Frankreich setzt in verstärktem Maß auf Fachärzte für Notfallmedizin, die auch stark auf Leitstellenebene tätig sind. Das spanische System verwendet Krankenpfleger und Notärzte, der Kanton St. Gallen ein Paramedic-System mit geringer Notarztbeteiligung. Ob die Besetzung des Rettungsmittels über Paramedics, Krankenpfleger, Notärzte oder Mischungen dieser Berufsgruppen erfolgt, ist für die bearbeiteten Fallbeispiele von geringer Relevanz. Die Gemeinsamkeiten der genannten Systeme liegen in den jeweiligen nationalstaatlich bzw. kantonal einheitlichen Vorgaben, die für eine grundsätzliches Analyse am Telefon sorgen, Verweisungen an nichtklinische Versorgungssysteme fördern bzw. Vorortbehandlungen als reguläre Strategien einsetzen.

10.8 Rettungsdienstliches Gatekeeping der Zukunft

Ein funktionierendes rettungsdienstliches Gatekeeping der Zukunft braucht eine enge technische, personelle und organisatorische Verzahnung der Komponenten einfacher Krankentransport, Notfallrettungsdienst, Hausärzte, Hauskrankenpflegedienste und benachbarter sozialer Dienste. Idealerweise laufen die entsprechenden „Notrufnummern" an derselben Stelle auf. Das Kontaktieren eines Notrufes oder einer Gesundheitsberatungshotline oder des kassenärztlichen Bereitschaftsdienstes muss durch Abfrage von Notfallleitsymptomen zur Entscheidung führen, ob es sich um einen medizinischen Notfall handelt. Falls nicht, müsste das Personal der Leitstelle ein Clearing einleiten, bzw. Anamnese und Beratung sozialer, pflegerischer und medizinischer Art am Telefon durchführen können oder an entsprechende Einrichtungen weiterleiten können. Dazu wird vermehrt die Expertise von Sozialarbeitern und Pflegefachkräften in Leitstellen erforderlich sein. Neben dem Telefon als Medium werden künftig auch andere Kommunikationstechnologien wie Social Media (Chatrooms etc.) verstärkt eine Rolle spielen.

Ein Maßnahmenplan ist mit dem Anrufer zu vereinbaren und der Anrufer ist bei Bedarf an spezialisierte Ressourcen zu vermitteln. Diese klärenden Einrichtungen des Erstkontaktes müssen einen Überblick über mobile, ambulante oder stationäre Gesundheits- und Sozialeinrichtungen im Zuständigkeitsbereich haben, deren Leistungsfähigkeit bzw. -grenzen sowie Erreichbarkeit kennen und an diese bei Bedarf auch weiterreferenzieren können. Diese Verweisungskompetenz ist eine klassische sozialarbeiterische Kernkompetenz, die zum Teil auch über technische Beratungstools abzubilden wäre.

Eine Grundlage dafür ist eine Datenbank der psychosozialen Hotlines. Eine Studie hat für Österreich 90 Hotlines mit unterschiedlichen Servicezeiten und Aufgabenschwerpunkten identifiziert (Zahorka 2016). Für die Bürger ist diese Vielzahl der Rufnummern unübersichtlich, vor allem hinsichtlich der Erreichbarkeit gibt es starke Schwankungen.

Ist eine Klärung nur durch Entsendung eines Rettungsmittels vor Ort möglich, werden ebenfalls neue Strategien erforderlich. Der Einsatz von Telemedizin wird bei diesen Beratungsprozessen künftig neue Methoden zur telefonischen Anamneseerhebung, beispielsweise durch Senden von EKGs des Anrufers via App, möglich machen. Hauskrankenpflege, Hausarzt, Notfallsanitäter und Sozialarbeiter werden „online" Ad-hoc-Besprechungen durchführen, nach kurzfristigen patientengerechten Lösungen suchen und später in Online-Fallkonferenzen unter Einbindung der Betroffenen mittelfristige Strategien entwickeln. Hier ist noch viel Arbeit an den rechtlichen Rahmenbedingungen und der technischen Infrastruktur erforderlich, um beispielsweise die Übertragung eines Fotos oder Videos von Hilfesuchenden in die Leitstellenabfrage zu integrieren und als Informationsbasis für einen Beratungsprozess zu verwenden. In jedem Fall ist eine entsprechend umfangreiche Qualifikation des Rettungsfachpersonals erforderlich – international sind dafür häufig schon Bachelorausbildungen üblich. An der Fachhochschule St. Pölten ist bereits eine gemeinsame Ausbildung in Gesundheits- und Krankenpfleger in enger Verzahnung mit der Notfallsanitäterausbildung möglich – die ersten „Rettungspfleger" werden im Herbst 2018 ihr Studium abschließen (Redelsteiner 2017b).

Kernpunkt aus engerer rettungsdienstlicher Sicht ist insgesamt jedenfalls eine telefonische Beratung bei dringenden Gesundheitsanliegen. Dies könnte Aufgabe von Rettungsleitstellen sein, zumindest sollte diese aber eng mit einer Gesundheitsinformationshotline verknüpft sein. Im Minimalfall sollte eine Rettungsleitstelle auch auf die vorhandenen niedergelassenen Ärzte und Hauskrankenpflegedienste zugreifen können, diesen einfache Einsatzanfragen direkt weiterleiten und sie bei dringendsten Notfällen auch als Ersthelfer („First Responder") alarmieren können. Der Studiengang „Soziale Arbeit" der Fachhochschule St. Pölten erforscht dazu in den Projekten „PC3 Primary Care in the Center of the Community", „SAT 144 – Sozialarbeitsgestützte telefonische Triage bei Notruf 144" und „Community Response Teams" alternative Strategien zur Kooperation und Vernetzung der verschiedenen Professionen und Versorgungsebenen im Sozial- und Gesundheitswesen (Redelsteiner 2014; Redelsteiner und Moser 2017; Redelsteiner et al. 2017).

Fazit

Eine passende Zuteilung der Patienten zu den richtigen Ressourcen erfordert bereits eine Analyse auf Leitstellenebene. Hier kann durch Gesundheitsberatungshotlines wie 1450 (▶ www.1450.at) mittelfristig sicherlich ein entsprechend mit der rettungsdienstlichen Notrufleitstelle vernetztes System installiert werden. Vor Ort braucht man neben Haus- und Notärzten ausreichend qualifiziertes Rettungspersonal, das über breitere diagnostische Kompetenzen verfügt und Informationen mit Ärzten telemedizinisch abstimmen kann. Als Profis für psychosoziale Problemlagen sind aufsuchende Sozialarbeiter die pflegende Angehörige beraten oder Obdachlose in passende Einrichtungen lenken erforderlich. Solange Einsätze des Rettungsdienstes nur per Transport ins Krankenhaus abgegolten werden, bestehen geringe Anreize bei vielen Akteuren neue Strategien der Versorgung zu erproben und umzusetzen.

Danksagung Wesentliche Teile dieses Beitrages wurden mit freundl. Genehmigung entnommen aus: Redelsteiner C (2016) Aktuelle und künftige Anforderungen an das Gatekeeping im präklinischen Bereich unter besonderer Berücksichtigung der soziodemografischen Entwicklung am Beispiel zweier Grenzregionen im Burgenland. Dissertation Universität Bielefeld, Fakultät für Gesundheitswissenschaften. Stumpf & Kossendey, Edewecht.

Literatur

Ander G (2009) Schon wieder die gleiche Adresse – Problem der Mehrfachinterventionen. Masterthesis, Universitätslehrgang für Rettungsdienstmanagement, Donau Universität Krems

Booker MJ, Shaw ARG, Purdy S (2015) Why do patients with 'primary care sensitive' problems access ambulance services? A systematic mapping review of the literature. BMJ Open 5:e007726. ▶ https://pdfs.semanticscholar.org/a6f4/90d49e69472bd-8084c6043407c678526478e.pdf. Zugegriffen: 12. Febr. 2018

Kada O, Brunner E, Likar R et al (2011) Vom Pflegeheim ins Krankenhaus und wieder zurück. Eine multimethodale Analyse von Krankenhaustransporten aus Alten- und Pflegeheimen. Zeitschrift für Evidenz, Fortbildung und Qualität im Gesundheitswesen 105:714–722

Pennycook AG, Makower RM, Morrison WG (1991) Use of the emergency ambulance service to an inner city accident and emergency department- a comparison of general practitioner and '999' calls. J R Soc Med 84:726–727

Redelsteiner C (2006) Die präklinische Akut- und Notfallversorgung pädiatrischer Patienten in Wien. Eine Bestandsaufnahme, Analyse der Schnittstellen und Möglichkeiten der Versorgungsoptimierung. Diplomarbeit, Fachhochschule St. Pölten

Redelsteiner C (2014) Von der „Rettung" zum mobilen präklinischer Dienst. Der Rettungsdienst auf dem Weg zu einem Paradigmen und Strategiewechsel? ÖZPR 6:164–166

Redelsteiner C (2016) Aktuelle und künftige Anforderungen an das Gatekeeping im präklinischen Bereich unter besonderer Berücksichtigung der soziodemografischen Entwicklung am Beispiel zweier Grenzregionen im Burgenland. Dissertation Universität Bielefeld, Fakultät für Gesundheitswissenschaften. Stumpf & Kossendey, Edewecht

Redelsteiner C (2017a) Triage unkritischer Patienten im Rahmen der Notrufabfrage. In: Hackstein A, Sudowe H (Hrsg) Handbuch Leitstelle, 2. Aufl. Stumpf & Kossendey, Edewecht

Redelsteiner C (2017b) Appropriate Referrals. Transport and referral strategies of international EMS systems. J Emerg Medical Service 7:26

Redelsteiner C (2017c) SAT 144 – Sozialarbeitsgestützte telefonische Triage bei Notruf 144. ▶ https://www.fhstp.ac.at/de/studium-weiterbildung/soziales/soziale-arbeit-master/projekte1/sat-144-sozialarbeitsgestuetzte-telefonische-triage-bei-notruf-144. Zugegriffen: 12. Febr. 2018

Redelsteiner C, Moser M (2017) PC3 Primary Care in the Center of the Community. ▶ https://www.fhstp.ac.at/de/studium-weiterbildung/soziales/soziale-arbeit-master/projekte1/social-health-care-in-the-center-of-the-community. Zugegriffen: 12. Febr. 2018

Redelsteiner C, Pflegerl J (2015) Community Social Care. In: Vyslouzil M, Pflegerl J (Hrsg) Sozialpolitische Interventionen. Eine Festschrift für Tom Schmid. ÖGB, Wien

Redelsteiner C, Fohringer C, Ganaus P et al (2017) „RettungspflegerIn" – Modell einer interdisziplinären Berufsausbildung. Kombinierte Notfallsanitäter und Krankenpflegeausbildung an der Fachhochschule St. Pölten. Rettungsdienst 7:46–50

Zahorka F (2016) Psychosoziale Helplines. Analyse zu Entwicklung von Empfehlungen einer integrierten und effizienten Adressierung von psychosozialen Problemen an Helplines unter Einbezug der präklinischen Notfallmedizin. Masterarbeit Soziale Arbeit, Management Center Innsbruck

Telefonische Gesundheitsberatung – der Leitstellenauftrag

Christof Constantin Chwojka

11.1 Ausgangslage: Aktuelle Problemfelder in der präklinischen Versorgung – 121
11.1.1 Die stete Zunahme von Rettungsdiensteinsätzen ohne notärztliche Indikation – 121
11.1.2 Der Rettungsdienst als Ausgleich zur fehlenden medizinischen Basisversorgung – 122
11.1.3 Überfüllte Notaufnahmen, mangelhafte Vernetzung der Gesundheitseinrichtungen – 122
11.1.4 Hohe Kosten – 123

11.2 Single-Point-of-Contact: die Leitstelle als präklinisches Callcenter – 123

11.3 Die Einführung der telefonischen Gesundheitsberatung bei Notruf Niederösterreich – 124

11.4 Gateopening – Gatekeeping: erste Ergebnisse aus fünf Monaten Projektlaufzeit – 125

© Springer-Verlag GmbH Deutschland, ein Teil von Springer Nature 2018
A. Neumayr, M. Baubin, A. Schinnerl (Hrsg.), *Herausforderung Notfallmedizin*,
https://doi.org/10.1007/978-3-662-56627-5_11

11.5	**Geplante weitere Schritte – 127**
11.5.1	Die kontinuierliche Evaluation und Optimierung des Projekts – 127
11.5.2	Die Integration weiterer Einrichtungen des Gesundheitswesens – 128
11.5.3	Effizienz und Kostenfrage – 128
11.6	**Resümee der ersten sechs Monate der telefonischen Gesundheitsberatung – 129**
	Literatur – 130

Die klassische Aufgabe der Rettungsleitstelle, die reine Notfallannahme und -weitergabe, muss heute hinterfragt werden. Aufgrund der zunehmenden Spezialisierung und des Ausbaus der Angebote im Gesundheitswesen, der wachsenden Aufgaben des Personals in den Gesundheitseinrichtungen bei gleichzeitigen Personalengpässen und der steten Alterung der Gesellschaft ergibt sich die Notwendigkeit, Patienten viel gezielter in die für sie geeignete Gesundheitseinrichtung zu leiten. Hierfür ist die Vernetzung der Gesundheitseinrichtungen auf kommunikativer Ebene notwendig. Mit der Einführung der „telefonischen Gesundheitsberatung" für alle Hilfesuchenden in drei Bundesländer Wien, Niederösterreich und Vorarlberg wurde ein solches Vernetzungsprojekt in Österreich gestartet. Das Kapitel beschreibt die Hintergründe des Projekts und die Implementierung der telefonischen Gesundheitsberatung in der Leitstelle Notruf Niederösterreich. Ziel war es, die bestmögliche Beratung und Vermittlung der Anrufer zu erreichen und damit die Patienten- und die Mitarbeitersicherheit zu fördern.

11.1 Ausgangslage: Aktuelle Problemfelder in der präklinischen Versorgung

11.1.1 Die stete Zunahme von Rettungsdiensteinsätzen ohne notärztliche Indikation

Wie die tägliche Leitstellenarbeit bestätigt, kann im Allgemeinen von der Bevölkerung kein Basiswissen über den richtigen Ansprechpartner in der Gesundheitsversorgung vorausgesetzt oder gar verlangt werden. Als Laie ist man grundsätzlich überfordert, den Schweregrad und die Dringlichkeit des gesundheitlichen Problems exakt einzuschätzen. Dieser Befund bestätigt sich in der Häufung von Notarzteinsätzen, deren Dringlichkeit sich vor Ort als geringer herausstellt, als vom Melder geschildert.

Zudem steigert der zunehmende Mangel niedergelassener Ärzte bzw. die lokal unterschiedliche Bereitschaft und Möglichkeit zu Hausbesuchen, die Einsatzfrequenz der Rettungsdienste. Fehlende soziale und niederschwellige medizinische Angebote verursachen vor allem in der Nacht oder am Wochenende steigende Einsatzzahlen. Insbesondere durch die demografische Entwicklung nimmt das Patientenkollektiv der älteren Patientinnen und Patienten und damit die Anzahl rettungsdienstlicher Einsätze zu, wie Redelsteiner 2016 anhand einer Studie im Vergleich der beiden österreichischen Bezirke, Jennersdorf und Neusiedl/See, belegen konnten: 79 % der Einsätze wurden für Personen über 60 Jahre geleistet, obgleich dieses Kollektiv nur rund 26 % der Einwohner stellt. Im Durchschnitt sind die Einwohner rund 44 Jahre alt, der vom Rettungsdienst betreute Patient ist hingegen im Schnitt knapp über 70 Jahre. Bei unveränderten Versorgungsstrategien sind bis ins Jahr 2020, je nach Berechnungsvariante bzw. demografischer Entwicklung, allein durch den Aspekt der älter werdenden Gesellschaft 10–15 %, bis 2030 bis zu 36 % mehr Einsätze im ländlichen Raum zu erwarten (Redelsteiner 2016).

Während die Gesamtzahl der Einsätze zunimmt, steigt die Zahl der indizierten notärztlichen Einsätze nicht im selben Maße. Eine Studie aus der Steiermark belegt, dass beispielsweise nur etwa jeder neunte Notarzteinsatz real einen Notarzt benötigt (Prause und Kainz 2014). Eine vergleichbare Analyse aus Kaiserslautern ergab, dass nach internistischen Krankheitsbildern (56,1 %), Einsätze aus psychosozialen und psychiatrischen Indikationen (12,3 %) am häufigsten vertreten waren. Traumatologische Einsätze lagen nur in 9,6 % der Fälle vor (Luiz et al. 2000). 2006 konnte anhand einer Studie von Engel et al. festgestellt werden, dass Stadtteile in Münster mit niedrigem sozioökonomischen Status eine signifikant höhere Einsatzinzidenz aufweisen, bei annähernder Gleichverteilung des relativen Anteils an nicht vital bedrohten Patienten (Engel et al. 2011).

Die Problematik, dass die Anzahl der Einsätze ohne notfallärztliche Indikation zunimmt, bei denen jedoch mangels anderer verfügbarer Systeme der Rettungsdienst entsandt wird, ist mittlerweile im gesamten mitteleuropäischen Raum Realität: So ergab eine Stichtagsabfrage von deutschlandweit 3.130 Einsätzen, dass, obwohl die Notrufnummer gewählt wurde, jeder dritte Einsatz kein wirklicher Notfall war (DRK 2014).

11.1.2 Der Rettungsdienst als Ausgleich zur fehlenden medizinischen Basisversorgung

Der Rettungsdienst erfüllt zunehmend die Aufgabe eines Transportmittels zur medizinischen Basisversorgung in einem Krankenhaus, beispielsweise zum Wechsel eines Blasenkatheters, welcher vor Ort effizienter durchgeführt werden hätte können (▶ Kap. 10). Insbesondere in ländlichen Regionen gefährdet die Verwendung des Rettungsmittels für Einsätze mit niedriger Dringlichkeit zunehmend den Sicherstellungsauftrag für Notfälle. Hinzu kommt eine hohe Anzahl an Hospitalisierungen, bedingt durch die Vermeidung der Belassung vor Ort durch das Rettungsdienstpersonal, aufgrund fehlender Kompetenzen oder immer imminenter werdenden, falsch bzw. vorsichtig ausgelegter rechtlicher Bedenken. Auch soziale Gründe spielen zunehmend eine Rolle, da beispielsweise zu bestimmten Zeiten keine anderen Ressourcen als der Rettungsdienst und das Krankenhaus zur Verfügung stehen und der Patient aus moralisch/ethischen Gründen nicht alleine zu Hause belassen werden kann. Eine besondere Größe an Einlieferungen in Krankenhäuser sind jene von pflegenden Angehörigen, bei denen in vielen Fällen auch der zu Pflegende mit aufgenommen wird.

11.1.3 Überfüllte Notaufnahmen, mangelhafte Vernetzung der Gesundheitseinrichtungen

Kaum oder überhaupt nicht professionell vernetzte Gesundheitseinrichtungen schaffen Unzufriedenheit bei den Patienten, den Mitarbeitern und hinsichtlich des Gesundheitssystems als solchem.

Falsche Erwartungshaltungen vonseiten der Patienten in Bezug auf Notaufnahmen können dazu führen, dass Betroffene sehr schnell diese Versorgungseinrichtung aufsuchen, in der Annahme, immer das Recht auf eine sofortige und hochqualitative Diagnose und Behandlung zu haben. Dass dies oft kontraproduktiv ist, zeigen die vielen Weitervermittlungen der Patienten in niederschwellige Einrichtungen, nach der ausgiebigen Untersuchung in der Notaufnahme. Patienten, die unsicher sind über die richtige Wahl der für sie adäquaten Einrichtung, sind so auch höheren Belastungen durch Mehrfachuntersuchungen in unterschiedlichen Einrichtungen ausgesetzt. Unzufriedenheit über die mangelnde Information und Koordination der Gesundheitseinrichtungen ist die Folge. Mitarbeiter, die in hochverfügbaren Systemen wie Krankenhäusern und Notaufnahmen tätig sind, sind unzufrieden, da sie verstärkt mit Patienten ohne akute Beschwerden zu tun haben, für die primär eigentlich beispielsweise niedergelassene Ärzte zuständig wären. Aufgrund der mangelnden Verfügbarkeit von Einrichtungen im extramuralen Bereich oder der fehlenden Vernetzung mit „sozialen Diensten" (mobile Pflegedienste, Sozialarbeiter, psychotherapeutische Angebote, Funk- oder Bereitschaftsärzte etc.), sind die Notaufnahmen oftmals die Einzigen mit einer 24/7-Erreichbarkeit, die intervenieren können. Dies führt zur hohen Auslastung der Notaufnahmen, zum Fehlen der Ressourcen für wirkliche Akutfälle, zur Frustration und höheren Burn-out-Rate bei den Mitarbeitern.

11.1.4 Hohe Kosten

Hochverfügbaren Systeme wie Notaufnahmen sind kostenintensiv, da sie vor allem für Notfälle ausgerüstet sein müssen. Sind Notaufnahmen mit „falschen" Hilfesuchenden überfüllt, führt dies neben langen Wartezeiten auch zu überdimensional hohen Kosten im Gesundheits- und Sozialsystem, die wiederum in Österreich dem Steuerzahler zulasten kommen.

Um die hohen Kosten abzufangen, wurde bislang auch mit Medienkampagnen versucht, die Verantwortung auf den Hilfesuchenden zu übertragen. Die Botschaft an die Bevölkerung war, die Notrufnummer 144 nur zu wählen, wenn ein wirklich lebensbedrohlicher Notfall besteht. Dieser Lösungsansatz berücksichtigt weder, wie schwierig es für Laien ist, den Schweregrad der Erkrankung einzuschätzen, noch das Faktum, dass der symbolisch erhobene Zeigefinger im Extremfall auch dazu führen kann, dass bei einer wirklichen Akutsituation aus Unsicherheit teils erst verspätet Hilfe geholt wird.

> Daher ist es wichtig, das bestehende System zu überdenken, zu evaluieren und alternative Lösungsmöglichkeiten vorzuschlagen.

11.2 Single-Point-of-Contact: die Leitstelle als präklinisches Callcenter

Die Hauptaufgabe von Rettungsleitstellen im deutschsprachigen Raum fokussierte seit Jahrzehnten ausschließlich die Disposition des geeigneten Rettungsmittels: Vom qualifizierten Krankentransport bis zum Notarzteinsatzfahrzeug mit Rettungs- und Notfallsanitätern und/oder Notärzten. In manchen Leitstellen wurde zudem der hausärztliche Bereitschaftsdienst integriert. Dies ist jedoch kein europaweiter Standard. In Zukunft, und um die genannten Probleme zu lösen, ist die weitere Integration unterschiedlicher extramuraler Versorgungsangebote in die Beratungs- und Verteilfunktion der Leitstellen dringend notwendig. Die Notrufleitstelle hat eine 24/7-Erreichbarkeit. Mit der Einbindung weiterer Gesundheitseinrichtungen in die Leitstelle wird die Möglichkeit geschaffen, den Hilfesuchenden in die adäquate soziale oder medizinische Versorgungsstufe zu weisen. Die Leitstelle fungiert dann als „single point of contact" für alle Personen im extramuralen Bereich, die eine Gesundheitsberatung und Weiterleitung in die geeignete Gesundheitseinrichtung benötigen.

Ein auf diese Weise umfassend zuständiges präklinisches Callcenter sollte die Möglichkeit haben, im Verbund aller Einrichtungen des extramuralen Bereichs, aus diesen zu wählen und den Hilfesuchenden in die jeweils richtige Einrichtung zu übermitteln. Ebenso denkbar ist es, mit entsprechendem Rechtsschutz und nach Ausschluss der Notfallleitsymptome, Patienten z. B. mit grippalen Infekten Selbstbehandlungsanweisungen zu gegeben, womit diese zuhause bleiben und sich im privaten Umfeld kurieren können.

> Die Leitstelle als integrales Lenkungsinstrument bietet dann den Betroffenen den schnellstmöglichen und professionellen Zugang zur, dem individuellen Symptombild entsprechenden, adäquaten Versorgung im Gesundheitssystem.

Als Folge der gezielten Beratung und Auswahl der Einrichtung werden notfallmedizinische Institutionen, vom Facharzt bis zur Notfallambulanz, nur noch von jenen Patienten aufgesucht, die wirkliche Akutfälle sind. Auch Doppeluntersuchungen und Weiterweisungen werden auf diese Weise minimiert sowie das Personal in den Notaufnahmen entlastet. Die Notrufleitstellen müssen für diese neue Aufgabe selbstverständlich qualitative Mindeststandards erfüllen und anhand standardisierter Kriterien bei der Beurteilung des Meldebildes vorgehen.

> Hilfesuchende, die in Rettungsleitstellen anrufen, könnten in anderen Gesundheits- und Sozialeinrichtungen des extramuralen Bereichs geeigneter bedient werden als durch den Rettungsdienst, der nur die Möglichkeit hat, die Patienten ins Krankenhaus zu transportieren. Zum Beispiel durch die Akutpflege im Rahmen der Hauskrankenpflege, durch psychologische und psychotherapeutische Dienste oder Beratungs- und Hilfsangebote aus der Sozial- und Jugendarbeit.

11.3 Die Einführung der telefonischen Gesundheitsberatung bei Notruf Niederösterreich

2015 wurde in der Vereinbarung der österreichischen Bundeszielsteuerung für Gesundheit (Bundeskanzleramt 2013) beschlossen, das Pilotprojekt einer telefonischen Gesundheitsberatung in drei österreichischen Pilotregionen – Wien, Niederösterreich und Vorarlberg – einzuführen. In Niederösterreich wurde diese Aufgabe der Landesleitstelle „Notruf Niederösterreich" übertragen. Die Ausschreibung für das Expertenteam, welches die Disponenten (diplomierte Pflegepersonen) in den Leitstellen zur Umsetzung und Einführung der neuen Standards unterstützt, wurde Ende 2015 vom österreichischen Bundesministerium für Gesundheit und Frauen verabschiedet. Die Vergabe erfolgte im späten Frühjahr 2016. Danach erfolgte die Übersetzung des Abfrage und Beratungsalgorithmus für die Pflegekräfte, die Rekrutierung des Personals und dessen Ausbildung (◘ Abb. 11.1), sodass am 07.04.2017, dem Weltgesundheitstag, das „Go-Live" erfolgen konnte. Finanziert wird die „telefonische Gesundheitsberatung" von den Bundesländern, den Sozialversicherungsträgern sowie dem österreichischen Gesundheitsministerium. Die Pilotphase läuft bis Ende 2018. Danach soll bei positiver Bewertung eine Ausweitung auf das gesamte österreichische Bundesgebiet erfolgen.

Unabhängig davon, über welche Telefonnummer (144, 1450 etc.) die Leitstelle kontaktiert wird, beginnt jedes Gespräch mit der Ersttriagierung, in der zwischen lebensbedrohlichen Erkrankungen oder Verletzungen und ungefährlichen gesundheitlichen oder

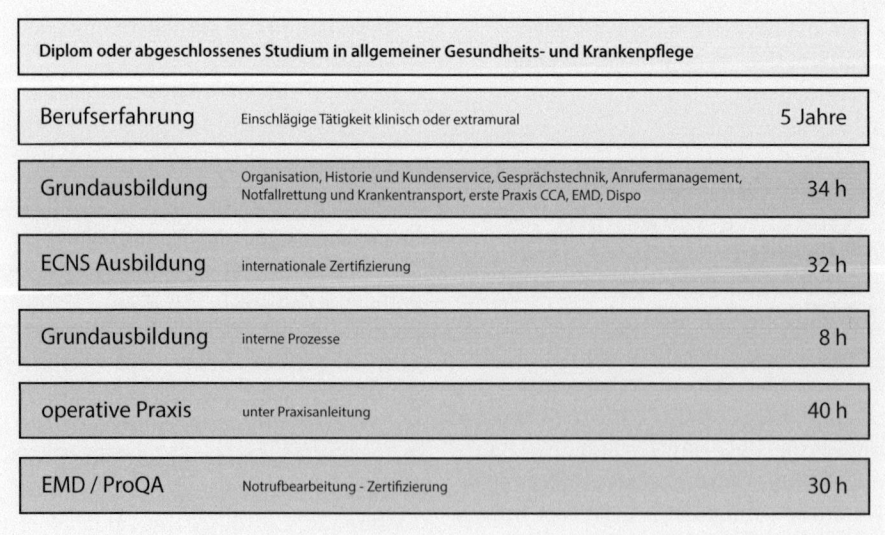

◘ Abb. 11.1 Curriculum zur Ausbildung der Pflegekräfte für die telefonische Gesundheitsberatung

sozialen Problemen unterschieden wird. Ein speziell geschulter Notrufmitarbeiter führt diese Ersttriagierung nach vorgegebenen Standards durch, die auch regional angepasst sein können. Vertraglich wurde zudem festgelegt, dass 80 % der Anrufe auf „1450" innerhalb von 20 s angenommen werden müssen.

Hilfeersuchen, die zwar über die Notrufnummer des Rettungsdienstes anrufen, aber keiner sofortigen oder überhaupt keiner notfallmedizinischen Intervention bedürfen, müssen nun nicht mehr unmittelbar vom Rettungsdienst „bedient werden". Bei diesen erfolgt die Weiterleitung des Gesprächs vom Leitstellendisponenten an speziell geschulte diplomierte Krankenpflegepersonen, die über mindestens fünf Jahre System- und Berufserfahrung verfügen.

Das medizinische Fachpersonal erfragt mithilfe eines vom Expertenteam ausgearbeiteten Abfrageschemas im ersten Schritt Vorerkrankungen, Allergien und Medikation sowie die aufgetretenen Krankheitssymptome. Anhand der Ergebnisse wird die Dringlichkeit der Beschwerden eingestuft und eine Empfehlung zur Zeitspanne abgegeben, innerhalb derer eine eingehende Untersuchung und/oder Behandlung stattfinden soll. Ebenso werden Empfehlungen für geeignete Behandlungsoptionen abgegeben, die Beratung zur Selbstbehandlung durchgeführt, die Entsendung eines Visitenarztes organisiert oder das Aufsuchen des niedergelassenen (Fach)arztes empfohlen. Die Experten und Expertinnen am Telefon berücksichtigen dabei auch die Entfernung des Anrufers zur nächstliegenden geeigneten Behandlungsstelle sowie deren Öffnungszeiten.

Auch Hausärzte profitieren von dieser Vorgehensweise. Erfordern die geschilderten Symptome eine rasche Untersuchung oder Behandlung, wird für die Patienten die nächstgelegene geeignete und verfügbare Gesundheitseinrichtung gefunden. Die Patienten können dann ggf. auch außerhalb der Sprechzeiten auf eine telefonische Beratung zurückgreifen, welche ihnen Sicherheit über die Dringlichkeit ihres gesundheitlichen Problems gibt. Damit wird nicht das Gespräch mit oder die Behandlung beim Arzt ersetzt, sondern sichergestellt, dass die Patienten stets zum „best point of service" geführt werden, also an die speziell für sie richtige Stelle im Gesundheitssystem.

Falls das geschilderte Problem keine dringliche Abklärung erfordert, wird die Konsultation des Haus- bzw. Facharztes zum nächsten möglichen Zeitpunkt empfohlen. Im Notfall wird immer unmittelbar die Alarmierung des Rettungsdienstes eingeleitet.

11.4 Gateopening – Gatekeeping: erste Ergebnisse aus fünf Monaten Projektlaufzeit

In den ersten sechs Monaten seit Projektstart am 07.04.2017 suchten mehr als 11.000 Anrufer Rat bei der telefonischen Gesundheitsberatung. Die Gesprächsdauer beträgt in der Regel zwischen 12–15 Minuten, womit eine ausführliche Beratung gewährleistet ist. Knapp 50 % der Hilfesuchenden konnten mit unterschiedlichen Dringlichkeiten innerhalb der vorgegebenen Kategorien von 1–3 Stunden, 12 Stunden oder in den nächsten 1–3 Tagen an die geeignete ärztliche Versorgung zugewiesen werden. Davon wurden 19,1 % der nächsten Klinik/Ambulanz und 15,9 % dem Rettungsdienst zugewiesen sowie 4,6 % zur Selbstversorgung beraten (◘ Abb. 11.2).

Die häufigsten Beratungen erfolgten zu Beschwerden nach Insektenstichen (saisonal bedingt), Schwindel, Erbrechen, Rücken- und Bauchschmerzen. Die meisten Anfragen gingen aus Regionen mit hoher Bevölkerungsdichte St. Pölten (Stadt und Land), gefolgt von Baden, Mödling, Gänserndorf, Tulln und Wiener Neustadt ein.

Zu beobachten ist eine morgendliche Spitze an Telefonaten ab 6:00 Uhr. Diese frühe zeitliche Häufung bestätigte sich nicht in Analysen vergleichbarer Leitstellen in Großbritannien (GB), den USA und Australien. Deren Gesundheitszentren öffnen bereits um oder vor 7:00 Uhr morgens, wodurch Hilfesuchende

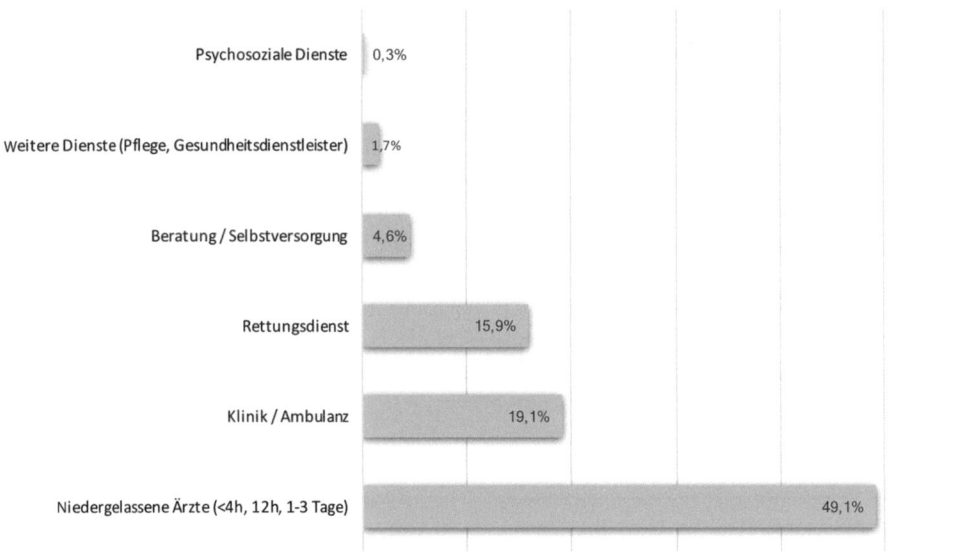

◘ Abb. 11.2 Zuweisung der Melder zu unterschiedlichen Systempartnern

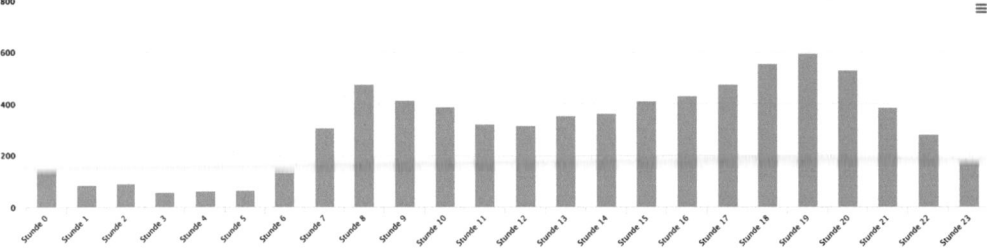

◘ Abb. 11.3 Verteilung der Anrufer im Tagesverlauf

diese noch vor Arbeitsbeginn konsultieren können. In Österreich gibt es keine vergleichbaren Gesundheitszentren, ebenso öffnen die meisten Arztpraxen erst ab 8:00 Uhr morgens. Möglicherweise wird aus diesem Grund die telefonische Gesundheitsberatung der Leitstelle in den frühen Morgenstunden gehäuft in Anspruch genommen.

Die abendlichen Spitzen rund um 19.00 Uhr bestätigen sich hingegen im internationalen Vergleich. Schwankungen sind hier nur aufgrund unterschiedlicher Dämmerungszeiten entsprechend der Jahreszeiten zu verzeichnen. Im Sommer verschiebt sich die Spitze nach 19:00 Uhr, im Winter, so wird auch für Österreich vermutet, werden sich die Anrufe schon nach 16:30 Uhr häufen (◘ Abb. 11.3). Von Freitag bis Sonntag wird die telefonische Gesundheitsberatung häufiger kontaktiert als unter der Woche.

In persönlichen Gesprächen mit Führungskräften aus Leitstellen in GB, den USA und Australien wurde bestätigt, dass etwa 10 % der Bevölkerung die telefonische Gesundheitsberatung in Anspruch nehmen. Bezogen auf die rund 1,8 Millionen Einwohner Niederösterreichs, inklusive der Verknüpfung aller Notrufnummern in der Anrufabarbeitung, ist – im Vollausbau der telefonischen Gesundheitsberatung – mit jährlich knapp 200.000 Fällen zu rechnen, die vom diplomierten Pflegepersonal abgearbeitet werden müssen. Daraus ergeben sich pro Tag durchschnittlich 550 Beratungen.

Um den vertraglich geforderten Servicelevel von 80:20 (80 % der Anrufe müssen innerhalb von 20 s angenommen werden) auch zukünftig erfüllen zu können, wird das Personal der Leitstelle Niederösterreich entsprechend aufgestockt werden müssen.

11.5 Geplante weitere Schritte

11.5.1 Die kontinuierliche Evaluation und Optimierung des Projekts

Um die telefonischen Beratungen und deren Effekt laufend zu evaluieren, ist ein Datawarehousing, das über den Hauptverband der österreichischen Sozialversicherungsträger zukünftig einfließen soll, geplant. Im nächsten Projektschritt (Termin steht noch nicht fest) soll der Hauptverband ein Reportingsystem entwickeln und einführen, das basierend auf den Einzeldaten der Anrufer über das Ergebnis der Dringlichkeitseinschätzung und der konkret erteilten Auskunft die Wirksamkeit der telefonischen Gesundheitsberatung überprüft. Hierzu werden ausgewählte Parameter herangezogen: die Qualität der Empfehlung, die Wahl der zugewiesenen Gesundheitseinrichtung, die Häufigkeit bestimmter Krankheits- und Symptombilder, Bedarfsanalysen zu Tagesschwankungen etc. Um dies bewerkstelligen zu können, wurde eine Pseudonymisierungsstelle eingerichtet. In dieser werden die verschlüsselt übermittelten Einzeldaten (jedenfalls Name und Sozialversicherungsnummer) der dezentralen Nutzer pseudonymisiert, sodass die Zuordnung der personenbezogen erfassten Anrufdaten zu einer natürlichen Person nicht mehr möglich ist. Ziel der Auswertungen der pseudonymisierten Informationen ist es, insbesondere folgende Anforderungen abzudecken und Schlüsse zur kontinuierlichen Verbesserung daraus zu ziehen:

- Die Evaluation der Effekte der Patientensteuerung auf regionaler und nationaler Ebene,
- die Auswertungen zur laufenden Überprüfung der Qualität der Gesundheitsberatung und
- die statistische Auswertung häufig gestellter Anfragen sowie Beschwerden.

Des Weiteren kann zukünftig durch die Nutzung der „e-card" (personenbezogene Chipkarte des elektronischen Verwaltungssystems der österreichischen Sozialversicherungsträger) in einer Behandlungsstelle überprüft werden, ob die Patienten den Empfehlungen des diplomierten Pflegepersonals gefolgt sind und ob die Empfehlungen adäquat waren.

Im Zuge der geplanten Integration der elektronischen Gesundheitsakte (ELGA) in die Leitstelle könnte dieser Ablauf noch effizienter und zielgerichteter gestaltet werden. Mit der Abfrage der Sozialversicherungsnummer stünden der Fachkraft am Leitstellentelefon Informationen über die aktuelle Medikation zur Verfügung, womit gezieltere Entscheidungen und eine bessere Beratung möglich werden könnten. In der noch zu definierenden Vollausbaustufe der telefonischen Gesundheitsversorgung könnte ELGA noch weitere Optimierungsmöglichkeiten bieten: die elektronische Übermittlung von Rezepten auch außerhalb der Öffnungszeiten über den niederösterreichischen Ärztedienst, der über Notruf NÖ organisiert wird, in die nächste dienstbereite Apotheke; die Weiterleitung von Informationen an den Haus- oder Facharzt über die medizinische Anweisung seitens der Leitstelle; die Übermittlung der Empfehlung eines notwendigen Praxisbesuches in einem bestimmten Zeitraum oder eine Terminvereinbarung zur nächst möglichen Gelegenheit. Ebenso könnte die Übermittlung von aktuellen Fotos zu sichtbaren Krankheits- oder Verletzungssymptomen vonseiten der Patienten oder deren Angehörige, übermittelt mithilfe einer Smartphone-App, zukünftig die telefonische

Gesundheitsberatung in Leitstellen und die entsprechende Hilfestellung optimieren. Selbstverständlich müssen alle diese Zukunftsvisionen vorab datenschutzrechtlich geklärt und gesichert werden.

11.5.2 Die Integration weiterer Einrichtungen des Gesundheitswesens

Ein weiterer zukünftiger Schwerpunkt ist die Integration von psychosozialen Diensten in die telefonische Gesundheitsberatung. Derzeit werden dazu gemeinsam mit Fachhochschulen verschiedene Projekte durchgeführt, wie z. B. das Projekt zur interdisziplinären Triage und der geeigneten Zuweisung von Personen mit psychischen Krankheiten oder sozialen Problematiken in die passende Institution. Dieses Projekt gliedert sich in drei Stufen:

- In der ersten Stufe (**Spot-and-treat**) werden die Hilfebedürfnisse jener Personen identifiziert, die aus unterschiedlichen Ansprüchen heraus häufig anrufen und verschiedene Hilfsangebote anfordern (sog. Frequent Flyer).
- In der zweiten Stufe (**Hear-and-treat**) liegt es an den Experten am Telefon, weiteren Bedarf außerhalb von Rettungsdienst, Gesundheitsberatung oder Ärztedienst zu ermitteln.
- Falls der Rettungsdienst vor Ort keine Notwendigkeit einer Hospitalisierung erkennt, den Patienten jedoch nicht unversorgt zurücklassen kann, soll in der dritten Stufe (**Look-and-treat**) der Rettungsdienst die Möglichkeit erhalten, auf die Vermittlung durch die Leitstelle zurückgreifen zu können. In diesen Fällen soll die Leitstelle rund um die Uhr psychosoziale Dienste, diplomierte Sozialarbeiter, das Kriseninterventionsteam oder psychologische oder psychotherapeutische Fachkräfte anfordern können.

Um dies zu ermöglichen, sind alle genannten Institutionen in das Leitstellensystem zu integrieren. Ebenso wird angedacht, mithilfe des „AKUTteams Niederösterreich (NÖ)", für Menschen, die von unerwarteten Schicksalsschlägen betroffen sind, vermehrt Sozialarbeiter in den Gemeinden anzustellen, damit diese innerhalb kurzer Interventionszeit einsatzbereit sind. Das AKUTteam NÖ ist eine psychosozialen Einrichtung, die von der Leitstelle Notruf Niederösterreich betrieben wird. Sie besteht aus Psychologen, Sozialarbeitern, Ärzten mit Psychologiediplom III und Psychotherapeuten, die auf Werkvertragsbasis bei der Leitstelle angestellt sind.

11.5.3 Effizienz und Kostenfrage

Österreichweit betragen die Kosten zur Einführung der telefonischen Gesundheitsberatung für die drei beteiligten Bundesländer und die Sozialversicherungsträger für das bis Ende 2018 terminisierte Pilotprojekt 2,5 Millionen Euro. Das Gesundheitsministerium trägt davon 0,5 Millionen Euro. Teilebereiche des Projektes, wie beispielsweise die Ausbildungen der Pflegefachkräfte, wurden im Sinne der Kostenersparnis bundesländerübergreifend durchgeführt. Für eine valide Gegenrechnung der Kosten im Verhältnis zum Nutzen, gibt es noch zu wenig Zahlenmaterial.

Ein möglicher Profit kann hier nur im Rahmen einer sehr einfachen, jedoch noch nicht gültigen Gegenrechnung aufgezeigt werden: Derzeit werden in Niederösterreich zwischen 20 und 50 Hilfesuchende pro Tag am Notruf nicht mehr mit dem Rettungsdienst transportiert, sondern nach der ausführlichen Gesundheitsberatung sofort zu jener Behandlungsstelle weitergeleitet, die für sie nach Dringlichkeit und Fachgebiet geeignet ist. Würde man die Kosten für eine Standarduntersuchung eines Patienten in einer Notaufnahme zum Beispiel mit rund € 1.000,- berechnen, dann wären dies hochgerechnet bei der Annahme von durchschnittlich 30 Personen/Tag € 30.000,-, die dem Krankenhaus an Kosten erspart blieben. Auch der Rettungsdienst würde aufgrund der geringeren Einsatzzahlen profitieren. Dem Sozialversicherungsträger würden Kosten entfallen, beispielsweise für Doppeluntersuchungen (Röntgen, Blutabnahmen) die nach ambulanter Krankenhausuntersuchung beim niedergelassenen Arzt erneut durchgeführt würden.

Gegengerechnet müssten hingegen Kosten werden, wie die Mehrkosten, die in den Leitstellen durch das neue Personal für die telefonische Gesundheitsversorgung anfallen, oder die Mehrkosten im niedergelassenen Sektor, durch den Anstieg der Kosten für die „hinzukommenden, neuen Patienten", die primär ausschließlich in den Ambulanzen der Krankenhäuser versorgt wurden, oder für die nun notwendigen, neuen Fachkräfte im extramuralen Bereich, beispielsweise für psychosoziale Einrichtungen oder der mobilen Pflege.

Um hier Ausgleichsmechanismen zu schaffen, könnten Anreizsysteme, wie zum Beispiel in der Schweiz angedacht werden. Schweizer Versicherungsunternehmen, die telefonische Beratungssysteme anbieten, bieten eine Verringerung der Versicherungsprämie an, vorausgesetzt, dass deren telefonische Beratung in Anspruch genommen wurde. In Australien wurde die Einführung der telefonischen Gesundheitsberatung durch die extrem langen Anfahrtswege und Entfernungen zu Gesundheitseinrichtungen forciert. Um hier Anreizsysteme zur Kontaktierung der telefonischen Gesundheitsberatung zu schaffen, wurden Ambulanzgebühren eingeführt. Potenziell könnten auch in Österreich Ambulanzgebühren für die Konsultation der telefonischen Gesundheitsberatung eingeführt werden.

11.6 Resümee der ersten sechs Monate der telefonischen Gesundheitsberatung

> Die hohe Zufriedenheit aller Beteiligten ist hervorzuheben, insbesondere jene der Hilfesuchenden.

Durchschnittlich erreichen die Leitstelle täglich zwei bis drei Dankesschreiben und positive Rückmeldungen. Dies befördert unweigerlich auch die Zufriedenheit und Motivation der Leitstellenmitarbeiter.

Allgemein kann formuliert werden: Je größer die Bandbreite der Unterstützungsmöglichkeiten vonseiten der Leitstelle ist, umso höher ist die Zufriedenheit aller Beteiligten.
— Jene der Bürger, die nicht abgewiesen sondern in ihrem Anliegen ernst genommen und beraten werden.
— Jene der Rettungsdienste, die sich im Sinne alternativer Unterstützungsmöglichkeiten zum Krankenhausaufenthalt mit der Leitstelle rückbesprechen können.
— Jene der Sozialversicherungsträger, deren Kosten für Doppel- und Dreifachuntersuchungen reduziert werden, da die Patienten sofort in die richtige Behandlungseinrichtung gelenkt werden.

Zukünftig ist die Erweiterung der Datenbanken unablässig, um zu jeder Tages- oder Nachtzeit dem Anrufer die optimale Hilfestellung bieten zu können.

Fazit

Die Einführung der telefonischen Gesundheitsberatung in der Leitstelle Notruf Niederösterreich ist nach bisherigen Erkenntnissen gelungen. Österreichweit wäre es wünschenswert, dass alle Rettungsleitstellen ihr Tätigkeitsprofil hinsichtlich der telefonischen Gesundheitsberatung ausbauen und zum „single point of contact" in der Beratung der Patienten werden. Nicht mehr dem Laien sollte die Einschätzung der Dringlichkeit des Krankheitsbildes aufgebürdet werden, sondern dem hochqualifizierten und entsprechend ausgebildeten Leitstellenmitarbeiter, der eine standardisierte und qualitätsgesicherte Beratung durchführt und nachvollziehbare Entscheidungen trifft. Dieser Weg bringt sowohl dem Träger des Gesundheitssystems und dessen Leistungserbringern Vorteile, als auch denjenigen, für die das System geschaffen wurde: den Patienten.

Literatur

Deutsches Rotes Kreuz (2014) H´Jeder dritte Einsatz ist kein Notfall. ► www.drk.de/presse/pressemitteilungen/meldung/drk-jeder-dritte-einsatz-ist-kein-notfall/. Zugegriffen: 12. Febr. 2018

Engel P, Wilp T, Lukas RP et al (2011) Beeinflussen soziodemografische Faktoren Notarzteinsätze? Analyse in der Stadt Münster. Anaesthesist 60:929–936

Luiz T, Huber T, Schieth B, Madler C (2000) Einsatzrealität eines städtischen Notarztdienstes: Medizinisches Spektrum und lokale Einsatzverteilung. Anästh Intensivmed 41:765–773

Prause G, Kainz J (2014) Notarzt – ein Arzt für alle Fälle? ► https://www.oegern.at/wp/wp-content/uploads/ÖÄZ-13.pdf. Zugegriffen: 12. Febr. 2018

Redelsteiner C (2016) Aktuelle und künftige Anforderungen an das Gatekeeping im präklinischen Bereich unter besonderer Berücksichtigung der soziodemografischen Entwicklung am Beispiel zweier Grenzregionen im Burgenland. Dissertation Universität Bielefeld, Fakultät für Gesundheitswissenschaften. Stumpf & Kossendey, Edewecht

Bundeskanzleramt (2013) Bundesgesetzblatt für die Republik Österreich. 200. Vereinbarung gemäß Art. 15a B-VG Zielsteuerung-Gesundheit (NR: GP XXIV RV 2140 AB 2253 S. 200. BR: AB 8959 S. 820). ► https://www.ris.bka.gv.at/Dokumente/BgblAuth/BGBLA_2013_I_200/BGBLA_2013_I_200.pdfsig. Zugegriffen: 12. Febr. 2018

Der Gemeindenotfallsanitäter (G-NFS) – Effizienzsteigerung und Kostenreduktion?

Frank Flake

12.1 Status quo – 132

12.2 Struktur der beteiligten Rettungsdienstträger – 132

12.3 Hintergrund und Problembeschreibung – 132

12.4 Lösungsansatz: Gemeindenotfallsanitäter – 135
12.4.1 Spezifische Aufgaben und Einsatzindikationen – 136
12.4.2 Bei welchem Hilfeersuchen soll der Gemeindenotfallsanitäter eingesetzt werden? – 136
12.4.3 Qualifikation zum Gemeindenotfallsanitäter – 137

12.5 Nutzen und Grenzen des Gemeindenotfallsanitäters – 138

Literatur – 140

© Springer-Verlag GmbH Deutschland, ein Teil von Springer Nature 2018
A. Neumayr, M. Baubin, A. Schinnerl (Hrsg.), *Herausforderung Notfallmedizin*,
https://doi.org/10.1007/978-3-662-56627-5_12

Trailer

Die jährlichen Einsatzsteigerungen im Bereich der präklinischen Versorgung erfordern neue Strategien. Die derzeitige systemische Reaktion auf diese Anforderungen besteht ausschließlich in der Ausweitung der Rettungsmittelvorhaltung. Dieser Ansatz scheint als Lösungsansatz jedoch nicht ausreichend und verschärft das Problem der Fehlversorgung in diesem Sektor durch die Disposition nicht indikationsgerechter Rettungsmittel.

Der Gemeindenotfallsanitäter stellt einen Lösungsansatz für die zukünftigen Anforderungen dar. Durch die zielgerichtete Disposition eines Rettungsmittels für allgemeine Hilfeersuchen werden Notfallrettungsmittel nicht fehldisponiert, bei gleichzeitiger Abarbeitung aller Hilfeersuchen, welche eine Rettungsleitstelle erreichen. Er ist eine zeitgerechte Konsequenz aus den Anforderungen an ein modernes, vernetztes Hilfeleistungssystem und kann nach Installierung eine Lotsenrolle in den ambulanten notfallmedizinischen Versorgungsstrukturen einnehmen.

12.1 Status quo

» Warum steckt man Menschen in Rettungswagen, um sie dann in überfüllte Krankenhäuser zu bringen, wo ihnen nach Stunden des Wartens gesagt wird, das es nicht notwendig war, sie in eine Klinik zu transportieren? (Andy Newton, South East Ambulance Service).

Seit Jahren nehmen die Einsatz- und Fallzahlen im Rettungsdienst und den Notaufnahmen stetig zu. Dies führt zu einer Vielzahl an Herausforderungen für alle am Versorgungsprozess beteiligten Personengruppen und Institutionen. Ohne entsprechende Lösungen besteht die Gefahr, dass das derzeitige System der präklinischen Versorgung kollabiert.

Gute Ideen und Ansätze unserer europäischen oder auch amerikanischen Nachbarn können als grundlegender Pfeiler genutzt und an die deutschen Verhältnisse adaptiert werden.

Der Gemeindenotfallsanitäter (G-NFS) scheint eine solche Idee, welche geeignet ist, genau diesen Weg zu beschreiben. Dies wurde auch vom niedersächsischen Innenministerium, als für den Rettungsdienst zuständige Behörde, und den Kostenträgern erkannt. An der Ausgestaltung des Projektes wird mit Unterstützung aus den Reihen der genannten Institutionen (Kostenträger, Innenministerium) gearbeitet.

12.2 Struktur der beteiligten Rettungsdienstträger

Aufgrund der gleich gelagerten Probleme haben vier benachbarte und befreundete Rettungsdienstträgerschaften dieses System geplant, an den deutschen Rettungsdienst adaptiert und soweit optimiert, dass eine Einführung zeitnah erfolgen könnte. In ◘ Tab. 12.1 werden die Struktur-, Rahmenbedingungen und Besonderheiten der beteiligten Rettungsdienste dargestellt. Bis auf den Landkreis Vechta sind alle Bereiche an die Großleitstelle Oldenburger Land angeschlossen. Die Bereiche Wesermarsch und Delmenhorst gehören ebenfalls zur Großleitstelle Oldenburger Land, sind aber nicht Projektpartner (◘ Abb. 12.1).

12.3 Hintergrund und Problembeschreibung

Seit einigen Jahren verzeichnet der Bereich der präklinischen Versorgung ebenso wie die Notaufnahmen jährlich steigende Einsatz- bzw. Patientenzahlen. Bei Prüfung der Einsatzgründe für diese Steigerungsraten zeigt sich, dass es sich in der Mehrzahl der Fälle nicht um einen Anstieg der lebensbedrohlichen Notfälle, sondern vielmehr um Einsätze im Bereich des allgemeinen Hilfeersuchens handelt. In den Rettungsleitstellen laufen täglich Hilfeersuchen auf, welche originär nicht dem Rettungsdienst und vor allem nicht der Notfallrettung zuzuordnen sind. Das Spektrum reicht vom leichten Husten, über Probleme mit dem Dauerkatheter, über das

Tab. 12.1 Struktur der beteiligten Rettungsdienstträger

Landkreis/ Stadt	Größe km²	Einwohner	Einsätze 2016	Rettungsmittel (RTW/KTW/NEF)	Kranken- häuser	Besonderheiten
Vechta	812	137.000	25.000 (12.800 Notfälle)	15	3	Flächenlandkreis, hohe Industriedichte
Cloppen- burg	1418	162.727	24.000 (11.000 Notfälle)	18	3	Flächenlandkreis, hohe Industriedichte, 23 Altenheime und 8 Sozialstationen
Oldenburg[a]	103	166.000	39.000 (26.000 Notfälle)	31	3	Regionales Oberzentrum, Universitätsstadt, 66.000 Aufnahmen in Krankenhäusern
Ammer- land	798	122.000	21.000 (10.000 Notfälle)	?	2	Klinikzentrum in Kooperation mit Bundeswehr

[a]Oldenburg ist der Leitstellen- und Wirkungsbereich des Autors

fehlende Asthmaspray bis zur Überforderung im Umgang mit dem dementen Angehörigen. Gibt es für den Disponenten in der Leitstelle keine anderen Ansprechpartner, kommt es aufgrund der fehlenden Ressourcen und der bestehenden Rechtsunsicherheit dazu, ein Rettungsmittel zu entsenden.

Als Gründe für die kontinuierlich steigenden Einsatzzahlen kann der demografische Wandel in Deutschland als nicht beeinflussbarer Wert, flankiert von
- der Neuorganisation des ärztlichen Bereitschaftsdienstes mit immer größeren Einsatzgebieten und Wartezeiten für die betroffenen Patienten,
- dem steigenden Anspruchsdenken, einhergehend mit überschießendem Sicherheitsbedürfnis der Bevölkerung, nicht selten begleitet durch soziale Einsatzindikationen sowie
- der Ausdünnung der Kliniklandschaft und deren Notaufnahmen, speziell im ländlichen Raum mit längeren Anfahrtswegen und Einsatzzeiten der vorhandenen Rettungsmittel,

angeführt werden. Dies führt in der derzeitigen Situation zu einer unnötigen Bindung von Rettungsmitteln und einer damit einhergehenden Fehlbelegung der Notaufnahmen.

In einer retrospektiven Betrachtung wurden in zwei finnischen Rettungsdienstbereichen 13.354 Einsätze ausgewertet: bei 41,7 % der durch den Rettungsdienst gesichteten Patienten wurde kein Transport notwendig. Ein Großteil der Patienten wurde an die lokal installierten Gesundheitszentren verwiesen (48,2 %), 39,9 % der nicht transportierten Patienten wiesen keine Transportindikation auf (Hoikka et al. 2017).

Bei einer am 06.05.2014 unter 120 Rettungsdiensten des Deutschen Roten Kreuzes (DRK) durchgeführten Stichtagsabfrage zeigte sich, dass jeder dritte Einsatz, der über die zentrale Notrufnummer 112 angenommen wurde, nicht als Notfall einzustufen war (Sefrin 2014). Die 3.130 ausgewerteten Fälle wurden in ihrem Schweregrad von Verletzungen und Erkrankungen mit dem National Advisory Committee for Aeronautics (NACA)-Score beurteilt (Tab. 12.2). 34,5 % der Einsätze waren keine „echten" Notfälle (NACA 1 und 2), wurden aber dennoch vom Rettungsdienst mit Sondersignal abgearbeitet. Relative Notfälle (NACA 3) waren in der Größenordnung von 41,7 % vorhanden und führten zu einer

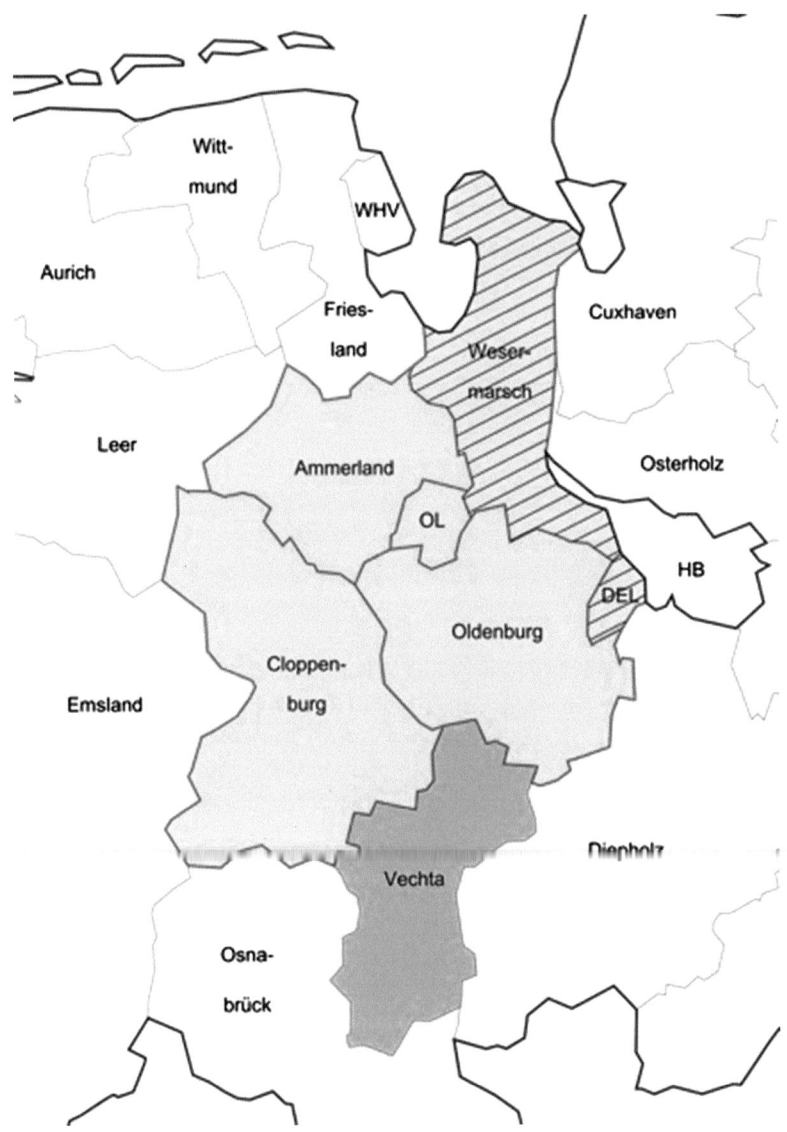

◘ Abb. 12.1 Räumliche Lage der beteiligten Rettungsdienste

stationären Aufnahme. Nur 22,2 % waren im medizinischen Sinne lebensbedrohliche Notfälle, sodass sich auch hier die Frage der Rolle des Rettungsdienstes in der Notfallversorgung stellt.

Diesen Erkenntnissen folgend, schlug auch der Sachverständigenrat zur Begutachtung der Entwicklung im Gesundheitswesen in seinem Gutachten 2014 eine Optimierung der Notfallversorgung mit dem Ziel der Entlastung und Vermeidung unnötiger Inanspruchnahme des Rettungsdienstes vor.

Systembedingt sind aktuell jährliche Anpassungen der Personal- und Rettungsmittelbedarfspläne notwendig. Aufgrund des sich weiter verstärkenden Fachkräftemangels und der anhaltenden Ausgabensteigerungen stoßen diese aber schon länger an ihre Grenzen. Der fortschreitende Einsatzanstieg und die nicht als notwendig angesehenen Einsätze führen

Tab. 12.2 NACA-Klassifikationen

NACA	Befund
1	Geringfügige Störung. Keine ärztliche Intervention erforderlich.
2	Leichte bis mäßig schwere Störung. Ambulante ärztliche Abklärung, in der Regel aber keine notärztlichen Maßnahmen erforderlich.
3	Mäßige bis schwere, aber nicht lebensbedrohliche Störung. Stationäre Behandlung erforderlich, häufig auch notärztliche Maßnahmen vor Ort.
4	Schwere Störung, bei der die kurzfristige Entwicklung einer Lebensbedrohung nicht ausgeschlossen werden kann; in den überwiegenden Fällen ist eine notärztliche Versorgung erforderlich.
5	Akute Lebensgefahr
6	Reanimation
7	Tod

Tab. 12.3 Einsatzzahlen 2015 zu NACA 1–2 in den betroffenen Kommunen

Kommunen	Einsatzzahlen in der Notfallrettung 2015	NACA 1–2	NACA 3
Landkreis Ammerland	10.379	2.802	5.086
Landkreis Cloppenburg	13.015	3.514	6.377
Landkreis Vechta	11.701	3.159	5.733
Stadt Oldenburg	18.658	5.038	9.142
Gesamt	53.753	14.513	26.339

zu einer Verschlechterung der Personalsituation durch unzufriedene oder durch Krankheit ausfallende Mitarbeiter (Personalfluktuation, Kündigungen) und zu einer weiteren Verschärfung der Situation (Flake 2017a, b).

Im Bereich der genannten Rettungsdienstträger wurden im Jahr 2015 die in ◘ Tab. 12.3 ersichtlichen Einsätze geleistet. Bei 53.753 Notfalleinsätzen fanden sich 14.513 Einsätze die der Klassifizierung nach NACA 1–2 zuzuordnen waren. Einsätze, die also nicht der Ressource Rettungsdienst bedurften, diese aber dennoch mangels Alternativen einforderten.

12.4 Lösungsansatz: Gemeindenotfallsanitäter

Beim Gemeindenotfallsanitäter handelt es sich nicht um eine unabhängige Berufsgruppe, die teilweise in den Bereich des kassenärztlichen Bereitschaftsdienstes eingreift oder durch eine „Ein-Mann-Besetzung" einen günstigen Rettungsdienst schaffen soll.

Der fachweitergebildete Gemeindenotfallsanitäter wird hierbei allein tätig. Materiell ausgestattet ist er mit einem Rettungsmittel analog des Notarzteinsatzfahrzeuges (NEF). Die Disposition erfolgt ausschließlich über die zuständige Rettungsleitstelle.

Die größte Herausforderung vor Ort ist es, die Hilfeersuchenden zu identifizieren, die entgegen der Erwartungen des erfahrenen Disponenten oder der standardisierten Notrufabfrage doch eine Notfallindikation darstellen. Aufgrund seiner notfallmedizinischen Ausbildung und Erfahrung zählt dies zu den Kernkompetenzen eines Notfallsanitäters.

Handelt es sich vor Ort doch um einen Notfall, kommt es hier nicht zu einem therapiefreien Intervall. Der Gemeindenotfallsanitäter wird die Zeit bis zum Eintreffen des

Notarztes oder eines Rettungswagens nutzen, um den Patienten adäquat zu versorgen. Somit wird sich die Einsatzbindungszeit der nachfolgenden Einsatzmittel verkürzen.

12.4.1 Spezifische Aufgaben und Einsatzindikationen

Der Gemeindenotfallsanitäter soll primär eingesetzt werden, um Hilfeersuchen aus der Bevölkerung abzuarbeiten. Hierbei handelt es sich regelmäßig nicht um Notfallgeschehen. Er hat neben der Funktion der Sichtung vor Ort eine Behandlungs- und Zuweisungskompetenz. Diese erstreckt sich auf das Stellen einer ersten Arbeitsdiagnose, Kontaktaufnahme zu nach- oder nebengelagerten Versorgungssektoren, Nachforderung geeigneter Rettungsmittel bei Transportindikation als auch die Durchführung pflegerisch medizinischer Maßnahmen in einem noch zu definierenden Rahmen.

Zeigt sich keine dringliche Notfallindikation, kann der Gemeindenotfallsanitäter das weitere Vorgehen als „medizinischer Wegweiser" mit dem Hilfesuchenden erarbeiten.

- Ist die Anwesenheit eines Hausarztes oder eines Pflegedienstes erforderlich?
- Reicht in Absprache mit dem Hausarzt die Vorstellung in der Sprechstunde?
- Wird ein Krankentransport notwendig?
- Kann der Gemeindenotfallsanitäter selbst behandeln?

> Gemeindenotfallsanitäter sollen die Koordination der Hilfe vor Ort zwischen dem Hausarzt, dem Krankenhaus, dem Altenheim oder dem Pflegedienst übernehmen.

Im Rahmen eines systematischen Reviews durch Redaèlli et al. (2009) an welchem auch die Bundesärztekammer mitgewirkt hat, konnte zusammenfassend – ohne Rettungsdienstmitarbeiter explizit zu erfassen – gezeigt werden, dass der Einsatz von nichtärztlichen Berufen in ambulanten Versorgungskonzepten effektiv als auch effizient sein kann.

Insbesondere zeigen sich auch bei Versorgung durch Nichtärzte eine hohe Patientenzufriedenheit und -sicherheit. Besonders zu letztgenanntem Punkt konnten keine Unterschiede identifiziert werden. Im Speziellen ist beim Einsatz von adäquaten Unterstützungsinstrumenten – digital und papiergestützt – eine Gleichwertigkeit bei den Patientenoutcomes anzunehmen (Redaèlli et al. 2009).

Vor allem in amerikanischen und englischen präklinischen Versorgungssystemen wurde bereits vor Jahren erkannt, dass dem steigenden Einsatzaufkommen im Bereich der nicht lebensbedrohlichen Einsätze nicht mit der Installierung zusätzlicher Rettungsmittel begegnet werden kann. So konnten Agarwal et al. 2017 nachweisen, dass es nach Installierung eines Community Paramedic Systems mit folgenden Patientenbesuchen und Aufklärungsarbeiten zu einer Verringerung der Anzahl an Notrufen und einem insgesamt besseren Gesundheitszustand der Patienten durch eine zielgerichtete Versorgung kam.

12.4.2 Bei welchem Hilfeersuchen soll der Gemeindenotfallsanitäter eingesetzt werden?

Typische Hilfeersuchen sollten sein:
- Einsätze mit einem zu erwartenden NACA 1 (geringfügige Störung, keine ärztliche Intervention erforderlich) und NACA 2 (leichte bis mäßig schwere Störung, ambulante ärztliche Abklärung, in der Regel aber keine notärztlichen Maßnahmen erforderlich). Ggf. auch da, wo ein Rettungsmittel schon eingesetzt war, aber nicht helfen konnte. Dies wäre geeignet die Bindungszeit des Rettungsmittels zu verkürzen und sichert die Verfügbarkeit für Hilfsfrist relevante Hilfeersuchen.
- Hilfeersuchen, bei denen schon im Vorfeld die Vermutung der Disponenten besteht, dass kein Transport notwendig wird.
- Beharrliche Anrufer, die unbedingt ein Rettungsmittel wünschen.

Der Gemeindenotfallsanitäter (G-NFS) ...

- Notwendige, kurzfristige medizinische Interventionen, wie beispielsweise Verabreichung eines fiebersenkenden Mittels oder die Gabe eines β-Sympathomimetikums.
- Keine Verfügbarkeit des kassenärztlichen Bereitschaftsdienstes in einer überschaubaren Zeit, sodass der Disponent dann zur eigenen Absicherung ein Rettungsmittel entsenden müsste.
- Notfalleinsätze für die in dem Moment kein freies Rettungsmittel zur Verfügung steht. Hier kann der Gemeindenotfallsanitäter als „Helfer vor Ort" tätig werden und das therapiefreie Intervall verkürzen.

> **Praxistipp**
>
> Denkbar wären zudem auch Einsatzindikationen zur erweiterten Hilfeleistung bei Anforderung durch einen Krankentransportwagen (KTW). Dies könnte die häufig erfolgende Nachalarmierung weiterer arztbesetzter oder höherwertiger nicht arztbesetzter Rettungsmittel reduzieren.

Aus Sicht der Projektbeteiligten handelt es sich um eine Aufwertung des Berufes „Notfallsanitäter", da dieser in einem weiteren Bereich eigenständig tätig wird. Aufgrund der zusätzlichen Ausbildung und Kompetenzerweiterung wird eine entsprechend höhere Vergütung angestrebt.

12.4.3 Qualifikation zum Gemeindenotfallsanitäter

Um der neuen Art der Versorgung gerecht zu werden, bedarf es einer spezifischen Qualifizierung von Notfallsanitätern, um ein hohes Maß an Kompetenz für die zukünftige Tätigkeit zu erhalten. Dabei soll einsatzerfahrenes Personal eingesetzt werden.

Aus Sicht der Projektbeteiligten sind folgende Zugangsvoraussetzungen notwendig:

- Berufserfahrung im Rettungsdienst von mindestens 5 Jahren,
- Mindestalter von 25 Jahren,
- erfolgreicher Abschluss der Ausbildung zum Notfallsanitäter.

Besonders geeignet erscheinen Notfallsanitäter, welche zusätzlich über eine pflegerische Ausbildung verfügen. Die Weiterbildung erfolgt über einen dreimonatigen Zeitraum im Umfang von 480 Stunden und wird in Vollzeitform abgehalten. Praktische und theoretische Unterrichtsphasen werden hierbei abgestimmt kombiniert. Unterrichtsorte sind eine Rettungsdienstschule sowie Kliniken und Hausarztpraxen.

Die gesamte theoretische Ausbildung an der Rettungsdienstschule umfasst 200 Stunden und folgt einem festgelegten Curriculum. Dieses ist gemäß den Grundsätzen der Handlungsorientierung aufgebaut und angelehnt an die Ausführungen von Tade Tramm. Ziel ist es, im Unterricht und in den Praktika eine hohe Handlungskompetenz zu vermitteln.

Die Praxiseinsätze sind wie folgt geplant:
- Urologie 40 h,
- Geriatrie 80 h,
- Notaufnahme 80 h,
- Psychiatrie 40 h,
- hausärztliche Versorgung 40 h.

In den Praxiseinsätzen sollen die praktischen Fertigkeiten zur Durchführung ausgewählter Maßnahmen erlernt und vertieft werden und eine selbstständige Durchführung gewährleisten. Die Kommunikation mit bestimmten Patientengruppen wird trainiert. Das gegenseitige Verständnis der beteiligten Facheinrichtungen und des Gemeindenotfallsanitäters entwickelt sich (Tramm und Naeve-Stoß 2016).

In der Weiterbildung werden die Kompetenzbereiche fachliche, soziale, methodische und personale Kompetenz gleichwertig vermittelt. Zudem ist das Training der festgelegten Algorithmen und Standard Operation Procedures (SOPs) in Szenarien integrativer Bestandteil der Weiterbildung. Hier ist eine möglichst realitätsnahe Abarbeitung geplant.

Nach Abschluss der Weiterbildung soll der Gemeindenotfallsanitäter ein Ausbildungsziel erreichen und insbesondere folgende Aufgaben durchführen:
- Beurteilung des Schweregrades der Erkrankung oder Verletzung,
- Auswahl des geeigneten Transportmittels,
- Bestimmung des Transportzieles,
- Kommunikation mit den Betroffenen und Angehörigen,
- Durchführung erforderlicher medizinischen Maßnahmen,
- Anwendung von Maßnahmen, die einen Transport in eine Klinik vermeiden,
- ausgeprägte Empathie für den Betroffenen zeigen und
- Maßnahmen und Entscheidungen dokumentieren.

12.5 Nutzen und Grenzen des Gemeindenotfallsanitäters

Der Ansatz des Gemeindenotfallsanitäters ist dezidiert auf den präklinischen Versorgungsbereich ausgerichtet.

Der Nutzen liegt in der besseren Steuerung der vorhandenen rettungsdienstlichen Behandlungs- und Transportressourcen, welche einer Fehlversorgung entgegenwirken soll. Durch gezielte Alarmierung der neu zu schaffenden Ressourcen sollen die Einsatzzahlen der Notfallrettungsmittel in Bezug auf NACA 1–2 Einsätze reduziert werden. Dies kann unterstützend dazu führen, dass ohne Ressourcenausweitung in Bezug auf die Rettungstransportwagen (RTW)-Vorhaltung eine Verbesserung der Hilfsfristerfüllung sichergestellt werden kann.

Durch die Zuweisung von Patienten in die ambulante und stationäre Versorgung werden nachgelagerte Bereiche entlastet (Abbau von Über- und Fehlversorgung). Es soll eine unterstützende Basis für die ambulante Versorgung durch Sicherstellung einfacher pflegerischer und medizinischer Maßnahmen geschaffen werden (Abbau Überversorgung), Versorgungslücken soll entgegengewirkt werden (Verbesserung von Situationen der Unterversorgung). Ein zentrales Element der Umsetzung ist die Sicherstellung eines persönlichen Patientenerstkontaktes.

Die zu schaffende Funktion des Gemeindenotfallsanitäters ist Bestandteil des vorhandenen Rettungsdienstes, die wie der übrige Rettungsdienst der medizinischen Aufsicht eines ärztlichen Leiters unterliegt und sein Handeln an gültigen Leitlinien und Algorithmen auszurichten hat. Denkbar ist hier auch die Integration der Telemedizin als Back-up zur Sicherung der Versorgungsqualität, um in Einzelfällen eine Entscheidung über eine ärztliche Konsultation herbeiführen zu können.

Um ein solches Modell Erfolg versprechend umzusetzen, muss das mit einem Gemeindenotfallsanitäter besetzte Fahrzeug als Rettungsmittel anerkannt und im jeweiligen Rettungsdienstgesetz verankert werden. Im Rahmen der Überprüfung der Einhaltung von Hilfsfristen würde dieses ebenso gezählt wie z. B. ein Rettungswagen. Ein Organisationsverschulden für den Träger des Rettungsdienstes wäre damit ausgeschlossen. Der Disponent in der Rettungsleitstelle unterliegt somit keiner Haftung, sollte es sich wider Erwarten vor Ort doch um einen Notfall handeln.

Neben der Betrachtung der gesundheitsökonomischen und prozessualen Möglichkeiten dieses innovativen Ansatzes bietet er zudem aus der Sicht der Personalentwicklung eine Weiterbildungsoption für das rettungsdienstliche Fachpersonal. Die 3-jährige Ausbildung hat weiterhin zu einer Öffnung und Durchlässigkeit der Sektoren für das rettungsdienstliche Fachpersonal geführt. Daher erscheint es unabdingbar auch im Sektor der Präklinik Entwicklungsmöglichkeiten für die Fachkräfte im Rettungsdienst zu bieten und auszubauen.

Im Rahmen des Projektes wird ebenfalls die Schlüsselfunktion der Rettungsleitstellen

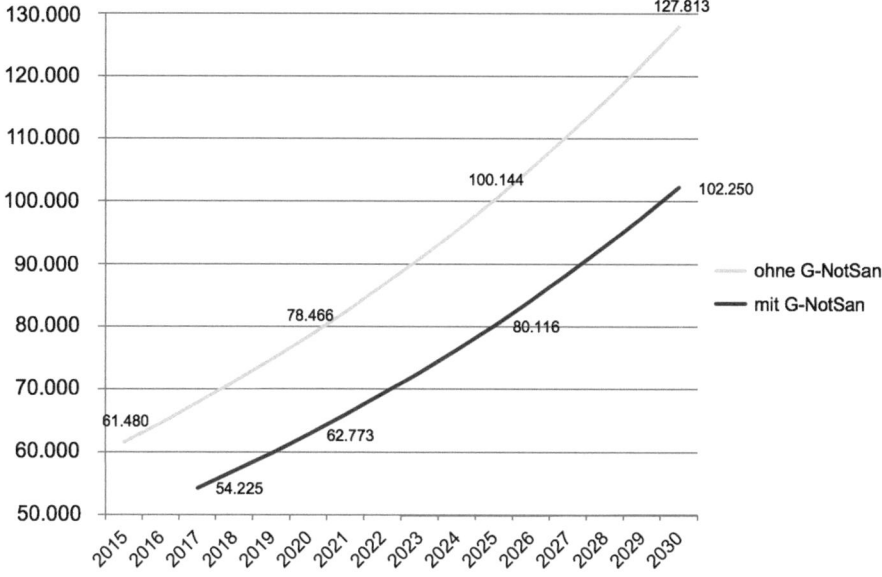

◘ Abb. 12.2 Einsatzaufkommen – zu erwartende Entwicklung

intensiv zu betrachten sein. Zwar sind standardisierte Abfrageprotokolle implementiert, doch müssen diese auch auf die neu einzusetzende Ressource des Gemeindenotfallsanitäters abgestimmt werden. Eine qualitativ hochwertige Notrufabfrage stellt den Baustein einer zielgerichteten Disposition dar. Daher bietet das Projekt ebenfalls den Ansatz, an dieser zentralen Stelle Optimierungspotenziale zu identifizieren und Effizienzreserven zu heben. Eine Schulung der Disponenten ist unumgänglich.

Zudem wird der nicht indizierte und damit unterbleibende Transport des hilfesuchenden Anrufers zu einer Entlastung in den Notaufnahmen führen.

Eine klare Grenze der Implementierung besteht darin, dass keine arztersetzende Funktion übernommen werden darf. Zudem kann das Modell nicht den allgemein bestehenden hohen Versorgungsanspruch der Bevölkerung reduzieren.

Wenn es also nun über diesen Weg möglich wäre, 20 % dieser einem klassischen Rettungsmittel zugeordneten Einsätze durch die Alternative Gemeindenotfallsanitäter abzuarbeiten, ergeben sich Einsparpotenziale mit Auswirkungen auf die Bedarfsplanung und damit einhergehend auf Personal und Material, welche auch aus Sicht der Kostenträger im Sinne des Wirtschaftlichkeitsgebotes als auch dem Grundsatz der Beitragssatzstabilität entgegenkommen muss. ◘ Abb. 12.2 zeigt die Steigerung der Einsatzzahlen in den beteiligten Kommunen bei angenommener 5 %iger Steigerung pro Jahr (ohne G-NFS) und den Einsatzverlauf, wenn der Gemeindenotfallsanitäter 20 % aller NACA 1–2 Einsätze abfängt (mit G-NFS).

Fazit

Der Gemeindenotfallsanitäter kann einen vielversprechenden innovativen Lösungsansatz zur Kompensation des steigenden Einsatzaufkommens bieten. Durch die neu zu schaffende Lotsenfunktion bei gleichzeitiger Behandlungskompetenz wird ein neuer präklinischer Versorgungsbaustein installiert. Dieser kann eine Antwort auf die derzeitigen systemischen Herausforderungen des präklinischen Versorgungssektors sein. Durch zielgerichtete Einsatzübernahme (Abbau der Fehlversorgung), die Reduktion der Zuweisung falscher – zu hochwertiger – Rettungsmittel (Abbau Über- und Fehlversorgung) als auch durch die Unterstützung von Anfragen, welche anderweitig derzeit nicht bedient werden können (Verbesserung der Unterversorgung), kann die inner- und intersektorale Versorgung verbessert werden.

Erklärtes Ziel ist die Steigerung der Versorgungsqualität durch eine zielgerichtete Einschätzung von Notfallsituationen, der bedarfsgerechten Versorgung und Zuführung von Patienten zur ambulanten und stationären ärztlichen und pflegerischen Versorgung und Hebung von Effizienzreserven durch die dargestellten Maßnahmen.

Als gemeinsames Pilotprojekt der Landkreise Ammerland, Cloppenburg, Vechta und der Stadt Oldenburg wird die Erfahrung belegen müssen, mit welcher Relevanz sich der prognostizierte Nutzen auf das Gesamtsystem auswirkt. Die Projektpartner sind optimistisch, dass es sich in den ländlichen Bereichen und in der Großstadt Oldenburg, ebenso bemerkbar machen wie auch bewähren wird.

Literatur

Agarwal G, Angeles R, Pirrie M et al (2017) Effectiveness of a community paramedic-led health assessment and education initiative in a seniors' residence building: the community health assessment program through emergency medical services (CHAP-EMS). BMC 17:8. ▶ https://doi.org/10.1186/s12873-017-0119-4: Zugegriffen: 12. Febr. 2018

Flake F (2017a) Problematiken der Personalsituation im deutschen Rettungsdienst – Sind Lösungen in Sicht? Teil 1. Notfall Rettungsmed 20:458–461

Flake F (2017b) Problematiken der Personalsituation im deutschen Rettungsdienst – Sind Lösungen in Sicht? Teil 2. Notfall Rettungsmed 20:556–557

Hoikka M, Silfvast T, Ala-Kokko TI (2017) A high proportion of prehospital emergency patients are not transported by ambulance: a retrospective cohort study in Northern Finland. Acta Anaesth Scand 61:549–556. ▶ https://doi.org/10.1111/aas.12889

Redaèlli M, Stock S, Simic D, Wilm S (2009) E. I. A. Internationales Literaturreview zur „Effektivität und Effizienz von nicht-ärztlichen Berufen in ambulanten Versorgungskonzepten". Expertise im Auftrag der Bundesärztekammer

Sefrin P (2014) Aussage im Rahmen eines DRK-Symposiums am 07.10.2014 in Berlin

Tramm T, Naeve-Stoß M (2016) Lernfeldübergreifende Kompetenzentwicklung als curriculare Planungsperspektive im Kontext einer kooperativen Curriculumentwicklung in der kaufmännischen Berufsbildung. In: Dietzen A, Nickolaus R, Rummstedt B, Weiß R (Hrsg) Kompetenzorientierung: berufliche Kompetenzen entwickeln, messen und anerkennen, Bundesinstitut für Berufsbildung, BIBB. Bertelsmann, Bielefeld

Informationstechnologien im Rettungs- und Notarztdienst

Inhaltsverzeichnis

Kapitel 13 Dynamische Einsatzplanung – Big Data im Rettungsdienst – 143
Michael Peter

Kapitel 14 „It takes a [technical] system to save a life": Apps zur Wiederbelebung – 153
Peter Brinkrolf, Camilla Metelmann und Bibiana Metelmann

Kapitel 15 eLearning: neue Technologien zur Reanimationsschulung – 163
Jan Breckwoldt

Dynamische Einsatzplanung – Big Data im Rettungsdienst

Michael Peter

13.1　Bedarfsplanung heute – 144
13.1.1　Hierarchische Bedarfsplanung – 144
13.1.2　Schwächen des Systems – 145
13.1.3　Status quo Bedarfsplanung heute – 147

13.2　Bedarfsplanung der Zukunft – 148
13.2.1　Prädiktive Analyse – Data Mining – 148
13.2.2　Predictive Policing und Firefighting – 149
13.2.3　Beispiele für analytische Prognosemethoden im Rettungsdienst – 150

Literatur – 151

© Springer-Verlag GmbH Deutschland, ein Teil von Springer Nature 2018
A. Neumayr, M. Baubin, A. Schinnerl (Hrsg.), *Herausforderung Notfallmedizin*,
https://doi.org/10.1007/978-3-662-56627-5_13

Trailer

Der Rettungsdienst in Deutschland unterliegt einer erheblichen Zunahme an Einsatzfahrten in allen Teilbereichen des Rettungsdienstes (Gesundheitsberichterstattung des Bundes 2018). Diese Einsatzsteigerungen machen es notwendig, die Bedarfsplanung für die rettungsdienstlichen Vorhalteleistungen regelmäßig durchzuführen, um die notwendigen Vorhalteleistungen verfügbar zu machen. Die hierzu eingesetzten Techniken der Statistik und der Analyse stammen vom Ende der 1980er Jahre. Diese werden einleitend skizziert, um hieran die jeweiligen Schwierigkeiten darzustellen. Im zweiten Teil des Kapitels werden aktuelle Möglichkeiten aber auch Ideen der Bedarfsplanung dargestellt, um die vorhandenen Ressourcen effizienter und effektiver einzusetzen.

Ziel einer Bedarfsplanung ist nach dem Willen des Gesetzgebers, die flächendeckende und bedarfsgerechte Versorgung der Bevölkerung mit Leistungen des Rettungsdienstes sicherzustellen (NRettDG § 2 Abs. 1, HmbRDG § 6 Abs. 2). Aufgrund des bestehenden Fachkräftemangels im Rettungsdienst, sowohl im notärztlichen als auch im rettungsdienstlichen Bereich, müssen wir bessere Steuerungsmöglichkeiten entwickeln, um die bedarfsgerechte Versorgung weiterhin sicherstellen zu können.

13.1 Bedarfsplanung heute

13.1.1 Hierarchische Bedarfsplanung

Die Bedarfsplanung im Rettungsdienst wird in weiten Teilen der Bundesrepublik Deutschland in einer hierarchischen Form durchgeführt (◘ Abb. 13.1).

Begonnen wird mit einer Standortplanung bzw. -prüfung. Hier werden Versorgungsbereiche innerhalb eines Rettungsdienstbereichs festgelegt und das jeweilige Einsatzaufkommen nach Notfallrettung und Krankentransport ermittelt. Im nächsten Arbeitsschritt werden die Vorhalteleistungen der Notfallrettung (NFR) berechnet. Diese risikoabhängige Berechnung erfolgt zumeist mittels der Poissonverteilung, zunehmend auch mit dem Mittel der Realdatenanalyse. Die Poissonverteilung ist von dem französischen Mathematiker Siméon Denis Poisson entwickelt worden,

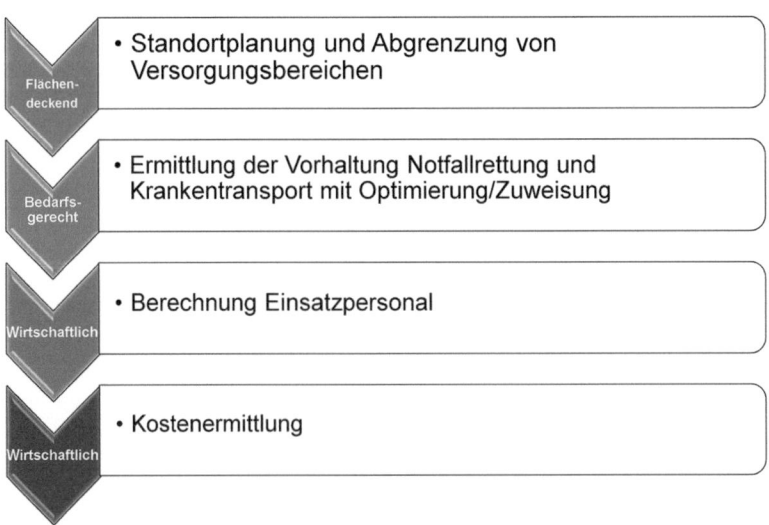

◘ Abb. 13.1 Hierarchische Bedarfsplanung

um seltene und voneinander unabhängige Ereignisse mathematisch beschreiben zu können (Behrendt und Runggaldier 2005). Um mithilfe dieser Wahrscheinlichkeitsverteilung die Vorhalteleistung zu berechnen sind folgende Eingangsparameter je Versorgungsbereich erforderlich:

- Betrachtungsintervall inklusive Anzahl der jeweiligen Wochentage (beispielsweise Montag bis Donnerstag oder Freitag, Samstag, Sonn-/Feiertag),
- Stundenintervall (zum Beispiel 07–15, 15–23, 23–07 Uhr),
- mittlere Einsatzzeit im jeweiligen Stundenintervall,
- Sicherheitsniveau Wiederkehrzeit des Risikofalles (zum Beispiel 10 Schichten für den ersten Rettungstransportwagen (RTW), ab dem zweiten RTW 5 Schichten in einem 8-Stunden-Intervall).

Unterschiede bestehen bei den Eingangsformeln zwischen Bayern und den anderen Bundesländern. Alle Anwender geben unterschiedliche Sicherheitsniveaus vor, die auf gutachterlichen Erfahrungen basieren. Damit handelt es sich um ein gegriffenes Sicherheitsniveau, das nach Meinung der handelnden Institutionen, eine angemessene Vorhalteleistung ermitteln lässt. Die so ermittelte NFR-Vorhalteleistung stellt dann sowohl die Mindestvorhaltung als auch die Maximalvorhaltung in der NFR dar.

Daran anschließend wird die Vorhalteleistung für den Krankentransport (KTP) frequenzabhängig bemessen. Hierzu wird das vorhandene Einsatzaufkommen nach KTP nah und fern differenziert. Diese Differenzierung erfolgt nach der Einsatzdauer (von „Einsatz übernommen" bis „Einsatzbereit über Funk"). Ein Einsatz mit einer Dauer >120 Minuten wird dem „KTP fern" zugeordnet. Diese Bemessung erfolgt durch das stündliche Aufkommen an Einsätzen unter Berücksichtigung der erwarteten Auslastung. Im letzten Arbeitsschritt werden nun Krankentransporteinsätze nah einer Stunde der Notfallrettung zugeordnet und risikoabhängig bemessen. Dieser Optimierungsschritt, soll die Vorhalteleistung im Krankentransport mindern und die Vorhaltung Notfallrettung besser ausnutzen. Durch die Durchführung dieser Arbeitsschritte ergibt sich eine rettungsdienstliche Vorhalteleistung für die Notfallrettung und den Krankentransport.

13.1.2 Schwächen des Systems

Standortplanung und -prüfung

Die Vorhalteleistung wird grundsätzlich von einem Wachestandort im Versorgungsbereich geplant. Das heißt, es wird in der Planung so getan, als ob jeder Einsatz von der zuständigen Rettungswache aus durchgeführt wird. Letztlich bleibt die Tatsache unberücksichtigt, dass die Rettungsmittel im Versorgungsbereich oder darüber hinaus unterwegs sind. Die Frage, wie oft sich einsatzbereite Fahrzeuge auch anderer Versorgungsbereiche, im zu beplanenden Versorgungsbereich aufhalten, bleibt unberücksichtigt. Dynamische Verfügbarkeiten von Rettungsmitteln spielen lediglich in der Disposition aber nicht in der Planung eine Rolle. Lediglich bei der theoretisch schnelleren Erreichbarkeit anderer Versorgungsbereiche werden diese Rettungsmittel berücksichtigt, soweit das technisch, politisch und personell möglich bzw. gewollt ist.

Der Bemessung zugrunde gelegt werden die planerischen Erreichbarkeiten im Straßennetz eines Rettungsdienstbereichs. Hierzu werden Kilometerentfernungen herangezogen, die mit einer realistischen Durchschnittsgeschwindigkeit erreichbar sein müssten. Alternativ werden Fahrten unter Sondersignal durchgeführt, um Grundlagen für die Standortwahl zu gewinnen. Solche Fahrten mit Sondersignal sind nach deutschem Recht unzulässig. Bei diesen Testfahrten werden an einem Tag 300–500 Kilometer im Straßennetz mit einem Rettungswagen unter Sondersignal zurückgelegt. Möglicherweise werden diese Fahrten durch einen hochmotivierten Retter durchgeführt, an einem sonnigen Tag und vielleicht sogar entgegen der Pendlerbewegungen. Bei diesen Fahrten werden dann für Teilabschnitte Geschwindigkeitsprofile mittels Global Positioning System (GPS) ermittelt. Es werden 9–12 verschiedene Straßentypen definiert (Autobahn, Kreisstraße usw.). Hiervon werden, wie beschrieben, einige Kilometer befahren und die gefahrenen Geschwindigkeiten zu einer Durchschnittsgeschwindigkeit zusammengefasst. Diese Geschwindigkeitsprofile werden in der weiteren Folge auf das gesamte Straßennetz des Rettungsdienstbereiches übertragen. Mit den gewonnenen Daten wird in einer Simulation die rettungsdienstliche Infrastruktur festgelegt.

Es besteht durch diese Art der Datenerhebung die Gefahr, dass die Geschwindigkeitsprofile in der Realität nicht erreichbar sind. Dies würde in der Folge zu einer Überschreitung der gesetzlich festgelegten Hilfsfrist/Eintreffzeit führen. Weiterhin werden realistisch erreichbare Geschwindigkeiten zu unterschiedlichen Tageszeiten aber auch Witterungsbedingungen und Verkehrsströme aus Acht gelassen. Wesentlich für die Planung ist, dass das zugrunde liegende Kartenmaterial von sehr guter Qualität ist. Für das Land Niedersachsen wurde durch das Oberverwaltungsgericht Lüneburg bereits 1994 erstmalig höchstrichterlich festgelegt, dass zur Bedarfsplanung im Rettungsdienst eine Durchschnittsgeschwindigkeit von 60 km/h bzw. eine Luftlinienentfernung von 11,5 km zugrunde zu legen ist (Oberverwaltungsgericht Lüneburg 1994). Diese Rechtsauffassung wurde seither nicht geändert.

Vorhalteleistung Notfallrettung

Zur Berechnung der Vorhalteleistung wird das stündliche Einsatzaufkommen herangezogen. Dieses Aufkommen lässt anders als die Realzeitenanalyse keine Aussage über das tatsächliche Einsatzaufkommen in der Stunde zu. Der einzelne Einsatz wird lediglich in der Stunde gezählt, in der er begonnen hat. Dies kann bei Intervallüberschreitung (beispielsweise in der Stunde 07–15, 15–23) zu Verwerfungen führen. Bei vielen Einsätzen, die zum Beispiel um 14:55 Uhr beginnen, aber im Wesentlichen Teil erst in der Stunde von 15–16 Uhr abgearbeitet werden, kann in der Folge eine unterdimensionierte Vorhalteleistung entstehen.

Weiterhin wird das gesamte „KTP-nah"-Aufkommen einer Stunde einem 8-Stunden-Intervall zugeführt, ohne zu wissen, wie sich das tatsächliche Einsatzaufkommen der NFR in dieser Stunde darstellt. Die Bemessung erfolgt insgesamt anhand der Einsatzdaten eines Zeitjahres, ohne Berücksichtigung von Steigerungsraten. Für den Rettungsdienst in Deutschland lassen sich allerdings Steigerungsraten von 3–8 % feststellen. Weiterhin wird die Bemessung für vorgegebene Betrachtungsintervalle (▶ Abschn. 13.1.1) vorgenommen. Diese Vorbedingung lässt unberücksichtigt, dass ein Zeitraum Montag bis Donnerstag im Winter bei Glatteis anderes sein wird, als ein Zeitraum Montag bis Donnerstag im Sommer. Auch kann ein Dienstag im Herbst ganz andere Vorhalteleistungen notwendig machen als ein Dienstag im Sommer in einer Urlaubsregion in der Ferienzeit. Durch die undifferenzierte Zusammenlegung dieser Zeiträume werden Spitzen geglättet, was zu einer unter- und überdimensionierten Vorhaltung führen kann. Da eine Bedarfsplanung darüber hinaus in unterschiedlichster Intensität mit den Kostenträgern und Beauftragten abzustimmen ist und ggf. auch vergaberechtliche Vorgaben berücksichtigt werden müssen, sind die ermittelten Vorhalteleistungen zum Zeitpunkt der Umsetzung bereits nicht mehr aktuell. Mit anderen Worten, es findet keine Bedarfsplanung, sondern wenn überhaupt, eine Bedarfsdeckung statt.

Vorhalteleistung Krankentransport

Der Krankentransport wird im beschriebenen System anhand der Nachfrage bzw. dem Dispositionsergebnis bemessen. Durch gesetzliche Vorschriften sind Vorgaben bei den Wartezeiten einzuhalten, die nicht überschritten werden sollen. Durch weitere planerische

Dynamische Einsatzplanung – Big Data im Rettungsdienst

Schritte wird die Vorhalteleistung zumeist in gleichen Wochentagkategorien bemessen wie die Notfallrettung. Diese Betrachtung führt zu einem starren Korsett, das bei Aufkommensveränderungen nur schwerlich anzupassen ist. Auch kann es dazu führen, dass an manchen Tagen die Auslastung zu hoch ist und an anderen Tagen unwirtschaftlich gering.

Realdatenanalyse

Alternativ wird seit einigen Jahren statt der Poissonverteilung eine Realdatenanalyse zur Bedarfsplanung durchgeführt. Die Realdatenanalyse arbeitet nicht mit Annahmen zur Einsatzleistung, sondern kann den Bedarf pro Zeiteinheit exakt wiedergeben. Die Zeiteinheit könnte 1 Sekunde, 1 Minute oder 1 Stunde sein. Das Ergebnis wird in % oder in einer Ganglinie dargestellt. Auch lassen sich Duplizitäten darstellen, allerdings sind es im Unterschied zur Poissonverteilung echte Duplizitäten.

13.1.3 Status quo Bedarfsplanung heute

Die Anforderungen an die Bedarfsplanung der Zukunft sind vielschichtiger als derzeit abgebildet. Der demografische Wandel der Gesellschaft mit dem einhergehenden Fachkräftemangel im gesamten Gesundheitswesen machen neue Ansätze unabdingbar. Das Festhalten an lieb gewonnenen einfachen mathematisch-statistischen Berechnungen ermöglicht es nicht, den zukünftigen Aufgaben des Rettungsdienstes gerecht zu werden. Es gibt Rettungsdienstbereiche, die in den letzten 15 Jahren ihren Personalkörper um 225 % vergrößern mussten, um die Leistungen des Rettungsdienstes weiterhin bedarfsgerecht anbieten zu können (◘ Abb. 13.2).

Eine weitere Steigung um einen ähnlichen Faktor sprengt die Möglichkeiten des Arbeitsmarktes. Aus diesem Grund müssen neue Tools zur rettungsdienstlichen Bedarfsplanung

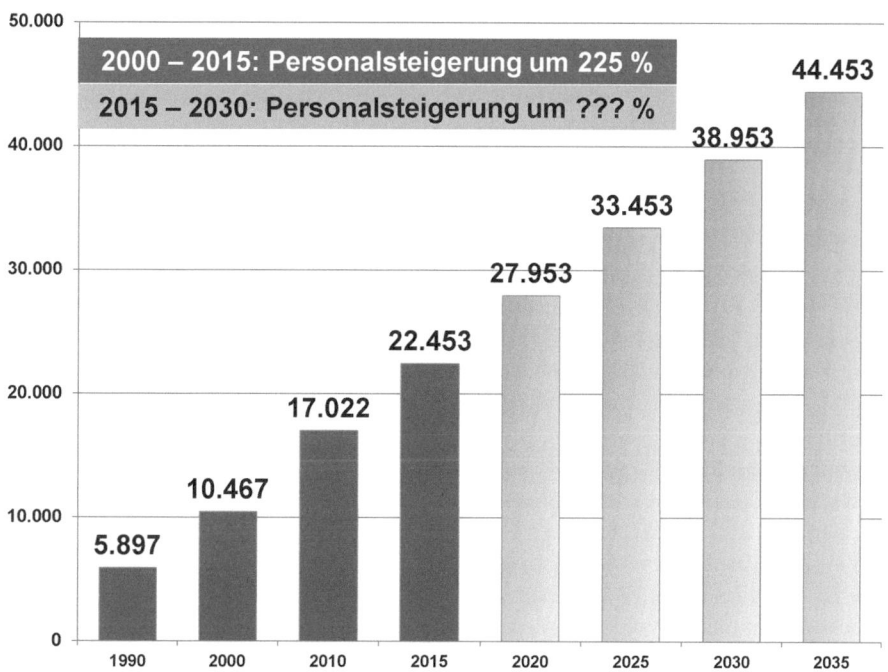

◘ Abb. 13.2 Einsatz- und Personalsteigerung der Rettungsdienst Ammerland GmbH

erarbeitet werden. Neben den reinen Einsatzzahlen sind die Duplizitäten ein Grund dafür, warum der Personalkörper einerseits üppig ausgestattet, andererseits jedoch wenig ausgelastet ist. Auslastungen bei den Notarzteinsatzfahrzeugen (NEF) um die 15 % der Vorhalteleistungen, RTW um die 27 % und KTW um die 60–70 % sind in vielen Rettungsdienstbereichen systembedingt vorhanden. Bereits bei den ersten Schritten zur Bedarfsplanung wird, wie dargestellt, von vielen Annahmen ausgegangen, deren Validität unsicher ist. Dies führt in Teilen zu einer nicht bedarfsgerechten Vorhalteleistung sowohl im Sinne von zu viel als auch zu wenig Rettungsdienst.

> Das Netz der Rettungswachen ist zum Teil sehr eng gesetzt, um die Vorgaben der Hilfsfrist einzuhalten. Durch die derzeitigen Schwächen der Bedarfsplanung sind sehr geringe Auslastungen des Personals festzustellen, was zu einem sehr großen Personalkörper führt. Die Nutzung der Ressource RTW mit hochqualifizierten und teuren Notfallsanitätern zur Durchführung von Krankentransporten wird in der Zukunft zu diskutieren sein.

13.2 Bedarfsplanung der Zukunft

Es muss gelingen, dass vorhandene Personal und Material effektiver und effizienter zu nutzen. Aus diesem Grund ist es notwendig, Daten neu zu denken. Mit den heute genutzten Analysen sind wir nicht in der Lage Muster in unseren vorhandenen Daten zu entdecken. Wissenschaft und Wirtschaft sind hier bereits weiter. Mitte der 1990er Jahre wurde zunächst die Business Intelligence (BI) populär, deren Aufgabe es war, Unternehmensdaten zu analysieren und in elektronischer Form darzustellen. Die Weiterentwicklung erfolgte durch die Business Analytics (BA). Deren Ziel war es, weniger aktuelle Probleme zu identifizieren, sondern vielmehr zukünftige Entwicklungen zu prognostizieren. Hier setzen die aktuellen analytischen Prognosemethoden (engl. predictive analytics) an. Bei diesen geht es darum, wie sich die Situation in der Zukunft entwickeln wird, um komplexe wirtschaftliche Zusammenhänge vorherzusagen und bestmögliche, zielorientierte Entscheidungen zu treffen.

13.2.1 Prädiktive Analyse – Data Mining

In der prädiktiven Analyse werden durch die Anwendung unterschiedlicher Analysetools Zusammenhänge bzw. Gesetzmäßigkeiten in den Daten entdeckt. Diese Analysetools suchen ohne Vorannahmen nach Mustern, interpretieren diese und stellen eigene Hypothesen auf. Beim Data Mining werden beispielsweise mithilfe von Algorithmen und verschiedenster mathematisch-statistischer Verfahren große Datenmengen gescannt, mit dem Ziel, Gesetzmäßigkeiten in den Daten zu erkennen. Ziel ist es, künftige Ereignisse besser prognostizieren zu können. Prädiktive Analysen gehen aber noch weit darüber hinaus. Unter Nutzung weiterer Methoden, wie maschinelles Lernen, Simulationsverfahren und auch Elemente der Spieltheorie, werden Prognosen durchgeführt. Beim maschinellen Lernen ist das Ziel, neue Berechnungsfunktionen aus vorhandenen Daten abzuleiten. Die Systeme sind in der Lage eigene Datenmodelle zu schaffen, um Vorhersagen zu entwickeln und bei Entscheidungen einzusetzen (Zhengyi 2016).

◘ Abb. 13.3 stellt eine mögliche Weiterentwicklung der Bedarfsplanung dar. Derzeit wird ausschließlich die Datenanalyse als erster Baustein genutzt, indem man auf historische Leitstellendaten zurückgreift. Das Ergebnis stellt im Nachhinein fest, was im Sinne der Altdaten notwendig gewesen wäre. Die Entwicklung neuer Computersysteme macht die Integration weiterer Datenmengen zur exakten vorausschauenden Berechnung möglich, um bessere Prognosen zu erstellen und Trends zu erkennen:

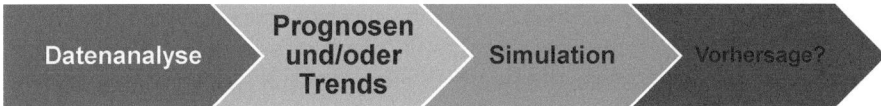

Abb. 13.3 Weiterentwicklung der Bedarfsplanung

- **Wetterdaten, Ferienzeiten, soziodemografische Daten:** Mit der Integration dieser Daten lassen sich statistische Gesetzmäßigkeiten identifizieren. Da zunehmend auch anonymisierte medizinische Daten aus dem Einsatzgeschehen zur Verfügung stehen, können auch Muster in Form von Hotspots erkannt werden.
- **Geodaten, GPS:** Heute ist es technisch möglich, Informationen aus Verkehrsinformationssystemen (Traffic Pilot, Real Time Traffic oder ähnliche) einzustellen. Bei Einsatz von GPS im Rettungsmittel lassen sich umfangreiche Daten über die tatsächlich erreichbaren Geschwindigkeiten für Teilstrecken ermitteln. Diese Daten sind darüber hinaus auch zeitlich einzuordnen und mit einem Marker für „Sondersignaleinsätze" zu differenzieren. Anders als bei den gutachterlich einmaligen Fahrten entstehen tatsächliche Erreichbarkeiten unter Berücksichtigung aller Besonderheiten.
- **Wetterlage:** Das Einsatzgeschehen ist weiterhin durch die Wetterlage beeinflusst. Neben der Veränderung der Erreichbarkeiten lassen sich unter Berücksichtigung der verschiedenen Wetterlagen auch andere Gesetzmäßigkeiten erkennen. Beispielsweise entstehen bestimmte Atemstörungen bei bestimmten Wetterlagen häufiger als andere. Es ist sehr wahrscheinlich, dass im Winter andere Einsatzszenarien entstehen als im Hochsommer. Das Wissen um bestimmte Wetterlagen und deren Auswirkungen auf das Einsatzgeschehen kann zum Beispiel in Simulationen dazu führen, konkrete Vorhersagen für zukünftige Einsatzgeschehen zu entwickeln. Jeder neue Einsatz verändert bestehende Muster, sodass die Simulationen im Laufe der Zeit immer genauer werden. Diese Simulationen können Vorhersagen ermöglichen, wo wahrscheinlich der nächste Einsatz stattfinden wird.

13.2.2 Predictive Policing und Firefighting

Große Versicherungsunternehmen nutzen Big Data zur Risikobewertungen und Vorhersage für den Schadenverlauf. Auch Banken setzen solche Systeme ein, um beispielsweise das Ausfallrisiko eines Kunden vorherzusagen. Die Behörden und Organisationen mit Sicherheitsaufgaben in Deutschland stehen allerdings erst am Anfang dieser Entwicklung. In Deutschland sind mehrere Forschungsprojekte im Bereich der Polizei in unterschiedlichen Bundesländern der Öffentlichkeit präsentiert worden. Diese Projekte erfolgen dem Beispiel des Einbruchs. Neben allgemeinen Lageinformationen, Wetterdaten, sozioökonomischen Daten, werden Verkehrsdaten, Daten der Bebauungs- und Besiedlungsstrukturen mit dem erforschten Täterverhalten in Zusammenhang gebracht. Neben dem Ziel, die Einbruchstraftaten zu minimieren, soll diese Datennutzung auch dazu führen, dass die Polizeikräfte effektiver und effizienter eingesetzt werden.

In Skandinavien, Großbritannien und in Nordamerika werden im Feuerwehrwesen erste Systeme zum Predictive Firefighting eingesetzt. Hier kommen selbstlernende Algorithmen zur Risikomodellierung zum Einsatz. Erstellt werden Echtzeitmodelle zur Vorhersage der erwarteten Einsatzbelastung. Diese basieren auf den historischen Einsatzdaten, Daten aus der Einsatzvorbereitung und aus dem vorbeugenden Brandschutz und soziodemografische Daten. In den USA und in Großbritannien werden diese Vorhersagen genutzt, um beispielsweise Brandschutzkontrollen vorzubereiten oder saisonale Standortentscheidungen zu treffen, wie zum Beispiel Waldbrandgefahren im Sommer und Unfallhäufigkeiten im Winter.

13.2.3 Beispiele für analytische Prognosemethoden im Rettungsdienst

Im Rettungsdienst finden aktuell analytische Prognosemethoden weltweit in diversen Forschungsprojekten Anwendung. Veröffentlichungen finden sich in Nordamerika zu den Städten Cincinnati, Florida, Jersey City, Seattle und Toronto. In Europa liegen erste Berichte aus Großbritannien und Schweden vor. In Deutschland wird hierzu in Baden-Württemberg und Bayern ebenfalls geforscht, Veröffentlichungen sind noch nicht erfolgt. In allen Projekten sind die Fragestellungen ähnlich. Neben dem Erkennen von Hotspots und Mustern wird an einer Verbesserung der Eintreffzeit, einer differenzierteren Vorhaltung und an der Vorhersage der Nachfrage gearbeitet (Gonschorek et al. 2015).

Jersey City nutzt diverse Systeme, um die Performance des Rettungsdienstes zu verbessern (RWJBarnabas Health 2018). Jersey City hat 248.000 Einwohner. Durch Pendler wächst diese Zahl wochentags tagsüber auf bis zu 750.000 an. Die Stadt nutzt prädiktive Analysen, um eine Verbesserung der Hilfsfrist zu erreichen und so unter anderem die Überlebensrate bei der kardiopulmonalen Reanimation (CPR) zu verbessern. Durch die Analyse des Einsatzgeschehens und damit besserer Positionierung der Rettungsmittel ließ sich die Hilfsfrist von 9 auf 6 Minuten verkürzen. Vor Einführung dieser Hilfsmittel erreichten ca. 20 % der reanimierten Patienten im Rettungsdienst einen Spontankreislauf (ROSC). Nach Etablierung der prädiktiven Analysemethoden beträgt die ROSC-Rate derzeit 50 %.

Die Stadt **Cincinnati** (Eidam 2016) begann im Jahr 2016 zusammen mit der Universität Chicago ein Forschungsprojekt. Der Rettungsdienst ist hier anders organisiert als in Europa. Es werden derzeit 50 Rettungsmittel, davon 12 Rettungswagen zum Transport und 38 Feuerwehrfahrzeuge als First-Responder vorgehalten. Die Stadt hat 300.000 Einwohner, die pro Jahr ca. 74.000 Rettungsdienstvorfälle auslösen. In rund 40.700 der Vorfälle wird initial kein RTW disponiert. Diese werden mit den First-Responder-Einheiten bedient. In 11.000 dieser Fälle wurde doch ein Rettungswagen benötigt, was zu unerwünschten Verzögerungen führte. Um diese Verzögerungen zu minimieren, nutzt Cincinnati prädiktive Analysemethoden. Als Daten werden historische Einsätze, die Tageszeit, der Monat, das Wetter, die Demografie der Örtlichkeit genutzt, um Hotspots zu erkennen. Weiterhin wird fortwährend analysiert, welche Einsätze eine Einweisung notwendig gemacht haben. Durch den Einsatz dieser Analysemethode konnten die Wege der Rettungswagen optimiert werden. Nach circa 6 Monaten konnte die Anzahl der nicht erkannten, notwendigen RTW-Einsätze um ungefähr 3 % gesenkt werden.

Die Stadt **Toronto** (Zhengyi 2016) in Kanada verfügt über 2.6 Mio. Einwohner. Sie setzt zu deren Absicherung 170 Rettungswagen ein, die an 45 Rettungswachen stationiert sind. Pro Jahr erfolgen 300.000 Notrufe, die zu 182.000 Einsätzen führen. Ziel der prädiktiven Analyse der Stadt Toronto ist es, Gesetzmäßigkeiten zu entdecken, um die räumlich-zeitliche Dynamik der Notrufe besser vorhersagen zu können. Folgende Frage steht im Zentrum: Was verändert sich pro Stunde pro Quadratkilometer? Festgestellt werden soll, ob ein Einsatz wahrscheinlich ist, damit das Personal optimaler positioniert sowie die Hilfsfristen und das Outcome der Patienten verbessert werden kann.

Der britische Bezirk **Wales** (GIG CYMRU NHS Wales 2009) beabsichtigt, die Arbeitszeit des Rettungspersonals zu reduzieren und soweit möglich, auch das Personal insgesamt zu limitieren. Angepasste Schichtmodelle sollen die Reduktion von Überstunden ermöglichen. Durch prädiktive Analysemethoden soll herausgefunden werden, ob sich die Rettungsmittel an jenen Orten befinden, wo die Einsätze stattfinden. Durch eine bessere Positionierung der Rettungsmittel sollen Wartezeiten minimiert und Transport- und Wegezeiten optimiert werden, um damit die Vorhalteleistungen entsprechend der tageszeitlichen Notwendigkeiten zu verbessern. Die Forschungsarbeit steht noch am Anfang.

In Deutschland steht die Anwendung solcher Big-Data-Systeme ebenfalls noch am Anfang.

Auf der Cebit 2017, der weltweit größten IT-Messe, wurde das Smart Data Katastrophenmanagement vorgestellt. Es soll in Köln die durch das Rheinhochwasser erlittenen Schäden zukünftig besser vorausberechnen lassen und damit für Schadensreduktion und mehr Sicherheit sorgen. Neben präventiven Erkenntnissen werden durch die Eingabe aller Schadenslagen neue Daten erworben, die im Ergebnis zu einer fortschreitenden Verbesserung der Einsatzsteuerung führen sollen. Ziel dieser in der Entwicklung stehenden Informationsplattform ist es, eine Vielzahl an Daten aus unterschiedlichsten Quellen in Echtzeit für Einsatzstäbe und Katastrophenmanager verfügbar zu machen. Das Projekt wird durch zahlreiche Partner vorangetrieben.

Fazit

Weltweit wird versucht den Rettungsdienst aber auch andere Bereiche der öffentlichen Sicherheit mittels aktueller Datensysteme effizienter und effektiver zu gestalten. Dies zielt neben der Verbesserung der Eintreffzeiten hauptsächlich auf eine Verbesserung des Personaleinsatzes bei bestehendem Fachkräftemangel ab. Die derzeitige Studienlage in Deutschland ist noch gering. Gleichwohl lassen die internationalen Erkenntnisse darauf schließen, dass auch in Deutschland begonnen werden muss, Daten neu zu denken. Um bestehende Probleme nachhaltig zu bewältigen, müssen prädiktive Datenanalysen, gemeinsam mit der Wissenschaft und dem Rettungsdienst, auch in Europa vorangetrieben werden. Auf analytische Prognosemethoden aufbauend, wird es zukünftig möglich sein, dem gesetzlich normierten Sicherstellungsauftrag besser gerecht zu werden.

Literatur

Behrendt H, Runggaldier K (2005) Statistische Methoden für den Rettungsdienst: eine allgemeine Einführung. Stumpf & Kossendey, Edewecht

Eidam E (2016) Cincinnati Predictive Analytics Project Takes Aim at Emergency Medical Services ▶ http://www.govtech.com/data/Cincinnati-Predictive-Analytics-Project-Takes-Aim-at-Emergency-Medical-Services.html. Zugegriffen: 13. Febr. 2018

Freie Hansestadt Hamburg (2017) Hamburgisches Rettungsdienstgesetz (HMbRDG) vom 09.06.1992. ▶ http://www.landesrecht-hamburg.de/jportal/portal/page/bshaprod.psml?showdoccase=1&st=lr&doc.id=jlr-RettDGHA1992rahmen. Zugegriffen: 13. Febr. 2018

Gesundheitsberichterstattung des Bundes (2018) Leistungsfälle bei Rettungsfahrten und Krankentransporten der gesetzlichen Krankenversicherung. ▶ http://www.gbe-bund.de/oowa921-install/servlet/oowa/aw92/dboowasys921.xwdevkit/xwd_init?gbe.isgbetol/xs_start_neu/&p_aid=i&p_aid=11936148&nummer=282&p_sprache=D&p_indsp=-&p_aid=5549337. Zugegriffen: 13. Febr. 2018

GIG CYMRU NHS Wales (2009) GP practices trial tool to identify patients at risk. ▶ http://www.wales.nhs.uk/nwis/news/18646. Zugegriffen: 13. Febr. 2018

Gonschorek J, Asche H, Schernthanner H et al (2015) Big Data in der zivilen Sicherheitsforschung - Methoden zur Datenvisualisierung für die explorative Analyse von Feuerwehreinsatzdaten. AGIT - J Angew Geoinformatik 1:550–559

NI-VORIS (2018) Niedersächsisches Rettungsdienstgesetz (NRettDG) in der Fassung vom 02.10.2007. ▶ http://www.nds-voris.de/jportal/?quelle=jlink&query=RettDG+ND&psml=bsvorisprod.psml&max=true&aiz=true. Zugegriffen: 13. Febr. 2018

Oberverwaltungsgericht Lüneburg (1994) Urteil zu Auswahlkriterium; Gewachsene Strukturen; Rettungsdienstleistungen; Eintreffzeiten; Notfallrettung;

Luftrettung (Az. 7 M 3981/93) vom 08.09.1994. ► https://www.jurion.de/urteile/ovg-niedersachsen/1994-09-08/7-m-3981_93/. Zugegriffen: 13. Febr. 2018

RWJBarnabas Health (2018) ► http://www.barnabashealth.org/Jersey-City-Medical-Center/Our-Services/JCMC-Emergency-Medical-Services/About-Our-EMS/Technological-Advances.aspx. Zugegriffen: 13. Febr. 2018

sd-karma (2018) Smart Data-Katastrophenmanagement. ► http://www.sd-kama.de/de/smart_data_katastrophenmanagement/. Zugegriffen: 13. Febr. 2018

Zhengyi Z (2016) Predicting ambulance demand: Challenges and methods. ► https://arxiv.org/pdf/1606.05363.pdf. Zugegriffen: 13. Febr. 2018

„It takes a [technical] system to save a life": Apps zur Wiederbelebung

Peter Brinkrolf, Camilla Metelmann und Bibiana Metelmann

14.1 Apps in der Medizin – 154

14.2 Apps in der Reanimation – 155
14.2.1 Apps für Laien – 155
14.2.2 Apps für medizinisches Personal – 157
14.2.3 Apps für beide Benutzergruppen – 158

14.3 Chancen, Nutzen und Risiken – 159

Literatur – 160

© Springer-Verlag GmbH Deutschland, ein Teil von Springer Nature 2018
A. Neumayr, M. Baubin, A. Schinnerl (Hrsg.), *Herausforderung Notfallmedizin*,
https://doi.org/10.1007/978-3-662-56627-5_14

„It takes a system to save a victim" – unter diesem Motto ist es Mickey Eisenberg gelungen im King County im US-Bundesstaat Washington beeindruckende Erfolge in der Versorgung von Patienten im Herz-Kreislauf-Stillstand zu erreichen (Eisenberg 2013). In den Europäischen Reanimationsleitlinien von 2015 ist „It takes a system to save a life" als Grundgedanke festgehalten worden (Greif et al. 2015) und hat sich in der Notfallmedizin zu einem geflügelten Wort entwickelt. Bieten medizinische Apps die Möglichkeit das aktuelle System zur Rettung eines Patienten mit Herz-Kreislauf-Stillstand noch weiter zu optimieren?

14.1 Apps in der Medizin

Im Zuge der raschen Verbreitung von Smartphones und Tablets weltweit sind immer mehr Personen in der Lage, Smartphone-Applikationen, Apps genannt, zu installieren und zu benutzen. Laut dem US-amerikanische Pew Research Center besaßen im Jahr 2015 88 % der Südkoreaner, 77 % der Australier und 60 % der Deutschen ein Smartphone; der globale Medianwert lag bei 43 % (Phoushter 2016). Zeitgleich hat sich der App-Markt rasant entwickelt. Allein im Bereich der Medizin gab es 2016 etwa 20.000 Apps (Wiechmann et al. 2016).

Apps können schnell relevante Informationen zu einer Vielzahl von Themen liefern. Dabei haben Apps, im Gegensatz zu klassischen Lehrbüchern, den Vorteil, dass sie einfacher und schneller aktualisiert werden und sich daher besser den neusten Forschungsergebnissen anpassen können. Hinzu kommt, dass Apps häufig kostengünstiger als klassische Lehrbücher sind. Während Lehrbücher jedoch einen langen Review-Prozess durchlaufen, in dem der Inhalt kritisch geprüft wird, gibt es diesen bei Apps nicht. Bisher konnte noch keine verpflichtende Qualitätskontrolle für medizinische Apps eingeführt werden. Dies liegt zum einen daran, dass multiple Institutionen und Ministerien beteiligt sind und häufig unklar ist, in welche Abteilung die Zuständigkeit fällt. Zum anderen wird die Einführung einer internationalen Qualitätskontrolle durch unterschiedliche Gesetzgebung in den einzelnen Ländern verkompliziert (Parker et al. 2017). Nichtsdestotrotz gibt es verschiedene diesbezügliche Ansätze. So hat die US Food and Drug Administration im September 2013 einen Leitfaden für Entwickler von medizinischen Apps herausgegeben, welcher 2015 überarbeitet wurde. Die britische Medicines and Healthcare products Regulatory Agency, die australische Therapeutic Goods Administration, das deutsche Bundesinstitut für Arzneimittel und Medizinprodukte und die Europäische Kommission haben ebenfalls Richtlinien für App-Entwickler herausgegeben. Diese dienen vor allem der Einschätzung, ob eine neu entwickelte App ein Medizingerät ist und damit unter die Regelungen für Medizinprodukte fällt. Das International Medical Device Regulators Forum (IMDRF), ein Zusammenschluss von Organisationen der ganzen Welt, hat es sich zum Ziel gesetzt, weltweit Medizinproduktgesetze zu harmonisieren. Vom IMDRF wurde festgelegt, dass Mobile Apps zum Teil der Definitionen einer „Software as a Medical Device" entsprechen und dementsprechend geprüft werden müssen. Allerdings sind diese Regelungen noch nicht gesetzlich bindend.

> **Praxistipp**
>
> Folgende Internetseiten bieten Informationen zu den jeweiligen Empfehlungen/Regularien für die Entwicklung medizinischer Apps[1]:
> - USA: ▶ www.fda.gov/downloads/ MedicalDevices/…/UCM263366.pdf,
> - UK: ▶ www.gov.uk/government/news/ is-your-app-a-medical-device-its-healthy-to-know-regulator-issues-updated-guidance,

---

1 Letzter Zugriff zu allen hier genannten Internetseiten am 13.02.2018.

- Australien: ► www.tga.gov.au/regulation-medical-software-and-mobile-medical-apps,
- Deutschland: ► https://www.bfarm.de/DE/Medizinprodukte/Abgrenzung/MedicalApps/_node.html,
- EU: ec.europa.eu/DocsRoom/documents/17921,
- IMDRF: ► www.imdrf.org/docs/imdrf/final/technical/imdrf-tech-170921-samd-n41-clinical-evaluation_1.pdf.

Insbesondere in der Notfallmedizin ist eine kurzfristige Verfügbarkeit von Informationen und ein aktueller Wissensstand von entscheidender Bedeutung. Apps können eine gute Möglichkeit bieten, um im Notfall zeitnah wichtige Informationen verfügbar zu haben. So gab es bereits 2014 über 300 Apps im Apple App Store, die sich speziell an Ärzte in der Notfallmedizin richteten (Lin et al. 2014).

Besonders zeitkritisch ist die Versorgung von Patienten im Herz-Kreislauf-Stillstand. Es ist denkbar, dass der Einsatz von Apps zu einer besseren Versorgung und somit zu einem verbesserten Überleben dieser Patienten beitragen kann. So wird in der aktuellen Leitlinie des European Resuscitation Councils die Rolle neuer Technologien und sozialer Medien hervorgehoben mit dem gleichzeitigen Ziel, diese wissenschaftlich besser zu untersuchen (Greif et al. 2015).

> Die Welt der Apps verändert sich schnell. Täglich kommen neue Produkte auf den Markt, während andere aus den App-Stores wieder herausgenommen werden. Gleichzeitig ist das Angebot äußerst umfangreich. Daher stellen die Apps, die in diesem Kapitel vorgestellt werden, selbstverständlich nur eine kleine Auswahl dar. Es ist darauf hinzuweisen, dass ein wissenschaftlicher Nachweis der Prognoseverbesserung durch den Einsatz von Apps bei der Behandlung von Patienten mit Herz-Kreislauf-Stillstand bisher nicht erbracht wurde.

14.2 Apps in der Reanimation

Für den notfallmedizinischen Bereich der Reanimation wurden Apps für verschiedene Anwendungsgebiete (Schulung, Anleitung während der Reanimation, Unterstützung zur Verbesserung der Reanimation sowie zur Hinzuziehung weiterer Ressourcen) entwickelt. Eine Übersicht über die verschiedenen Typen ist in ◘ Abb. 14.1 zu sehen. Im Folgenden stellen wir Apps zur Unterstützung der Behandlung von Patienten mit Herz-Kreislaufstillstand anhand der Zielgruppe, an welche sich diese richten, vor.

14.2.1 Apps für Laien

Im Falle eines Herz-Kreislauf-Stillstandes ist es essenziell, dass eine Herz-Druck-Massage so früh wie möglich begonnen wird. Allerdings braucht das Rettungsdienstpersonal auch in hoch entwickelten Rettungsdiensten im Durchschnitt 5 bis 8 Minuten bis zum Eintreffen am Notfallort (Perkins et al. 2015). In verschiedenen Studien konnte belegt werden, dass die Wahrscheinlichkeit einen Herz-Kreislauf-Stillstand zu überleben höher ist, wenn eine Reanimation durch Laien bereits vor Eintreffen des Rettungsdienstes durchgeführt wird (Riddersholm et al. 2017). Trotzdem ist die Rate an Wiederbelebungsmaßnahmen vor Eintreffen des Rettungsdienstes in vielen Ländern gering (Brinkrolf et al. 2017). Verschiedenste Gründe werden hierfür diskutiert. Ein Grund könnte die Unsicherheit der Laien sein, nicht zu wissen, was sie im Notfall tun müssen. Daher wurden viele Programme zur Schulung von Laien entwickelt.

■ **Apps für die Schulung von Laien**

Für die Schulung von Maßnahmen im Falle eines Herz-Kreislauf-Stillstandes wurden verschiedene Apps entwickelt. Ahn et al. haben 2016 beschrieben, dass die Gesamtzahl der Downloads von Reanimationsschulungs-Apps mehrere hunderttausend beträgt (Ahn et al. 2016).

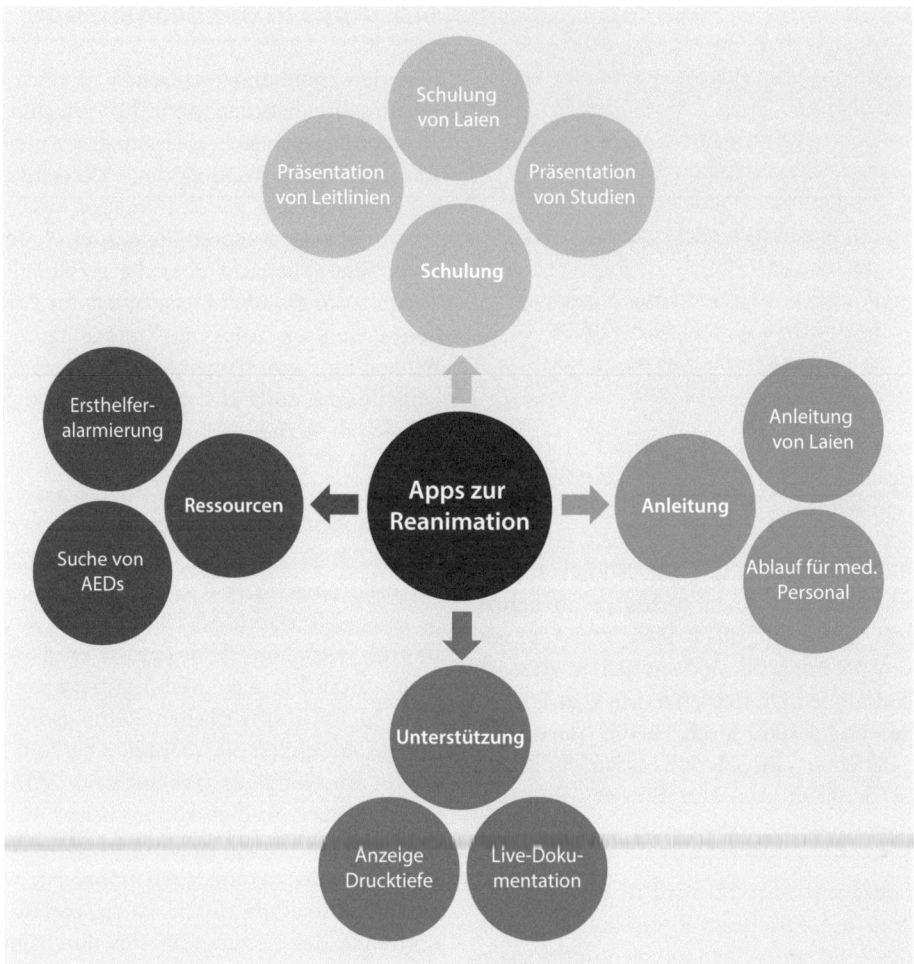

◘ Abb. 14.1 Anwendungsbereiche von Apps zur Unterstützung der Behandlung von Patientinnen und Patienten mit Herz-Kreislauf-Stillstand

Dabei können die Apps entweder in bestehende Schulungen integriert werden oder völlig unabhängig davon genutzt werden. Die App „**Lifesaver**" des Resuscitation Council (U.K.) Trading LTD kann auf beide Arten genutzt werden. Diese App bietet dem Benutzer unter anderem interaktive Videos zum Training des korrekten Vorgehens bei einem Herz-Kreislauf-Stillstand. Yeung et al. konnten zeigen, dass nach 3 und 6 Monaten kein Unterschied in der Reanimationsqualität besteht zwischen Schülern, die in einer konventionellen Schulung unterrichtet wurden, und jenen, die alleinig durch die App geschult wurden. Die Autoren schlussfolgern, dass eine Schulung über die App „Lifesaver" in Fällen von Ressourcen- oder Zeitmangel überlegt werden kann, der wirkliche Gewinn aber darin liegt, App und konventionelle Schulung zu kombinieren (Yeung et al. 2017).

- **Apps, die Laien Schritt für Schritt durch die Reanimation führen**

Im Gegensatz zu den zuvor beschriebenen Schulungs-Apps sind auch Apps verfügbar, die direkt für die Anwendung in der Notfallsituation konzipiert wurden. Drei deutschsprachige Apps, die dieser Kategorie zuzuordnen sind, sind „**HELP Notfall**" der Schweizerischen Herzstiftung, „**HAMBURG SCHOCKT**" des ASB Hamburg (Arbeiter-Samariter-Bund) und „**MeinDRK**" Die Rotkreuz-App vom Deutschen Roten Kreuzes e. V. Im Gegensatz zu einem Großteil dieser Apps, der nicht leitlinientreu ist (Ahn et al. 2016; Kalz et al. 2014), entsprechen diese 3 Apps den aktuellen Leitlinien der European Resuscitation Council. Die App „HELP Notfall" kann im Vergleich zu den anderen beiden Apps die einzelnen Aspekte einer qualitativ hochwertigen Reanimation besser herausarbeiten und hat eine hohe Benutzerfreundlichkeit und intuitive Bedienbarkeit.

Die Forschungsgruppe um Sakai hat eine vergleichbare App auf Japanisch entwickelt und konnte zeigen, dass durch deren Nutzen, die Zahl der Thoraxkompressionen erhöht und die Zeit ohne Herz-Druck-Massage verkürzt werden konnte. Die zeitliche Verzögerung bis zum Beginn der ersten Herz-Druck-Massage durch die Nutzung der App war nicht signifikant (Sakai et al. 2015).

14.2.2 Apps für medizinisches Personal

- **Apps, die Leitlinien präsentieren**

Eine Gruppe von Apps, die sich an medizinisches Personal richtet, sind Apps, welche die Guidelines zum Thema Reanimation präsentieren. Hierzu zählt beispielsweise „**iResus**" des Resuscitation Council (U.K.) Trading LT. Mithilfe der App ist es möglich die aktuellen Leitlinien des Resuscitation Council (UK) auch ohne Internetverbindung zu nutzen. So hat man die Möglichkeit, die einzelnen Flowcharts direkt vor Ort und während der Reanimation verfügbar zu haben.

- **Apps, die aktuelle Studien präsentieren**

Einige medizinische Verlage geben Apps zu ihren Zeitschriften heraus. Die American Heart Association hat die App „**JAHA**" entwickelt, in der man sowohl die aktuelle Ausgabe des „Journal of the American Heart Association" lesen, als auch ein bis 2012 zurückgehendes Archiv durchstöbern kann. Resuscitation – die offizielle Zeitschrift des European Resuscitation Council – kann mit der App „**Resus**" gelesen werden. Beide Apps bieten die Möglichkeit, dass man direkt auf dem Smartphone alarmiert wird, wenn eine neue Ausgabe erscheint.

- **Apps, die bei der Dokumentation während einer Reanimation helfen**

Für eine kontinuierliche Verbesserung der Versorgung von Herz-Kreislauf-Stillständen ist es wichtig, dass die einzelnen Therapiemaßnahmen und Umstände zuverlässig dokumentiert und strukturiert ausgewertet werden. Dies dient sowohl der eigenen Kontrolle als auch der Möglichkeit der Erstellung und späteren Auswertung von Registern. Zur optimierten Dokumentation hat die American Heart Association die App „**Full Code Pro**" entwickelt, in der schnell und intuitiv bedienbar schon während der Reanimationsmaßnahmen dokumentieren werden kann, ohne den Fokus vom Patienten zu nehmen. Peace et al. konnten in einer Simulationsstudie zeigen, dass die Dokumentationsqualität mit „Full Code Pro" deutlich besser war als eine papierbasierte Dokumentation (Peace et al. 2014).

- **Apps, die medizinisches Personal durch eine Reanimation führen**

Einen Schritt weiter geht die App „**CARMA for Life**" der Firma ACLS SOLUTIONS, LLC. Diese App gibt nicht nur ein Metronom vor, sondern alarmiert selbstständig, wenn der Zeitpunkt gekommen ist, um zum Beispiel das nächste Medikament zu geben. Zusätzlich erinnert die App an die Überprüfung der reversiblen Ursachen eines Kreislaufstillstandes und speichert die Aktivitäten ab, sodass sie zur Dokumentation genutzt werden können.

- **Apps, die medizinisches Personal zur Reanimation alarmieren**

Eine zunehmend verbreitete Gruppe von Apps für medizinisches Personal ist die Smartphone-basierte Alarmierung von Ersthelfern. Mithilfe verschiedener Apps können registrierte Ersthelfer, die sich zufällig in der Nähe befinden, alarmiert werden, um mit einer suffizienten Reanimation bereits vor Eintreffen des Rettungsdienstes zu beginnen. Zwei deutschsprachige Apps für diesen Zweck sind „Land|Retter" der Firma P3 telehealthcare GmbH und „**Mobile Retter**" der Firma medgineering GmbH. Bei der App „Mobile Retter" waren im Oktober 2017 bereits mehr als 3.700 ehrenamtliche aktive Retter registriert, die schon mehr als 3.000 Einsätze absolviert haben. Die englischsprachige App „**GoodSam Responder**" der Firma GoodSam LTD wurde im Sommer 2016 alleine in London 20- bis 30-mal pro Tag aktiviert (Wilson 2017). Bis heute gibt es keine Studien, die zeigen, ob solche Apps zu einer Veränderung von Outcome-relevanten Parametern führen können. Diese sind dringlich erforderlich und beispielsweise durch das Projekt GoodSam geplant (Smith et al. 2017).

14.2.3 Apps für beide Benutzergruppen

▪ **Apps zum Bestimmen einer ausreichenden Drucktiefe**
Mehrere Anbieter haben Apps entwickelt, die über den Beschleunigungssensor des Smartphones die Drucktiefe während der Reanimation ermitteln, um eine qualitativ hochwertige Herz-Druck-Massage zu erreichen. Chan et al. konnten in einer Simulationsstudie zeigen, dass die App „**PocketCPR**" der Firma Zoll Medical Corporation die Qualität der Herz-Druck-Massage verbessert, indem die Drucktiefe gesteigert wird (Chan et al. 2012). Ob die ermittelte Drucktiefe korrekt ist, ist derzeit noch umstritten (Song et al. 2015; Park et al. 2016).

▪ **Apps zum Auffinden von automatisierten externen Defibrillatoren**
Eine Unterstützung bis zum Eintreffen des Rettungsdienstes bieten Apps, die den Nutzer bei der Suche nach einem automatisierten externen Defibrillator (AED) helfen. Es konnte in mehreren Studien gezeigt werden, dass eine frühzeitige Defibrillation die Überlebensrate signifikant verbessern kann (Kitamura et al. 2010). Um einen potenziell nutzbaren AED zu finden, bieten verschiedene Apps die Möglichkeit eine Umkreissuche durchzuführen oder an einem beliebigen Ort in der Karte zu suchen. Die App „**PulsePoint AED**" der PulsePoint Foundation bietet zusätzlich Informationen dazu, ob sich der AED an einem öffentlichen Ort befindet oder nur an bestimmten Wochentage und festgelegten Zeiten verfügbar ist, weil er sich beispielsweise in einem Firmengebäude befindet. Um die Datenbank der AEDs so aktuell wie möglich zu halten, wird bei PulsePoint die Nutzercommunity gebeten, bemerkte Änderungen zu melden und neue AEDs möglichst mit Foto des Ortes hochzuladen. Durch örtliche Behörden wird die Richtigkeit der Angaben geprüft und in einigen Regionen an die örtliche Leitstelle übertragen. So kann in diesen Regionen auch der Leitstellendisponent im Einsatz sehen, wo sich der nächste AED befindet.

Beispiele für Apps mit unterschiedlichen Zielgruppen und Aufgaben
- App für die Schulung von Laien im Thema Reanimation: Lifesaver (Resuscitation Council, U.K., Trading LTD)
- App, die medizinische Laien Schritt für Schritt durch eine Reanimation führt: HELP Notfall (Schweizerische Herzstiftung)
- App, die Reanimationsleitlinie präsentiert: iResus (Resuscitation Council, U.K., Trading LTD)
- Apps, die aktuelle Studien präsentiert: JAHA (American Heart Association) oder Resus (European Resuscitation Council)
- App, die bei der Dokumentation während einer Reanimation hilft: Full Code Pro (American Heart Association)

- App, die medizinisches Personal durch eine Reanimation führt: CARMA for Life (ACLS SOULTIONS; LCC)
- Apps, die medizinisches Personal zur Reanimation alarmieren: Land|Retter (P3 telehealthcare GmbH) oder Mobile Retter (medgineering GmbH)
- Apps zum Bestimmen einer ausreichenden Drucktiefe: PocketCPR (Zoll Medical Corporation)
- App, die AED in der Nähe findet: PulsePoint AED (PulsePoint Foundation)

> Klinische Studien, ob die Nutzung von Apps zur optimierten Versorgung von Patienten im Herz-Kreislauf-Stillstand tatsächlich zur Outcome-Verbesserung führt, sind derzeit nicht vorhanden, jedoch dringlich erforderlich.

14.3 Chancen, Nutzen und Risiken

Hand in Hand mit der zunehmenden Verbreitung von Smartphones wächst auch der Markt an Smartphone Applikationen (Apps). Dabei spielen Apps auch in der Medizin eine immer größere Rolle. Besonders in der Notfallmedizin liegt ein Vorteil von Apps darin, dass sie Wissen jederzeit und überall verfügbar machen. Aus der Sicht der Autoren ist davon auszugehen, dass der Trend der letzten Jahre fortschreitet und die Wissensvermittlung über Apps eine immer größere Rolle spielen wird. Denkbar ist, dass die Präsentation dabei weniger in Form von konventionellen Darstellungen in Texten bestehen wird, sondern zunehmend von Formen wie beispielsweise interaktiven Videos abgelöst wird. Für die Lifesaver-App konnte gezeigt werden, dass für heutige Generationen eine Kombination aus realer und interaktiver, virtueller Schulung die nachhaltigsten Lernerfolge zu erzielen scheint.

Im Bereich der Reanimation gibt es eine große Anzahl an Apps, die je nach Zielgruppe und Aufgabenspektrum sehr unterschiedlich aufgebaut und ausgerüstet sind. Viele dieser Apps können potenziell die Patientenversorgung verbessern und verfolgen innovative Ansätze, die Rettungskette zu optimieren. Gleichzeitig ist die Outcome-Verbesserung durch Apps bisher nicht belegt und sollte wissenschaftlich beleuchtet werden. Dabei gilt es, zukünftig sowohl Risiken als auch Chancen der App-Nutzung valide zu evaluieren.

Derzeit ist eine Qualitätskontrolle für medizinische Apps nicht vorgeschrieben. Eine Überprüfung medizinischer Apps ist zwingend notwendig, um die Patientensicherheit zu gewährleisten, z. B. um zu verhindern, dass fehlerhafte Produkte verbreitet werden. Dies ist besonders für Apps, die zur Schulung oder zur Präsentation von Wissen eingesetzt werden von hoher Relevanz. Der große Vorteil von Apps besteht darin, dass Inhalte schnell, kostengünstig und ohne Aufwand für den Nutzer aktualisiert werden. Dies bietet die Chance, aktuelles Wissen schneller zu verbreiten. Andrerseits birgt dies das Risiko, dass ohne vorhandene Qualitätskontrolle auch missverständliche oder gar falsche Informationen den Anwender erreichen.

Apps, die Laien und medizinisches Personal während der Reanimation anleiten und unterstützen, bieten prinzipiell ein großes Potenzial zur Optimierung der Versorgung. Gleichzeitig besteht die Gefahr, dass die Bedienung solcher Apps möglicherweise dazu führt, dass die Herz-Druck-Massage nicht unterbrechungsfrei durchgeführt oder verspätet begonnen wird und sich so das Outcome der Patienten verschlechtert. Im Unterricht von Schülern haben wir zum Teil derartige Erfahrungen gemacht. Die Arbeitsgruppe um Sakai konnte hingegen für eine von ihnen entwickelte App zeigen, dass die Rate an Herz-Duck-Massagen erhöht wurde. Zu dieser wichtigen Frage sind Studien erforderlich, bevor zu einem routinemäßigen Einsatz bestimmter Apps während der Reanimation geraten werden kann.

Apps, die ausgebildetes Personal als Ersthelfer vor Eintreffen des Regelrettungsdienstes zu Patienten im Herz-Kreislauf-Stillstand alarmieren, verbreiten sich derzeit zunehmend. In vielen Studien konnte gezeigt werden, wie Outcome-relevant der frühe Beginn hochqualitativer Reanimationsmaßnamen ist. Hier bietet die Smartphone-basierte Ersthelferalarmierung großes Potenzial. Derzeit wird an mehreren Standorten versucht, den Effekt dieser Systeme messbar zu machen und wissenschaftlich zu analysieren. Die Ergebnisse dieser Untersuchungen werden mit Spannung erwartet.

Fazit

Medizinische Apps bieten eine Möglichkeit das aktuelle System zur Rettung eines Patienten mit Herz-Kreislauf-Stillstand weiter zu optimieren, wenn die Apps mit Sorgfalt ausgewählt und die Grenzen der Apps beachtet werden.

Literatur

Ahn C, Cho Y, Oh J et al (2016) Evaluation of Smartphone Applications for Cardiopulmonary Resuscitation Training in South Korea. BioMed research international:6418710. ▶ https://doi.org/10.1155/2016/6418710

Brinkrolf P, Bohn A, Lukas RP et al (2017) Senior citizens as rescuers; Is reduced knowledge the reason for omitted lay-resuscitation-attempts? Results from a representative survey with 2004 interviews. PLoS ONE 12:e0178938. ▶ https://doi.org/10.1371/journal.pone.0178938

Chan TK, Wan KA, Chan JCK et al (2012) New Era of CPR; Application of I-Technology in Resuscitation. Hong Kong J Emerg Med 19:305–311. ▶ https://doi.org/10.1177/102490791201900502

Eisenberg M (2013) It takes a system to save a victim. Resuscitation 84:1013–1014. ▶ https://doi.org/10.1016/j.resuscitation.2013.04.020

Greif R, Lockey AS, Conaghan P et al (2015) European Resuscitation Council Guidelines for Resuscitation 2015; Section 10. Education and implementation of resuscitation. Resuscitation 95:288–301. ▶ https://doi.org/10.1016/j.resuscitation.2015.07.032

Kalz M, Lenssen N, Felzen M et al (2014) Smartphone apps for cardiopulmonary resuscitation training and real incident support; A mixed-methods evaluation study. J Med Internet Res 16:e89. ▶ https://doi.org/10.2196/jmir.2951

Kitamura T, Iwami T, Kawamura T et al (2010) Nationwide public-access defibrillation in Japan. New Engl J Med 362:994–1004. ▶ https://doi.org/10.1056/NEJMoa0906644

Lin M, Rezaie S, Husain I (2014) Top 10 mobile apps in emergency medicine. Emerg Med J: EMJ 31:432–433. ▶ https://doi.org/10.1136/emermed-2014-203607

Park J, Lim T, Lee Y et al (2016) Assessment of chest compression depth obtained using the PocketCPR as an educational tool according to smartphone attachment site. Am J Emerg Med 34:2243–2246. ▶ https://doi.org/10.1016/j.ajem.2016.08.066

Parker L, Karliychuk T, Gillies D et al (2017) A health app developer's guide to law and policy; A multi-sector policy analysis. BMC Med Inform Decis Mak 17:141. ▶ https://doi.org/10.1186/s12911-017-0535-0

Peace JM, Yuen TC, Borak MH, Edelson DP (2014) Tablet-based cardiac arrest documentation; A pilot study. Resuscitation 85:266–269. ▶ https://doi.org/10.1016/j.resuscitation.2013.10.013

Perkins GD, Handley AJ, Koster RW et al (2015) European Resuscitation council guidelines for resuscitation 2015; Section 2. Adult basic life support and automated external defibrillation. Resuscitation 95:81–99. ▶ https://doi.org/10.1016/j.resuscitation.2015.07.015

Poushter J (2016) Smartphone Ownership and Internet Usage Continues to Climb in Emerging Economies. Pew Research Center. ▶ http://www.pewglobal.org/2016/02/22/smartphone-ownership-and-internet-usage-continues-to-climb-in-emerging-economies/. Zugegriffen: 13. Febr. 2018

Riddersholm S, Kragholm K, Mortensen RN et al (2017) Association of bystander interventions and hospital length of stay and admission to intensive care unit in out-of-hospital cardiac arrest survivors. Resuscitation 119:99–106. ▶ https://doi.org/10.1016/j.resuscitation.2017.07.014

Sakai T, Kitamura T, Nishiyama C et al (2015) Cardiopulmonary resuscitation support application on a smartphone – randomized controlled trial. Circ J Official J Japanese Circ Soc 79:1052–1057. ▶ https://doi.org/10.1253/circj.CJ-14-1258

Smith CM, Wilson MH, Hartley-Sharpe C et al (2017) The use of trained volunteers in the response to out-of-hospital cardiac arrest – the GoodSAM experience. Resuscitation 121:123–126. ▶ https://doi.org/10.1016/j.resuscitation.2017.10.020

Song Y, Oh J, Chee Y (2015) A new chest compression depth feedback algorithm for high-quality CPR based on smartphone. Telemed J E Health Official

J Am Telemed Assoc 21:36–41. ▶ https://doi.org/10.1089/tmj.2014.0051

Wiechmann W, Kwan D, Bokarius A, Toohey SL (2016) There's an app for that? Highlighting the difficulty in finding clinically relevant smartphone applications. W J Emerg Med 17:191–194. ▶ https://doi.org/10.5811/westjem.2015.12.28781

Wilson M (2017) GoodSAM – how digital networks can revolutionise care in life-threatening emergencies. Perspect Public Health 137:23–24. ▶ https://doi.org/10.1177/1757913916677700

Yeung J, Kovic I, Vidacic M et al (2017) The school Lifesavers study-A randomised controlled trial comparing the impact of Lifesaver only, face-to-face training only, and Lifesaver with face-to-face training on CPR knowledge, skills and attitudes in UK school children. Resuscitation 120:138–145. ▶ https://doi.org/10.1016/j.resuscitation.2017.08.010

eLearning: neue Technologien zur Reanimationsschulung

Jan Breckwoldt

15.1 **Grundüberlegungen – 164**
15.1.1 Ausbildung der medizinischen Laienbevölkerung – 164
15.1.2 Was ist „eLearning"? – 164
15.1.3 Ein Blick in die Lerntheorie ist notwendig – 165

15.2 **Wie können elektronische Medien die Laienausbildung unterstützen? – 166**
15.2.1 Perspektive des Lernenden – 167
15.2.2 Perspektive der Ausbilder – 168
15.2.3 Perspektive der Planer und Institutionen – 168

15.3 **Grenzen von „eLearning" – 169**

15.4 **Zukunftsperspektive – 169**

Literatur – 171

© Springer-Verlag GmbH Deutschland, ein Teil von Springer Nature 2018
A. Neumayr, M. Baubin, A. Schinnerl (Hrsg.), *Herausforderung Notfallmedizin*,
https://doi.org/10.1007/978-3-662-56627-5_15

Trailer

Seit Jahrzehnten sind Ausbildungsprogramme für Laienersthelfer fest etabliert, ohne dass sich dies in den Ersthelferreanimationsquoten niederschlägt. Einer der Gründe könnte in Defiziten der Kursformate liegen. Hier haben moderne elektronische Lernformen das Potenzial, den Lernerfolg grundlegend zu verbessern.

Für den nachhaltigen Erfolg elektronischer Lernmedien sind in erster Linie lerntheoretische Prinzipien zu beachten. Dafür müssen die Lerninhalte auf evidenzbasierte Maßnahmen fokussiert sowie an das angestrebte Kompetenzniveau der Lernenden angepasst werden. Kognitionspsychologische Erkenntnisse müssen in die Erstellung und zeitlichen Taktung von Lerneinheiten einfließen. Schließlich sollten Systeme zur elektronischen Unterstützung des Ersthelfers in der realen Notfallsituation in die Ausbildung integriert werden.

Essenziell für eine effektive Implementierung ist die enge Kooperation aller beteiligten Institutionen, um eine gemeinsame Wissens- und Lernplattform zu schaffen.

15.1 Grundüberlegungen

15.1.1 Ausbildung der medizinischen Laienbevölkerung

Die Überlebenswahrscheinlichkeit nach einem Kreislaufstillstand außerhalb des Krankenhauses steigt auf das zwei- bis dreifache, wenn Ersthelfer vor Ort Wiederbelebungsmaßnahmen einleiten (Stiell et al. 2003; Wissenberg et al. 2013). Keine andere Reanimationsmaßnahme hat einen vergleichbaren Effekt. Daher ist es von höchster Wichtigkeit, möglichst breite Teile der Bevölkerung zur effektiven Hilfe auszubilden. Solche Programme sind seit Jahrzehnten fest etabliert: Jeder Erste-Hilfe-Kurs für Führerscheinbewerber enthält etwa 240 Minuten zum Thema Wiederbelebung (Wagner et al. 2015). Trotzdem liegen die Ersthelferquoten im deutschen Sprachraum noch immer weit unter denen skandinavischer Länder. Einer der Gründe scheint in didaktischen Defiziten von Erste-Hilfe-Kursen zu liegen (Wagner et al. 2015; Breckwoldt et al. 2016a), sodass es sinnvoll ist, über moderne Unterrichtsalternativen nachzudenken.

15.1.2 Was ist „eLearning"?

Informationsmedien gewinnen in unserem täglichen Leben immer mehr Bedeutung. Im Bereich des Lernens etablieren sich innovative Formate wie „Massive Open Online Courses (MOOCs)", „Flipped Classroom", „Virtual Reality" und „Serious Games". Die damit verbundenen Möglichkeiten könnten auch im Rahmen der Reanimationsausbildung genutzt werden. Allerdings sollte dabei klar sein, dass das Potenzial des „eLearning" nicht so sehr im technischen Medium selbst liegt, sondern in den Möglichkeiten zur Beeinflussung der Rahmenbedingung des Lernens.

eLearning-Elemente können das Zusammenspiel von lerntheoretischen und motivationalen Faktoren verändern, und zwar aufseiten der Lernenden, der Lehrenden und der Institutionen. Insofern fokussiert dieses Kapitel nicht auf technische Aspekte, sondern auf den lerntheoretischen Kontext, in den die technologischen Möglichkeiten eingebettet sind. Zur Begriffsklärung sei bemerkt, dass die Definition von „eLearning" schwierig ist (weshalb im Angelsächsischen häufig der Begriff „electronically enhanced learning" verwendet wird). In diesem Kapitel sollen unter „eLearning" alle über elektronische Medien vermittelten Lerninhalte verstanden werden, einschließlich der mit ihrer Verarbeitung verbundenen (automatisierten) Analysen und Steuerungsprozesse.

> eLearning-Elemente können das Zusammenspiel von lerntheoretischen und motivationalen Faktoren verändern und zwar aufseiten der Lernenden, der Lehrenden und der Institutionen.

15.1.3 Ein Blick in die Lerntheorie ist notwendig

Neue Technik kann in einem so dynamischen Gebiet wie dem eLearning verführerisch sein und von lerntheoretischer Fundierung ablenken (Mayer 1997), welche im Übrigen auch in der aktuell praktizierten Laienausbildung nicht immer berücksichtigt wird (Wagner et al. 2015; Breckwoldt et al. 2016a). Für einige dieser Probleme bieten eLearning-Strategien gute Lösungsansätze.

Beim Reanimationstraining für medizinische Laien stellt sich als Grundfrage zu allererst die der Lernmotivation bzw. der Lernsteuerung. Diese kann von der lernenden Person selbst ausgehen (z. B. aufgrund des Interesses am Thema: „intrinsische" Lernmotivation) oder äußeren Notwendigkeiten folgen (z. B. zur Erlangung eines Zertifikates: „extrinsische" Lernmotivation). So hat ein typischer 17-jähriger Teilnehmer eines Führerscheinkurses eine andere intrinsische Motivation zum Erlernen von Wiederbelebungsmaßnahmen als der 60-jährige Partner einer koronaren Risikopatientin. Eine gesteigerte extrinsische Motivationen entsteht beispielsweise, wenn vom erfolgreichen Absolvieren eines Erste-Hilfe-Kurses eine Arbeitsqualifikation abhängt (zum Beispiel als Übungsleiter im Sport).

Wenn breite Teile der Bevölkerung erreicht werden sollen, müssen intrinsische und extrinsische Wirkfaktoren strategisch klug kombiniert werden. Im Folgenden wird eine Auswahl von dazu hilfreichen lerntheoretischen Modellen kurz skizziert.

Konstruktion von Bedeutung

Konstruktivistische Theorien gehen davon aus, dass Inhalte besser behalten werden, wenn der Lernende sie in einen Bedeutungszusammenhang stellen kann. Lerninhalte sollten also mit bereits erworbenem Wissen oder gemachten Erfahrungen verknüpft werden. Dabei sollte der Lerninhalt mit der aktuellen persönlichen Erfahrungswelt des Lernenden verbunden werden, wodurch gleichzeitig die intrinsische Motivation gestärkt und positive Haltungen gefördert werden können. Eine Möglichkeit zur Konstruktion von bedeutungsvollem Wissen und ggf. auch Fertigkeiten ist die Orientierung des Unterrichts am zeitlichen Ablauf einer Reanimation, beispielsweise in Form eines virtuellen Szenarios. In spielerischen Settings entlang eines solchen Szenarios können die Lernenden den Fallverlauf selbst (zum Guten) beeinflussen, was die Motivation weiter fördert („Serious Games"; Girard et al. 2013; Semeraro et al. 2017).

Ein anderer Ansatz zur Konstruktion von Bedeutung ist der frühe Beginn der Ausbildung im Kindergarten oder in der Schule (Bohn et al. 2015; Böttiger et al. 2017; Breckwoldt 2009; Plant und Taylor 2013). Der schrittweise Aufbau von Kompetenzen der Schüler ist dabei selbstverständlich und stellt ein weiteres konstruktivistisches Element dar. Ein wichtiger Aspekt beim frühen Beginn der Reanimationsausbildung ist die wirksame Verankerung eines sozialen Verantwortungsgefühls.

Constructive Alignment

Basierend auf konstruktivistischer Lerntheorie beschreibt „Constructive Alignment" (Biggs 1996) das Prinzip, dass Lernen effektiver ist, wenn ein direkter Zusammenhang zwischen Lernzielen, Unterrichtsformen und Prüfungsformaten besteht – wobei hier anstelle von „Prüfungsformat" auch die reale Notfallsituation gesetzt werden kann. Das heißt, dass geeignete Lehr-/Lernformate gefunden werden müssen, die die später in der Notfallsituation geforderten Kompetenzen auch vermitteln, beispielsweise durch Szenariotraining mit den im konkreten Notfall verwendeten Geräten oder Web-Anwendungen.

Cognitive Load Theory

Diese Theorie geht davon aus, dass drei Bereiche innerhalb der Kapazität des Arbeitsgedächtnisses konkurrieren (Chandler und Sweller 1991). Dies sind

- der **„Extraneous Cognitive Load"**, der Anteil, den die Aufbereitung bzw. die Darbietung des Stoffes beanspruchen,
- der **„Intrinsic Cognitive Load"**, der durch die Schwierigkeit bzw. Komplexität des Lernstoffs bestimmt wird (Verständnislernen ist zum Beispiel komplexer als Faktenlernen) und
- der **„Germane Cognitive Load"**, der die „lernbezogene" kognitive Belastung bezeichnet, welche der Lernende selbst aufbringen muss. Die Kapazität für den „Germane Cognitive Load" kann durch motivationale Faktoren gesteigert werden.

Zu großer Cognitive Load kann Verwirrung über die Gewichtung von Lerninhalten erzeugen, sodass beispielsweise die stabile Seitenlage in der Reanimationssituation anstelle von Thoraxkompressionen durchgeführt wird.

> **Lerninhalte sollten daher auf das für den jeweiligen Ausbildungszweck Notwendige reduziert und auf zu komplexe Inhalte sollte verzichtet werden.**

Hilfreiches Kriterium für die adäquate Auswahl ist die Relevanz der jeweiligen Maßnahme für das Patientenoutcome in Relation zur angestrebten Kompetenz der Lernenden sowie der Komplexität der Maßnahme (zum Beispiel Basic Life Support, BLS, mit oder ohne Ventilation).

Kognitive Speicherungsprozesse

Die Verschiebung von Inhalten aus dem Kurz- ins Langzeitgedächtnis ist für nachhaltiges Lernen entscheidend (McGaugh 2000). Dafür lassen sich Zeitintervalle identifizieren, nach denen Wiederholungen des Lernstoffs besonders effektiv sind. Mithilfe von eLearning können solche Wiederholungen gut gesteuert werden, zum Beispiel über automatisierte Erinnerungsfunktionen.

Auch die Aufteilung von Lerninhalten über die Zeit beeinflusst das Behalten. So ist es effektiver, eine definierte Menge von Lerneinheiten über einen bestimmten Zeitraum zu verteilen als die gleichen Lerneinheiten auf ein Einzelpaket zu konzentrieren („Spacing Effect"; Rohrer und Pashler 2010; Breckwoldt et al. 2016b; Shebilske et al. 1999). Ein weiterer wirksamer Lernmechanismus ist der „Testing Effect", nach dem Lerninhalte besser im Gedächtnis behalten werden, wenn sie in einer (benoteten) Prüfung wiedergegeben wurden (Kromann et al. 2009; Li et al. 2013). Mit dem gezielten Einsatz von Tests kann Lernen demnach auch gefördert werden. Daneben geben Lernprogramme mit Selbsttests eine individuelle Rückmeldung über den Lernstand und können zusätzlich durch die Analyse des Antwortverhaltens Bereiche identifizieren, die dann gezielt häufiger abgefragt werden („Learning Analytics"). So wird die Gedächtnisleistung nur dort gefordert, wo es für den optimalen Lernerfolg am sinnvollsten ist. In diesem Kontext ist allerdings auch die Privatsphäre des Lernenden berührt, sodass hier eine ethische Debatte um die Art und den Umfang der Analyse eingesetzt hat (Greller und Drachsler et al. 2012; Slade et al. 2013).

15.2 Wie können elektronische Medien die Laienausbildung unterstützen?

Eine Übersicht über die Potenziale von eLearning wird nachfolgend dargestellt.

> **Potenzial von eLearning**
> - **Intrinsische Steuerung/Motivation**
>   - Motivierendes Lernprogramm (Interaktivität, spielerischer Ansatz, Erzeugen von Spannung, Einbindung von Personen, die erfolgreich reanimiert wurden)
>   - Programme für besondere Zielgruppen (Angehörige von Risikopatienten, Kinder)
>   - Bereitstellung und Erklären von Apps zur Just-in-Time-Unterstützung

- Selbstinstruktion
- Selbsttests
- **Extrinsische Steuerung/Motivation**
  - Standardisierung von Inhalten und Prüfungen
  - Standardisierung des Kurseingangsniveaus
  - Nutzung von Learning Analytics zur Lernoptimierung
  - Erinnerungsfunktionen für Wiederholung (Email, SMS, mobile App)

Wenn die Laienausbildung in Reanimation optimiert werden soll, muss man sich die spezifischen Rahmenbedingungen vor Augen führen:
a) Für einen einzelnen Laienhelfer ist die Ereigniswahrscheinlichkeit extrem niedrig und praktisch nicht vorhersehbar, daher kann weder in der Realsituation noch im Unterricht auf gemachte Erfahrungen zurückgegriffen werden.
b) Die Motivation bei Lernenden ist heterogen und häufig gering ausgeprägt. Die Ausbildung muss daher verschiedene intrinsische und extrinsische Motivationsstrategien kombinieren.
c) Für messbare Effekte (beispielsweise verbesserte Überlebensraten) müssen sehr viele Personen geschult werden, folglich ist ein ökonomischer Ressourceneinsatz wichtig.

Um ein ökonomisches Lehrkonzept zu realisieren, sollten folgende allgemeine Prinzipien Berücksichtigung finden:
a) Die Maßnahmen müssen einfach zu lernen sein, um zu hohen „Cognitive Load" zu vermeiden.
b) Vermittelte Maßnahmen sollten evidenzbasiert wirksam sein, um das Gedächtnis nicht mit Unnötigem zu belegen.
c) Eine gemeinsame Sprache muss über alle Anwendergruppen etabliert werden (Ablaufschemata, Begrifflichkeiten, Websites, Logos), um in der realen Notfallsituation Missverständnisse zu vermeiden.

15.2.1 Perspektive des Lernenden

Basierend auf den lerntheoretischen Überlegungen sollen nun die Möglichkeiten des „eLearning" aus den jeweigen Perspektiven diskutiert werden.

„eLearning" ermöglicht die **Individualisierung der Lernprozesse**. Der Lernende kann seine Geschwindigkeit selbst bestimmen, beispielsweise bei Müdigkeit eine Pause einlegen (im Gegensatz dazu müssten in einem Seminar alle Teilnehmer der Geschwindigkeit und dem Gedankengang des Instruktors folgen).

Weitere Vorteile von eLearning sind die **ökonomischere Zeiteinteilung** und die **örtliche Flexibilität** („Distance Learning"). Diese Vorteile können zum Beispiel für ein „Flipped Classroom"-Format verwendet werden, bei dem die Wissensinhalte im Voraus vermittelt werden (meistens online), um dann in der Präsenzphase mit ihnen zu arbeiten („Elaboration"). Alle diese Vorteile sind nur wirksam, wenn die Lernenden ausreichend – intrinsisch und extrinsisch – motiviert werden. Die intrinsische Motivation kann durch spielerische Herangehensweise gestärkt werden, beispielsweise in einem Spiel mit virtuellen Notfallszenarien in denen sich der Zustand von Patienten bessert, wenn die korrekten Maßnahmen ergriffen werden (Semeraro et al. 2017; Yeung et al. 2017). Es können auf einer Website auch Bereiche für spezielle Zielgruppen eingerichtet werden, wie für Angehörige von Risikopatienten oder Lehrer. Ebenso förderlich für die intrinsische **Motivation** ist es, das Reanimationstraining im Schulkinderalter zu beginnen (Bohn et al. 2015; Breckwoldt et al. 2007). eLearning kann aber auch extrinsische Motivation erzeugen, wenn beispielsweise ein webbasierter Vorbereitungskurs bearbeitet und bestanden werden muss, bevor der Teilnehmer für die Präsenzveranstaltung zugelassen wird. Im Präsenztraining werden nur noch die offenen Fragen zum Stoff beantwortet, um dann gleich ins praktische Üben einzusteigen (entsprechend dem klassischen „Flipped Classroom"-Konzept; Tolks et al. 2016).

Zur **Verminderung des „Cognitive Load"** lassen sich Lernmedien gezielt optimieren (Mayer und Moreno 2003). So konnte für den Reanimationsunterricht von Schulkindern gezeigt werden, dass es effektiver ist, den Text auf bebilderten Lernkarten direkt im Bild zu platzieren anstatt unter dem Bild (Iserbyt et al. 2013) oder dass stehende Bilder zu gleichwertigen bis besseren Lernerfolgen führen als Videos (Iserbyt et al. 2014). Ein anderer Beitrag zur Reduktion des Cognitive Load ist der schrittweise modulare Aufbau von Wissen und Fertigkeiten: die nächste Stufe wird erst angegangen, wenn der elektronische Test gezeigt hat, dass neue Inhalte aufgenommen werden können (Beginn mit Thoraxkompressionen, später Hinzufügen von automatisierten externen Defibrillatoren, dann Ventilation etc.).

Zur Unterstützung des Memorierens oder auch zur direkten Hilfestellung in der Notfallsituation werden zunehmend **Lern-Apps** entwickelt (▶ Kap. 14). Das Potenzial ist groß, aber bisher erfüllen nur einige wenige Apps die erforderlichen Kriterien (Kalz et al. 2014). Interessant ist die Kombination mit Alarmierungs-Apps, sodass alle mit der Reanimation verbundenen Wissens- und Anwendungsinhalte an einem Ort zusammengeführt werden. Durch die Einbindung optischer Medien können Selbstinstruktionsprogramme sogar praktische Fertigkeiten vermitteln (Isbye et al. 2007), wobei letztlich offen bleibt, ob damit instruktorengeleiteter Unterricht ersetzt werden kann (Finn et al. 2015). Kognitionspsychologisch begründete Lernstrategien (Spacing, Wiederholungsintervalle) können mithilfe von SMS- oder App-gesteuerten Erinnerungen für kleine Lerneinheiten die Aufrechterhaltung von Wissen fördern (Finn et al. 2015).

15.2.2 Perspektive der Ausbilder

Ein großer Gewinn liegt in der **Standardisierung der Schulungsunterlagen** und Ausbildungsphilosophie. Ausbilder sollten dabei nicht ihren individuellen Stil und ihre Herangehensweise verlieren, schon allein um authentisch bleiben zu können und eine überzeugende Botschaft zu vermitteln. Allerdings hilft eine einheitliche Sprache insbesondere bei schwierig zu vermittelnden Inhalten wie der Schnappatmung. Standardisiertes Ausgangsmaterial für den Unterricht (beispielsweise ein entsprechender Videoclip) dürfte Sicherheit und Selbstvertrauen der Ausbilder eher stärken und damit den Ausbildungsteilnehmern ein positives Gefühl für Handlungsfähigkeit in zukünftigen Notfallsituationen vermitteln. Handlungsfähigkeit lässt sich zusätzlich stärken, wenn die im Training vermittelten Inhalte direkt in der Notfallsituation angewandt werden können (**„just-in-time support"**): Smartphone-Apps mit Hilfeanweisungen, Kommunikationstechnik mit der Leitstelle, Feedback-Instrumenten für Kompressionsfrequenz und Drucktiefe (Sakai et al. 2015; Bolle et al. 2011).

Eine elektronische Plattform würde letztendlich auch unter **Instruktoren einen Austausch ermöglichen**. Mittels Blogs oder Chatrooms könnten „Best-Practice"-Beispiele oder Tipps zum Lösen von schwierigen Unterrichtssituationen ausgetauscht werden.

15.2.3 Perspektive der Planer und Institutionen

Die Stärken des eLearning für Institutionen sind vielfältig.

Zunächst lassen sich die Inhalte standardisieren mit den oben bereits beschriebenen Vorteilen für Instruktoren. Auch könnten die Inhalte leichter aktuell gehalten und unter Berücksichtigung von aktuellen lernpsychologischen Erkenntnissen optimal gestaltet werden. Hierzu kann das Lern- und Prüfungsverhalten auf der elektronischen Plattform gezielt analysiert werden, um typische Fehler oder schwierig zu lernende Inhalte aufzuspüren („Learning Analytics"; Greller und Drachsler et al. 2012).

In logistischer Hinsicht können Informationen schnell unter einer großen Gruppe von Instruktoren kommuniziert werden. Hingegen bereitet es immer wieder Schwierigkeiten, aktuelle gedruckte Lehrunterlagen zeitgerecht nach einer Leitlinienänderung zu verbreiten.

Als weitere Stärke aus institutioneller Sicht können Unterrichtsinhalte und Systeme zur Unterstützung in der realen Notfallsituation aufeinander abgestimmt werden. Dadurch kann in der Einsatzsituation wichtige Zeit gewonnen und die Zusammenarbeit verbessert werden („Just-in-Time"-Instruktionen; Kalz et al. 2014). Damit einhergehend sinkt für die beteiligten Institutionen der Bedarf an Räumen und Instruktoren (einschließlich der damit verbundenen Kosten).Um die Reanimationsergebnisse grundlegend zu verbessern, müssen alle gesellschaftlich relevanten Interessensgruppen an einem Strang ziehen. Dazu bieten „eLearning"-Elemente ideale Möglichkeiten, die bei traditioneller Vermittlung des Themas nicht zur Verfügung stehen. Die Impulse dazu müssen sicherlich von den Fachgesellschaften kommen, aber schon hier muss interdisziplinär gedacht werden, ohne dass einzelne Fächer das Feld für sich beanspruchen. Im Weiteren sind alle beteiligten Gruppen und Institutionen gefordert, sich gemeinschaftlich zu engagieren: die Politik (auf nationaler und auf Länderebene), Hilfsorganisationen, Rettungsdienste, Lehrerorganisationen, Patienten- bzw. Angehörigenorganisationen und medizinische Fachgesellschaften. Ziel muss eine gemeinsame elektronische Plattform sein, auf der alle eLearning-Elemente sichtbar und mit einer gemeinsamen Sprache vernetzt sind. Das kann letztlich nur über ein nationales Aktionsbündnis „Wiederbelebung" erreicht werden. Die ausreichende Finanzierung sollte als gesellschaftspolitischer Auftrag aufgefasst werden (öffentliche Gelder, Private-Public-Partnerships und Spenden).

> Zwar kann man niemanden zum Lernen verpflichten, aber die gesellschaftliche Grundhaltung für die Durchführung der Basisreanimation kann positiv beeinflusst werden – wie die skandinavischen Länder zeigen. Ansatzmöglichkeiten zur extrinsischen Motivation bieten sich überall dort, wo Zertifikate gefordert werden (betriebliche Ersthelfer, Lehrer, Übungsleiter beim Sport, Führerscheinanwärter).

15.3 Grenzen von „eLearning"

Selbst unter Berücksichtigung aller lerntheoretischen Aspekte kann die Reanimationsausbildung nicht auf eLearning beschränkt bleiben. So hat ein systematisches Review ergeben, dass Selbstinstruktionsvideos ebenso effektiv fürs Lernen von Fertigkeiten sind wie instruktorgeleiteter Unterricht (Finn et al. 2015). Die dabei analysierten Arbeiten untersuchten allerdings nur die technischen Fertigkeiten der Teilnehmer in einem isolierten, vorbereiteten Setting und die Ergebnisse sind nicht direkt auf die Handlungsfähigkeit im realen Notfall zu übertragen. Zur Vermittlung von Fertigkeiten und Haltungen ist der direkte Kontakt mit Instruktoren notwendig, damit konkretes Feedback gegeben werden kann (Hattie und Timperly 2007). Darüber hinaus braucht es zur Vermittlung von Haltungen überzeugende Personen, die als Vorbilder und Rollenmodelle wirken (Breckwoldt et al. 2016a). Elektronisches Lernen kann allerdings gut mit Präsenzunterricht kombiniert werden (Yeung et al. 2017).

> Beim Aufbau einer eLearning-Plattform muss unbedingt die inhaltliche und technische Instandhaltung im Auge behalten werden. Oft wird viel Kraft in die primäre Entwicklung investiert und für Anpassungen an technische Weiterentwicklungen stehen keine Ressourcen mehr zur Verfügung. Auch daher sollten die Kosten auf viele Institutionen verteilt werden.

15.4 Zukunftsperspektive

Wenn die lerntheoretischen Modelle unter Beachtung der finanziellen und Machbarkeit kombiniert würden, könnte sich folgendes Szenario ergeben (◘ Abb. 15.1).

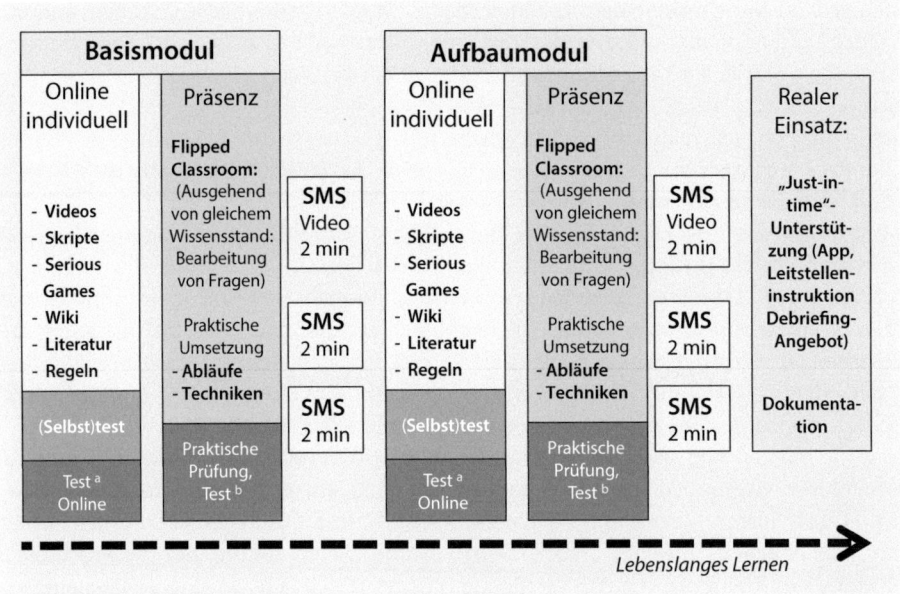

Abb. 15.1 Mögliche Kombination von „Blended Learning", „Flipped Classroom", „Just-in-Time-Support": Schematische Darstellung des Ineinandergreifens von verschiedenen eLearning-Interventionen, praktischen Lernphasen und Anwendung im Notfall. [a] Voraussetzung für Präsenzveranstaltung, [b] mit Zertifikat

Die Ausbildung in Wiederbelebung (und Erster Hilfe) beginnt spätestens in der Grundschule mit schrittweisem Aufbau von Kompetenzen. Während der Grundschulzeit unterrichten die Klassenlehrer, in weiterführenden Schulen Sport- und Biologielehrer. Das Training kombiniert Onlinelernen und Präsenzphasen. Dabei werden im jeweiligen Onlinelernen die theoretischen Grundlagen erarbeitet und mit einem Test abgeschlossen, welcher gleichzeitig die Eingangsqualifikation für das praktische Training darstellt. In der Präsenzphase vermitteln die Instruktoren motivierende Grundeinstellungen und praktische Fertigkeiten (mit konstruktivem direktem Feedback). Für die eventuelle Nachbereitung bietet die elektronische Plattform ein „Serious games"-Format zur Wiederholung, individuellen Vertiefung und zur Wissensüberprüfung. In lerntheoretisch sinnvollen Zeitabständen erinnern Emails an Auffrischungen. In speziellen Prüfungsbereichen kann regelmäßig nachgewiesen werden, dass die Wissensbasis für bestimmte Aufgaben besteht (beispielsweise für betriebliche Ersthelfer oder aber auch für Kursinstruktoren).

Die Plattform bietet für die verschiedenen Nutzergruppen jeweils adäquat aufbereitete Bereiche (Kindergarten, Grund- und weiterführende Schule, betriebliche Ersthelfer, Schullehrer, Senioren, Angehörige von Risikogruppen, Kursinstruktoren etc.).

Für die konkrete Notfallsituation stehen Apps mit Handlungsanweisungen zur Verfügung, die den Ersthelfer situationsangepasst mit „Just-in-time"-Instruktionen unterstützen, hinsichtlich Kommunikation mit der Rettungsleitstelle, Ortungsfunktion der Einsatzstelle und des nächstgelegenen Defibrillators, optischem und akustischem Feedback zu Kompressionstiefe und -frequenz etc.; (▶ Kap. 14).

Gestützt ist das ganze System auf eine gemeinsame Lern- und Wissensplattform, in der das Wissen adäquat für die jeweiligen Lernalter und Zielgruppen aufbereitet ist. Die Plattform wird fachlich, medientechnisch und didaktisch von einem Gremium bzw. einer

Arbeitsgruppe verantwortet, die von allen beteiligten Institutionen autorisiert ist und über eine ausreichende finanzielle Ausstattung verfügt. Das kann zum Beispiel im nationalen „Aktionsbündnis Wiederbelebung" verwirklicht werden. Alle Hilfsorganisationen können weiterhin ihre eigenständigen Schulungsprogramme zur Ersten Hilfe durchführen, je nach interner Philosophie. Lediglich für die Reanimation ist aufgrund der extrem zeitkritischen Dynamik einheitliches Material erforderlich.

Für die Autoren dieser Plattform muss sich die Mitarbeit lohnen, beispielsweise über die akademische Anerkennung. Beiträge müssten im Sinne einer Publikation gewertet werden und könnten dafür auch einem Peer-Review-Prozess unterworfen werden (zum Beispiel als Onlineversion eines wissenschaftlichen Journals).

> **eLearning-Technologien zur Reanimationsschulung**
> - Besonderheiten des Lernens im Bereich der Reanimation
>   a) Ein reales Ereignis (Kreislaufstillstand) ist für den einzelnen Lernenden extrem selten
>   b) Für Effekte auf die Ersthelfer-Reanimations-Quote müssen große Teile der Bevölkerung ausgebildet werden
>   c) Intrinsische Motivation der Lernenden ist meist gering
> - eLearning kann helfen durch
>   a) Steigerung von intrinsischer und extrinsischer Motivation
>   b) Standardisierung der Inhalte
>   c) Optimierung der Lehr-/Lernmittel
>   d) Optimierung der Lernsteuerung
>   e) Schnellere Verbreitung von Informationen
> - Was braucht es für den Erfolg?
>   a) Commitment/Selbstverpflichtung zur übergreifenden Zusammenarbeit (NAWIB[a])
>   b) Ausreichende Ressourcen (Aufbau und weiterer Unterhalt)
>   c) Gemeinsame Plattform für Wissen und Lernende, Lehrende und Instruktoren
>   d) Autorisierte, ausgewiesene und motivierte Experten zur Erstellung
>
> [a] Nationales Aktionsbündnis Wiederbelebung (▶ https://www.wiederbelebung.de/)

Fazit

Elemente des eLearning können für die Reanimationsausbildung an vielen Stellen sinnvoll eingesetzt werden. Entscheidend für den Erfolg ist der lerntheoretisch fundierte Einsatz der Technologie. Wichtigste Prinzipien dafür sind die Fokussierung auf evidenzbasierte Maßnahmen, Förderung der intrinsischen und extrinsischen Lernmotivation, sinnvolle zeitliche Taktung und die Reduktion des „Cognitive Load". Zur Ausschöpfung der Potenziale braucht es eine gut koordinierte gesamtgesellschaftliche Anstrengung, vom Individuum über die Bildungsinstitutionen und die Fachexperten bis hin zur Politik. Am Ende muss eine national konsentierte und in der Öffentlichkeit sichtbare Lern- und Wissensplattform stehen.

Literatur

Biggs J (1996) Enhancing teaching through constructive alignment. Higher Educ 32:347–364

Bohn A, Lukas RP, Breckwoldt J, Böttiger BW, Van Aken H (2015) "Kids save lives": why schoolchildren should train in cardiopulmonary resuscitation. Curr Opin Crit Care 21:220–225

Bolle SR, Johnsen E, Gilbert M (2011) Video calls for dispatcher-assisted cardiopulmonary resuscitation can improve the confidence of lay rescuers-surveys after simulated cardiac arrest. J Telemed Telecare 17:88–92

Breckwoldt J (2009) CPR training in schools – a way to improve resuscitation outcomes? Notfall Rettungsmed 12:347–353

Breckwoldt J, Beetz D, Schnitzer L et al (2007) Medical students teaching basic life support to school children as a required element of medical education: a randomised controlled study comparing three different approaches to fifth year medical training in emergency medicine. Resuscitation 74:158–165

Breckwoldt J, Lingemann C, Wagner P (2016a) Resuscitation training for lay persons in first responder courses. Transfer of knowledge, skills and attitude. [German] Anaesthesist 65:22–26, 28–29

Breckwoldt J, Ludwig JR, Plener J et al (2016b) Differences in procedural knowledge after a "spaced" and a "massed" version of an intensive course in emergency medicine, investigating a very short spacing interval. BMC Med Educ 16:249

Böttiger BW, Semeraro F, Altemeyer KH et al (2017) Kids save lives. Eur J Anaesthesiol 34:1–6

Chandler P, Sweller J (1991) Cognitive Load Theory and the Format of Instruction. Cognition Instruction 8:293–332

Finn JC, Bhanji F, Lockey A et al (2015) Education, Implementation, Teams Chapter Collaborators. Part 8: Education, implementation, and teams: 2015 International consensus on cardiopulmonary resuscitation and emergency cardiovascular care science with treatment recommendations. Resuscitation 95:e203–24

Greller W, Drachsler H (2012) Translating learning into numbers: a generic framework for learning analytics. Educ Technol Soc 15:42–57

Girard C, Ecalle J, Magnan A (2013) Serious games as new educational tools: how effective are they? A meta-analysis of recent studies. J Comput Assist Learn 29:207–219

Hattie J, Timperley H (2007) The power of feedback. Rev Educ Res 77;81–112

Isbye DL, Meyhoff CS, Lippert FK, Rasmussen LS (2007) Skill retention in adults and in children 3 months after basic life support training using a simple personal resuscitation manikin. Resuscitation 74:296–302

Iserbyt P, Byra M (2013) The design of instructional tools affects secondary school students' learning of Cardiopulmonary Resuscitation (CPR) in reciprocal peer learning: a randomized controlled trial. Resuscitation 84:1591–1595

Iserbyt P, Charlier N, Mols L (2014) Learning basic life support (BLS) with tablet PCs in reciprocal learning at school: are videos superior to pictures? A randomized controlled trial. Resuscitation 85:809–813

Kalz M, Lenssen N, Felzen M et al (2014) Smartphone apps for cardiopulmonary resuscitation training and real incident support: a mixed-methods evaluation study. J Med Internet Res 16:e89

Kromann CB, Jensen ML, Ringsted C (2009) The effect of testing on skills learning. Med Educ 43:21–27

Li Q, Zhou RH, Liu J et al (2013) Pre-training evaluation and feedback improved skills retention of basic life support in medical students. Resuscitation 84:1274–1278

Mayer RE (1997) Multimedia learning: Are we asking the right questions? Educ Psychol 32:1–19

Mayer RE, Moreno R (2003) Nine ways to reduce cognitive load in multimedia learning. Educ Psychol 38:43–52

McGaugh JL (2000) Memory–a century of consolidation. Science 287:248–251

Plant N, Taylor K (2013) How best to teach CPR to schoolchildren: a systematic review. Resuscitation 84:415–421

Rohrer D, Pashler H (2010) Recent research on human learning challenges conventional instructional strategies. Educ Res 39:406–412

Sakai T, Kitamura T, Nishiyama C et al (2015) Cardiopulmonary resuscitation support application on a smartphone – randomized controlled trial. Circ J 79:1052–1057

Semeraro F, Frisoli A, Loconsole C et al (2017) Kids (learn how to) save lives in the school with the serious game Relive. Resuscitation 116:27–32

Shebilske WL, Goettl BP, Corrington K, Day EA (1999) Inter-lesson spacing and task-related processing during complex skill acquisition. J Exp Psychol Appl 5:413–437

Slade S, Prinsloo P (2013) Learning analytics: Ethical issues and dilemmas. Am Behav Sci 57:1510–1529

Stiell I, Nichol G, Wells G et al (2003) Health-related quality of life is better for cardiac arrest survivors who received citizen cardiopulmonary resuscitation. Circulation 108:1939–1944

Tolks D, Schäfer C, Raupach T et al (2016) An introduction to the inverted/flipped classroom model in education and advanced training in medicine and in the healthcare professions. GMS J Med Educ 33:Doc46

Wagner P, Lingemann C, Arntz HR, Breckwoldt J (2015) Official Lay BLS Courses in Germany: are Delivered Contents Up To Date with the Guidelines? – an observational study. Emerg Med J 32:547–552

Wissenberg M, Lippert FK, Folke F et al (2013) Association of national initiatives to improve cardiac arrest management with rates of bystander intervention and patient survival after out-of-hospital cardiac arrest. JAMA 310:1377–1384

Yeung J, Kovic I, Vidacic M et al (2017) The school Lifesavers study-A randomised controlled trial comparing the impact of Lifesaver only, face-to-face training only, and Lifesaver with face-to-face training on CPR knowledge, skills and attitudes in UK school children. Resuscitation. pii:S0300-9572(17)30335-0

Gesellschaftliche Veränderungen: neue notfallmedizinische Herausforderungen

Inhaltsverzeichnis

Kapitel 16   Der Amoklauf in München aus Sicht der Integrierten Leitstelle – 175
Florentin von Kaufmann

Kapitel 17   Der akute Verwirrtheitszustand des älteren Patienten – Delir und Demenz als Einsatzkategorie in der Präklinik – 187
Oliver Kögler und Markus Gosch

Kapitel 18   24-Stunden-Personenbetreuung: Neue Herausforderungen im Notfalleinsatz – 201
Dietmar Weixler

Kapitel 19   Werkzeuge zur interkulturellen Verständigung im RD – 209
Christiane Koppelstätter

Der Amoklauf in München aus Sicht der Integrierten Leitstelle

Florentin von Kaufmann

16.1 Einsatzablauf – 176

16.2 Die Leitstelle im Zusammenspiel mit der rückwärtigen Führung – 176

16.3 Herausforderungen und Problemstellungen beim Einsatz „Amoklauf" – 178

16.4 Organisatorische Maßnahmen der Integrierten Leitstelle – 183
16.4.1 Sofort verfügbare und ausreichend starke Reserven – 183
16.4.2 ILS-Einsatzkomponente – 183
16.4.3 Klare Strukturen im Führungsraum – 184
16.4.4 IT-Unterstützung und Lagebild – 185

Literatur – 185

Trailer

Am 22.06.2017 erschießt der 18-jährige Schüler David Sonboly am Olympia-Einkaufzentrum (OEZ) München neun Menschen und verletzt weitere neun Menschen teilweise schwer. In den folgenden Stunden entsteht bei dem Einsatzereignis eine Dynamik, die der Spiegel vom 17.09.2016 als das „München-Syndrom" bezeichnet (Backes et al. 2016). Im Kontext mit den Terroranschlägen in Paris und Brüssel sind viele Menschen von einem Terroranschlag mit einer Schießerei in der ganzen Stadt ausgegangen.

Für die Integrierte Leitstelle München (ILS) war das Einsatzereignis eine besondere Herausforderung.

16.1 Einsatzablauf

Am Freitag, dem 22.07.2016, versuchte der Jugendliche Davis Sonboly offenbar über einen unter falschem Namen angelegten Facebook-Account, Jugendliche in das McDonalds-Restaurant gegenüber dem Olympia-Einkaufzentrum im Norden von München zu locken. Ab etwa 17.50 Uhr schoss Davis Snoboly auf die Gäste des McDonald-Restaurants, dabei wurden fünf Personen tödlich getroffen. Ab etwa 17:52 Uhr gingen die ersten Notrufe bei Polizei und Feuerwehr ein. Der Täter verließ kurz darauf McDonald und schoss auf Passanten auf der Hanauer Straße, dabei wurden zwei von ihnen tödlich verletzt. Anschließend erschoss er vor einer Saturn-Filiale einen weiteren Menschen. Im Zeitraum zwischen 18:02 Uhr und 18:15 Uhr ging er in ein Parkhaus und schoss 17 Mal auf ein dort geparktes Fahrzeug. Anschließend tauchte er auf dem oberen Deck des Parkhauses auf, von wo aus er von einem Bewohner eines angrenzenden Hochhauses beschimpft und in eine Diskussion verwickelt wurde. Der Bewohner hat ihn durch die Beschimpfungen und die Diskussion völlig aus der Rolle geworfen, sodass er danach auf keinen weiteren Passanten schoss. Die Polizisten einer Zivilstreife entdeckten den Täter und schossen auf ihn, ohne ihn zu treffen. Davis Sonboly konnte fliehen. Er verließ das OEZ in nördlicher Richtung und gelangte durch eine nahe Grünanlage zu einem Wohnkomplex, wo er das Treppenhaus eines Wohngebäudes betrat und Kontakt zu mehreren Anwohnern hatte. Dabei trug er die Waffe nicht sichtbar. Er versteckte sich anschließend zwei Stunden in der Tiefgarage der Wohnanlage, die er gegen 20:30 Uhr verließ und so von einer Funkstreife der Verkehrspolizei entdeckt worden ist. Als die beiden Polizisten ihn stellten, zog er die Waffe und tötete sich selber durch einen Kopfschuss.

Die Polizei suchte zunächst weitere Täter, da nicht sicher war, ob er alleine gehandelt hatte. Die Beamten gingen zunächst von drei Tätern aus, da Zeugen drei verschiedene Personen mit Schusswaffen gemeldet hatten und ein Auto mit hoher Geschwindigkeit den Tatort verlassen hatte. Die drei bewaffneten Personen stellten sich jedoch als Zivilpolizisten heraus.

16.2 Die Leitstelle im Zusammenspiel mit der rückwärtigen Führung

Neben der Einsatzleitung vor Ort wird bei größeren Schadenslagen eine rückwärtige Führung in unmittelbarer räumlicher Nähe zur Integrierten Leitstelle eingerichtet (Köstler 2016). Wesentliches Element der rückwärtigen Führung ist der taktisch-operativen Stab, der nicht zur Einsatzleitung vor Ort gehört. In München ist dies die Gefahrenabwehrleitung (GAL), als Teil der Führungsgruppe Katastrophenschutz, die analog der Feuerwehrdienstvorschrift-(FwDV)-100 ab der Führungsstufe D (mehrere Verbände an einer Einsatzstelle oder mehrere Einsatzstellen in einem Schadensgebiet) eingesetzt wird und der die Führung aller Einsatzmaßnahmen obliegen. Anhand der Einsatzereignisse der jüngsten Vergangenheit zeigte sich, dass es notwendig ist, zwischen dem Regelbetrieb der ILS und dem Einsatz der GAL eine Gremium zu schaffen, das in der Lage ist, schnell ein

Lagebild zu erstellen und grundlegende Entscheidungen zu treffen.

> **Praxistipp**
>
> Zwischen dem Regelbetrieb der Integrierten Leistelle (ILS) und dem Einsatz der Gefahrenabwehrleitung (GAL) muss bei größeren Schadenslagen ein Führungsgremium eingesetzt werden, das in der Lage ist, schnell ein Lagebild zu erstellen und grundlegende Entscheidungen zu treffen.

Kernelement dieses Gremiums ist der Lagedienst. Der Lagedienst ist ein Beamter des höheren feuerwehrtechnischen Dienstes. Benötigt er Unterstützung, kann er sich die Einsatzkomponente Integrierte Leitstelle (EK-ILS) zu Hilfe holen. In der EK-ILS sind erfahrene Disponenten, Dienstgruppenleiter und Schichtkoordinatoren vertreten, die die Rolle S1-Personal/S4-Versorgung und S2-Lageführung/S3-Einsatz übernehmen. Lagedienst und EK-ILS sind keine Teile der ILS, jedoch ihr unmittelbar angeschlossen, um die Kommunikationswege möglichst kurz zu halten. Sie sind jedoch ein Teil der rückwärtigen Führung. Die EK-ILS kommt sehr schnell zum Einsatz. Bei einer weiteren Eskalation des Einsatzgeschehens wird die GAL einberufen. Der Lagedienst wechselt als S3-Einsatz in die GAL. Die Mitarbeiter der Leitstelle übernehmen die Aufgabe der Kommunikationszelle der GAL. Somit kann eine rückwärtige Führung, wie in ◘ Abb. 16.1 dargestellt, entsprechend der Anforderungen der Gefahrenlage sofort mit zusätzlichen Personalressourcen ausgestattet werden.

Am Tag des Amoklaufes war zuerst die EK-ILS, dann die GAL im Einsatz. Das Konzept der rückwärtigen Führung hat sich schon oftmals bewährt, an diesem Abend jedoch das erste Mal bei einer hochdynamischen, schnell eskalierenden Einsatzsituation.

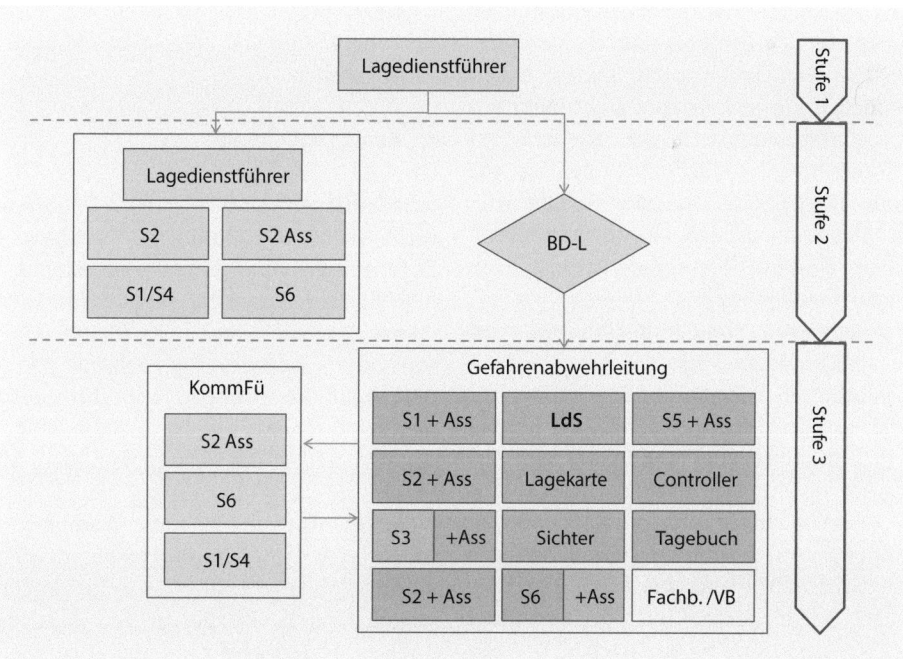

◘ Abb. 16.1 Stufenweiser Aufbau der rückwärtigen Führung

> **Praxistipp**
>
> Ein Amoklauf ist eine hochdynamische, schnell eskalierende Einsatzsituation, die einerseits sofortiges Führungshandeln und andererseits das schnelle Schaffen entsprechender Führungsstrukturen erfordert.

Im Zusammenhang mit einem solchen Einsatzereignis stellt sich immer die Frage, ob und wie gut die Mitarbeiter der Leitstelle darauf vorbereitet waren. Grundsätzlich ist eine „Terrorsituation" nicht neu. Neben dem Angriff palästinensischer Terroristen auf israelische Sportler bei den Olympischen Spielen 1972 kam es auch beim Münchner Oktoberfest 1980 zu einem terroristischen Anschlag durch das Zünden einer Bombe im Bereich des Haupteingangs zum Oktoberfest. Zu Silvester 2015/2016 fand ein weiteres Bedrohungsszenario statt, welches letztlich zur Räumung des Hauptbahnhofes und des Bahnhofes Pasing führte. Hierbei kam es jedoch zu keinem Anschlag. Erfahrungswerte beteiligter Personen aus den beiden ersten Einsatzereignissen existieren kaum noch. Zudem bauen die aktuellen Einsatzkonzepte nicht mehr auf diesen Einsatzereignissen auf, sondern auf den Erkenntnissen aktuellerer Ereignisse, wie London, Brüssel oder Madrid. Es gibt aber keine Mitarbeiter der ILS, die als Einsatzkraft an einem konkreten Terrorangriff oder auch Amoklauf beteiligt waren.

Im Zuge von Simulationstrainings wird jedoch das Einsatzszenario der Anschläge auf den öffentlichen Personalverkehr (ÖPNV) in Madrid nachgespielt. Es handelt sich hierbei um ein sehr komplexes Training, das zum Ziel hat, insbesondere die Kommunikationsprozesse zwischen den Führungsrollen und den Sonderleitplätzen zu trainieren. In der Woche vor dem 22.07.2016 fand eine Table-Top-Exercise statt. Folglich hat die ILS München damit gerechnet, dass es zu einem solchen Ereignis kommen kann, offen war nur der Zeitpunkt.

Im Falle des Amoklaufes hat diese Annahme möglicherweise dazu beigetragen, dass vonseiten der Einsatzkräfte sehr schnell das Szenario einer terroristischen Bedrohung akzeptiert wurde, das unter anderen Voraussetzungen vermutlich deutlicher hinterfragt worden wäre. In ◘ Abb. 16.2 wird der Einsatzablauf im Überblick dargestellt.

16.3 Herausforderungen und Problemstellungen beim Einsatz „Amoklauf"

Die ILS München arbeitet im Annahme-Vergabe-System. Das heißt, ein definierter Teil der Mitarbeiter nimmt Meldungseingänge auf und sendet diese dann für die Disposition, Alarmierung und Einsatzlenkung an andere Mitarbeiter weiter. Diejenigen Mitarbeiter, die für den Prozessschritt Meldungseingang zuständig sind, werden „Telefonist" genannt, jene, die für die Prozessschritte „Disposition/Alarmierung" und „Einsatzlenkung" zuständig sind, „Disponent".

Beim Einsatzereignis Amoklauf mussten sich die Mitarbeiter folgenden Herausforderungen stellen:

- **Keine tägliche Routine**

Größere Einsatzereignisse oder Großschadenslagen sind bei der ILS München nicht selten. Grundsätzlich verfügen viele Disponenten über einen ausreichend großen Erfahrungsschatz, sowohl im Einsatzdienst als auch im Leitstellendienst, um solchen Situationen gewachsen zu sein. Praktische Erfahrungen mit Terroranschlägen oder einem Amoklauf hatte keiner in der Leitstelle. Die Kompetenz der Mitarbeiter bei der Abarbeitung des Einsatzereignisses war somit stark abhängig vom individuellen Führungsverhalten der eingesetzten Führungskräfte, den Erfahrungen bei vergleichbaren Situationen und dem individuellen Trainingszustand der Disponenten. Gleichzeitig gehen während eines solchen

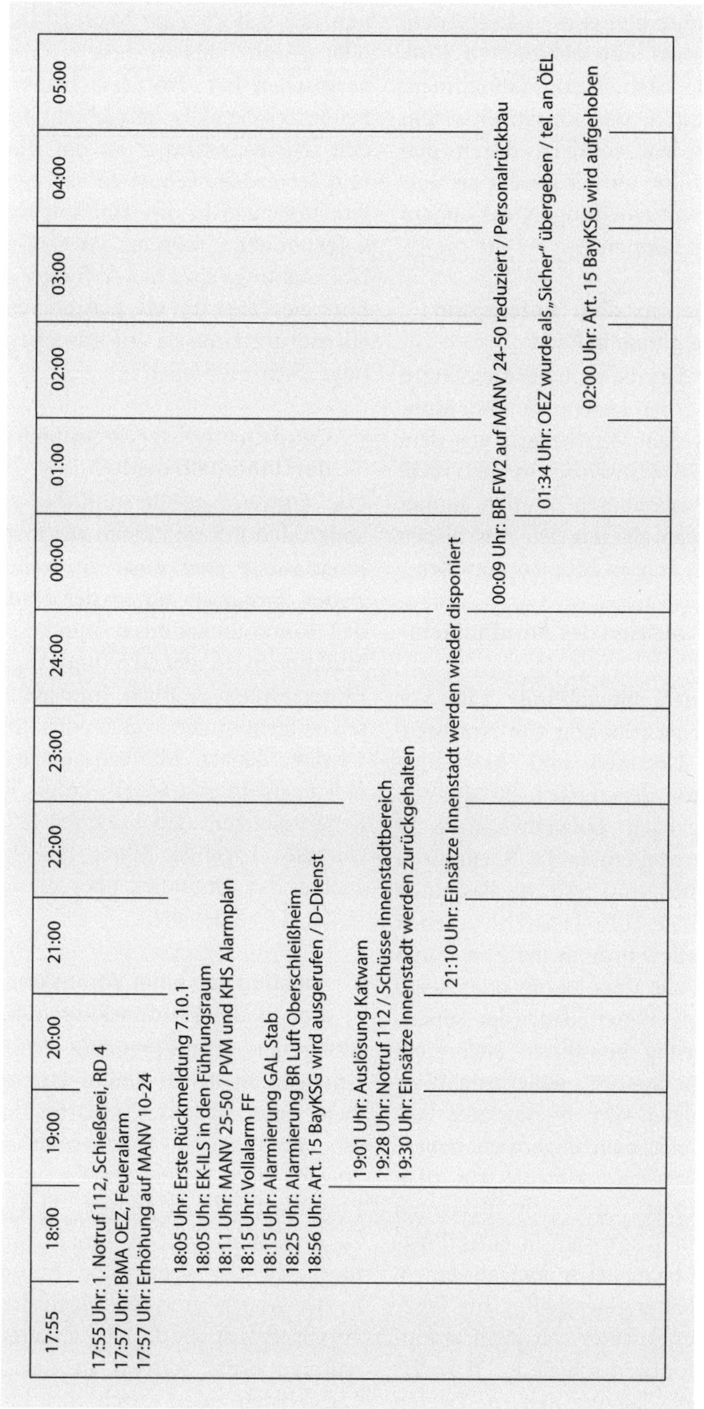

Der Amoklauf in München aus Sicht der Integrierten …

| 17:55 | 18:00 | 19:00 | 20:00 | 21:00 | 22:00 | 23:00 | 24:00 | 00:00 | 01:00 | 02:00 | 03:00 | 04:00 | 05:00 |

17:55 Uhr: 1. Notruf 112, Schießerei, RD 4
17:57 Uhr: BMA OEZ, Feueralarm
17:57 Uhr: Erhöhung auf MANV 10-24

18:05 Uhr: Erste Rückmeldung 7.10.1
18:05 Uhr: EK-ILS in den Führungsraum
18:11 Uhr: MANV 25-50 / PVM und KHS Alarmplan
18:15 Uhr: Vollalarm FF
18:15 Uhr: Alarmierung GAL Stab
18:25 Uhr: Alarmierung BR Luft Oberschleißheim
18:56 Uhr: Art. 15 BayKSG wird ausgerufen / D-Dienst

19:01 Uhr: Auslösung Katwarn
19:28 Uhr: Notruf 112 / Schüsse Innenstadtbereich
19:30 Uhr: Einsätze Innenstadt werden zurückgehalten

21:10 Uhr: Einsätze Innenstadt werden wieder disponiert

00:09 Uhr: BR FW2 auf MANV 24-50 reduziert / Personalrückbau
01:34 Uhr: OEZ wurde als „Sicher" übergeben / tel. an ÖEL
02:00 Uhr: Art. 15 BayKSG wird aufgehoben

Abb. 16.2 Zeitlicher Einsatzablauf beim Amoklauf in München

Einsatzereignisses die technisierten Einsatzabläufe zunehmend verloren. Zwar gibt es für Großschadensereignisse Checklisten, die auch zur Anwendung gekommen sind, jedoch wächst der Anteil an Maßnahmen, die nicht mehr durch das Einsatzleitsystem durchgeführt werden, sondern durch den Mitarbeiter. Das führt immer wieder zu zeitraubenden Prozessabarbeitungen, die zudem fehlerbehaftet sein können.

- **Entscheidungen vor dem Hintergrund der Einsatzereignisse in Paris**

Die Lage, insbesondere die weiteren Meldungen über Anschläge in der Innenstadt von München, wurde von den Mitarbeitern vor dem Hintergrund der Terroranschläge in Paris nicht infrage gestellt. Maßnahmen wurden immer aus den Erfahrungen, die aus den Anschlägen von Paris abgeleitet werden konnten, getroffen.

- **Schnelles Aufwachsen des Anrufaufkommens**

Die sich dynamisch entwickelnde Lage vor Ort verursachte eine Häufung von Notrufen. Neben anderen Notrufen und Meldungseingängen sind in den ersten 20 Minuten 72 Notrufe eingegangen. Teilweise kam es zu verlängerten Sprechzeiten, da die Telefonisten im Notruf geblieben sind und die Passanten unterstützt bzw. Erste-Hilfe-Hinweise gegeben haben. Die Leitstelle wurde in der Zeit durch Beamte verstärkt, die über wenig oder keine Einsatzerfahrung verfügten. Trotz der fehlenden Einsatzerfahrung bewährten sich diese in der Ausnahmesituation außerordentlich. Viele Anrufe erfolgten von verängstigten Personen, die aus Verstecken angerufen haben. So gab es beispielsweise Notrufe aus dem Stachus-Untergeschoss, wo sich Passanten vor vermeintlichen Terroristen in einer Putzkammer versteckt haben, aber auch aus einem Lager eines Bekleidungsgeschäftes im OEZ. Die Betreuung der Anrufer war auch emotional für die Telefonisten schwierig. Teilweise wurden die Anrufer längere Zeit am Telefon betreut, ihnen Mut zugesprochen oder Details abgefragt. Die ILS München verwendet im Training ein strukturiertes Notrufabfragesystem, das jedoch eine Notrufabfrage „Terror" oder „Amok" bis zu diesem Zeitpunkt nicht vorgesehen hat. Trotzdem haben die Mitarbeiter, retrospektiv betrachtet, richtig gehandelt. Nichtsdestotrotz ist das Thema Amok und Terror bereits bei den nächsten Telefonistenlehrgängen in das Training Notrufabfrage aufgenommen worden. Wesentlich für die Notrufabfrage sind das Abfragen nach Details über die Täter, um ein Lagebild zu gewinnen, ebenso der Hinweis auf schnelles Verstecken oder „Sich-tot-Stellen".

- **Deutlich erhöhter Kommunikationsbedarf innerhalb der ILS**

Das diffuse Lagebild und die sich ständig ändernden Informationen zur ursprünglichen Einsatzstelle aber auch zu weiteren potenziellen Einsatzstellen in der Stadt, erhöhten den Kommunikationsaufwand zwischen den Funktionen in der ILS und gegenüber den Einsatzmitteln deutlich. Informationen mussten aufgenommen, verstanden und bewertet werden, danach Maßnahmen generiert und entsprechend umgesetzt werden. Eine wesentliche Rolle kam dabei der EK-ILS zu, die ein zentrales Lagebild führte und laufend versuchte, den Überblick über die Maßnahmen in der ILS zu behalten.

- **Umstieg von einer Vorauskommunikation in eine Feedbackkommunikation**

Eines der grundlegenden Probleme einer Leitstelle ist es, in einem kurzen Zeitraum viele Informationen verarbeiten zu müssen, um schnell und gezielt die richtige Anzahl von Einsatzmitteln zum richtigen Einsatzort zu alarmieren. Um dieses Ziel zu erreichen, werden Prozessroutinen definiert, die für spezifische Einsatzereignisse in der Alarm- und Ausrückordnung (AAO) vorausgeplant sind. Die anfallenden Maßnahmenpakete werden in der Folge nach Checklisten oder durch das Einsatzleitsystem abgearbeitet. Diese Vorausplanung wird in den Organisationswissenschaften als Vorauskommunikation bezeichnet (Heidtmann 2007; Freichel 1992).

Zu einer Feedbackkommunikation kommt es, wenn auftretende Problemstellungen situativ abgearbeitet werden müssen, es folglich keinen unterstützenden Standard gibt, sondern ein Abarbeiten im Sinne des Führungskreises notwendig wird. Das Wort „Feedback" gibt sehr schön den iterativen Ansatz wieder, der auch im Führungskreis zu finden ist. Bei der Amoklage musste die Situation immer wieder von neuem bewertet und situative Entscheidungen getroffen werden. Der Anteil der Feedbackkommunikation lag dabei deutlich höher als der der Vorauskommunikation. In vielen Einsatzereignissen, auch bei Großschadenslagen, ist das anders.

- **Kein mentales Modell, wie sich der Einsatz entwickeln wird**

Insbesondere die Einsatzerfahrung der Disponenten in der Leitstelle trägt dazu bei, dass ein mentales Modell erzeugt wird, welches es dem Mitarbeiter ermöglicht, sich vorzustellen, wie sich die Einsatzsituation weiter entwickeln wird. Dieses mentale Modell trägt dazu bei, dass es oftmals möglich ist, aus dem situativen Agieren heraus, „der Lage voraus" zu sein. Im Falle des beschriebenen Einsatzereignisses war dies nicht oder nur sehr bedingt möglich. Zudem erfordert es in Bezug auf die Feedbackkoordination eine deutlich intensivere Beurteilungsphase als bei Einsatzereignissen, über die Erfahrungswerte existieren.

- **Konzentriertes und ruhiges Arbeiten der Mitarbeiter**

Die Arbeitsatmosphäre im Führungsraum der Leitstelle war der Situation entsprechend ruhig. Es wurde konzentriert gearbeitet und alle Funktionen waren bemüht, Informationen weiter zu geben. Klare Zuständigkeiten von gut motiviertem, leistungsfähigem und gut ausgebildetem Personal sind hierzu zwingend notwendig. Nichtsdestotrotz ist die Abhängigkeit von denjenigen Personen, die zufällig an dem Tag Dienst haben, groß. Es bewährt sich folglich, wenn Schlüsselrollen in der Leitstelle bei der Besetzung sehr sorgfältig ausgesucht werden.

- **„Zwei Mannschaften": Mannschaft Regelbetrieb, Mannschaft Sonderlage**

Neben dem Einsatzereignis im OEZ mussten auch die Routineeinsätze weiter bedient werden. In der Leitstelle München wird das Problem durch das Schaffen von sogenannten „Sondereinsatzleitplätzen" gelöst, die sich dann um das Abarbeiten der Großschadenslage kümmern. Die restlichen Einsatzleitplätze werden dadurch von dieser entlastet und können weiterhin den Regelbetrieb durchführen. Mit der Inbetriebnahme der GAL werden die Sonderleitplätze der GAL zugeordnet und bilden die Kommunikationsgruppe Führung (KommFü; ◘ Abb. 16.1). Letztendlich wurde mit zwei Mannschaften im Führungsraum gearbeitet.

- **Gleichzeitige Abarbeitung einer Vielzahl von einsatzrelevanten Prozessen**

Neben den Kerntätigkeiten der Leitstelle, der Annahmen des Meldungseingangs, dem Disponieren und dem Alarmieren, mussten weitere einsatzrelevante und auch zeitkritische, teilweise komplexe Prozesse bewerkstelligt werden. Das stark auf den Routinebetrieb ausgelegte Einsatzleitsystem konnte hier den Disponenten nur bedingt entlasten. Insbesondere die Prozesse der Massenanfall von Verletzten-(MANV)-Alarmierung, bei der die Information der Kliniken weitestgehend per Hand durchgeführt werden muss, aber auch das Ausrufen des Krankenhausalarmplanes, wie auch das Einrichten und Betreiben des Bereitstellungsraumes Luft, erfordern viel „Handarbeit" und personalintensives Abarbeiten von Checklisten.

Das Einrichten der Sonderleitplätze ermöglicht hier eine Entlastung vom Regelbetrieb, erfordert jedoch zur rechten Zeit das Abarbeiten von Checklisten, beispielsweise beim Einsatz der Patientenverteilmatrix. In der Regel werden die Einsatzkonzepte für die einzelnen Segmente getrennt voneinander erstellt und geübt. Die Schwierigkeit ergibt sich dann, wenn diese miteinander verschränkt und zudem teilweise gleichzeitig umgesetzt werden müssen. Die Erwartung der Einsatzleitung vor Ort, dass Maßnahmen der Leitstelle entsprechend schnell und gleichzeitig ablaufen, kann hier nur durch einen entsprechend trainiertes und routiniertes Personal, das vorhanden war, und/ oder durch optimierte Technik, die es nicht gibt, erfüllt werden. Zugleich müssen auch einsatzspezifische Bedingungen, die sich laufend ergeben, berücksichtigt werden. Beispielsweise war ein großer Teil der alarmierten Hubschrauber nicht nachtflugtauglich, zudem hätte der Patiententransport zum Bereitstellungsraum Hubschrauber bodengebunden stattfinden müssen, um eine Gefährdung der Hubschrauber durch Schüsse zu minimieren.

- **Große Anzahl an Einsatzkräften**

Im Laufe der Nacht waren insgesamt ca. 70 „Hotspots", teilweise auch über die Polizei, gemeldet worden. Um deutlich „der Lage voraus zu sein", wurde deswegen eine Großzahl von Kräften in den Bereitstellungsräumen gesammelt und bereitgestellt. Es ist zwingend erforderlich, dass diese Kräfte führbar bleiben. Insbesondere bei einer sich dynamisch entwickelnden Situation kann es sonst vorkommen, dass sich Einsatzkräfte plötzlich in unmittelbaren Gefahrenbereichen befinden. Sicherheitshinweise sind unerlässlich, An- und Abfahrtswege und Abrufplätze müssen mit der Polizei situativ abgestimmt werden. Insgesamt waren 1.500 Kräfte des Rettungs- und Sanitätsdienstes aus dem südbayerischen Raum im Einsatz oder in Bereitstellung. Im Bereitstellungsraum Luft standen 22 Rettungshubschrauber aus dem süddeutschen Raum und Österreich zur Verfügung. Teilweise wurde gerade in der Anfangsphase jede Hilfe angenommen, die angeboten wurde. Nicht immer waren die Einsatzkräfte vollumfänglich zu führen. Zudem sollte überlegt werden, ob Teilaufträge nicht durch andere Leitstellen übernommen werden können, womit, insbesondere in der Anfangszeit, eine deutliche Entlastung der Leitstelle erreicht werden könnte. Das bayernweite VPN-Netz (virtuelles privates Netzwerk) bietet hier gute Chancen. Die große Zahl der Einsatzkräfte muss auch versorgt und verpflegt werden.

- **Zusammenarbeit mit der Polizei**

Als äußerst schwierig hat sich die Zusammenarbeit mit der Polizei dargestellt. Aufgrund des spezifischen Lagebildes gab es eine große Abhängigkeit von polizeilichen Informationen. Die Maßnahmen der polizeilichen und nichtpolizeilichen Gefahrenabwehr mussten sehr eng abgestimmt werden. Zu Anfang war es auch für die Polizei schwierig, ausreichend dichte Informationen zu beschaffen und verbindliche Aussagen zu treffen. Hauptursache dafür war die unklare Täterlage. Trotzdem wurde versucht, eine enge Abstimmung mit der Polizei aufrecht zu erhalten. Dies geschah einerseits durch den Lagedienst, andererseits durch die Telefonisten, die sich mit der Einsatzzentrale der Polizei über die jeweiligen Einsatzstellen austauschten. Bewährt hat sich der Austausch von Verbindungsbeamten in den jeweiligen Führungsgremien der Feuerwehr und der Polizei. In der Aufarbeitung des Einsatzes war die Zusammenarbeit mit der Polizei zentrales Thema auf beiden Seiten. Insbesondere durch gegenseitige Hospitationen bei den Führungskräften der Polizei und der Feuerwehr erhofft man sich zukünftig eine noch bessere Zusammenarbeit bei vergleichbaren Einsatzereignissen.

- **Zusammenarbeit mit den Kliniken**

In den Kliniken wurde das Personal nach dem Auslösen des Krankenhausalarmplans auf 2.500 Mitarbeiter erhöht. In der Integrierten Leitstelle sind für das Auslösen des Krankenhausalarmplanes die Telefonnummern der Münchener Kliniken hinterlegt. Diese werden angerufen und es wird durch den Disponenten ein vordefinierter Text vorgelesen. Scheinbar ist durch die Leitstelle nicht die

Standardformulierung vorgelesen worden oder diese wurde durch Nachfragen der Kliniken falsch oder missverständlich interpretiert. Folglich erwarteten die Kliniken deutlich höhere Patientenzahlen, als letztendlich eingeliefert wurden. Zukünftig wird die Alarmierung über das Behandlungskapazitätenmodul durchgeführt, um potenzielle Fehlerquellen an der Mensch-Maschine-Schnittstelle einzugrenzen.

Die Integrierte Leitstelle führt die zentrale Zuweisung der Behandlungskapazitäten durch, im MANV-Fall geschieht dies mithilfe der Patientenverteilmatrix. Diese wird von Hand geführt. In Zukunft wird die Patientenverteilmatrix in der MANV-Komponente des digitalen Behandlungskapazitätenmoduls abgebildet, das auch für die Routineeinsätze verwendet wird. Beim Einsatzereignis „Amoklauf" bewährte sich die Verwendung der Patientenverteilmatrix zwar, jedoch eröffnet das Abarbeiten von MANV-Lagen mit dem Behandlungskapazitätenmodul eine deutlich variablere und dynamischere Vergabe von Behandlungsressourcen. Das Modul bietet zudem die Möglichkeit, unterschiedliche Klinikstrategien anzuwenden.

16.4 Organisatorische Maßnahmen der Integrierten Leitstelle

Einsatzspezifische Herausforderungen machen es notwendig, organisatorische Maßnahmen zu treffen, die die Durchhaltefähigkeit und Leistungsfähigkeit der Mitarbeiter der Integrierten Leitstelle aufrechterhalten.

16.4.1 Sofort verfügbare und ausreichend starke Reserven

In der ILS München versieht der Kern der Belegschaft einen 24-Stunden-Dienst. Lediglich über Tag wird dieser durch einen 12-Stunden-Dienst verstärkt. Im 24-Stunden-Dienst gibt es eine Tischbesetztzeit von 9 Stunden, die in sogenannten Blöcken zu drei Stunden verrichtet werden. Um das unterschiedlich hohe Einsatzaufkommen im Tagesverlauf abzubilden, ergänzen die Mitarbeiter der Nachtschicht tagsüber in den Spitzenzeiten die 12- und 24-Stunden-Dienste. Die restliche Zeit haben die Mitarbeiter Bereitschaftszeit und stehen als sofort verfügbare Reserve zur Verfügung. Die Mitarbeiter werden in Funktionen eingeteilt, die sie bei der Alarmierung der sofort verfügbaren Reserve wahrnehmen. Die sofort verfügbare Reserve muss in 45 Sekunden am Sammelpunkt für die Lageeinweisung zur Verfügung stehen. Die relativ starken Reserven haben sich auch bei diesem Einsatzereignis bewährt. ◘ Abb. 16.3 zeigt die Personalbedarfe beim Einsatzereignis „Amoklauf" in der Leitstelle. Dabei fällt auf, dass insbesondere die Notrufe einen sofortigen Personalmehrbedarf erfordert haben, ebenso wie die EK-ILS. Beide mussten innerhalb der ersten Minuten einsatzbereit zur Verfügung stehen.

> **Praxistipp**
>
> Eine ausreichend stark bemessene und gut ausgebildete Personalreserve, die bei besonderen Einsatzlagen sofort verfügbar ist, ist notwendig. Sie ist flexibel einsetzbar und in der Lage, den erweiterten Auftrag sehr gut zu bewältigen.

16.4.2 ILS-Einsatzkomponente

Das Konzept der ILS-EK hat sich bewährt. Die ILS-EK ist einsatzprobt. Sie ist in den letzten fünf Jahren regelmäßig bei Einsatzereignissen in Betrieb genommen worden. Durch die Tatsache, dass sie, im Gegensatz zu Stäben, relativ niedrigschwellig alarmiert wird, können die Mitarbeiter vergleichsweise viel Einsatzerfahrung sammeln und die Prozesse laufend anpassen. Neben strukturierten Arbeitsweisen und „stabsmäßigem Führen" von Großschadenslagen, wie beispielsweise Führen eines Tagebuches und der Gliederung von Ressource, Zeit und Raum auf einer Lagekarte, hat sich mit der Zeit ein Methodenportfolio entwickelt, wie solche Einsatzereignisse am besten zu bewerkstelligen sind. Beispiele hierfür sind das Schaffen eines gemeinsamen mentalen Modells durch Brainstorming, der Austausch der Informationen zu Beginn der Einsatzsituation und das Entwickeln einer Prioritätenliste, die die Aufgabenzuteilung mit Erledigungsvermerken enthält.

> **Praxistipp**
>
> Durch die niederschwellige Alarmierung der ILS-EK haben die Mitarbeiter relativ viel Einsatzerfahrung. Neben strukturierten Arbeitsweisen und „stabsmäßigem Führen" von Großschadenslagen hat sich mit der Zeit ein Methodenportfolio entwickelt, wie solche Einsatzereignisse am besten zu bewerkstelligen sind.

16.4.3 Klare Strukturen im Führungsraum

Die Führungsstruktur im Führungsraum ist im Zuge einer Umorganisation überarbeitet und angepasst worden. Anfang 2016 wurde sie in der neuen Form eingeführt. Wesentliche Rollen nehmen dabei der Dienstgruppenleiter und der Lagedienstführer ein. Der **Dienstgruppenleiter** ist der taktische Führer des Personals im Führungsraum. Er verantwortet die richtige Abarbeitung des Leitstellenprozesses und den dafür notwendigen Personaleinsatz. Der **Lagedienst** ist für das operative Lagebild der gesamten Stadt und des relevanten Umfeldes verantwortlich. Er benutzt die Leitstelle zur Informationsgewinnung und, ab einer von ihm definierten Größe, die ILS-EK für das Planen und Umsetzen seiner Beschlüsse. Der Lagedienst empfiehlt dem Dienststellenleiter auch das Einberufen der Gefahrenabwehrleitung und wechselt, wenn diese in Betrieb gegangen ist, als S3-Einsatz in diese. Das Zusammenspiel von Dienstgruppenleiter und Lagedienstführer hat sich sehr bewährt.

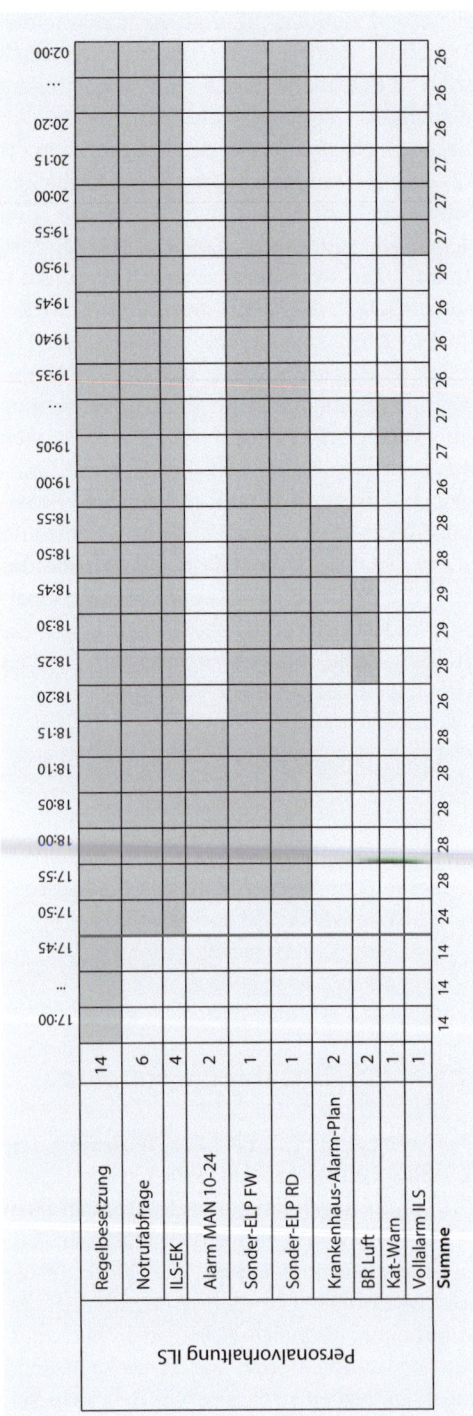

Abb. 16.3 Personalvorhaltung der ILS beim Einsatzereignis „Amoklauf"

> **Praxistipp**
>
> Klare Führungsstrukturen im Führungsraum sind zwingend erforderlich. Wesentliche Rollen nehmen dabei der Dienstgruppenleiter und der Lagedienstführer ein.

16.4.4 IT-Unterstützung und Lagebild

Das Einsatzleitsystem ist **nicht** für die Koordination von Großschadenslagen geeignet. Folglich ist ein großer Anteil von „Handarbeit" in der Leitstelle notwendig, die einen erheblichen Personaleinsatz erfordert. Ab einer gewissen Größe ist eine dafür ausgelegte IT-Technik jedoch zwingend erforderlich, da eine entsprechend fristgerechte Informationsverarbeitung zur Entscheidungsfindung nur noch durch IT-Systeme erfolgen kann.

Ein erhebliches Defizit bei der Koordination des Einsatzereignisses „Amoklauf" war das fehlende gemeinsame und rollenorientierte Lagebild. Das Entwickeln und Anpassen eines gemeinsamen mentalen Modells hat sich immer wieder als sehr schwierig erwiesen.

> **Praxistipp**
>
> Gerade in einer dynamischen Einsatzsituation ist ein fristgerecht verfügbares, gemeinsames und rollenorientiertes Lagebild Grundlage für wesentliche Entscheidungen, die Folgen für das gesamte Einsatzereignis haben können.

Fazit

Einsatzereignisse wie Amokläufe oder terroristische Anschläge stellen auch in einer Großstadtleitstelle wie München die absolute Ausnahme dar. Solche Ereignisse scheinen jedoch in Zentraleuropa zuzunehmen. Folglich ist die intensive und detaillierte Aufarbeitung des Einsatzereignisses wichtig, um davon profitieren zu können. Im Rückblick zeigt das Einsatzereignis Amoklauf klar auf, wie wichtig eine Vernetzung aller Partner innerhalb des einsatzspezifischen Netzwerkes ist. Insbesondere die Kliniken müssen zukünftig deutlich mehr einbezogen werden. Das aufgebaute Wissen muss anderen Einsatzorganisationen in Europa zugänglich gemacht werden. Nur so können, im ständigen Bewerten der gesetzten Rahmenbedingungen und einem fundierten Training der Mitarbeiter, Einsatzkonzepte den Anforderungen dieser dynamischen und komplexen Einsatzsituation gerecht werden.

Literatur

Backes L, Freidmann J, Kosak P, Kurbjuweit D, Neumann C (2016) Das Münchensyndrom. Spiegel 38:40–49

Freichel SLK (1992) Organisation von Logistikservice-Netzwerken: Theoretische Konzeption und empirische Fallstudien. Schmidt, Berlin

Heidtmann V (2007) Organisation von Supply Chain Management, Theoretische Konzeption und empirische Untersuchung in der deutschen Automobilindustrie. Gabler, Wiesbaden

Köstler T (2016) Die rückwärtige Führung der Feuerwehr München. Zeitschrift Brandschutz/Deutsche Feuerwehr-Zeitung 9:661–664

Der akute Verwirrtheitszustand des älteren Patienten – Delir und Demenz als Einsatzkategorie in der Präklinik

Oliver Kögler und Markus Gosch

17.1 Akute Verwirrtheit als Notfall – 188

17.2 Delir – 190

17.3 Demenz – 193

17.4 Einwilligungsfähigkeit bei Demenz und Delir – 195

17.5 Akuttherapie bei Delir und Demenz – 196
17.5.1 Medikamentöse Therapie – 196
17.5.2 Prognose – 196
17.5.3 Wohin? – 198

Literatur – 199

© Springer-Verlag GmbH Deutschland, ein Teil von Springer Nature 2018
A. Neumayr, M. Baubin, A. Schinnerl (Hrsg.), *Herausforderung Notfallmedizin*,
https://doi.org/10.1007/978-3-662-56627-5_17

Im Rahmen unserer notfallmedizinischen Tätigkeit haben wir es heute schon gehäuft mit älteren, geriatrischen Patienten zu tun. Dieser Trend wird sich in den nächsten Jahren fortsetzen. Aufgrund der spezifischen medizinischen Besonderheiten dieser Patientengruppe ist es deshalb unbedingt notwendig, ein bedarfsgerechtes Vorgehen in der notfallmedizinischen Versorgung älterer Patienten zu erarbeiten. Jedoch wird gerade im Notarztdienst eine adäquate Diagnostik und Therapie des akuten Verwirrtheitszustandes heute noch eher stiefmütterlich behandelt. Oftmals wird gerade die Verwirrtheit des älteren Patienten auch einfach als normale Veränderung im Rahmen einer Demenz abgetan. Hinter der Einsatzmeldung „älterer Patient mit akutem Verwirrtheitszustand", können sich verschiedene Szenarien und Auslöser verbergen. Ein Delir, eine demenzielle Erkrankung sowie psychotische Störungen müssen in unsere differenzialdiagnostischen Überlegungen mit einbezogen werden. Der akute Verwirrtheitszustand stellt deshalb immer ein Warnsignal dar und zeigt einen medizinischen Notfall an. Letztendlich handelt es sich bei der akuten Verwirrtheit um ein „Organversagen", dem unter Umständen ein lebensbedrohliches Zustandsbild zugrunde liegen kann. Entscheidet man sich dafür, den Patienten mit einem Verwirrtheitszustand in ein Krankenhaus zu bringen, dann muss genau abgewogen werden, ob eine psychiatrische Klinik die richtige Adresse ist oder ob der Patient, nicht zuerst in einer internistischen Notaufnahme abgeklärt werden sollte.

> … Akute Verwirrtheit – und nun…
> Sie werden im Notarztdienst gegen 10:24 Uhr in einen Supermarkt zu einem Notfall gerufen. Die Einsatzmeldung lautet verwirrter Patient. Auf Nachfrage bei der Leitstelle sind keine weiteren zielführenden Informationen zu bekommen. Als Sie in dem Supermarkt eintreffen, finden Sie eine ältere Patientin vor, die trotz sommerlicher Temperaturen ihren Pelzmantel trägt und offensichtlich mit einer unsichtbaren Gestalt spricht. Als Sie sich der Dame nähern, wirkt dies sehr fahrig und geistesabwesend. Sie geht nicht, beziehungsweise nur sehr ausweichend und inadäquat auf Sie ein. Sie blickt unruhig in der Gegend umher. Durch ruhiges Auftreten und Zureden können Sie schließlich zumindest einen Basischeck (Blutdruck, Herzfrequenz, Sauerstoffsättigung, Temperatur und Blutzucker) erheben. Mit Ausnahme einer leicht erhöhten Temperatur (37,4 Grad Celsius) bemerken Sie dabei keine weiteren Unregelmäßigkeiten.

17.1 Akute Verwirrtheit als Notfall

Störungen der Aufmerksamkeit, des Denkens, des Beurteilens und der Wahrnehmung werden in allen Bereichen der Medizin gefunden. Das Lebensalter und somatische Komorbiditäten gelten als Hauptrisikofaktoren. Im Rahmen der notfallmedizinischen Tätigkeit haben wir es heute schon gehäuft mit älteren, geriatrischen Patienten zu tun. Dieser Trend wird sich in den nächsten Jahren fortsetzen. Aufgrund der spezifischen medizinischen Besonderheiten dieser Patientengruppe ist es unbedingt notwendig, ein bedarfsgerechtes Vorgehen in der notfallmedizinischen Versorgung älterer Patienten zu erarbeiten. Jedoch wird gerade im Notarztdienst eine adäquate Diagnostik und Therapie des akuten Verwirrtheitszustandes stiefmütterlich behandelt. Oftmals wird gerade die Verwirrtheit des älteren Patienten auch einfach als normale Veränderung im Rahmen einer Demenz abgetan. Hinter der Einsatzmeldung „älterer Patient mit akutem Verwirrtheitszustand", können sich verschiedene Szenarien und Auslöser verbergen.

> Bei „Verwirrtheit" handelt es sich immer nur um ein Symptom aber keinesfalls um eine Diagnose.

Ein Delir, eine demenzielle Erkrankung sowie psychotische Störungen müssen in unsere differenzialdiagnostischen Überlegungen mit einbezogen werden. Der akute Verwirrtheitszustand stellt deshalb immer ein Warnsignal dar und zeigt einen medizinischen Notfall an.

Ein akuter Verwirrtheitszustand kann sich folgendermaßen äußern (Jentschke et al. 2017):
- Fluktuierende Bewusstseinsstörung,
- Aufmerksamkeitsstörung,
- Wahrnehmungsstörungen/Halluzinationen,
- Wahnvorstellungen,
- gestörte Denkabläufe
- Störung des Schlaf-Wach-Rhythmus,
- veränderten oder labilen Affekt,
- Fluktuation der Symptome.

Bei der eher allgemein gehaltenen initialen Meldung „älterer, verwirrter Patient" müssen wir darauf achten, derartige Einsätze nicht schon primär als mögliche „Fehleinsätze" zu klassifizieren. Letztendlich handelt es sich bei der akuten Verwirrtheit um ein „Organversagen", dem unter Umständen ein lebensbedrohliches Zustandsbild zugrunde liegen kann. Eine systematische Herangehensweise ist bei diesem komplexen Krankheitsbild essenziell, um alle differenzialdiagnostischen Möglichkeiten in Betracht ziehen zu können:
- Wie ist der aktuelle Bewusstseinszustand des Patienten?
- Seit wann besteht der Verwirrtheitszustand?
- Besteht aktuell eine Eigen- oder Fremdgefährdung?
- Wie war der Patient vorher?
- Fühlt sich der Patient krank?
- Wie stellen sich die Vitalparameter des Patienten dar (Blutdruck, Blutzucker, Temperatur, Sauerstoffsättigung)?
- Was könnte der Auslöser für den akuten Zustand sein?
  - Hat der Patient Medikamente eingenommen?
  - Hat der Patient Alkohol oder Drogen konsumiert?
- Ist der Patient gestürzt?
- Liegt eine Verletzung des Kopfes vor?
- Klagt der Patient über Schwindel oder Kopfschmerzen?
- Liegt ein Infekt vor?
- Bestand ein Infekt?
- Wie stellt sich der Ernährungs- und Flüssigkeitszustand des Patienten dar?

In circa 50 % aller Fälle ist die Verwirrtheit im Alter **multifaktoriell** ausgelöst, wobei wiederum in 50 % der Fälle eine Demenz als prädisponierender Faktor vorliegt (delirium superimposed on dementia; Jentschke et al. 2017). Zu den häufigen Auslösern zählen ebenfalls die Exsikkose, Infektionen sowie Störungen des Schlaf-Wachrhythmus. In einer weiteren großen Gruppe, welche in etwa 30 % aller Fälle der akuten Verwirrtheit ausmachen, spielen unerwünschte Arzneimittelwirkungen und Medikamenteninteraktionen eine bedeutende Rolle. Besonders sollte dabei an anticholinerge Arzneimittelwirkungen gedacht werden. In diese beiden Gruppen der potenziell behandelbaren Verwirrtheitsursachen (Jentschke et al. 2017) zählen die Zustände, welche durch Medikamente sowie durch nichtmedikamentöse Ursachen ausgelöst werden können (Holt et al. 2011; ◘ Tab. 17.1): wie z. B.:

Häufig gelingt es in der Akutsituation nicht, Antworten auf alle Fragen im Zusammenhang mit der akuten Verwirrtheit zu erhalten. Oft fehlen Bezugspersonen, Medikamentenlisten oder auch Befunde zu bestehenden Vorerkrankungen. Somit kann die Unterscheidung zwischen Delir, Demenz und Depression unter notfallmedizinischen Aspekten eine große Herausforderung darstellen.

Ein Hauptaugenmerk in der Differenzierung von Delir und Demenz sollte auf den Beginn der Verwirrtheit gelegt werden. Das Delir entsteht meistens akut, innerhalb von Stunden bis Tagen, während die Demenz sich in der Regel schleichend über einen längeren Zeitraum entwickelt. Empfehlenswert und immer eine deutliche Erleichterung ist es, wenn Angehörige oder betreuende Pflegekräfte, soweit vorhanden,

Tab. 17.1 Potenziell behandelbaren Verwirrtheitsursachen

Medikamentöse Ursachen	Nichtmedikamentöse Ursachen
Analgetika	**Mangelerscheinungen:** Dehydratation, Hypoxämie, Thiamin-, Vitamin-B_{12}- oder Folsäuremangel
Anticholinergika	
Antikonvulsiva	**Infektionen:** Sepsis, Urosepsis, Pneumonie, Meningitis
Antiphlogistika	
Kardiaka	**Blutveränderungen:** Blutzucker, Kalium, Natrium, Kalzium, Harnstoff, Entzündungsparameter wie das C-reaktive Protein, Blutbild, Leberenzyme
Medikamente zur Behandlung eines M. Parkinson	
Sympathomimetika	**Zentrales Nervensystem:** Hirndruck, Hirntumoren, Hirnmetastasen, nichtkonvulsiver Status epilepticus oder postiktale Verwirrtheit
Tuberkulostatika und Zytostatika	
Steroide	**Andere Erkrankungen:** Hyper-/Hypothyreose, Nebenniereninsuffizienz, Harn- oder Stuhlverhalt, Psychose, Angststörung
Lithium	
Metronidazol	**Entzugssyndrome:** Alkohol, Nikotin, Benzodiazepine, selektive Serotoninwiederaufnahmehemmer, Steroide
Theophyllin	

Tab. 17.2 Unterschiedliche Merkmale zwischen Delir und Demenz

Merkmal	Delir	Demenz
Beginn	Akut (Stunden/Tage)	Schleichend
Tagesschwankungen	Stark/fluktuierend	Kaum
Vigilanz	Getrübt	Klar (bis Spätstadium)
Kognition	Gestört	Global gestört
Aufmerksamkeit	Eingeschränkt	Wenig eingeschränkt
Gedächtnis	Defizit in Sofort- und Kurzzeitgedächtnis	Defizit in Kurz- und Langzeitgedächtnis
Schlaf-Wach-Rhythmus	Tag-Nacht-Umkehr	Fragmentiert
Halluzinationen	Häufig optisch	Selten
Vegetative Zeichen	Vorhanden	Meist keine

zur Vorgeschichte des Patienten befragt werden können. Berichten diese von einem innerhalb der letzten Tage nahezu unauffälligen Patienten, dann sollte ein Delir in Betracht gezogen werden. Wird ein schleichender Verfall geschildert, so ist eher an eine Demenz zu denken. Eine Möglichkeit zur Unterscheidung zwischen Delir und Demenz zeigt ◘ Tab. 17.2 auf:

17.2 Delir

Bei einem Delir handelt es sich um ein komplexes potenziell lebensbedrohliches Syndrom, welches die häufigste psychische Störung beim älteren Menschen darstellt. Die Inzidenz bei älteren Patienten beträgt bis zu 50 % im Akutspital. Es zeigt eine enge

Assoziation mit Schmerz, Stress, Angst, einem gestörten Schlaf-Wach-Rhythmus, Infektionen und vielen weiteren Auslösern. An die Möglichkeit eines bestehenden Delirs sollte immer gedacht werden, denn Studien haben gezeigt, dass es in 32–66 % der Fälle von Ärzten sowie in 43 % von Pflegepersonal nicht erkannt wird. Es ist in 40 % der Fälle vermeidbar und bei rechtzeitiger Diagnosestellung auch gut behandelbar (Barr et al. 2013). Ein Delir wird diagnostiziert, wenn bei einer organischen Störung des Bewusstseins, der Kognition, der Psychomotorik und des Schlaf-Wach-Rhythmus vorliegen, die eher akut begonnen haben und eine deutliche Fluktuation zeigen.

Die medizinische Diagnose des Delirs erfolgt nach den diagnostischen Kriterien des ICD-10-GM, (Internationale Klassifikation der Krankheiten, Verletzungen und Todesursachen) beziehungsweise den Kriterien des DSM-V-TR (Diagnostisches und Statistisches Manual Psychischer Störungen), wobei die diagnostischen Kriterien des ICD-10 das strengere Verfahren darstellen. Das Delir wird demnach wie folgt definiert (Deutsches Institut für Medizinische Dokumentation und Information DIMDI 2016):

> Ein ätiologisch unspezifisches hirnorganisches Syndrom, das charakterisiert ist durch gleichzeitig bestehende Störungen des Bewusstseins und der Aufmerksamkeit, der Wahrnehmung, des Denkens, des Gedächtnisses, der Psychomotorik, der Emotionalität und des Schlaf-Wach-Rhythmus. Die Dauer ist sehr unterschiedlich und der Schweregrad reicht von leicht bis zu sehr schwer.

Dabei sollte beachtet werden, dass nicht Halluzinationen oder das Nesteln des Patienten Kernsymptome des Delirs sind, sondern die Störung der Aufmerksamkeit und des Bewusstseins wie in den diagnostischen Kriterien des DSM-V-TR betont wird. Dies kann bei nichtbeatmeten Patienten einfach durch ein Rückwärtsaufzählen der Monate oder dem Rückwärtsbuchstabieren des Wortes RADIO getestet werden. Außerdem können noch formale Delir-Assessments oder Buchstabentests wie zum Beispiel der Confusion Assessment Method (CAM) zu Hilfe genommen werden (◘ Tab. 17.3).

Das klinische Erscheinungsbild eines deliranten Patienten ist sehr variabel. Eine Unterteilung erfolgt nach dem Aktivitätszustand des Patienten. Nach der Ausprägung der psychomotorischen Manifestationen unterscheidet man zwei Formen des Delirs:

— Das **hyperaktive Delir**, welches durch psychomotorische Unruhe bis zu Erregung, Agitiertheit, erhöhte Irritabilität, Halluzinationen, Ängste und vegetative Zeichen gekennzeichnet ist.
— Das **hypoaktive Delir**, welches sich durch Bewegungsarmut, Lethargie, Somnolenz und wenig spontane Kontaktaufnahme kennzeichnet. Im Rahmen des hypoaktiven Delirs werden Halluzination und Desorientierung erst durch gezieltes Befragen deutlich.

Die Mehrzahl der Patienten präsentieren jedoch das Bild eines gemischt hypo- und hyperaktiven Delirs (60 %), etwa 35 % das Bild eines hypoaktiven und lediglich 5 % das Erscheinungsbildes eines hyperaktiven Delirs (Peterson et al. 2006). Auch wenn bis dato die hyperaktive Form des Delirs den bekannten Erwartungen entspricht, mit dem Bild des unruhigen, agitierten Patienten und seiner Selbstgefährdung, so sind bei kritisch kranken Patienten häufiger die Mischform oder die hypoaktive, das heißt die stille Form des Delirs, zu beobachten. Das hypoaktive Delir birgt die Gefahr, dass dieses Syndrom vom therapeutischen Team nicht erkannt und folglich nicht behandelt wird. Gleiches gilt für eine weitere Form des Delirs, das so genannte subsyndromale oder inkomplette Delir, das nicht alle Kernsymptome beinhaltet.

> **Maxime des Delir-Managements:** „If you don't look for delirium you will not find it!".

◘ **Tab. 17.3** Confusion Assessment Method (CAM) – Kurzversion. (Mod. nach Inouye et al. 1990)

		Nein	Ja
I	**Akuter Beginn und fluktuierender Verlauf**		
	a) Gibt es begründete Anzeichen für eine akute Veränderung des mentalen Status des Patienten?		
	b) Fluktuierte das (veränderte) Verhalten während des Tages, das heißt, hatte es die Tendenz, aufzutreten und wieder zu verschwinden oder wurde es stärker und schwächer?		
II	**Aufmerksamkeitsstörung**		
	Hatte der Patient Schwierigkeiten, seine Aufmerksamkeit zu fokussieren, z. B. war er leicht ablenkbar oder hatte er Schwierigkeiten, dem Gespräch zu folgen?		
III	**Formale Denkstörung**		
	War der Gedankenablauf des Patienten desorganisiert oder zusammenhanglos, wie Gefasel oder belanglose Konversation, unklarer oder unlogischer Gedankenfluss oder unerwartete Gedankensprünge?		
IV	**Veränderte Bewusstseinslage**		
	Wie würden Sie die Bewusstseinslage des Patienten allgemein beschreiben: wach – alert (normal)?		
	Wenn „nein": – hyperalert (überspannt)? – somnolent (schläfrig, leicht weckbar)? – soporös – stuporös (erschwert weckbar)? – Koma (nicht weckbar)?		
	Werden Kriterien Ia, Ib und II als vorhanden angegeben und dazu zumindest III oder IV bzw. beide, kann auf die Diagnose eines Delirs geschlossen werden		

Häufig bildet ein Delir nur die Spitze des Eisberges und stellt das Erstsymptom einer somatischen Erkrankung, wie zum Beispiel einer Infektion, eines Myokardinfarktes oder einer Stoffwechselentgleisungen dar. Gerade bei älteren Patienten können, im Rahmen der physiologischen Altersveränderungen, die ansonsten üblichen, bei jüngeren Patienten auftretenden Symptome wie Fieber, Schmerzen oder Tachykardie fehlen. Ein weiterer wichtiger prädisponierender Faktor für das Auftreten eines Delirs ist das Zusammenspiel zwischen Multimorbidität, Frailty und Polypharmazie. Deshalb sollte auch an Medikamente als Auslöser eines Delirs gedacht werden (◘ Tab. 17.1). Eine Zusammenschau der wichtigsten Medikamente gibt ◘ Tab. 17.4.

So ist die Diagnose eines Delirs vorrangig eine klinische. Unumgänglich sind eine genaue Exploration und körperliche Untersuchung des Patienten. Auf der Ebene der Syndrome ist, wie bereits vorbeschrieben, differenzialdiagnostisch insbesondere an eine bestehende Demenz zu denken, jedoch sollten auch vorübergehende akute schizophreniforme Zustandsbilder oder akute affektive Störungen, bei denen ebenfalls Zeichen einer Verwirrtheit vorhanden sein können in Betracht gezogen werden. Auch psychomotorische Anfälle können gelegentlich als ein Delir verkannt werden, ebenso wie isolierte aphasische Störungen. Die klassische Differenzialdiagnose ist jedoch diejenige zwischen Delir und Demenz.

Um bereits im Rahmen eines präklinischen Settings mit einer **Delirprävention** zu beginnen, beziehungsweise die Auswirkungen eines Delirs einzudämmen, sollten einige

Tab. 17.4 Medikamente mit delirogenem Potenzial

Substanzgruppe	Risiko
Analgetika	Bei An- und Absetzen stellen Opiate Hochrisikosubstanzen dar Nichtsteroidale Antirheumatika
Antibiotika	Nahezu alle Antibiotika beinhalten ein delirogenes Potenzial
Antihypertensiva	α-Rezeptorenblocker Diuretika als Auslöser von Elektrolytentgkeisungen
Antikonvulsiva	Meist Folge einer Überdosierung Höheres Risiko für Primidon Carbamazepin und Oxcarbazepin als Auslöser einer Hyponatriämie
Antipsychotika	Präparate mit anticholinerger Potenz wie Clozapin und Olanzapin
Benzodiazepine	Paradoxe Reaktionen, Benzodiazepingabe, Dauereinnahme oder Benzodiazepinentzug
Digitalisglykoside	
Lithium	
Parasympatholytika	Levodopa hat die geringste delirogene Potenz sowie Cathechol-O-Methyltransferasehemmer-COMT-Hemmer Höheres Risiko für für Amantadin und Dopaminagonisten
Systemische Steroide	Dosisabhängiges Risiko

wichtige Punkte beachtet werden. So sollten unbedingt auf benötigte Hilfsmittel des Patienten wie Brille oder Hörgeräte geachtet werden und diese auch ins Krankenhaus mitgenommen werden. Außerdem muss der Patient, soweit möglich, vor weiteren äußeren Einflüssen abgeschirmt werden, indem man ihn zum Beispiel aus einer lauten, unruhigen Umgebung in einen ruhigen Bereich, beispielsweise den Rettungswagen bringt. In dieser geschützten Atmosphäre können dann in Ruhe die Anamneseerhebung sowie die körperliche Untersuchung erfolgen. Dabei sollten auch alle zur Verfügung stehenden Hilfsmittel, wie das Sichten von medizinischen Unterlagen (zum Beispiel vorhandenen Arztbriefen von Voraufenthalten, Medikamentenpläne, Einbeziehung von Angehörigen und Pflegekräften) ausgeschöpft werden. Es sollte darauf geachtet werden, bestimmt, aber immer freundlich aufzutreten und sich nicht in langwierige Argumentationen mit dem Patienten zu verstricken zu lassen.

17.3 Demenz

Verschiedene **demenzielle Erkrankungen**, wie die Alzheimer-Demenz, vaskuläre Demenz oder Parkinson-Demenz, treten im Alter gehäuft auf. Aufgrund des demografischen Wandels ist in den nächsten Jahren eine starke Zunahme demenziell erkrankter Personen zu erwarten. In der Altersgruppe der 65- bis 69-Jährigen liegt die Prävalenz bei 1,5 %, in der Gruppe der über 90-Jährigen hingegen bei 30 % (Deuschel et al. 2009).

Patienten mit Demenz werden circa 3-mal häufiger akut eingewiesen. Dabei spielen, unter anderem, folgende Gründe eine wichtige Rolle:
- Synkope, Sturz und Fraktur,
- Herz-Kreislauf-Erkrankungen,
- Erkrankungen des Gastrointestinaltrakts,
- Pneumonie,
- Delir.

Die Arzt-Patienten-Beziehung mit einem Demenzkranken ist eine besondere Herausforderung, denn gerade bei dementen Patienten ist eine adäquate Anamneseerhebung meist nur eingeschränkt möglich. Häufig klagen demenzkranke Patienten ihre Beschwerden nicht, die Symptome können stumm bleiben und Krankheitszeichen sich untypisch präsentieren. Bei einem Erstkontakt mit einem demenzkranken Patienten sollte auf den Patienten immer freundlich, ruhig und sachlich zugegangen werden. Im Rahmen der Anamneseerhebung müssen einfache, eindeutige und klare Worte gewählt werden und man sollte sich ausreichend Zeit für die Anamnese nehmen. Trotzdem ist immer damit zu rechnen, dass eine anfängliche Freundlichkeit plötzlich ohne scheinbar erkennbaren Grund in Abwehrverhalten oder sogar Aggression umschlagen kann. Eine körperliche Untersuchung kann sich bei nicht kooperativem Patienten ebenfalls als schwierig herausstellen. Ein großer Unsicherheitsfaktor in der Beurteilung des dementen Patienten ergibt sich immer wieder in der Frage, ob ggf. ein Schmerzleiden vorliegt. Ein einfach zu erlernender, gerade auch in einer Notfallsituation wichtiger, rasch durchzuführender Score ist der sogenannte BESD-Score (Beurteilung von Schmerzen bei Patienten mit Demenz). Dabei werden insgesamt fünf Verhaltenskategorien durch gute Patientenbeobachtung und Daten, die im Verlauf der Untersuchung erhoben werden, in die Diagnosestellung mit einbezogen:

- Atmung,
- negative Lautäußerungen,
- Körperhaltung,
- Mimik und die
- Reaktion des Patienten auf Trost (Tab. 17.5).

- **Delirium superimposed on dementia**

Eine spezielle Form des akuten Verwirrtheitszustandes stellt das „delirium superimposed on dementia" dar. Dabei handelt es sich um das Auftreten eines Delirs bei einem

Tab. 17.5 BESD-Score: Beurteilung von Schmerzen bei Patienten mit Demenz

	0	1	2	Score
Atmung	Normal	Gelegentlich angestrengt atmen Kurze Phasen von Hyperventilation	Laut stark angestrengt atmen Lange Phasen der Hyperventilation Cheyne-Stoke-Atmung	
Negative Lautäußerung	Keine	Gelegentlich stöhnen oder ächzen Sich leise negativ oder missbilligend äußern	Wiederholt beunruhigt rufen Laut stöhnen oder ächzen Weinen	
Gesichtsausdruck	Lächelnd Nichtssagend	Traurig Ängstlich Sorgenvoller Blick	Grimassieren	
Körpersprache	Entspannt	Angespannt Nervös hin und her gehen Nesteln	Starr Geballte Fäuste Angezogene Knie Sich entziehen oder wegstoßen Schlagen	
Reaktion auf Trost	Trösten nicht notwendig	Ablenken oder beruhigen durch Stimme oder Berührung möglich	Trösten, ablenken, beruhigen nicht möglich	

dementen Patienten, dieses ist in der Mehrzahl der Fälle mit einem schlechten Outcome vergesellschaftet. Besonders gefährdet sind, mit einer Häufigkeit von 22–89 %, ältere demente Patienten über 65 Jahre, die hospitalisiert werden müssen. Man vermutet, dass ein Delir bei vorbestehender Demenz etwa 4- bis 5-mal so häufig vorkommt. Zusätzlich ergibt sich hierbei die Herausforderung einer richtigen Diagnosestellung, was dazu führt, dass das „delirium superimposed on dementia" häufig nicht erkannt und somit nicht adäquat behandelt wird.

17.4 Einwilligungsfähigkeit bei Demenz und Delir

Akut erkrankte multimorbide Patienten mit Demenz stellt eine besondere Herausforderung dar, da diese Patienten in die verschiedensten medizinischen Maßnahmen einwilligen müssen. Die Einwilligungsfähigkeit ist aufgrund der kognitiven Einbußen häufig infrage zu stellen. Im Rahmen einer Notfallsituation stellt sich die Entscheidungsfindung relativ klar dar, aber wie verhält es sich im Rahmen einer nicht eindeutigen Notfallsituation? In Deutschland und Österreich existieren bislang keine konkreten Verfahrensvorgaben zur adäquaten Prüfung der Einwilligungsfähigkeit in medizinische Maßnahmen, was zu einer Handlungs- und Entscheidungsunsicherheit in der rechtlichen sowie der medizinischen Praxis führt (Haberstroh et al. 2014; Müller et al. 2017).

Jede medizinische Maßnahme, die in die körperliche Unversehrtheit eingreift, erfüllt sowohl in straf- als auch in zivilrechtlicher Hinsicht den objektiven Tatbestand der Körperverletzung, ist jedoch dann gerechtfertigt, wenn vorab eine wirksame Einwilligung des Patienten vorliegt (§ 228 des Strafgesetzbuchs [StGB] sowie § 630d des Bürgerlichen Gesetzbuchs [BGB]).

Als Voraussetzungen für eine rechtlich wirksame Einwilligung werden
- die Einwilligungsfähigkeit,
- die adäquate Information und
- die Freiwilligkeit der Entscheidung des Patienten gefordert.

Gerade bei leichter bis mittelschwerer Demenz, aber auch bei gering ausgeprägtem Delir ist die Beurteilung einer vorliegenden Einwilligungsfähigkeit schwierig. Bei einer Beurteilung der Einwilligungsfähigkeit desselben Patienten mit Demenz in ein und dieselbe medizinische Maßnahme durch verschiedene Ärzte ist die Übereinstimmung dieser Bewertungen nicht größer als zufällig (Marson et al. 1997; Inouye et al. 1990). Dieses Ergebnis ist am ehesten dem Umstand geschuldet, dass zum Teil interindividuell abweichende Kriterien für die Beurteilung der Einwilligungsfähigkeit verwendet werden. Weiterhin sind die jeweilige klinische Erfahrung des beurteilenden Arztes sowie dessen Kenntnisstand individuell unterschiedlich.

Als erforderliche Voraussetzungen für Kriterien der Einwilligungsfähigkeit sollten
- Informationsverständnis,
- Krankheits- und Behandlungseinsicht,
- Urteilsvermögen sowie
- Bestimmbarkeit des Willens angesehen werden.

Sind diese Voraussetzungen gegeben, so kann von einer Einwilligungsfähigkeit des Patienten ausgegangen werden. Unabhängig von dem erzielten Ergebnis sollten die Entscheidung sowie der Weg der Entscheidungsfindung, gerade auch in rechtlich schwierigen Situationen, immer ausreichend dokumentiert werden. Wenn erreichbar, sollten in die Entscheidungsfindung auch nahe Angehörige oder sofern vorhanden, ein gesetzlicher Betreuer mit einbezogen werden. Im Bedarfsfall könnte auch versucht werden, einen Kontakt zum Vormundschaftsgericht herzustellen.

17.5 Akuttherapie bei Delir und Demenz

Das Schaffen einer normalen Umgebung und das Vermitteln von Normalität müssen an erster Stelle stehen. Die Grundlagen der symptomatischen Behandlung sind Beruhigung, Beobachtung sowie Begleitung, welche einer Fixierung vorzuziehen sind. Fixierungen sollten unbedingt vermieden werden, da durch sie Unruhezustände gefördert werden können. Die Betreuung durch die Einsatzkräfte soll dem Patienten Beruhigung und Sicherheit vermitteln sowie Orientierungshilfe bieten. Ausgesprochen hilfreich bei der Behandlung können dabei das ruhige sachliche Erklären von Diagnose- und Therapieschritten, eine ausreichende Beleuchtung sowie die Vermeidung von unnötigem Lärm und optischer Überreizung sein.

> Ein wichtiger Grundsatz sollte dabei immer lauten: Ablenken ist besser als Konfrontieren.

17.5.1 Medikamentöse Therapie

Während einiger Einsatzszenarios lässt sich trotz optimaler konservativer Therapie jedoch keine ausreichende Beruhigung des Patienten für eine Weiterversorgung erzielen, sodass eine medikamentöse Intervention erforderlich wird. Im Rahmen dieser medikamentösen Therapie sollten Psychopharmaka so sparsam wie irgendwie möglich eingesetzt werden, da auch eine „Übersedierung" mit Komplikationen wie Stürze oder dem Auftreten von Pneumonien vergesellschaftet sein kann.

> Der akute Verwirrtheitszustand ist eine Störung der Aufmerksamkeit und kann nicht dauerhaft durch eine Medikation gebessert werden, die die Aufmerksamkeit noch weiter beeinträchtigt.

Zur Verfügung stehen Neuroleptika und Tranquilizer. Dabei ist zu beachten, dass Neuroleptika selbst ein delirogenes Potenzial haben und auch paradoxe Reaktionen auf Sedativa nicht selten sind.

Im Notarztdienst können bei intravenösem Sedierungsbedarf das Benzodiazepin Midazolam sowie Propofol eingesetzt werden. Auf Diazepam sollte aufgrund ausgeprägter Wirkungsverlängerung verzichtet werden. Der Vorteil der Benzodiazepine liegt in ihrer zusätzlichen anxiolytischen Wirkweise. Die Substanzen bewirken eine gute Anxiolyse bei sehr guter hämodynamischer Stabilität und großer therapeutischer Breite. Jedoch entstehen bei der Metabolisierung aktive Metabolite, die zu einer schwer kalkulierbaren Wirkverlängerung führen. Deshalb sollte eine bolusweise Titration von allen Benzodiazepinen bevorzugt werden, um eine Übersedierung mit unerwünschten Komplikationen, wie z. B. eine Ateminsuffizienz zu vermeiden. Ein in manchen Notfallsituationen durchaus weiterer Vorteil, z. B. bei fehlender Möglichkeit einen intravenösen Zugang zu legen, ist die Möglichkeit der intranasalen Gabe von Midazolam oder von dem Neuroleptikum Haloperidol über ein MAD-Nasal-System.

Als zweites Präparat könnte aus der Gruppe der Sedativa Propofol in Erwägung gezogen werden, jedoch ist hier unbedingt die fehlende analgetische Wirksamkeit sowie die ausgeprägte Hypotonieneigung zu beachten (◘ Tab. 17.6).

Die Angabe konkreter Dosierungen ist sich schwierig, da die notwendige Dosierung nach dem jeweiligen gewünschten Effekt erfolgen sollte. Am einfachsten ist dies, sofern es die Situation erlaubt, durch eine Titration des entsprechenden Medikaments. Es muss aber immer folgender Grundsatz beachtet werden: So wenig wie möglich, so viel wie nötig.

17.5.2 Prognose

Je schwerer und länger ein Delir unbehandelt besteht, desto häufiger und schwerwiegender sind Folgeschäden: Mortalität 23–76 %, somit ähnlich wie bei akutem Myokardinfarkt oder Sepsis, 1-Jahres-Mortalität ca. 35–40 %,

Tab. 17.6 Beispiele für eine symptomatische medikamentöse Therapie

Medikament	Applikation	Dosierung	UAW	Kommentar
Typische Neuroleptika				
Haloperidol	per os, subkutan, intravenös, intranasal „off label use"	0,5–1,0 mg per os 2-mal täglich oder alle 4–6 h (maximale Wirkung nach 4–6 h) 1–2 mg subkutan/intravenös	Extrapyramidale Symptome, insbesondere wenn >3 mg/Tag; im EKG: QTc-Verlängerung	Umrechnung von intravenös ins per os: 1: 1,15 Mittel der 1. Wahl **Cave:** intravenöse Gabe nur unter kardiovaskulärem Monitoring
Atypische Neuroleptika				
Risperidon	per os, sublingual	0,5–1,0 mg/Tag	Extrapyramidale Symptome; im EKG QTc-Verlängerung	
Quetiapin	per os	25–50 mg/Tag	Extrapyramidale Symptome etwas weniger ausgeprägt; im EKG QTc-Verlängerung	Mittel der Wahl bei M. Parkinson
Hypnotika				
Propofol	intravenös	1–1,5 mg/kgKG	Hypotension	Volumen und Vasoaktiva bereithalten
Benzodiazepine				
Lorazepam	per os, subkutan, intramuskulär, intravenös	0,5–1,0 mg per os, bei Bedarf alle 4 h	Übersedierung, paradoxe Erregung, Atemdepression	Lange Halbwertszeit!
Midazolam	intravenös, intramuskulär, subkutan, intranasal	2,5–5 mg	Sedierung, paradoxe Reaktion	Halbwertszeit von Midazolam verdoppelt sich im Alter

verlängerte Hospitalisierungsdauer, erhöhtes Sturz und Infektionsrisiko. Ein Delir kann grundsätzlich vollständig, aber auch mit einem Defektzustand, ausheilen, dies ist abhängig von der Grunderkrankung und dem Lebensalter. Beim Delir im Kindesalter und bei jüngeren Erwachsenen ist die Prognose meist gut. Aber 25 % aller alten stationären Delirpatienten sterben innerhalb von 3–4 Monaten nach Diagnosestellung, wobei nur ein Teil der Sterblichkeit durch die Grundkrankheiten erklärt werden kann. Negative Erfahrungen der Patienten wie Schmerz, Stress, Schlafstörungen, Lärm, Angst und Hilflosigkeit bleiben noch Monate nach der Akutversorgung in unangenehmer Erinnerung. Daher ist es wichtig, ein Delir früh zu erkennen und zu behandeln. Ein metabolisch und toxisch bedingtes Delir ist prognostisch günstiger als demenzielle. Viele der demenziell erkrankten Patienten befinden sich länger in stationärer Behandlung, erleiden vermehrt Komplikationen und werden häufig nach der Akutbehandlung in einem Seniorenheim aufgenommen.

> Gerade beim älteren Menschen können viele Erkrankungen wie beispielsweise metabolische Störungen des Gehirns bei Stoffwechsel- und Elektrolytentgleisungen, Infektionen, febrile Zustandsbilder, Traumata, zerebrovaskuläre und demenzielle Erkrankungen das Auftreten von zentralnervösen Nebenwirkungen begünstigen. Die Abgrenzung zur ursächlichen Grunderkrankung ist nicht immer einfach, bei der Medikamentenauswahl ist das zentralnervöse Interaktions- und Nebenwirkungspotenzial zu beachten.

17.5.3 Wohin?

Entscheidet man sich dafür, den Patienten mit einem Verwirrtheitszustand in ein Krankenhaus zu bringen, muss genau abgewogen werden, ob eine psychiatrische Klinik die richtige Adresse ist oder ob der Patient nicht zuerst in einer internistischen Notaufnahme abgeklärt werden sollte (Heiß 2013). Um eine weitere Stresssituation für den Patienten zu vermeiden, sollte der Transport so schonend wie möglich, am besten ohne Sonderrechte durchgeführt werden. Eine Übergabe im direkten Arzt-Arzt-Kontakt mit einer genauen Schilderung der Auffindesituation sowie den durchgeführten Maßnahmen ist unerlässlich. Falls ermittelt, sollten auf dem Einsatzprotokoll neben Anamnese und den üblichen diagnostischen Parametern auch eine vorausgegangene Kontaktaufnahme mit einem gesetzlichen Betreuer oder anderen Bezugspersonen (Angehörigen!) dokumentiert und deren Kontaktdaten vermerkt werden. Um den nachbehandelnden Kollegen die Arbeit zu erleichtern und den mutmaßlichen Willen des Patienten zu dokumentieren, ist es empfehlenswert nach einer vorliegenden Patientenverfügung zu fragen und diese mit in die Klinik zunehmen.

Anstelle eines Fazits
… Akute Verwirrtheit -weiterer Verlauf …
Nach einiger Überzeugungsarbeit konnten wir die Patientin überzeugen, uns in eine internistische Notaufnahme zu begleiten. Zeitgleich konnte der Kontakt mit der Tochter hergestellt werden. Es wurde vereinbart, sich mit der Tochter in der Notaufnahme zu treffen. Die Tochter wurde gebeten, medizinische Vorbefunde sowie – wenn möglich – vertraute Gegenstände (beispielsweise Familienfotos, Kleidung) mitzubringen. Die weiterführende Untersuchung ergab einen Harnwegsinfekt. Die Anwesenheit der Tochter führte zu einer deutlichen Beruhigung bei der Patientin. Nach Behandlung mit einem Antibiotikum sowie initial intravenöser Flüssigkeitsgabe besserte sich innerhalb 24 Stunden der Verwirrtheitszustand, sodass von einem Delir auszugehen war. Nach Infekttherapie konnte die Dame wieder in ihr gewohntes Umfeld entlassen werden. Entscheidend für die rasche Rückbildung des Delirs dürften neben

der Einbindung der Tochter, die adäquate internistische Behandlung sowie die richtige, frühzeitige Diagnosestellung „Delir bei Harnwegsinfekt und Exsikkose" gewesen sein.

Literatur

Barr J, Fraser GL, Puntillo K et al (2013) Clinical practice guidelines for the management of pain, agitation and delirium in adult patients in the intensive care unit. Crit Care Med 41:263–306

Deuschel G, Maier W, Jessen F, Spottke A et al (2009) S3-Leitlinie „Demenzen". ▶ http://www.dggpp.de/documents/s3-leitlinie-demenz-kf.pdf. Zugegriffen: 13. Febr. 2018

Deutsches Institut für Medizinische Dokumentation und Information DIMDI (2016) ▶ https://www.dimdi.de/static/de/index.html. Zugegriffen: 14. Mai 2018

Haberstroh J, Müller T, Knebel M (2014) Menschen mit Demenz zu selbstbestimmten Entscheidungen über medizinische Maßnahmen befähigen: Das Projekt EmMa. BtPrax: Betreuungsrechtliche Praxis 14:195–197

Heiß W (2013) Altersmedizin aktuell. Interdisziplinäre geriatrische Versorgung. Ecomed, München

Holt S, Schmiedl S, Thürmann PA (2011) PRISCUS-Liste potenziell inadäquater Medikation für ältere Menschen. ▶ http://medikamente-im-alter.de/priscus.html. Zugegriffen: 13. Febr. 2018

Inouye SK, Dyck van CH, Alessi CA et al (1990) Clarifying confusion: the confusion assessment method. A new method for detection of delirium. Ann Int Med 113:941–948

Jentschke E, Thomas M, Babiak A et al (2017) SOP – Akuter Verwirrtheitszustand. AG Palliativmedizin der deutschen Comprehensive Cancer Center. Onkologe 23:213–217

Marson DC, McInturff B, Hawkins L, Bartolucci A, Harrell LE (1997) Consistency of physician judgments of capacity to consent in mild Alzheimer's disease. J Am Geriatr Soc 45:453–457

Müller T, Haberstroh J, Knebel M et al (2017) Standardized assessment of capacity to consent to treatment with acetylcholinesteraseinhibitors in people with dementia. Int Psychogeriatr 29:333–343

Peterson JF, Pun BT, Dittus RS (2006) Delirium and its motoric subtypes: a study of 614 critically ill patients. J Am Geriatr Soc 54:479–484

24-Stunden-Personenbetreuung: Neue Herausforderungen im Notfalleinsatz

Dietmar Weixler

18.1 Einsatzkonstellation unter Beteiligung einer 24-Stunden-Personenbetreuung – 202

18.2 Herausforderungen im Notfalleinsatz durch die 24-Stunden Personenbetreuung – 203

18.3 Relevanz und epidemiologische Voraussetzungen – 206

Literatur – 207

Mein Dank für die kollegiale Reflexion zum Thema geht an Dr. Clemens Harrer, Wien und Dr. David Hauer, Amstetten.

© Springer-Verlag GmbH Deutschland, ein Teil von Springer Nature 2018
A. Neumayr, M. Baubin, A. Schinnerl (Hrsg.), *Herausforderung Notfallmedizin*,
https://doi.org/10.1007/978-3-662-56627-5_18

Notarzteinsätze zu schwer pflegebedürftigen Menschen dürften mit zunehmender Häufigkeit disponiert werden. Aufgrund der komplexen medizinischen Bedingungen beim alten Menschen ist die ärztliche Versorgung in Krisen und Notfällen unersetzbar. Seit 2007 ist der Beruf der Personenbetreuer in Österreich sozial- und gewerberechtlich geregelt, aktuell sind bundesweit mehr als 60.000 Betreuer tätig. Personenbetreuer werden von Agenturen vermittelt, welche stets von finanziellen Interessen geleitet werden. Es ist bekannt, dass es unseriöse Anbieter gibt, regelhaft werden die Dienste irreführend als „24-Stunden-Pflege" bezeichnet, teils unter Angabe nicht überprüfbarer Aussagen. Den Personenbetreuern sind medizinische und pflegerische Handlungen nicht gestattet. Lediglich nach Anleitung, Schulung und mittels ärztlichem und pflegerischem Auftrag können einfache Tätigkeiten delegiert werden. Personenbetreuer sind dazu verpflichtet Notarzt oder Rettung anzurufen, wenn sie einen Notfall an der betreuten Person wahrnehmen oder zu erkennen glauben. Im Zentrum der rettungsdienstlichen Herausforderungen steht das Kommunikationsproblem mit den fremdsprachigen Betreuern, v. a. wenn Angehörige abwesend sind. Dies betrifft zunächst die Leitstellendisponenten, demnach ist häufig von einer unklaren Sachlage auszugehen. Unter den betreuten Personen sind die häufigsten medizinischen Grunderkrankungen die Demenzkrankheiten.

18.1 Einsatzkonstellation unter Beteiligung einer 24-Stunden-Personenbetreuung

Ein Beispiel: Kurz nach 21 Uhr erfolgt in einer ländlichen Region eine Notarztalarmierung mit dem Einsatzcode aus dem „Advanced Medical Priority Dispatch System": AMPDS-Code „RD-31D2", „Bewusstlosigkeit – Effektive Atmung". Der Einsatzort ist 8 km vom Stützpunkt entfernt. Bei Eintreffen des Notarztes mit dem Notarzteinsatzfahrzeug (NEF) liegt ein 80-jähriger Mann am Fußboden im Vorzimmer eines Einfamilienhauses. Er ist wach, sehr agitiert, sagt aus, man solle ihn in Ruhe lassen und dass er aufstehen möchte. Die anwesenden Personen wollen ihn jedoch daran hindern, was seine Aufregung steigert. Die systematische Erfassung der Vitalfunktionen durch die drei anwesenden Sanitäter und den Notarzt ergibt: Blutdruck 150/80 mmHg, Sinusrhythmus, Frequenz 82/min, Sauerstoffsättigung 96 %, Blutzucker 112 mg/dl, GCS 12. Direkt befragt verneint der Patient Schmerzen. Der Notarzt fragt die weiteren Anwesenden (zwei Frauen und ein Mann), was geschehen ist. Eine der Frauen antwortet in kaum verständlichem Deutsch, dass der alte Mann in ihrer Begleitung mit dem Rollator vom Vorzimmer in das Schlafzimmer gegangen ist und plötzlich die Augen verdreht habe und ihn die Kraft in den Beinen verlassen habe. Sie habe ihn dann zu Boden geleitet und **sofort** die Rettung angerufen. Unter Betonung des Wortes „sofort" blickt sie zur zweiten anwesenden Frau, die sich als Tochter des Patienten zu erkennen gibt, jedoch, ebenso wie der Schwiegersohn, keine Angaben zum Ereignis machen kann. Sie bestätigt die Vermutung des Notarztes, dass die andere Frau eine 24-Stunden-Betreuerin ist.

Der Notarzt möchte nun dem Bedürfnis des Patienten nachkommen und ihn aus seiner Lage vom Vorzimmerboden zu bewegen. Er schlägt vor, ihn ins Bett zu legen, um die weiteren Details zur Krankengeschichte zu erheben, worauf die Tochter des Patienten fragend einwendet, ob man ihn denn nicht ins Spital bringe. Die 24-Stunden-Betreuerin merkt dazu an, dass er eine Infusion benötige. Während der Patient im Bett liegt, versucht der Notarzt die Vorgeschichte zu erheben. Die Tochter des Patienten sagt aus, dass ihr Vater seit einem Jahr demenzkrank ist. Mit einiger Mühe werden Aufzeichnungen zur aktuellen Medikation erhoben. Die Tochter des Patienten berichtet, dass der Vater vor Tagen eine „Sommergrippe" gehabt habe, von der er sich nicht vollständig erholt habe. Er habe wohl an diesem Tag ausreichend getrunken,

sie wünsche eine Hospitalisierung. Der Patient sagt aus, dass er jedoch zuhause bleiben möchte und man ihn in Ruhe lassen solle, die 24-Stunden-Betreuerin wiederholt ihre Empfehlung zur Verabreichung einer Infusion. Der Notarzt entscheidet sich für eine Krankenhauseinweisung bei der Verdachtsdiagnose „Dehydratation bei Demenzerkrankung und abklingendem Infekt, orthostatischer Kollaps unter Medikation von Doxazosin und Lorazepam, nicht entscheidungsfähiger Patient". Es erfolgt die Übergabe an den Rettungstransportwagen (RTW). Im Krankenhaus wird ein Computertomogramm des Schädels angefertigt, das kein akutes pathologisches Korrelat zeigt, ebenso wie die Laboruntersuchung und das EKG. Nach Verabreichung von 500 ml eines Kristalloids wird der 80-Jährige drei Stunden später mit dem Krankenwagen nach Hause gebracht.

18.2 Herausforderungen im Notfalleinsatz durch die 24-Stunden Personenbetreuung

Das Beispiel (▶ Abschn. 18.1) illustriert eine häufige Einsatzkonstellation unter Beteiligung einer 24-Stunden-Personenbetreuung. Bei dem betreuten Kollektiv handelt es sich in typischer Weise um multimorbide alte Menschen, oftmals mit kognitiven Beeinträchtigungen, die selbst keine oder kaum nachvollziehbare Angaben zum Anlass der Notarztberufung machen können.

- **Sprachbarriere, Fürsorgepflicht, Verlust des Arbeitsplatzes**

Das Hauptproblem der notärztlichen Interaktion ist regelhaft die Sprachbarriere zur Betreuungsperson. Die Betreuungsperson ist überwiegend weiblich und befindet sich in einem existenziellen Konflikt, da sie einerseits Fürsorgepflichten auf sich genommen und gegenüber den Auftraggebern zu verantworten hat („sofortiges" Handeln im Beispiel), andererseits nimmt sie das Risiko auf sich durch ihr Handeln in der Folge ihren Auftrag zu verlieren, da die betreute Person ihrer Fürsorge entzogen wird (Hospitalisierung). Gemäß Gewerbeordnung (§ 160 Abs. 2 Z 1 GewO) ist der Personenbetreuer dazu verpflichtet, bei Auftreten eines Notfalls Rettungsdienst bzw. Notarzt zu alarmieren (Wirtschaftskammer Österreichs 2007).

Durch die Sprachbarriere besteht eine große Wahrscheinlichkeit beliebiger Interpretation und damit Verzerrungen der Anamnese zum Ereignis. Es kommt auch vor, dass Betreuungspersonen zunächst abwesende Angehörige anrufen und diese den Notruf absetzen. Regelhaft können in diesem Fall die Angehörigen keine Details zum Ereignis berichten. Häufig ist das Geschehen nicht zu reproduzieren, Anwesende machen in der Regel Druck zur Hospitalisierung des Patienten. Der Notarzt kommt damit in eine schwierige Situation, da er keine medizinische Begründung zu Transport und Hospitalisierung angeben kann. Ein weiteres Konfliktpotenzial ergibt sich aus den einander widersprechenden Bedürfnissen, wobei Schutz- und Versorgungspflichten mit dem Recht der Person auf ein selbstbestimmtes Leben kollidieren.

- **Unkenntnis der Rechte aufseiten der Angehörigen**

Angehörige kennen ihre Rechte bezüglich der Entscheidungen zum Wohle des Patienten regelhaft nicht. Vertreterrechte sind selten etabliert (Vorsorgevollmacht, Sachwalterschaft, Erwachsenenbetreuung), was auch von einem Teil der Österreichischen Gerichtsbarkeit so gebahnt wird: Sachwalterschaften werden häufig erst dann gerichtlich angeregt, wenn eine konkrete Notwendigkeit zu schwerwiegenden medizinischen Entscheidungen besteht und nicht bereits dann, wenn es **absehbar** ist, dass sich medizinische Entscheidungen in jedem Fall durch den Verlauf der Erkrankung entwickeln (wie beispielhaft die Fragestellung zu

Flüssigkeitstherapie und Ernährung). Das bedeutet für das oben genannte Beispiel, dass die Angehörige kein Vertretungsrecht innehatte. Zudem ist es keine gängige Praxis, dass Betreuungspersonen ein Vertretungsrecht zugestanden bekommen haben.

- **Notärztliches Handeln nur unter Berufung auf medizinische Indikation möglich**

In Bezug auf das ärztliche Handeln, kann sich der Notarzt in der geschilderten Situation ausschließlich auf das Vorliegen einer medizinischen Indikation berufen. Jedes ärztliche Handeln im Notfall wird gemäß § 110 StGB, Abs. 2 alleine durch die medizinische Indikation legitimiert, da durch den Aufschub der Behandlung das Leben oder die Gesundheit des Behandelten ernstlich gefährdet wäre (Bundeskanzleramt 2018). Es ist jedoch von größter Bedeutung, schriftlich zu dokumentieren, dass der betroffene Patient zum Zeitpunkt der Entscheidungsfindung nicht entscheidungsfähig ist, da Eingriffe in die Freiheitsrechte einem besonderen Schutz der Gemeinschaft unterstehen.

> **Praxistipp**
>
> Halten Sie schriftlich fest, wenn ein Patient zum Untersuchungszeitpunkt aus ärztlicher Sicht nicht entscheidungsfähig ist – insbesondere wenn der Patient sagt oder zu erkennen gibt, dass er medizinisch indizierte Maßnahmen ablehnt.

Formale Einwilligungen müssen in diesen Situationen nicht eingeholt werden, das notärztliche Bemühen wird jedoch dahin gehen, einen weitgehenden Konsens der beteiligten vernunftbegabten Personen herzustellen und auch die kognitiv beeinträchtigte Person in den Diskurs einzubeziehen. Grund und Bedeutung einer medizinischen Behandlung soll kommunikationsfähigen Patienten erklärt werden, auch wenn sie nicht entscheidungsfähig sind.

> Der Hinweis des Notarztes bei Patientenübergabe, dass unangemessene Dauermedikation rezeptiert ist, ist ein wesentliches Element der notärztlichen Kommunikation bei der Übergabe des Patienten im Krankenhaus.

- **Schuldgefühle**

Ein weiterer Aspekt solcher Einsätze betrifft die Schuldgefühle der Betreuer, wobei diese befürchten, dass ihnen Unterlassung unterstellt wird (z. B. nicht ausreichend geeignete Getränke angeboten zu haben, die Aufsichtspflicht verletzt zu haben, zu spät die Angehörigen, Pflege oder den Arzt herbeigezogen zu haben). Einsatzbedingungen bedeuten für Angehörige und informelle Betreuer Stress. Sie sind nicht selten geneigt, Vorwürfe zu hören, wo keine Vorwürfe explizit geäußert worden sind. Aber selbst Fragen des Notarztes, wie beispielsweise „Hat er denn heute nicht ausreichend getrunken?", können als Vorwurf aufgefasst werden bzw. unterliegen aufgrund der Sprachbarriere größtem Risiko, missverstanden zu werden. Daher hat der Notarzt auf eine respektvolle und laiengerechte Sprache zu achten.

- **Das Sterben erkrankter Personen im Fokus der 24-Stunden-Betreuung**

Einsätze zu Demenzkranken betreffen die drei typischen Späterscheinungen im Verlauf einer Demenzerkrankung:
a. Schluckstörung mit Dehydratation, Kollaps, Oligurie, Verschlechterung der Bewusstseinslage,
b. Stürze mit teils schweren Sturzfolgen sowie
c. Aspirationsneumonie (Mitchell et al. 2009), ggf. mit Fieber und/oder Delir.

Eine besondere und zugespitzte Situation besteht, wenn eine betreute Person verstirbt, selbst wenn das Sterben der kranken Person aus Sicht der formalen Betreuerin (Hausärztin, Diplompflegepersonal) erwartet werden konnte. Von 24-Stunden-Betreuer muss angenommen werden, dass sie keinerlei spezifische pflegerische oder medizinische Kenntnisse haben und aus Kulturkreisen stammen, in denen mit Tod und Sterben anders umgegangen wird als in unserem.

> Es ist in der Regel davon auszugehen, dass 24-Stunden-Betreuer keinen professionellen Hintergrund für ihre Tätigkeiten nachweisen können.
> Der Begriff „24-Stunden-Pflege" ist absichtsvoll irreführend, ein Marketingphänomen gewisser beteiligter Agenturen.

Wenn 24-Stunden-Betreuer nicht im Sinne eines umfassenden Supports, wie es die mobile Palliativversorgung vorsieht, unterstützt werden, besteht eine große Wahrscheinlichkeit, dass sie bei Verschlechterungen des Gesundheitszustandes der betreuten Person die nächste geeignete und erreichbare Hilfe heranziehen. Aufgrund der bestehenden Versorgungssituation wird das immer wieder ein Notarztmittel betreffen.

Immer wieder ist zu erfahren, dass Betreuer und Betreute sehr stark emotional gebunden sind und im Todesfall wie trauernde Angehörige reagieren. Der Dachverband Hospiz Österreich (Hospiz Österreich 2017) hat Broschüren speziell für 24-Stunden-Personenbetreuer in verschiedenen Sprachen angefertigt, welche bei umfassender Begleitung von Sterbenskranken großen Nutzen im Sinne der vorausschauenden Aufklärung haben. Die Broschüren können von Hospiz Österreich angefordert werden (▶ www.hospiz.at).

Ein weiteres sehr empfehlenswertes und bewährtes Hilfsmittel in vorausschauender Planung von Krisen bei Schwerkranken sind „Krisen- oder Notfallbögen", die als Kommunikationsmittel und Empfehlungen für notärztliches Personal entwickelt worden sind und zunehmend in Gebrauch kommen. Als erstes derartiges Instrument in Österreich wurde der „Palliative Behandlungsplan" in Tirol etabliert (Lederer et al. 2011). Eines der Motive zur Erstellung derartiger Krisenbögen besteht darin, die Betroffenen durch antizipierende Gespräche auf das Sterben vorzubereiten, allfällige Fragen zu beantworten und Handhaben bereit zu stellen, damit die Betroffenen letztlich handlungsfähig bleiben und keine Fremdhilfe benötigen. Letztlich sollten solche Instrumente unangemessen aggressive und nicht zielführende medizinische Handlungen abwehren. Es kann hypothesiert werden, dass durch das Erstellen dieser Instrumente die Zahl der Notarzteinsätze bei Sterbenden reduziert werden kann.

- **Die notärztliche Betreuung in Anwesenheit einer 24-Stunden-Betreuungsperson**

Wird man als Notarzt zu einem Sterbenden in Anwesenheit einer 24-Stunden-Betreuungsperson gerufen, sind die Entscheidungen komplex und mehrdimensional.

Einflussgrößen bei medizinischen Entscheidungen am Lebensende sind:
- Wesen des Notfalls/der Krise und potenzielle Reversibilität?
- Tragfähigkeit versus Erschöpfungszustand der Betreuungssystems?
- (Vorausverfügter) Wille der Person, welche die Einsatzberufung betrifft?
- Notärztliche Kompetenz zu den medizinischen und menschlichen Problemstellungen?
- Absehbarkeit weiterer medizinischer Interventionen?
- Eingeschätzte Lebenszeitprognose?

Für den Fall, dass der Notarzt feststellt, dass es zum Wohle und im Sinne eines terminal kranken oder sterbenden Menschen ist, nicht mehr in ein Krankenhaus zu weiteren Behandlungen transportiert zu werden, gilt es einzuschätzen, ob die notärztlich empfohlenen Maßnahmen im Betreuungsumfeld umgesetzt werden können, bis professionelle Unterstützung eintrifft (Hauskrankenpflege, Hausarzt, Palliativteam etc.). Insbesondere muss der Notarzt wissen, welche Tätigkeiten er unter Umständen an eine 24-Stunden-Betreuungsperson delegieren kann.

Entgegen der landläufigen Annahme dürfen Personenbetreuer keine pflegerischen oder medizinischen Tätigkeiten ausführen, außer die Tätigkeiten wurden ihnen von einer diplomierten Pflegefachkraft bzw. einem Arzt delegiert.

Personenbetreuer sind **nur nach Anleitung und Schulung** berechtigt, folgende medizinische Handlungen auszuführen (Sozialministerium 2015, Ärztegesetz 1998 § 50.2 (2)):

- Verabreichung von Medikamenten,
- Anlegen von Bandagen und Verbänden,
- Verabreichung von subkutanen Insulininjektionen und subkutanen Injektionen von blutgerinnungshemmenden Arzneimitteln,
- Blutentnahme aus der Kapillare zur Bestimmung des Blutzuckerspiegels mittels Teststreifens,
- einfache Licht- und Wärmeanwendungen,
- weitere einzelne ärztliche Tätigkeiten, sofern diese einen zu den in den genannten Tätigkeiten vergleichbaren Schwierigkeitsgrad oder vergleichbare Anforderungen aufweisen.

Für diesen Sonderfall notärztlichen Handelns ist demnach eine Anleitung, Schulung und schriftliche Anordnung nachzuweisen, eine Aufgabenstellung, welche im Rahmen notärztlicher Tätigkeit an oder über die Grenzen der eigentlichen Zuständigkeit führt. Es ist empfehlenswert, bei einer solchen Problemstellung noch vor Ort Kontakt mit dem regionalen Palliativteam und/oder Hausarzt herzustellen, um die weiteren ärztlichen Therapien zu sichern. Regionale Teams findet man unter ▶ www.hospiz.at.

> Personenbetreuer dürfen grundsätzlich keine medizinischen oder pflegerischen Tätigkeiten ausführen – nur nach Schulung durch Ärzte bzw. Pflegepersonal.

Personenbetreuer sind dazu verpflichtet, Aufzeichnungen über die von ihnen ausgeführten Dienstleistungen zu führen. Aus der Erfahrung kann berichtet werden, dass sie eine durchaus detaillierte Dokumentation medizinrelevanter Beobachtungen anstellen, beispielsweise das Erfassen von Messwerten oder Zeitpunkte dargereichter Medikation, die auch für die notärztliche Einschätzung der Umstände relevant sein können, wie zum Beispiel die verabreichte Insulindosis.

18.3 Relevanz und epidemiologische Voraussetzungen

Die 24-Stunden-Betreuung ist in Österreich seit 2007 gesetzlich geregelt, mit August 2017 sind in Österreich 62.000 Personenbetreuer mit Gewerbeschein tätig (APA OTS 2017). Für pflegebedürftige Menschen ab Pflegestufe 3 wird die Personenbetreuung mit 550 EUR pro Monat gefördert, Anträge können in der Landesstelle des Sozialministeriumservice eingebracht werden. Knapp 6 % (27.000 Menschen) der österreichischen 455.000 Pflegegeldbezieher nutzen dieses Betreuungsangebot. An medizinischen Grundbedingungen stellen die Demenzerkrankungen mit aktuell 130.000 Betroffenen die größte Gruppe, Tendenz steigend. Karin Fürst schreibt in einem Expertenletter der Niederösterreichischen Pflege- und Patientenanwaltschaft vom Februar 2016:

> Seriöse Agenturen, die sich um faire Vertragsverhältnisse und Bedingungen für die Personenbetreuer/innen ebenso bemühen wie um eine laufende Qualitätssicherung und Begleitung beim Kunden, stehen in Konkurrenz zu Agenturen, die die 24-Stunden-Betreuung in erster Linie als Weg zum schnellen Geld sehen – meist durch Ausbeutung der Personenbetreuer/innen oder anderer unseriöser Geschäftspraktiken.

Diese Aussage ist zu bestätigen. Damit ist unter Umständen der Notarzt jener verantwortungsbewusste Mensch, der als erster ein Betreuungssystem betritt, das bis dahin

„geschlossen" war und für ihn Tatsachen augenscheinlich werden, die dazu Anlass geben können, die Behörden zu aktivieren. Insbesondere ist hier eine Melde- und Anzeigepflicht gemäß § 54(4) des Ärztegesetzes zu berücksichtigen (Bundeskanzleramt 2012):

> » Ergibt sich für den Arzt in Ausübung seines Berufes der Verdacht, dass durch eine gerichtlich strafbare Handlung der Tod oder eine schwere Körperverletzung herbeigeführt wurde, so hat der Arzt, sofern Abs. 5 nicht anderes bestimmt, der Sicherheitsbehörde unverzüglich Anzeige zu erstatten. Gleiches gilt im Fall des Verdachts, dass eine volljährige Person, die ihre Interessen nicht selbst wahrzunehmen vermag, misshandelt, gequält, vernachlässigt oder sexuell missbraucht worden ist.

Hier soll expliziert angemerkt werden, dass es nicht nur die betreute Person sein kann, die strafrechtlich relevanten Bedingungen ausgesetzt ist, sondern auch die Personenbetreuer, die immer wieder unter menschenwidrigen Bedingungen leben müssen, abhängig, ausgebeutet und unter großem sozialen, psychischen und körperlichen Druck.

Das Österreichische Rote Kreuz hat 2017 eine Checkliste veröffentlich, mit welcher ein Kunde erkennen kann, ob das Angebot einer Agentur seriös ist.

Geht man davon aus, dass die Prävalenz der Demenzerkrankungen in Österreich in den nächsten Jahren signifikant zunehmen wird, könnte man annehmen, dass es in Zukunft mehr Personenbetreuer geben wird. Es sind jedoch auch andere Einflussgrößen einzubeziehen: der mit der „Osterweiterung" des EU-Raumes zunächst befürchtete Zustrom an Arbeitskräften aus süd- und osteuropäischen Ländern zeigt nun eine gegenläufige Tendenz, das bedeutet die Arbeitsmigration in Europa geht zugunsten einer Rückwanderung in Regionen mit wirtschaftlichem Aufschwung (wie beispielsweise Polen). Das Thema Migration ist das Schlachtfeld politischer Agitation – nur selten wird auch offen darüber gesprochen, dass Österreich durch eine große Zahl pflegebedürftiger Menschen von Billiglohnanbietern sozial abhängig geworden ist. Das verpflichtende Einhalten eines nationalen Qualitätsstandards wäre für alle Personenbetreuungen erstrebenswert (Fürst 2016). Mehr als 80 % der pflegebedürftigen Menschen werden heute von Angehörigen betreut – es ist absehbar, dass es nicht medizinische Einflussgrößen sind, welche diese Zahl verändern, sondern die Veränderungen der sozialen Strukturen des Landes. Die Notfallmedizin hat in dieser Hinsicht sehr häufig Indikatorfunktion.

Fazit

Notarzteinsätze, die zu Begegnungen mit Personenbetreuern führen, werden heute regelhaft bis häufig disponiert und führen das notärztliche Personal in typischer Weise zu den Problemstellungen häuslich betreuter Demenzkranker. Das größte Problem für das Personal liegt in der Sprachbarriere, vom Leitstellendisponenten bis zum Notarzt vor Ort. Medizinisches Know-how ist angesichts der komplex und mehrfach erkrankten Personen unverzichtbar. Unter der irreführenden Bezeichnung „24-Stunden-Pflege" werden von teils unseriösen Agenturen Betreuer vermittelt, denen grundsätzlich pflegerische oder medizinische Handlungen untersagt sind. Konflikthafte, zeitintensive und kommunikativ fordernde Situationen sind zu erwarten, wobei in einer tatsächlichen Notfallsituation die medizinische Indikation handlungsleitend sein sollte.

Literatur

APA OTS (2017) Zehn Jahre 24-Stunden-Betreuung in Österreich. ▶ https://www.ots.at/presseaussendung/OTS_20170731_OTS0028/zehn-jahre-24-stunden-betreuung-in-oesterreich. Zugegriffen: 15. Febr. 2018

Bundeskanzleramt (2012) Bundesrecht konsolidiert: Ärztegesetz 1998. Auszug der relevanten Bestimmungen für Notärzte. ▶ http://www.notfallmedizinrecht.at/wp/wp-content/uploads/ÄrzteG.pdf. Zugegriffen: 15. Febr. 2018

Bundeskanzleramt (2018) Bundesrecht konsolidiert: Gesamte Rechtsvorschrift für Strafgesetzbuch, Fassung vom 15.02.2018. ► https://www.ris.bka.gv.at/GeltendeFassung.wxe?Abfrage=Bundesnormen&Gesetzesnummer=10002296. Zugegriffen: 15. Febr. 2018

Fürst K (2016) 24-Stunden-Betreuung: Qualität wird sichtbar. ► http://www.patientenanwalt.com/download/Expertenletter/Pflege/24_Stunden_Betreuung_Qualitaet_wird_sichtbar_Karin_Fuerst_Expertenletter_Pflege.pdf. Zugegriffen: 15. Febr. 2018

Hospiz Österreich (2017) ► http://www.hospiz.at/. Zugegriffen: 15. Febr. 2018

Lederer W, Feichtner A, Medicus E (2011) The palliative treatment plan as basis for informed decisions in palliative or emergency care. Wien Med Wochenschr 161:543–547

Mitchell SL, Teno JM, Kiely DK et al (2009) The clinical course of advanced dementia. N Engl J Med 361:1529–1538

Österreichisches Rotes Kreuz (2017) Fragenbogen zur 24-Stunden-Personenbetreuung. ► https://www.ig-pflege.at/downloads/newsletter/2017/170202-Fragebogen-Pflege_24h.pdf?m=1486643489. Zugegriffen: 15. Febr. 2018

Sozialministerium (2015) Was dürfen PersonenbetreuerInnen tun? ► https://www.sozialministerium.at/cms/site/attachments/1/3/0/CH3434/CMS1451985090179/24_stunden_betreuung_merkblatt__personenbetreuerinnen.pdf. Zugegriffen: 15. Febr. 2018

Wirtschaftskammer Österreichs (2007) Daheim statt ins Heim. ► http://handl-pflege24.at/online/wp-content/uploads/2016/11/Leitfadenpersonenbetreuer-WKO.pdf. Zugegriffen: 15. Febr. 2018

Werkzeuge zur interkulturellen Verständigung im RD

Christiane Koppelstätter

19.1 Herausforderungen im Rettungsdienst – 210
19.1.1 Kommunikation – 210
19.1.2 Besonderheiten der Notfallsituation – 211
19.1.3 Notlösungen – 211
19.1.4 Kultur – 211
19.1.5 Körperkontakt – 211
19.1.6 Familienstrukturen – 212
19.1.7 Körper- und Krankheitsverständnis – 212
19.1.8 Organchiffren – 212

19.2 Mögliche Werkzeuge – 213
19.2.1 Zweisprachigkeit – 213
19.2.2 Universalsprache – 214
19.2.3 Übersetzungshilfen – 214
19.2.4 Google Übersetzer – 214
19.2.5 Dolmetscher – 217

Literatur – 218

© Springer-Verlag GmbH Deutschland, ein Teil von Springer Nature 2018
A. Neumayr, M. Baubin, A. Schinnerl (Hrsg.), *Herausforderung Notfallmedizin*,
https://doi.org/10.1007/978-3-662-56627-5_19

Laut den jüngsten Jahresergebnissen der Bundesanstalt Statistik Österreich belief sich der Anteil von Personen mit ausländischer Staatsangehörigkeit in Österreich am 01.01.2017 auf rund 15,3 % – ein Plus von 13,9 % seit dem Jahr 1961, das durch Migration von Arbeitskräften in den 1960er- und 1970er-Jahren und starke Zuwanderungswellen in den 1990er-Jahren entstand (Statistik Austria 2017). Zusätzlich forciert wurde diese Zahl durch die Flüchtlingswellen im Jahr 2015, in dem die Asylantragszahlen um 214,78 % gegenüber dem Vorjahr anstiegen (BMI 2015). Heute prägt das multikulturelle Gesellschaftsbild im Einwanderungsland und Touristenparadies Österreich zwangsläufig das tägliche Zusammentreffen von Menschen unterschiedlicher Sprachen und Kulturen und stellt eine zunehmende Herausforderung für den Rettungsdienst (RD) dar. Der nachfolgende Artikel soll daher die Problematik der interkulturellen Kommunikation näher beleuchten und mögliche Werkzeuge zur besseren Verständigung im RD aufzeigen.

19.1 Herausforderungen im Rettungsdienst

„Durch die Globalisierung der Wirtschaft, durch Ein- und Auswanderung und einen erdumspannenden Tourismus sind wir sehr viel stärker als früher mit anderen Kulturen und fremden Umgangsformen konfrontiert […]" (Kumbier und Schulz von Thun 2006). „Diese gesellschaftlichen Veränderungen haben auch großen Einfluss auf das Gesundheitswesen und speziell den RD, wo immer öfter Menschen verschiedener Kulturen aufeinandertreffen und so „[…] Welten aufeinander[prallen]" (Kumbier und Schulz von Thun 2006).

Allein im Jahr 2016 versorgten die Mitarbeiterinnen und Mitarbeiter des Österreichischen Roten Kreuzes (ÖRK) 2.564.489 Patientinnen und Patienten im Zuge von 3.038.470 Einsatzfahrten und 137.473 Notarzteinsätzen (ÖRK 2016). Dabei sind für das Rettungspersonal sowohl bei der Betreuung Einheimischer als auch bei jener von Menschen aus anderen Kulturkreisen nicht nur medizinisches Wissen, sondern auch kommunikative Fähigkeiten von Bedeutung (Redelsteiner 2011).

19.1.1 Kommunikation

Eine einheitliche Erklärung für den Begriff „Kommunikation" erweist sich dabei als schier unmöglich, da sich für ihn vielfältige Definitionen ergeben, die stetiger Veränderung unterliegen. Ganz allgemein jedoch „[…] verweist [Kommunikation] immer auf Verbindung, Zusammenhang, Verkehr und Verständigung von mindestens zwei an sich verschiedenen Positionen" (Boigner 1990), wobei „[es] […] Einen [gibt], der aktiv etwas produziert, und einen Anderen, der passiv rezipiert oder besser gesagt: versteht." (Heringer 2014). Dabei spielt auch die nonverbale Komponente der Kommunikation eine entscheidende Rolle, die auch Körperhaltung, Gesichtsausdruck, Tonfall der Stimme, Position und die Distanz der Kommunizierenden mit einschließt (Redelsteiner 2011).

> In der interkulturellen Kommunikation sind Sprache, Körpersprache und zusätzlich Verhaltensmuster ineinander verflochten, wobei ein großes Potenzial für Missverständnisse auf allen drei Ebenen entsteht (Broszinsky-Schwabe 2011).

Auch die Notfallversorgung von fremdländischen Patienten im RD ist durch sprachlich und kulturell bedingte Defizite in der Kommunikation mit einer enormen Komplexität verbunden, wobei rein sprachliche Probleme nur „die Spitze des Eisberges" darstellen (Yildirim-Fahlbusch 2003). Fehlende Sensibilisierung und mangelndes Wissen über sprachliche sowie kulturelle Aspekte stellen im RD so oft eine Herausforderung dar.

19.1.2 Besonderheiten der Notfallsituation

> Notfallsituationen sind für den Patienten unerwartet und stellen einen Kontrollverlust und somit Ausnahmezustand dar.

Sie sind aufgrund ihrer Unvorhersehbarkeit, der bestehenden Zeitknappheit, des dringlichen Handlungsbedarfs seitens des Rettungspersonals und der eventuell aufgebrachten Gefühlslage aller Beteiligten als Extremsituationen zu verstehen (Hannig 2006). Dabei ist speziell im Umgang mit Menschen aus fremden Kulturen prinzipiell bekannt, „[d]ass die religiösen und kulturellen Prägungen das Wahrnehmen einer Erkrankung und somit die Entscheidungen und Haltung des Patienten unmittelbar beeinflussen […]" (Ilkilic 2003), doch werden fremdländische Patientinnen und Patienten oft belächelt bzw. ihre Beschwerden nicht ernst genommen. Sie werden als „verschlossen, abweisend, jammernd oder fordernd wahrgenommen", „ein stark schmerzbetonter dramatischer Ausdruck wird oft als Simulieren missverstanden" und „Leiden werden dann bagatellisiert" (Söllner und Venkat 2014). Sprachlich und kulturell bedingte Missverständnisse können jedoch negative Folgen für die Diagnose haben und zu einer suboptimalen oder unmöglichen Versorgung führen.

19.1.3 Notlösungen

Vielfach wird in weiterer Folge bei Einsätzen mit fremdländischen Patienten im österreichischen RD auf eine „Notlösung" durch das Sprechen in englischer Sprache ausgewichen, da diese als Lingua Franca für alle Beteiligten oft die einzige Möglichkeit zur grundlegenden Verständigung bietet. Zwar wird im Zuge der Sanitäterausbildung zur grundlegenden Sensibilisierung und Vorbereitung auf den RD auf Besonderheiten bei der Kommunikation mit Personen fremder Kulturen eingegangen, jedoch werden weder fundierte Englischkenntnisse vorausgesetzt noch ist medizinische Terminologie in englischer Sprache in die Sanitäterausbildung in Österreich eingebettet. Im RD ist eine effiziente Kommunikation von besonderer Wichtigkeit, ein Schlüsselfaktor dafür stellt jedoch vorerst das Bewusstsein dafür dar, dass „[…] Kommunikation immer von der jeweiligen Herkunftskultur geprägt ist." (Pluntke 2016).

19.1.4 Kultur

„Oft gehen wir unwillkürlich davon aus, dass unsere Verhaltensweisen, Denkstrukturen und Werte universell gültig sind. Doch dem ist natürlich nicht so […]" (Kollermann 2006). Vor allem im Umgang mit fremdsprachigen Patienten im RD ergeben sich immer wieder Konfliktpotenziale, wobei kulturelle Unterschiede dabei häufig auf ein Denken in „Nationen" reduziert werden (Tuschinsky 2012). Dabei bezeichnet der Kulturbegriff nicht nur die geografische Zugehörigkeit, sondern eine Lebensform, die durch ein gemeinsames menschliches Handeln entstanden ist und auf einem gemeinsamen Wissen basiert. Sie umfasst viele Einzelaspekte wie Kleidung, Religion und Nahrung, aber auch Weltansicht, Wahrnehmung, Raumerleben und soziale Beziehungen. (Heringer 2014). Fehlt das Bewusstsein dafür, so ist „Fremdenfeindlichkeit […] nur die äußerste Konsequenz mangelnder interkultureller Kompetenz." (Erll und Gymnich 2007).

19.1.5 Körperkontakt

Kulturelle Kommunikationshürden ergeben sich dabei durch verschiedenste Elemente, so zum Beispiel durch den im RD nicht vermeidbaren Körperkontakt der Kommunikationspartner. Dies beginnt schon bei der adäquaten Begrüßung – Händeschütteln zur Begrüßung ist beispielsweise in der islamischen Kultur nicht üblich (Becker et al. 2001) – und geht hin bis zur Untersuchung des Patienten, denn diese „[…] gehört längst nicht überall auf der Welt zum medizinischen Standardrepertoire […]" (Myerscough und Ford 2001).

Vor allem kritisch kann der gegengeschlechtliche Kontakt zwischen Rettungspersonal und Patient sein, so kann beispielsweise „[…] Körperkontakt […] zwischen nichtverheirateten und nichtverwandten Männer [sic!] und Frauen für einen Muslim als eine Verletzung der eigenen Intimität wahrgenommen werden" (Ilkilic 2003), wobei der Krankheitsfall im islamischen Glauben als Ausnahmezustand gilt und der Körperkontakt zu medizinischen Zwecken nicht mit dem alltäglichen Körperkontakt gleichgesetzt wird (Ilkilic 2007).

> **Praxistipp**
>
> Beim Kontakt mit Patienten fremder Kulturen sollten Sie nicht von eigenen kulturellen Gepflogenheiten ausgehen.

19.1.6 Familienstrukturen

Auch der Umgang mit individualistischen und kollektivistischen Gesellschaftsstrukturen fremder Kulturen stellen das Rettungspersonal immer wieder vor neue Herausforderungen. So werden in kollektivistischen Kulturen zum Beispiel Entscheidungen über die medizinische Versorgung nicht ohne die Gruppe getroffen, denn „[d]arin zeigt sich das Gefühl der kollektiven Verantwortung und gemeinsamen Verpflichtung innerhalb des Familienverbands, auch wenn die Mitglieder nicht alle unter einem Dach leben" (Ford und Myerscough 2001). Dieses Gruppenverhalten ist bei der Behandlung ausländischer Patienten dieser Kulturen auch am Einsatzort oft spürbar, kann jedoch vom Rettungspersonal oft nicht verstanden und so als störend empfunden werden. Genauso problematisch kann sich die Rolle des männlichen Familienoberhauptes in fremden Kulturen gestalten. In der Türkei repräsentiert der Mann beispielsweise die Familie und ist somit Ansprechpartner für die Kommunikation mit Außenstehenden, auch wenn es ihn selbst nicht betrifft (Becker et al. 2001).

19.1.7 Körper- und Krankheitsverständnis

Wie der Mensch Gesundheit und Krankheit empfindet, ist fest in seinem Kulturkreis verankert und kulturelle Werte und Traditionen prägen die Vorstellung vom eigenen Körper. Während in westlichen Kulturen im Krankheitsfall zum Beispiel eher auf das Können der Medizin gesetzt wird, „[…] herrscht im Islam die Vorstellung, dass das Schicksal des Menschen in der Hand Allahs liegt, auch was Gesundheit und Krankheit angeht." (Becker et al. 2001). Genauso wird in dieser Kultur Krankheit als etwas Ganzheitliches gesehen, „[…] eine lokalisierte Erkrankung, die nicht die gesamte leiblich-seelische und soziale Befindlichkeit des Betroffenen in Mitleidenschaft zieht, ist unvorstellbar." (Yildirim-Fahlbusch 2003).

19.1.8 Organchiffren

Des Weiteren ergeben sich in verschiedenen Kulturen auch spezielle Ausdrucksweisen bzw. kulturell geprägte Beschreibungen für Symptome und Beschwerden, so genannte „Organchiffren" oder „Organmetaphern" (◘ Tab. 19.1), „[…] die ein Verstehen des Inhalts einer Botschaft – ggf. trotz korrekter Übersetzung – verhindern." (Pluntke 2016). Diese sind auch im deutschen Sprachgebrauch nichts Ungewöhnliches, so bezeichnet die Äußerung „Mir fällt ein Stein vom Herzen" beispielsweise große Erleichterung und „Mir ist eine Laus über die Leber gelaufen", dass die Person schlechte Laune hat. Im türkischen

● **Tab. 19.1** Organchiffren aus dem muslimischen Kulturkreis. (Mod. nach Becker et al. 2001)

bel düşmesi, kuyruk düşmesi	„Fallen" des Kreuzes	Verursacht Kreuzschmerzen und Bewegungsbehinderung im Bereich der Taille
yürek düşmesi	„Fallen" des Herzens	Führt zu Traurigkeit
dil kayması	„Verrutschen" der Zunge	Führt zu Stottern oder Verlust der Stimme
göbek düşmesi	„Fallen" des Nabels	Verursacht Übelkeit, Müdigkeit, Schwäche und Schmerzen aller Art, oft den ganzen Körper betreffend

Sprachgebrauch sind vor allem die Leber und die Lunge oft Gegenstand von Organchiffren und werden in Zusammenhang mit Trauer, Krankheit und Schmerzen verwendet (Yildirim-Fahlbusch 2003). Zusätzlich ist oft vom „Fallen von Organen" die Rede („Meine Leber fällt", „Mein Nabel sitzt nicht richtig"), dahinter „[…] steckt die Vorstellung, dass Beschwerden nur deshalb auftreten, weil ein Organ nicht mehr an der richtigen Stelle sitzt, die Ordnung, die Balance im Körper nicht mehr stimmt." (Yildirim-Fahlbusch 2003).

> Organchiffren sind von der jeweiligen Kultur geprägt.

Auch können nonverbale Elemente wie beispielsweise das Kopfnicken oder Kopfschütteln leicht missverstanden werden, denn „‚Nein' wird in der Türkei ähnlich ausgedrückt wie bei uns ‚ja' […], [m]it dem Kopf schütteln heißt hingegen ‚vielleicht' oder drückt Erstaunen aus." (Becker et al. 2001). Des Weiteren wird in muslimischen Kulturkreisen auch das Schmerzgefühl bzw. der Schmerzausdruck anders dargestellt, denn „[t]ürkische Patienten drücken Schmerzen intensiver, lauter und deutlicher aus als deutsche Patienten, auch was Mimik und Gestik angeht. Die Patienten versuchen dadurch, ihren Schmerz erlebbar und nachvollziehbar zu machen." (Becker et al. 2001). Dies zeigt, dass es im RD einiger Werkzeuge bedarf, die die interkulturelle Kommunikation ermöglichen bzw. erleichtern sollen.

> Ja ist nicht immer gleich Ja.

19.2 Mögliche Werkzeuge

Durch die im RD unvorhersehbaren Einsatzzeiten, den am Einsatzort bestehenden Zeitmangel, die finanzielle Aufstellung des ÖRK und das oft fehlende Verständnis für die Wichtigkeit interkultureller Kommunikation ergeben sich für den Einsatz diverser Hilfsmittel zur interkulturellen Verständigung im österreichischen RD mehrere Hürden. Mögliche Werkzeuge müssen nämlich nicht nur schnell und einfach zu bedienen, sondern auch effektiv, kostengünstig und jederzeit abrufbar sein, um als Verständigungshilfe dienen zu können. Nachfolgend sollen daher sowohl schon genutzte als auch neue, vielversprechende Hilfen für die Zukunft und damit einhergehende Probleme und Chancen aufgezeigt werden.

19.2.1 Zweisprachigkeit

Als große Chance zur Verbesserung der interkulturellen Kommunikation erweist sich der Einsatz zweisprachig aufgewachsener Sanitäter, auf die im RD immer wieder zurückgegriffen wird, denn sie besitzen sowohl sprachliches und kulturelles Hintergrundwissen als auch das nötige medizinische und sanitätstechnische Know-how und können als meist einzig verfügbares Sprachrohr so als Kommunikationsstütze dienen. Trotz ihres wertvollen Beitrags muss jedoch beachtet werden, dass die Qualität des sprachlichen und kulturellen Wissens variiert und zusätzlich ihr

Einsatz nur zufällig erfolgt – nämlich dann, wenn der entsprechende Sanitäter gerade im Dienst bzw. am „richtigen" Einsatzort ist. Könnte ihre sprachliche Kompetenz auf ein Niveau gebracht und gezielt eingesetzt werden, so könnte Zweisprachigkeit im RD eine große Chance für die interkulturelle Kommunikation darstellen.

19.2.2 Universalsprache

Im österreichischen RD wurde bisher unter anderem auf die Fremdsprachenkenntnisse der Sanitäter vertraut, die sich jedoch oft auf Englisch beschränken und auch dann für eine Kommunikation über medizinische Themen kaum bis nicht ausreichend sind. Einen Lösungsansatz könnte das Festlegen eines Mindestsprachniveaus für Englisch als Universalsprache bzw. die Einführung von Sprachkursen mit besonderer Förderung interkultureller Kompetenz für die Sanitäterausbildung bieten. Neben der finanziellen Aufstellung des ÖRK stellt eine weitere Problematik hierbei jedoch die potenzielle Untergrabung des Grundsatzes der Freiwilligkeit des ÖRK dar, denn immerhin: „Über 73.000 Freiwillige leisten jährlich in etwa 12,3 Millionen Einsatzstunden in der Hilfe am Nächsten." (ÖRK 2017). Einem System, das auf die ehrenamtliche Arbeit baut, könnte somit durch die Einführung sprachlich und kulturell bedingter Einschränkungen seine Grundlage zum Funktionieren genommen werden.

19.2.3 Übersetzungshilfen

Neben dem Einsatz der Sanitäter wird im österreichischen RD zur interkulturellen Verständigung primär mit schriftlichen bzw. visuellen Übersetzungshilfen gearbeitet. Sie sind leicht, brauchen wenig Platz, sind einfach zu bedienen und für viele Sprachen verfügbar. Ähnlich wie „tip doc emergency©", „[e]ine der bekanntesten visuellen Kommunikationshilfen auf dem Markt, welche auch im RD häufig eingesetzt wird […]" (Pluntke 2016), bestehen beispielsweise sowohl online verfügbare Übersetzungshilfen mit Piktogrammen des ÖRK für den Rot-Kreuz-Dienst und für Fragen zur Gesundheit als auch die nach dem gleichen Prinzip funktionierende, kostenlose App „medTranslate" des ÖRK, Landesverband Steiermark (◘ Abb 19.1).

An dieser Stelle soll jedoch angemerkt werden, dass auch die Kommunikation mit derartigen Übersetzungshilfen eingeschränkt ist. Neben den (trotz phonetischer Umschrift) bestehenden Schwierigkeiten in der Aussprache ist auch die Informationsaufnahme begrenzt, denn es eignen sich prinzipiell nur Ja-Nein-Fragen, Antworten auf offene Fragen bedeuten nämlich wiederum Verständnisschwierigkeiten. Ebenso ist die Kommunikation mit Piktogrammen auf die wichtigsten und eindeutigsten Zeichen beschränkt. Zusätzlich gibt es auch keine Verpflichtung seitens des ÖRK, derartige Übersetzungshilfen in den Einsatzfahrzeugen mitzuführen (◘ Abb. 19.2).

19.2.4 Google Übersetzer

Für die Arbeit mit offenen Fragen soll hierbei auf den Gebrauch digitaler Übersetzungshilfen, wie beispielsweise die kostenlose App „Google Übersetzer", verwiesen werden, die von Google sogar mit einem „persönlichen Dolmetscher in der Tasche" (Google 2017) verglichen wird. Die App zählt zu den bekanntesten und wohl gleichzeitig umstrittensten Verständigungshilfen, wenn es um die Kommunikation anderssprachiger Kommunikationspartner geht, dennoch bringt sie einige Vorteile für den RD. So kann zum Beispiel jeder beliebige Text in das jeweilige Gerät eingetippt, gesprochen, abfotografiert oder gar gezeichnet werden, wobei es unter anderem die Möglichkeit gibt, die Übersetzung von einer Computerstimme vorlesen zu

Werkzeuge zur interkulturellen Verständigung im RD

PATIENTEN-ÜBERSETZUNGS-HILFE DES ÖSTERREICHISCHEN ROTEN KREUZES

Deutsch	Englisch	Französisch	Spanisch	Serbokroatisch	Russisch	Türkisch	Arabisch	Farsi	Pashtu
Fieber?	Fever?	Fièvre?	¿Fiebre?	temperaturu?	Имеете ли Вы температуру?	Ateş?	حمى؟	تب؟	تبه؟
Krämpfe?	Convulsions?	Spasmes?	¿Ha tenido convulsiones?	grčeve?	Имеете ли Вы судороги?	Kramp?	تشنج؟	گرفتگی؟	نیروی؟
Erbrechen?	Vomiting?	Nausées?	¿Ha tenido vómitos?	Povraćanje?	Должны ли Вы рвоту?	Kusma?	استفراغ؟	استفراغ؟	کړولړ؟
Atmen Sie tief ein und aus!	Please breath deeply!	Respirez à fond!	Por favor, respire profundamente	Dišite duboko!!	Глубоко вдыхают и глубоко выдыхают!	Derin nefes alıp veriniz!	خذ نفس عميق و خارج	لطفا نفس عمیق داخل و خارج کنید	ځای ځای ساه واخلئ او وباسئ
Haben Sie Schmerzen hinter dem Brustbein?	Do you feel chest pain?	Avez-vous des douleurs dans la cage thoracique ?	¿Siente dolor en el pecho?	Boli iza prsne kost?	Имеете ли Вы боли за грудиной?	Göğüs kemiğinizin arkasında ağrı var mı?	هل عندك الم في الصدر	آیا درد در پشت استخوان جناغ داری؟	آیا دردی د سینه شا خوا لرئ؟
Haben Sie Schmerzen im rechten Oberbauch?	Do you feel pain in the upper righthand region of the stomach?	Avez-vous des douleurs à droite dans la partie supérieure de l'abdomen ?	¿Siente dolor en la región derecha superior del estómago?	Imate li bolove u desnoj potrbušnici?	Имеете ли Вы боли в правой эпигастральной области?	Göbeğinizin sağ üst tarafında ağrınız var mı?	هل يؤلمك الجانب الأيمن من البطن؟	آیا درد در ناحیه راست شکم در بالا دارید؟	آیا ستاسو په خوا لاس د ګیدې پورته خوا درد لری؟
Haben Sie Schmerzen, wenn ich hier drücke?	Do you feel pain when I press here?	Avez-vous des douleurs si j'appuie là ?	¿Siente dolor cuando presiono aquí?	Do li boli oko ovdje pritisnem?	Имеете ли Вы боли, если я здесь нажимаю?	Buraya bastırdığımda ağrınız var mı?	هل تشعر بألم عندما اضغط هنا	آیا درد دارید وقتی که من اینجا را فشار می‌دهم؟	ایا ستا پدې ځای درد کېږی کله چه زه دلته پور کوم ؟
Seit wann haben Sie diese Beschwerden?	When did the symptoms start?	Depuis quand avez-vous ces malaises ?	¿Cuándo comenzaron los síntomas?	Iod kada imate te smetnje?	С каких пор Вы имеете эти претензии?	Ne zamandan beri hastasınız?	منذ متى عندك هذه الآلام؟	از چه زمانی شما این شکایت را دارید؟	لکه څه وخت نه تاسو د شکایتی لری؟
Haben Sie Allergien?	Do you have allergies?	Avez-vous des allergies?	¿Es alérgico a algún medicamento o alimento?	Jeste li alergičan?	Имеете ли Вы аллергии?	Alerjiniz var mı?	هل عندك حساسية	آلرژی دارید؟	د حساسیت لری؟
Nehmen Sie Medikamente?	Do you take any medications?	Est-ce que vous prenez des médicaments?	¿Toma medicamentos?	Uzimate li medikamente?	Берете ли Вы медикаменты?	Devamlı ilaç kullanıyor musunuz?	هل تتناول أدوية؟	دارو استفاده میکنید؟	دواوې استعمال وی؟
Sind Vorerkrankungen bekannt?	Do you have a known illness/medical history?	Y-a-t'il des maladies préliminaires ?	¿Padece de alguna enfermedad? ¿Cuenta con un historial médico?	Bolujete li od nečega?	Известны ли предзаболевания?	Daha önce bir hastalığınız var mı?	عانيت من مرض ما في الماضي؟	آیا بیماری از پیش مورد شناخته شده است؟	آیا وړاندنۍ له حکمه نه کلکلولو نه

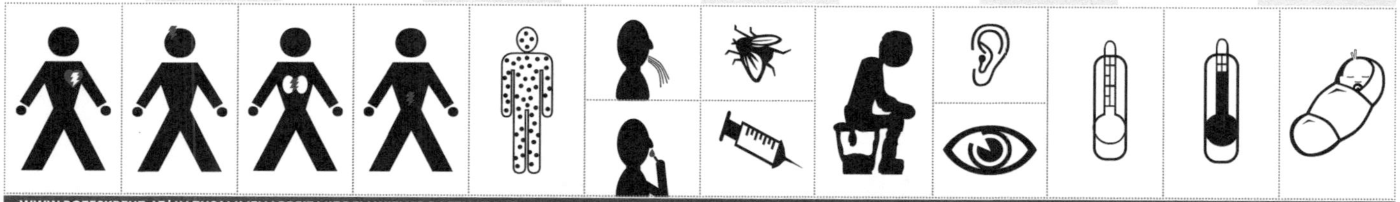

WWW.ROTESKREUZ.AT IN ZUSAMMENARBEIT MIT DEM WIENER ROTEN KREUZ

Abb. 19.1 Übersetzungshilfe Österreichisches Rotes Kreuz (ÖRK)

216 C. Koppelstätter

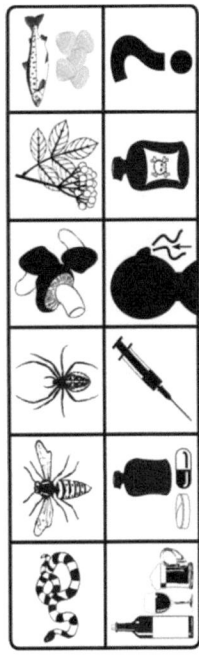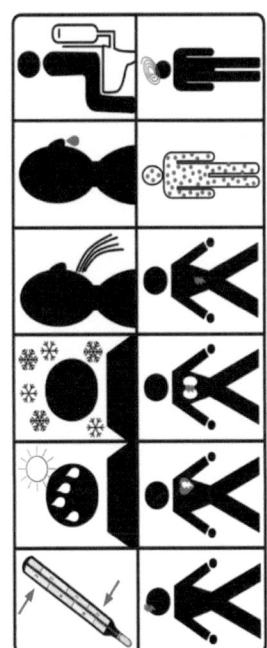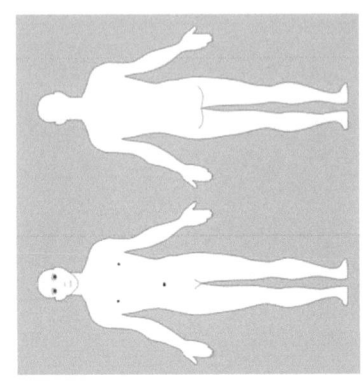

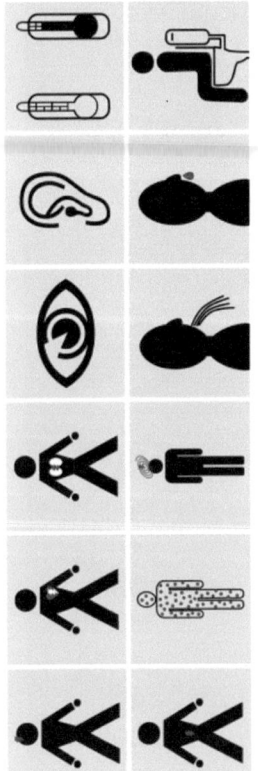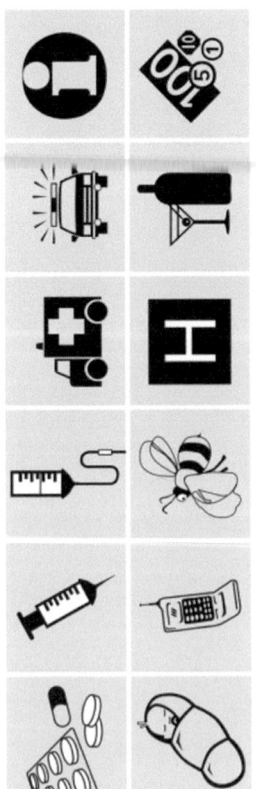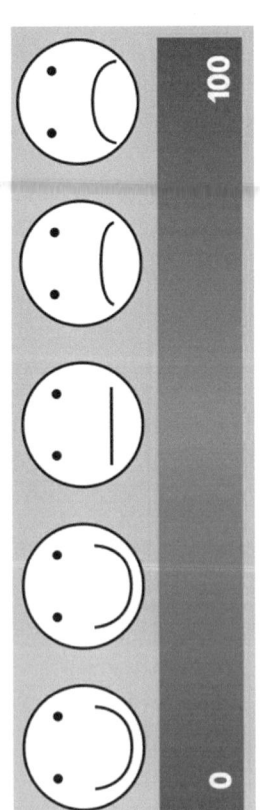

Abb. 19.2 Piktogramme zur interkulturellen Kommunikation

lassen. Durch diese Funktionen, verbunden mit der Einfachheit der Anwendung (auch Offline-Verwendung möglich), der Kostenlosigkeit und der 24/7-Verfügbarkeit würde sich ein digitales Übersetzungsprogramm wie dieses für die interkulturelle Kommunikation im RD anbieten.

19.2.5 Dolmetscher

Die oben genannten Hilfen bieten alle die Möglichkeit, eine grundlegende Verständigung möglich zu machen, sie können jedoch keinesfalls als 100 % verlässliches Tool zur interkulturellen Kommunikation angesehen werden, da ihnen entweder auf sprachlicher und/oder kultureller Ebene Grenzen gesetzt sind. Eine effiziente Alternative zur Verständigung im RD könnte allerdings durch qualifizierte Dolmetscher geschaffen werden, denn diese erkennen durch ihre umfassende Ausbildung sowohl sprachliche als auch kulturelle Feinheiten und können richtig damit umgehen. Während in diversen österreichischen Krankenhäusern teilweise schon mit Dolmetschern via Videodolmetschen gearbeitet wird (Videodolmetschen 2016), ergab sich im RD bis heute die Schwierigkeit ihres Einsatzes durch die Unvorhersehbarkeit von Einsätzen und dem damit verbundenen Zeitdruck während des Einsatzes sowie der Diversität an Sprachen der Patienten und vor allem die Kosten für die Sprachdienstleister. So musste bisher auch oft auf Familienmitglieder, darunter auch Kinder als Laiendolmetscher zurückgegriffen werden. Eine geeignete Hilfestellung könnte in diesem Fall die Online-Dolmetschplattform für soziale Einrichtungen „interprAID" darstellen. Das Sozialunternehmen mit der Vision „[e]ine[r] Gesellschaft, in der sprachliche und kulturelle Barrieren kein Hindernis mehr darstellen für den Zugang zu sozialen Dienstleistungen" (InterprAID 2014) bietet einen virtuellen Pool qualifizierter und unabhängiger Dolmetscherinnen und Dolmetscher für viele verschiedene Sprachen, die – anders als bei anderen Videodolmetsch-Anbietern – anhand ihres eigens auf ▶ www.interpraid.org erstellten Profils von Klienten entsprechend ihrer sprachlichen und kulturellen Präferenzen ausgewählt werden. Die Arbeit erfolgt dabei über browser-integrierte Videoanrufe, wobei der Stundensatz für die Verdolmetschung von dem Dolmetscher selbst gewählt werden kann, was im Falle ihres Einsatzes im RD bedeutet, dass dieser nicht zwingend mit hohen Kosten verbunden sein muss. Bei möglicher 24/7-Verfügbarkeit und einem erhöhten Bewusstsein für die Wichtigkeit effektiver Verständigung mit Menschen fremder Kulturen könnte der Einsatz von InterprAID im österreichischen RD folglich erheblich zu einer Verbesserung der interkulturellen Kommunikation beitragen.

Fazit

Es bleiben keinerlei Zweifel, dass sprachliche und kulturelle Defizite sowie mangelnde interkulturelle Kompetenz negative Auswirkungen auf die interkulturelle Verständigung und somit auf die Diagnose und Behandlung von Personen fremder Sprachen und Kulturen im österreichischen RD haben können. Daher sind eine umfassende Auseinandersetzung mit der Thematik und ein höheres Bewusstsein für die Wichtigkeit interkultureller Kommunikation für die positive Abwicklung eines Einsatzes mit fremdsprachigen Patienten unumgänglich. Derzeit eingesetzte Verständigungshilfen bieten erste Lösungsansätze zur grundlegenden Verständigung, für eine Verbesserung der derzeitigen Situation und dem Wandel von der „Notlösung" zur effektiven Kommunikationshilfe muss jedoch intensiver an der Optimierung verfügbarer und für die Zukunft vielversprechender Mittel gearbeitet bzw. diese gezielter in die Arbeit im RD und in die Sanitäterausbildung integriert werden. Auch der Einsatz von Dolmetschern stellt eine Chance für den RD dar, sofern eine 24/7-Verfügbarkeit sowie überschaubare Preise garantiert werden können. Der Erfolg dieser potenziellen Lösungen ist jedoch abhängig von der Eigeninitiative und den Bemühungen des ÖRK zur Verbesserung der interkulturellen Kommunikation im RD.

Literatur

Becker SA, Schultz-Gambard J, Wunderer E (2001) Muslimische Patienten. Ein Leitfaden zur interkulturellen Verständigung in Krankenhaus und Praxis. Zuckerschwerdt, München

Boigner D (1990) Kommunikation. Kurz & bündig. Hpt, Wien

Broszinsky-Schwabe E (2011) Interkulturelle Kommunikation. Missverständnisse – Verständigung, 1. Aufl. VS, Wiesbaden

Bundesministerium für Inneres (2015) Asylstatistik 2015. ▶ http://www.bmi.gv.at/301/Statistiken/files/Jahresstatistiken/Asyl_Jahresstatistik_2015.pdf. Zugegriffen: 15. Febr. 2018

Erll A, Gymnich M (2007) Interkulturelle Kompetenzen – Erfolgreich Kommunizieren zwischen den Kulturen. Kernkompetenzen. Klett, Stuttgart

Google (2017) Google Übersetzer. ▶ https://translate.google.com/?hl=de. Zugegriffen: 15. Febr. 2018

Hannig C (2006) Interkulturelle Kommunikation im Rettungsdienst. Grundlagen, Beispiele und Folgerungen. In: Kumbier D, Schulz von Thun F (Hrsg) Interkulturelle Kommunikation: Methoden, Modelle, Beispiele. Rowohlt, Reinbek

Heringer HJ (2014) Interkulturelle Kommunikation. Grundlagen und Konzepte, 4. Aufl. UTB, Tübingen

Ilkilic I (2003) Begegnung und Umgang mit muslimischen Patienten. Eine Handreichung für die Gesundheitsberufe. Materialien zur Ethik in den Wissenschaften. Interfakultäres Zentrum für Ethik in den Wissenschaften (IZEW) Universität Tübingen

Ilkilic I (2007) Ethik in der Medizin. Medizinethische Aspekte im Umgang mit muslimischen Patienten. Dtsch Med Wochenschr 132:1587–1590

InterprAID (2014) Über uns. Unsere Vision. ▶ https://www.interpraid.org/aboutus. Zugegriffen: 15. Febr. 2018

Kollermann N (2006) Spinn ich oder spinnen die? Über den konstruktiven Umgang mit interkulturellen Irritationen. In: Kumbier D, Schulz von Thun F (Hrsg) Interkulturelle Kommunikation: Methoden, Modelle, Beispiele. Rowohlt, Reinbek

Kumbier D, Schulz von Thun F (2006) Einführung. Interkulturelle Kommunikation aus kommunikationspsychologischer Perspektive. In: Interkulturelle Kommunikation: Methoden, Modelle, Beispiele. Rowohlt, Reinbek

Myerscough PR, Ford M (2001) Kommunikation mit Patienten. Die Chancen des ärztlichen Gesprächs nutzen. Verlag Hans Huber

ÖRK Österreichisches Rotes Kreuz (2016) Bilanz der Menschlichkeit. Jahresbericht 2016. ▶ https://www.roteskreuz.at/fileadmin/user_upload/PDF/Jahresberichte/RKJB-2016_FINAL_ans.pdf. Zugegriffen: 15. Febr. 2018

ÖRK Österreichisches Rotes Kreuz (2017) Freiwillige Mitarbeit. ▶ https://www.roteskreuz.at/mitarbeit/freiwillige-mitarbeit/. Zugegriffen: 15. Febr. 2018

Pluntke S (2016) Kulturgebundene Aspekte der Notfallversorgung. Welche soziokulturellen Hintergründe sind bei der Versorgung fremdländischer Patienten zu beachten? Notfall + Rettungsmed 19:355–363

Redelsteiner C (2011) Kommunikation und Interaktion mit Patienten und Angehörigen. In: Baubin M, Feichtelbauer E, Kuderna H et al (Hrsg) Das Handbuch für Notfall- und Rettungssanitäter, 2. Aufl. new academic, Wien

SAVD Videodolmetschen GmbH (2016) Branchen. Gesundheit. ▶ http://www.videodolmetschen.com/branchen/?m=gesundheit. Zugegriffen: 15. Febr. 2018

Söllner W, Venkat S (2014) Patienten mit Migrationshintergrund. Starke Schmerzen in der Fremde. Heilberufe. Pflegemagazin 66:34–36

Statistik Austria (2017) Bevölkerung nach Staatsangehörigkeit und Geburtsland. ▶ http://www.statistik.at/web_de/statistiken/menschen_und_gesellschaft/bevoelkerung/bevoelkerungsstruktur/bevoelkerung_nach_staatsangehoerigkeit_geburtsland/index.html. Zugegriffen: 15. Febr. 2018

Tuschinsky C (2012) Warum Gesundheit und Kultur? Mensch 44:7–14

Yildirim-Fahlbusch Y (2003) Türkische Migranten. Kulturelle Missverständnisse. Deutsches Ärzteblatt 100:A1179–A1181

Kennzahlen, Benchmarks, und Trendanalysen: Werkzeuge zum Steuern?

Inhaltsverzeichnis

Kapitel 20 Einsatz- und Strukturdaten im Rettungsdienst Bayern: Ergebnisse und Konsequenzen – 221
Stephan Prückner und Michael Bayeff-Filloff

Kapitel 21 Qualitätssicherung im Rettungsdienst Baden-Württemberg – 233
Torsten Lohs

Kapitel 22 10 Jahre Reanimationsregister – 245
Barbara Jakisch und Jan Wnent

Kapitel 23 Datenmanagement im Tiroler Notarztdienst – 255
Benoît Bernar, Adolf Schinnerl und Michael Baubin

Einsatz- und Strukturdaten im Rettungsdienst Bayern: Ergebnisse und Konsequenzen

Stephan Prückner und Michael Bayeff-Filloff

20.1 Voraussetzungen für die Trend- und Strukturanalyse (TRUST) – 222

20.2 Rettungsdiensteinsätze in Bayern (2007–2016) – 222
20.2.1 Entwicklung des rettungsdienstlichen Einsatzgeschehens von 2007–2016 – 222
20.2.2 Entwicklung der Notfallereignisse von 2007–2016 – 223
20.2.3 Einhaltung unterschiedlicher Zeitintervalle zur Sicherstellung der Notfallrettung – 225
20.2.4 Luftrettung, Ersthelfer vor Ort und First-Responder-Systeme – 226
20.2.5 Qualifizierter Krankentransport, Verlegungstransporte, Intensivtransporte – 229

20.3 Faktoren steigender Inanspruchnahme – wo geht die Reise hin? – 230

Literatur – 231

© Springer-Verlag GmbH Deutschland, ein Teil von Springer Nature 2018
A. Neumayr, M. Baubin, A. Schinnerl (Hrsg.), *Herausforderung Notfallmedizin*,
https://doi.org/10.1007/978-3-662-56627-5_20

Der Rettungsdienst in Bayern versorgt das flächenmäßig größte Bundesland in Deutschland und ist für 12,8 Millionen. Einwohner zuständig. Um das System „Rettungsdienst Bayern" kontinuierlich in seiner Wirksamkeit und Effizienz beurteilen zu können haben das Bayerische Staatsministerium des Inneren, für Bau und Verkehr (BayStMI) und die Arbeitsgemeinschaft der Sozialversicherungsträger in Bayern das Institut für Notfallmedizin und Medizinmanagement (INM) des Klinikums der Universität München mit der Erstellung der sogenannten Trend- und Strukturanalysen (TRUST) beauftragt. Bayern verfügt somit derzeit als einziges Bundesland über viele Jahre hinweg über eine Vollerhebung des rettungsdienstlichen Einsatzgeschehens, welche die Grundlage für die hier dargestellten Daten bildet.

20.1 Voraussetzungen für die Trend- und Strukturanalyse (TRUST)

Die wesentliche Datenquelle für die nachfolgenden Analysen stellen die von den integrierten Leitstellen (ILS) in Bayern regelmäßig an das INM übermittelten Einsatzdaten aus den Einsatzleitsystemen ARLIS und ELDIS dar. Die Informationen aus den Einsatzdaten der Leitstellen werden ergänzt durch ausgewählte Daten der zentralen Abrechnungsstelle für den Rettungsdienst Bayern (ZAST GmbH) sowie durch Strukturdaten zur räumlichen Verteilung und zeitlichen Besetzung der Rettungsdienststandorte, die in einer Onlinedatenbank „Rettungsdienst Bayern" hinterlegt und durch die Geschäftsführung der einzelnen Zweckverbände für Rettungsdienst und Feuerwehralarmierung (ZRF) regelmäßig bestätigt werden.

Die rechtlichen Grundlagen und Bezugsgrößen sind unter anderem im Bayerischen Rettungsdienstgesetz (BayRDG), der Verordnung zur Ausführung des Bayerischen Rettungsdienstgesetzes (AVBayRDG) und dem Gesetz über die Errichtung und den Betrieb Integrierter Leitstellen (ILSG) festgelegt. Die bayerischen Landkreise und kreisfreien Städte haben die Aufgabe in kommunaler Zusammenarbeit durch ZRF den öffentlichen Rettungsdienst zu organisieren. Das Gebiet des Freistaats Bayern ist dazu in 26 Rettungsdienstbereiche (RDB) eingeteilt. In jedem RDB gibt es zur Einsatzlenkung im öffentlichen Rettungsdienst eine Integrierte Leitstelle.

20.2 Rettungsdiensteinsätze in Bayern (2007–2016)

Die vorliegenden Zahlen aus dem Rettungsdienstbericht Bayern 2017, geben einen Überblick über die Entwicklung des rettungsdienstlichen Einsatzgeschehens der letzten zehn Jahre sowie eine Darstellung dessen im Detail für das Jahr 2016.

20.2.1 Entwicklung des rettungsdienstlichen Einsatzgeschehens von 2007–2016

Im Beobachtungszeitraum des Rettungsdienstberichts Bayern 2017 (Jahre 2007 bis 2016) sind am 22.07.2008, 30.11.2010 bzw. 27.03.2017 die Neufassungen des aktuell gültigen BayRDG und der AVBayRDG in Kraft getreten, die unter anderem zentrale Neuregelungen zu den Versorgungsstrukturen in der Notfallrettung enthielten. Dargestellte Veränderungen der rettungsdienstlichen Strukturen und Vorhaltungen sind daher auch vor diesem Hintergrund zu bewerten.

In der zweiten Phase des TRUST-Projekts (2006–2014) nahm das INM nach Inkrafttreten der AVBayRDG für jeden Rettungsdienstbereich in Bayern wieder eine umfassende Überprüfung des rettungsdienstlichen Bedarfs vor. Die daraus resultierenden gutachterlichen

Empfehlungen zur Verteilung und Besetzung von Rettungsdienststandorten wurden inzwischen größtenteils umgesetzt und sind somit in den Zahlen für 2016 weitgehend abgebildet. Die Sicherstellung der rettungsdienstlichen und notärztlichen Versorgung in Bayern wurde im Jahr 2016 mit 422 Rettungsdienststandorten, 229 Notarztstandorten und 16 Luftrettungsstandorten gewährleistet. Gegenüber den rettungsdienstlichen Strukturen des Jahres 2007 nahm die Anzahl der Standorte im 10-Jahres-Zeitraum um insgesamt 9 % zu.

Die von einer Rettungswache primär zu versorgende Fläche, ihr sogenannter Versorgungsbereich, hatte im Jahr 2016 eine Ausdehnung von durchschnittlich 233 Quadratkilometern und eine Einwohnerzahl von durchschnittlich 42.000 Einwohnern. In Abhängigkeit von der Anzahl an zu versorgenden Notfällen, deren zeitlicher Verteilung und der Länge der Einsatzbindung der eingesetzten Rettungsmittel wurde für jeden der Versorgungsbereiche in Bayern im Rahmen des TRUST-Projekts die erforderliche Vorhaltung an RTW ermittelt, welche in regelmäßigen Abständen überprüft und gegebenenfalls an den aktuellen Bedarf angepasst wurde. Veränderungen im Einsatzaufkommen müssen jedoch nicht im gleichen Maße mit Anpassungen der rettungsdienstlichen Vorhaltung kompensiert werden, da an einigen Standorten auch bei einem Anstieg der Einsatzzahlen aufgrund noch freier Kapazitäten nicht die Notwendigkeit einer Erhöhung der Vorhaltung an Rettungsmitteln gegeben ist.

20.2.2 Entwicklung der Notfallereignisse von 2007–2016

Während die Anzahl der Notfälle in Bayern zwischen den Jahren 2007–2016 um 54 % von 655.000 auf 1.010.000 Notfälle zunahm, stiegen die Jahresvorhaltungsstunden der RTW im selben Zeitraum um 12 % auf rund 3,7 Mio. Stunden an. Die Zunahme der Notfallereignisse lag mit 59 % in den bayerischen Landkreisen deutlich höher als in den kreisfreien Städten, innerhalb welcher das Notfallaufkommen um 46 % anstieg. Bei im Tagesverlauf gleichbleibender zeitlicher Verteilung der Notfallereignisse verlängerte sich die Einsatzbindung der Rettungsmittel in der Notfallrettung von 2007 bis 2016 im Median um etwa 2,5 Minuten (+5 %).

Die Anzahl der Notfälle mit Beteiligung eines Notarztes stieg während des Beobachtungszeitraums von 341.000 auf 428.000 Notfallereignisse an (+26 %). Bis zum Jahr 2010 lag deren Anteil an allen Notfällen in Bayern bei etwa 52 %. Seit 2010 war der Notarztanteil rückläufig und erreichte 2016 einen Wert von 42 %. Im Jahr 2007 wurde der Notarzt bei 15 % der Notfallereignisse mit Notarztbeteiligung nachgefordert. Dieser Wert stieg auf 20 % im Jahr 2016 an.

Die Beteiligung von Notärzten bei der Versorgung von Notfällen sowie die Nachforderungsquote von Notärzten wiesen dabei deutliche regionale Unterschiede auf. Im Median wurde innerhalb der 25 kreisfreien Städte in Bayern ein Notarztanteil von 43 % ermittelt, in den 71 Landkreisen lag der Median des Notarztanteils bei rund 52 %. Während sich beispielsweise in der Stadt München ein Notarztanteil von rund 20 % ergab, lag dieser Wert im ostbayerischen Raum teilweise bei etwa 60 %. Bei den Nachforderungen von Notärzten ergaben sich die höchsten Anteile vorwiegend im Bereich der Ballungsräume (Stadt München: 45 %). Ländliche Räume hingegen wiesen einen vergleichsweise niedrigen Anteil an Nachforderungen auf (◘ Abb. 20.1).

◘ Abb. 20.1 stellt die Anzahl der Notfallereignisse pro 1.000 Einwohner für die bayerischen Landkreise und kreisfreien Städte dar. Hierbei wurde zwischen Notfallereignissen mit und ohne Notarztbeteiligung unterschieden. Weiterhin ist der Anteil der Notfallereignisse mit Beteiligung eines Notarztes gemessen an der Anzahl aller Notfallereignisse

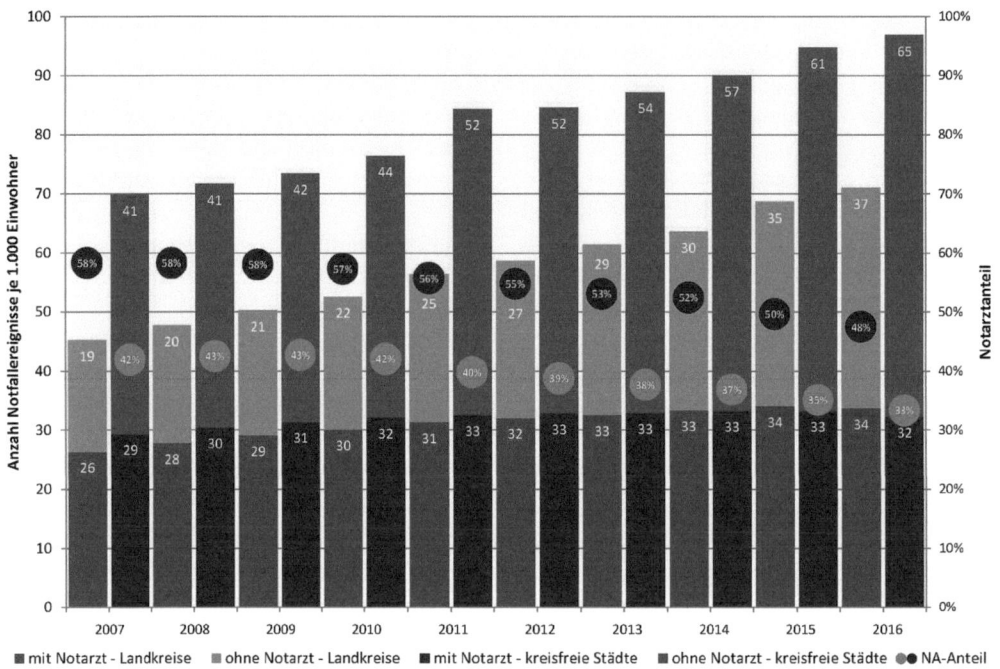

☐ **Abb. 20.1** Entwicklung der Notfallereignisse je 1.000 Einwohner mit und ohne Notarztbeteiligung differenziert nach Landkreisen und kreisfreien Städten. Beobachtungszeitraum: 2007–2016; N = 8.184.000 Notfallereignisse; gerundete Werte

(Notarztanteil) angegeben. In den Landkreisen nahm die Anzahl der Notfallereignisse mit Beteiligung eines Notarztes von 26 Ereignissen im Jahr 2007 auf 34 Ereignisse pro 1.000 Einwohner im Jahr 2016 zu (+31 %). In den kreisfreien Städten ergab sich eine Zunahme von 29 auf 32 Ereignisse pro 1.000 Einwohner (+10 %). Bei den Notfallereignissen ohne Beteiligung eines Notarztes ergaben sich sowohl in den Landkreisen als auch kreisfreien Städten während des zehnjährigen Beobachtungszeitraumes größere Veränderungen. In den Landkreisen stieg der Wert zwischen 2007 und 2016 von 19 auf 37 Notfallereignisse pro 1.000 Einwohner (+95 %) an. Für die kreisfreien Städte ergab sich eine Zunahme von 41 auf 65 Notfallereignisse pro 1.000 Einwohner (+59 %).

Während sich die Zahl der Notfallereignisse pro 1.000 Einwohner mit Beteiligung eines Notarztes in den vergangenen zehn Jahren zwischen den Landkreisen und kreisfreien Städten immer mehr annäherte und in den letzten beiden Jahren in den Landkreisen geringfügig höher ausfiel, zeigten sich bei den Notfallereignissen ohne Beteiligung eines Notarztes zwischen den Landkreisen und kreisfreien Städten deutlichere Unterschiede. Die entsprechende Differenz der Notfallereignisse pro 1.000 Einwohner nahm hierbei in den letzten 10 Jahren von 22 auf 28 Ereignisse zu.

Im Rahmen der Notfallereignisse wurden während des gesamten Beobachtungszeitraumes überwiegend Notfallrettungsmittel eingesetzt. Der Anteil der KTW im Bereich der Notfallrettung lag im Jahr 2016 bei durchschnittlich 1,8 %.

20.2.3 Einhaltung unterschiedlicher Zeitintervalle zur Sicherstellung der Notfallrettung

Der wichtigste Kennwert im Rahmen der Sicherstellung der Notfallrettung in Bayern ist gemäß Art. 7 BayRDG die 12-Minuten-Frist („Hilfsfrist"). Hierbei müssen mindestens 80 % der Notfälle in einem Versorgungsbereich innerhalb einer Fahrzeit von maximal 12 Minuten durch ein qualifiziertes Rettungsmittel erreicht werden. Mit den im Beobachtungszeitraum bereits umgesetzten Strukturempfehlungen im Rahmen des TRUST-Projekts waren diese Vorgaben im Jahr 2016 in Bayern in 84,5 % der Versorgungsbereiche erfüllt. Im Jahr 2014 konnte allerdings noch ein entsprechender Wert von knapp 95 % und im Jahr 2015 von 90 % erzielt werden. Die Reduzierung des Erreichungsgrades zur Einhaltung der 12-Minuten-Frist ist dabei besonders auf die stetig steigenden Einsatzzahlen zurückzuführen (◘ Abb. 20.2).

◘ Abb. 20.2 zeigt die Anzahl der Notfallereignisse differenziert nach der Fahrzeit des am Einsatzort ersteintreffenden qualifizierten Rettungsmittels. Bei der Analyse wurde gemäß den gesetzlichen Grundlagen zwischen einer Fahrzeit von maximal 12 und über 12 Minuten unterschieden. Notfallereignisse mit Einhaltung der 12-Minuten-Frist stiegen um 49 % von 522.000 auf 778.000 Ereignisse an. Demgegenüber steht ein Anstieg der Notfallereignisse mit Überschreitung der 12-Minuten-Frist von 43.000 auf 82.000 Ereignisse. Dies entspricht einer Zunahme um 91 %. Die Anzahl der Notfallereignisse, welche aufgrund fehlender Zeitstempel (FMS-Status) der am Einsatz beteiligten qualifizierten Rettungsmittel nicht ausgewertet werden konnten, nahm im gesamten Beobachtungszeitraum um 68 % zu. Gemessen an der Gesamtzahl der auswertbaren Notfallereignisse

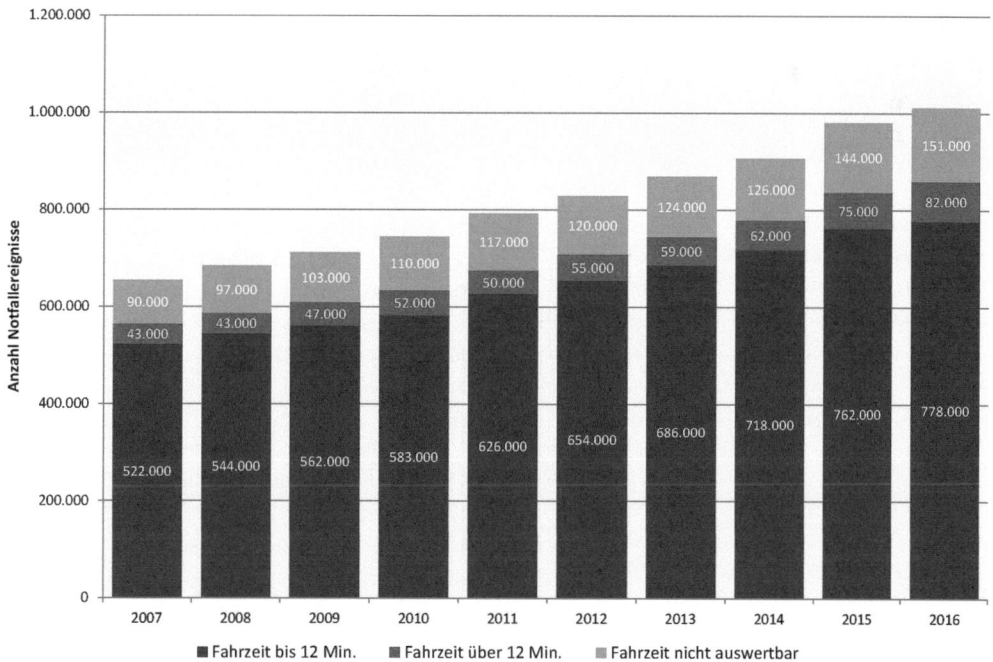

◘ Abb. 20.2 Entwicklung der Fahrzeit des am Einsatzort ersteintreffenden qualifizierten Rettungsmittels bei Notfallereignissen. Beobachtungszeitraum: 2007–2016; N = 8.185.000 Notfallereignisse; gerundete Werte

pro Jahr lag der Anteil der Notfallereignisse mit Einhaltung der 12-Minuten-Frist bis zum Jahr 2014 stets bei etwa 92 %. In den Jahren 2015 und 2016 wurde ein entsprechender Wert von 91 % ermittelt. Die Anzahl der hinsichtlich der 12-Minuten-Frist auswertbaren Notfallereignisse lag in allen Jahren bei 85 % bis 86 %.

Trotz der deutlichen Zunahme der Notfallereignisse und der Unterschreitung des Schwellenwertes in etwa 15 % der bayerischen Versorgungsbereiche blieb der Anteil der Notfallereignisse mit Einhaltung der 12-Minuten-Frist in den kreisfreien Städten über den gesamten Beobachtungszeitraum mit 97 % bzw. 98 % insgesamt weitgehend konstant. In den Landkreisen hingegen ist in den letzten Jahren ein geringfügiger Rückgang des Anteils der Notfallereignisse mit Einhaltung der 12-Minuten-Frist zu konstatieren (◘ Tab. 20.1).

Die Fahrzeit des am Einsatzort ersteintreffenden qualifizierten Rettungsmittels nahm in den letzten zehn Jahren geringfügig zu. Sowohl in den Landkreisen (2016: 6,8 Minuten) als auch in den kreisfreien Städten (2016: 5,0 Minuten) ergab sich im Median eine Verlängerung der Fahrzeit von über 30 Sekunden (◘ Abb. 20.3).

◘ Abb. 20.3 stellt für den zehnjährigen Beobachtungszeitraum die Entwicklung des Reaktionszeitintervalls der Rettungstransportwagen (RTW), Notarztwagen (NAW) und Krankentransportwagen (KTW) bei Notfällen differenziert nach Landkreisen und kreisfreien Städten dar. Sowohl für die Landkreise als auch die kreisfreien Städte konnte für das Jahr 2016 im Vergleich zum Jahr 2007 ein Anstieg des Reaktionszeitintervalls ermittelt werden. Während in den Landkreisen das Zeitintervall im zehnjährigen Verlauf von 10,4 Minuten auf 11,2 Minuten zunahm, erhöhte sich das Reaktionszeitintervall in den kreisfreien Städten von 7,9 Minuten auf 8,9 Minuten.

Für die Versorgung von Notfallpatienten ist neben der Zeit bis zum Eintreffen des Rettungsdienstes auch die Dauer bis zum Erreichen einer geeigneten Behandlungseinrichtung von großer Bedeutung. Für wesentliche Krankheits- und Verletzungsbilder wie beispielsweise dem schweren Schädel-Hirn-Trauma wurde von den wissenschaftlichen Fachgesellschaften in einem Eckpunktepapier zur notfallmedizinischen Versorgung der Bevölkerung in Klinik und Präklinik für das Zeitintervall von Notrufeingang in der Leitstelle bis zum Erreichen einer geeigneten Klinik, das sogenannten Prähospitalzeitintervall, eine maximale Länge von 60 Minuten gefordert. (Fischer et al. 2016) Der Median des Prähospitalzeitintervalls wies im Beobachtungszeitraum einen Anstieg von 7 % auf und lag in den bayerischen Landkreisen im Jahr 2016 bei 45,6 Minuten, in den kreisfreien Städten bei 39,7 Minuten.

20.2.4 Luftrettung, Ersthelfer vor Ort und First-Responder-Systeme

In den Jahren 2007 bis 2010 wurden in Bayern jährlich zwischen etwa 18.000 und 19.500 Luftrettungseinsätze durchgeführt. Auch bedingt durch die Inbetriebnahme der drei zusätzlichen Luftrettungsstandorte zum 01.04.2011 in Weiden (RTH Christoph 80), zum 28.01.2014 in Augsburg (RTH Christoph 40) und zum 05.09.2015 in Dinkelsbühl (RTH Christoph 65) stieg deren Anzahl bis zum Jahr 2016 um 31 % auf rund 25.100 Einsätze an. Luftrettungsmittel kamen dabei erwartungsgemäß weit überwiegend in den bayerischen Landkreisen zum Einsatz (ca. 91%).

Der Anteil der Primäreinsätze nahm von 83 % im Jahr 2007 auf 86 % im Jahr 2016 leicht zu, dementsprechend sank der Anteil der Sekundäreinsätze geringfügig. Das gesamte Einsatzaufkommen der Luftrettungsmittel (RTH) lag im Jahr 2016 zwischen etwa 880 (Intensivtransporthubschrauber-ITH Christoph Nürnberg) und knapp über 1.900 Einsätzen (RTH Christoph 15 und 18) je Luftrettungsstandort.

Einsatz- und Strukturdaten im Rettungsdienst Bayern …

Tab. 20.1 Entwicklung der Zeitintervalle in der Notfallrettung. (Beobachtungszeitraum: 2007–2016; gerundete Werte)

Kategorie	2007	2008	2009	2010	2011	2012	2013	2014	2015	2016
Notfallereignisse (gesamt)[a]	655.000	684.000	712.000	746.000	793.000	829.000	870.000	907.000	981.000	1.010.000
– auswertbar[a]	653.000	680.000	709.000	723.000	790.000	826.000	866.000	904.000	979.000	1.008.000
– Anteil auswertbar[a]	99,7 %	99,5 %	99,5 %	97 %	99,7 %	99,7 %	99,6 %	99,7 %	99,8 %	99,8 %
Notfalleinsätze (gesamt)[b]	699.000	727.000	754.000	791.000	842.000	880.000	923.000	963.000	1.037.000	1.070.000
Leitstellenintervall (Median)[a]	01:36	01:41	01:45	01:55	01:57	02:00	02:02	02:04	02:05	02:05
Ausrückintervall (ausw.)[b]	670.000	692.000	713.000	718.000	779.000	812.000	864.000	909.000	979.000	1.012.000
Ausrückintervall (Median)[b]	01:39	01:39	01:41	01:42	01:43	01:41	01:32	01:20	01:19	01:18
Fahrzeit EQ RM (ausw.)[a]	565.000	587.000	609.000	635.000	676.000	709.000	745.000	780.000	837.000	859.000
Fahrzeit EQ RM (Median)[a]	05:11	05:10	05:16	05:19	05:16	05:23	05:27	05:33	05:46	05:54
Reaktionszeit (ausw.)[b]	637.000	661.000	684.000	715.000	765.000	802.000	842.000	879.000	940.000	966.000
Reaktionszeit (Median)[b]	09:21	09:25	09:39	09:54	09:49	09:54	09:53	09:50	10:05	10:12
Behandlungsdauer (ausw.)[b]	623.000	647.000	670.000	699.000	752.000	789.000	831.000	869.000	929.000	953.000
Behandlungsdauer (Median)[b]	19:36	19:41	19:41	19:54	19:34	19:35	19:36	19:42	19:44	19:54
Transporte (gesamt)[c]	494.000	513.000	537.000	558.000	602.000	632.000	666.000	699.000	749.000	770.000

(Fortsetzung)

◘ Tab. 20.1 (Fortsetzung)

Kategorie	2007	2008	2009	2010	2011	2012	2013	2014	2015	2016
Transportdauer (ausw.)[c]	438.000	454.000	473.000	488.000	526.000	551.000	582.000	610.000	649.000	662.000
Transportdauer (Median)[c]	10:34	10:38	10:45	10:50	10:51	11:02	11:04	11:14	11:29	11:43
Prähospitalzeit (ausw.)[c]	446.000	462.000	481.000	498.000	537.000	562.000	594.000	622.000	663.000	678.000
Prähospitalzeit (Median)[c]	40:48	41:22	41:50	42:22	41:54	42:14	42:13	42:22	43:00	43:29
Übergabedauer (ausw.)[c]	407.000	424.000	441.000	458.000	502.000	528.000	563.000	592.000	628.000	641.000
Übergabedauer (Median)[c]	17:15	17:15	17:13	17:11	17:00	16:59	17:03	17:21	17:31	17:33
Gesamteinsatzdauer (ausw.)[b]	696.000	721.000	746.000	774.000	829.000	867.000	912.000	952.000	1.026.000	1.059.000
Gesamteinsatzdauer (Median)[b]	50:48	50:56	51:16	51:24	51:05	51:23	51:42	52:15	52:46	53:12

[a]Notfallereignisse
[b]Notfalleinsätze
[c]Notfalleinsätze mit Transport
Als qualifizierte Rettungsmittel sind im Sinne der Einhaltung der 12-Minuten-Frist sowohl RTW als auch alle arztbesetzten Rettungsmittel (ausgenommen Einsatzleitung) definiert.
EQ RM Am Einsatzort ersteintreffendes qualifiziertes Rettungsmittel.

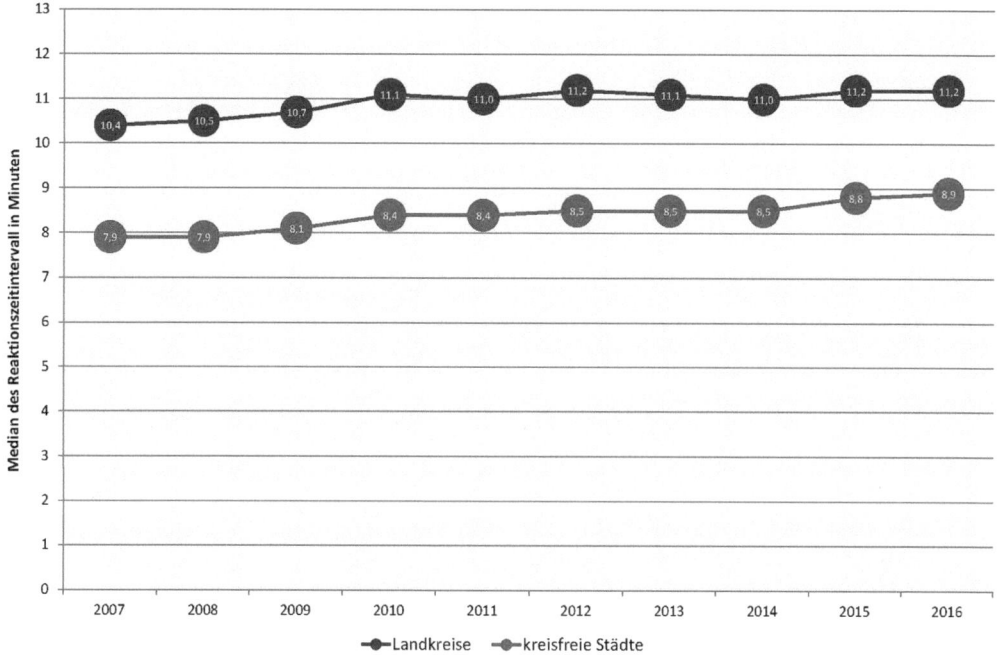

◻ **Abb. 20.3** Reaktionszeitintervall der RTW, NAW und KTW bei Notfällen differenziert nach Landkreisen und kreisfreien Städten. Beobachtungszeitraum: 2007 bis 2016; N = 7.814.000 auswertbare Notfalleinsätze; gerundete Werte

Zur Ergänzung des öffentlich-rechtlichen Rettungsdienstes kommen in Bayern örtliche Einrichtungen organisierter Erster Hilfe (Helfer-vor-Ort; HvO) zum Einsatz, um bis zum Eintreffen des professionellen Rettungsdienstes organisiert Erste Hilfe zu leisten. Von 2007 bis 2015 stieg die Anzahl an Einsätzen dieser Ersthelfergruppen in Bayern auf knapp über 70.000 Einsätze an, im Jahr 2016 wurden 68.500 Einsätze von HvO bzw. First Respondern verzeichnet. Etwa 93 % dieser Einsätze fanden in den bayerischen Landkreisen statt, wobei der Zeitvorteil der Ersthelfergruppen gegenüber dem öffentlich-rechtlichen Rettungsdienst im Median bei knapp 5 Minuten lag. In den kreisfreien Städten trafen die Ersthelfer dagegen in mehr als der Hälfte der Notfälle erst nach dem Rettungsdienst am Einsatzort ein.

20.2.5 Qualifizierter Krankentransport, Verlegungstransporte, Intensivtransporte

Die Anzahl der Einsätze im qualifizierten Krankentransport nahm während des zehnjährigen Beobachtungszeitraumes von rund 728.000 Einsätzen im Jahr 2007 auf 844.000 Einsätze im Jahr 2016 zu. Dies entspricht einem prozentualen Anstieg der Krankentransporte um 16 %. Die Krankentransporte wurden im Beobachtungszeitraum überwiegend durch KTW durchgeführt. RTW wurden bei rund einem Drittel der Krankentransporte eingesetzt.

Analog der Vorgehensweise in der Notfallrettung wurden die bedarfsnotwendigen Krankentransportressourcen im Rahmen des

TRUST-Projekts auf der Basis des realen Einsatzgeschehens für jede Krankentransportbedarfsregion – für Landkreise bzw. für kreisfreie Städte oder gegebenenfalls für einen Zusammenschluss beider – bemessen. Einer Einsatzsteigerung in Höhe von 16 % während des aktuellen Beobachtungszeitraumes stand dabei eine Reduzierung der Jahresvorhaltungsstunden an KTW um knapp 2 % gegenüber.

Auch bedingt durch Veränderungen in der Krankenhauslandschaft nahm die Anzahl an Krankentransporten in einzelnen Landkreisen und kreisfreien Städten um mehr als 70 % zu bzw. um über 40 % ab. Hieraus resultierten zum Teil längere Transportstrecken, weshalb sich der Median der Gesamteinsatzdauer bei Krankentransporten von 2007–2016 um über 10 Minuten bei KTW und knapp über 3 Minuten bei RTW verlängerte.

Da der Anteil vorbestellter Krankentransporte während des zehnjährigen Beobachtungszeitraumes lediglich etwa ein Viertel aller Krankentransporte ausmachte, mussten die Leitstellen in Bayern Krankentransporte überwiegend ad hoc abwickeln, was sich auf die Wartezeiten der Patienten auswirkte. Während die Hälfte aller Patienten bei Transporten mit Vorbestellung nicht länger als rund 10 Minuten auf das Eintreffen eines Transportmittels warten mussten, warteten Patienten bei nicht vorbestellten Transporten in 50 % der Fälle bis zu 30 Minuten.

Seit dem Jahr 2007 werden arztbegleitete Patiententransporte in den bayerischen Leitstellen als eigene Einsatzkategorie geführt. Die Anzahl an arztbegleiteten Patiententransporten in Bayern nahm während des Beobachtungszeitraumes von ca. 23.000 Transporten im Jahr 2007 auf 27.000 Transporte im Jahr 2016 zu. Ausgangsorte der Transporte waren zu 61 % die bayerischen Landkreise und zu etwa 39 % die kreisfreien Städte. Eingesetzt wurden hierbei vorwiegend die Rettungsmittel RTW (39 %) und Notarzteinsatzfahrzeug (NEF; 31 %). Der Anteil der Verlegungsfahrten (VEF) und ITW lag bei jeweils 9 %. Luftrettungsmittel wurden bei 7 % der arztbegleiteten Patiententransporte eingesetzt.

Die Einsatzbindung der RTW lag im Median bei 74 Minuten, wohingegen NEF lediglich 54 Minuten für die Durchführung eines arztbegleiteten Patiententransportes benötigten. Die höchste Einsatzbindung wiesen mit über 100 Minuten die Rettungsmittel VEF und ITW auf.

20.3 Faktoren steigender Inanspruchnahme – wo geht die Reise hin?

Durch die kontinuierliche und vollumfängliche Datenerhebung stehen in Bayern wertvolle Daten zur Struktur und zu Prozessen des Rettungsdienstes zur Verfügung. Dies hat es den Beteiligten ermöglicht, trotz deutlich steigender Einsatzzahlen so nachzusteuern, dass die gesetzlichen Vorgaben überwiegend eingehalten werden konnten. Trotzdem ist eine Tendenz zu erkennen, dass Reaktionsintervalle sich verlängern und Erreichungsgrade etwas abnehmen. Der Anstieg der Einsatzzahlen in den letzten zehn Jahren ist durch demografische Veränderungen nur zu einem geringen Teil zu erklären (Veser et al. 2015)

Die weiteren Faktoren der massiv steigenden Inanspruchnahme des Rettungsdienstes sind nicht genau belegt, aber Veränderungen in der Versorgungsstruktur (z. B. Hausärztemangel) und ein sich veränderndes Patientenverhalten mögen hier einen Einfluss haben. Es zeigen sich deutliche regionale Differenzen, die teilweise durch ein sehr unterschiedliches Dispositionsverhalten der Leitstellen bedingt sind wie beispielsweise die Unterschiede in der Notarztquote oder beim Einsatz von Luftrettungsmitteln. Hier müssen geeignete Maßnahmen ergriffen werden, um den alltäglichen Missbrauch des rettungsdienstlichen Systems einzudämmen und so die wertvollen Ressourcen für die eigentliche notfallmedizinische Versorgung frei zu halten. Dazu müssen allerdings die alternativen medizinischen und pflegerischen Angebote, ebenso wie die psychosoziale Versorgung so aufgestellt sein, dass sie in Art und Verfügbarkeit den Patientenbedürfnissen entsprechen und nicht mehr auf die „112" in diesem Maße ausgewichen wird.

Ergänzt wird der bodengebundene Rettungsdienst durch ein nochmals erweitertes Netz an Luftrettungsstationen, wobei davon auszugehen ist, dass bei weiteren Veränderungen in der Versorgungslandschaft der Luftrettung in Zukunft nicht nur eine ergänzende Rolle, sondern in einigen Gebieten auch eine primäre Versorgungsfunktion zu fallen wird, was wiederum eine Herausforderung für die 24/7-Verfügbarkeit der Luftrettungsmittel darstellt.

Am Beginn der Rettungskette haben sich in einigen Regionen außerhalb des Rettungsdienstes First-Responder-Strukturen entwickelt, die bei den besonders zeitkritischen Ereignissen wie dem Herz-Kreislauf-Stillstand eine wertvolle Ergänzung darstellen können. Die Zukunft wird zeigen wie beispielsweise mobilfunkaktivierbare Ersthelfersysteme hier eine weitere Lücke schließen können.

Fazit für die Praxis

Für die Zukunft ist es unabdingbar, die hier dargestellten Struktur- und Prozessdaten mit Daten der medizinischen Versorgung und dem Behandlungsergebnis zu verbinden. Erst dann sind valide Aussagen über die tatsächlich relevanten Stellgrößen bei der notfallmedizinischen Versorgung zu treffen. Eine große Herausforderung dabei ist, die Daten datenschutzkonform zu verknüpfen und auszuwerten, was beispielsweise in einem Register zur notfallmedizinischen Versorgung umgesetzt werden könnte. Des Weiteren gilt es geeignete Indikatoren zur Beurteilung der Versorgungsqualität zu entwickeln, die im weiteren Verlauf auch einen überregionalen Vergleich zwischen verschiedenen Systemen zulassen.

Literatur

Fischer M, Kehrberger E, Marung H et al für die Fachexperten der Eckpunktepapier-Konsensus-Gruppe (2016) Eckpunktepapier 2016 zur notfallmedizinischen Versorgung der Bevölkerung in der Prähospitalphase und in der Klinik. Notfall + Rettungsmedizin 19:387–395

Veser A, Sieber F, Groß S, Prückner S (2015) The demographic impact on the demand for emergency medical services in the urban and rural regions of Bavaria 2012–2032. J Public Health 23:181–188

Qualitätssicherung im Rettungsdienst Baden-Württemberg

Torsten Lohs

21.1 Qualitätssicherung im Rettungsdienst von Baden-Württemberg – 234

21.2 Qualitätsindikatoren – 234
21.2.1 Identifikation und Entwicklung von Indikatoren – 236
21.2.2 Qualitätsindikatoren der SQR-BW – 239

21.3 Ergebnisse von Qualitätsindikatoren – 240
21.3.1 Datenentgegennahme und -verarbeitung – 240
21.3.2 Bewertung – 240

21.4 Zwischenbilanz und Ausblick – 242

Literatur – 242

Trailer

Qualitätsindikatoren können auch im Rettungsdienst genutzt werden, um besonders wesentliche Aspekte des organisatorischen Einsatzablaufs und der Versorgungsqualität herauszugreifen und einen objektiven Vergleich zu ermöglichen. Grundlegende Voraussetzung für eine datengestützte Qualitätssicherung ist die Vergleichbarkeit von Daten unterschiedlicher Herkunft hinsichtlich ihres Formats und ihres Inhalts. Für die Belastbarkeit der Ergebnisse sind eine hohe Dokumentationsqualität und eine umfangreiche Datenvalidierung essenziell.

Da die Qualitätsindikatoren ausschließlich auf Grundlage von übermittelten Daten berechnet werden, sollte aus den rechnerischen Ergebnissen nicht unmittelbar auf die Qualität geschlossen werden. Durch Einbeziehung der Verantwortlichen vor Ort können wichtige Informationen bei der Bewertung berücksichtigt werden, die allein aus den Daten niemals hervorgehen würden. Diese Informationen sind gleichermaßen für die Bewertung des Qualitätsniveaus und der Validität der Indikatoren von Bedeutung.

21.1 Qualitätssicherung im Rettungsdienst von Baden-Württemberg

In Baden-Württemberg wurde bereits im Jahr 2003 eine „Qualitätssicherungsmaßnahme Präklinische Notfallrettung" auf Basis der Auswertung von notärztlichen Einsatzprotokollen implementiert (Messelken et al. 2010). Mit dem Ziel, eine landesweit vergleichende, externe Qualitätssicherung für alle Beteiligten am Rettungsdienst zu schaffen, hat der baden-württembergische Landesausschuss für den Rettungsdienst 2011 die Einrichtung der Stelle zur trägerübergreifenden Qualitätssicherung im Rettungsdienst Baden-Württemberg beschlossen (SQR-BW). Die Aufgabe dieser zentralen Stelle ist es, die hohe Qualität im Rettungsdienst von Baden-Württemberg zu sichern, Verbesserungspotenziale zu erkennen, Maßnahmen zur weiteren Optimierung zu erarbeiten und nachhaltige Unterstützung aller Beteiligten am Rettungsdienst in Baden-Württemberg anzubieten und zu gewährleisten. Grundlage der landesweiten externen Qualitätssicherung ist ein integratives Datenmodell, welches anhand von Qualitätsindikatoren einen objektiven Vergleich der Beteiligten im Rettungsdienst zulassen soll.

Um einerseits für alle direkt am Rettungsdienst Beteiligten, aber auch für Ministerien, Kosten- und Leistungsträger und die interessierte Öffentlichkeit Transparenz zu schaffen, wurden übergeordnete Qualitätsziele definiert, an denen sich die Arbeit der SQR-BW orientieren soll. Die für Baden-Württemberg relevanten, übergeordneten Qualitätsziele wurden vom Landesausschuss für den Rettungsdienst verabschiedet (◘ Tab. 21.1). Sie beschreiben den grundsätzlichen Anspruch an die Struktur-, Prozess- und Ergebnisqualität.

21.2 Qualitätsindikatoren

Um Qualität vergleichen und letztendlich bewerten zu können, wird ein quantitatives Maß benötigt, das ein bestimmtes Qualitätsziel in Zahlen oder Zahlenverhältnissen ausdrückt und damit messbar macht.

Der Begriff „übergeordnetes Qualitätsziel" beschreibt einen erstrebenswerten Zustand in einem Bereich der Versorgung, der als gute Qualität angesehen werden kann. Ein übergeordnetes Qualitätsziel bedarf der weiteren Konkretisierung, indem spezifische Qualitätsziele abgeleitet werden. Spezifische Qualitätsziele beschreiben einen erstrebenswerten Zustand zu einem konkreten Aspekt der Versorgung. Das Ziel sollte in einem Satz „Gute Qualität ist, wenn…" konkret formuliert werden können.

Qualitätsindikatoren operationalisieren spezifische Qualitätsziele und ermöglichen somit deren quantitative Abbildung und eine Vergleichbarkeit der Ergebnisse. Folgende Definition kann hierbei herangezogen werden (Sens et al. 2007):

Tab. 21.1 Übergeordnete Qualitätsziele für den Rettungsdienst in Baden-Württemberg

Strukturqualität	Hohe Qualität der Leitstellenstrukturen
	Hohe Qualität der Aus- und Fortbildung der Mitarbeiter im Rettungsdienst
Prozessqualität	Schnellstmögliche Versorgung von Patienten im Rettungsdienst
	Optimaler Einsatz der Rettungsmittel
	Hohe Prozessqualität der notfallmedizinischen Diagnostik und Therapie
	Optimale Weiterversorgung der Patienten des Rettungsdienstes
Ergebnisqualität	Hohe Ergebnisqualität der notfallmedizinischen Versorgung

Tab. 21.2 Schnellstmögliche Versorgung von Patienten im Rettungsdienst

Spezifisches Qualitätsziel	Potenzielle Qualitätsindikatoren
Schnelle Alarmierung des ersten Rettungsmittels	Gesprächsannahmezeit
	Erstbearbeitungszeit in der Leitstelle
Kurze Eintreffzeit der Rettungsmittel	Ausrückzeit
	Fahrzeit
Schnelle Klinikzuführung	Prähospitalzeit
	Prähospitalzeit für Tracerdiagnosen
	Vor-Ort-Zeit
	Transportzeit
	Übergabezeit

> Ein Indikator ist ein quantitatives Maß, welches zum Monitoring und zur Bewertung der Qualität wichtiger Leitungs-, Management-, klinischer und unterstützender Funktionen genutzt werden kann, die sich auf das Behandlungsergebnis beim Patienten auswirken. Ein Indikator ist kein direktes Maß der Qualität. Es ist mehr ein Werkzeug, das zur Leistungsbewertung benutzt werden kann, das Aufmerksamkeit auf potenzielle Problembereiche lenken kann, die einer intensiven Überprüfung innerhalb einer Organisation bedürfen könnten.

Für das übergeordnete Qualitätsziel „schnellstmögliche Versorgung von Patienten im Rettungsdienst" können die in Tab. 21.2 beispielhaft dargestellten spezifischen Qualitätsziele und Qualitätsindikatoren abgeleitet werden.

Qualitätsindikatoren sind international als Goldstandard der Qualitätsdarstellung, -bewertung, und -verbesserung anerkannt (Clancy 1997; Eddy 1998; Mainz 2003; McGlynn 1998). Besonders wesentliche Aspekte des organisatorischen Einsatzablaufs und der rettungsdienstlichen Versorgungsqualität sollen auf diese Weise herausgestellt und eine objektive Vergleichbarkeit ermöglicht werden.

> **Dennoch können niemals alle Aspekte, die gute Qualität ausmachen, mithilfe von Indikatoren praktikabel erfassbar gemacht werden.**

Aus Gründen der Übersichtlichkeit und der Aufwandsbegrenzung muss sich letztendlich auf eine überschaubare Anzahl aussagefähiger Indikatoren beschränkt werden. Es findet daher praktisch immer eine Fokussierung auf bestimmte Bereiche der Versorgung statt.

21.2.1 Identifikation und Entwicklung von Indikatoren

Indikatorenrecherche

Die Richtschnur zur systematischen Recherche von potenziellen Qualitätsindikatoren bilden die übergeordneten Qualitätsziele des Landesausschusses für den Rettungsdienst von Baden-Württemberg. Für jedes Qualitätsziel können in der Regel mehrere potenzielle Qualitätsindikatoren identifiziert werden.

Die Indikatorenrecherche erfolgt jeweils anhand der in ◘ Abb. 21.1 dargestellten Systematik.

In Abhängigkeit vom jeweiligen Qualitätsziel erfolgt die Suche nach potenziellen Qualitätsindikatoren anhand angepasster Recherchestrategien in jeweils spezifisch festzulegenden Informationsquellen. Während die medizinische Patientenversorgung weitgehend auch im präklinischen Bereich wissenschaftlich fundiert untersucht ist, finden sich zur Organisation und Struktur des Rettungsdienstes nur relativ wenige Studien und Analysen zu grundsätzlichen Fragen im Bereich des Rettungsdienstes im deutschen Sprachraum. Für diese Themen stellen daher Verordnungen oder Normen vielfach die relevanteste Informationsquelle dar. Generell ist bei Untersuchungen im präklinischen Bereich zu beachten, dass eine Übertragung von internationalen Studienergebnissen auf die Verhältnisse des Rettungsdienstes in der Bundesrepublik Deutschland besonderer Aufmerksamkeit bedarf, da sich beispielsweise die Struktur der akutmedizinischen Versorgung oder die Ausbildungsmodelle von rettungsdienstlichem Personal innerhalb Europas teilweise grundlegend unterscheiden. Aufgrund der föderalen Zuständigkeiten für den Rettungsdienst und dementsprechend unterschiedlichen Ausgestaltungen sind zum Teil selbst innerhalb von Deutschland bestimmte Aussagen über den Rettungsdienst nicht von einem auf das andere Bundesland übertragbar.

Die so entstandenen Listen werden im nächsten Schritt zunächst auf Redundanz geprüft, das bedeutet, mehrfach gefundene Indikatoren werden entsprechend bereinigt und/oder zusammengeführt. Weiterhin erfolgt bereits eine erste grobe Einschätzung der Relevanz und Operationalisierbarkeit der potenziellen Indikatoren. Die Vorauswahl orientiert sich dabei eng an der Eignung für die Abbildung des jeweiligen übergeordneten Qualitätsziels. Sie sollte jedoch auch dem Anspruch gerecht werden, die Teilprozesse der Rettungskette möglichst trennscharf abzubilden. Die im Anschluss noch vorhandenen Indikatoren werden zu einem vorläufigen Indikatorenset zusammengestellt. Dieses vorläufige Indikatorenset wird dann mit Unterstützung durch Fachexperten weiter bearbeitet.

Generell ist bei jedem Bearbeitungsschritt eine Verdichtung bzw. Verringerung der Anzahl potenzieller Qualitätsindikatoren festzustellen. Dies geschieht teilweise

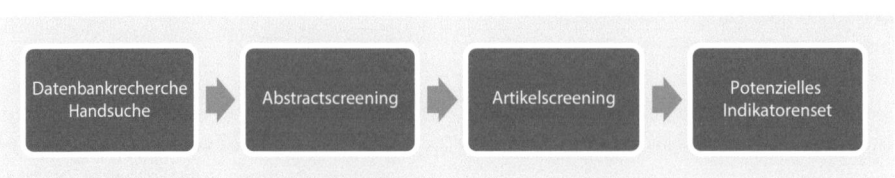

◘ Abb. 21.1 Arbeitsschritte bei der Indikatorenrecherche

aufgrund redundanter Indikatoren, teilweise aufgrund mangelnder Relevanz und/oder Anwendbarkeit für den Rettungsdienst in Baden-Württemberg oder auch aufgrund nicht vorhandener Datenquellen.

Bewertung der Indikatoren

Eigenschaften und Güte von Qualitätsindikatoren können anhand einer Vielzahl von Kriterien bewertet werden. Zu den einzelnen methodischen Eigenschaften bzw. Gütekriterien liegt umfangreiche wissenschaftliche Literatur vor. Beispielsweise wurden im Rahmen einer systematischen Recherche bei der Entwicklung des Instrumentes „QUALIFY" 208 Begriffe identifiziert, die zur Bewertung methodischer Eigenschaften von Qualitätsindikatoren in der Literatur verwendet werden (Reiter et al. 2007). Die pragmatischste Zusammenstellung solcher Gütekriterien findet sich in der sogenannten RUMBA-Regel (**R**=relevant, **U**=understandable, **M**=measurable, **B**=behavioral, **A**=achievable). Diese Kriterien liefern einen guten Ansatz zur raschen und orientierenden Bewertung eines Qualitätsindikators. Allerdings werden die Messeigenschaften des Indikators nur unter dem Überbegriff „measurable" zusammengefasst und weitere relevante Kriterien, wie beispielsweise potenzielle Risiken des Indikators, werden nicht berücksichtigt.

Für die Bewertung der Qualitätsindikatoren für den Rettungsdienst von Baden-Württemberg wurden vier ausgewählte Gütekriterien des deutschen QUALIFY-Instruments verwendet. Das QUALIFY-Instrument besteht aus 20 Gütekriterien, mit deren Hilfe sich die methodischen Eigenschaften eines Indikators umfassend beschreiben lassen, wobei sich die einzelnen Gütekriterien teilweise gegenseitig beeinflussen. Die Bewertung anhand von QUALIFY-Kriterien liefert ein Profil für einen Indikator mit seinen Stärken und Schwächen. Da sich die durch die Kriterien abgebildeten Eigenschaften eines Indikators teilweise gegenläufig verhalten (beispielsweise kann ein Indikator nicht zugleich maximal sensitiv und maximal spezifisch sein), wird kein Indikator alle Gütekriterien optimal erfüllen können. Daher diente das Bewertungsverfahren auch nicht vorrangig dem Ausschluss von Indikatoren, sondern sollte vielmehr deren Stärken und Schwächen transparent machen (◘ Tab. 21.3).

Die Kernaussage zu jedem Gütekriterium wurde für jeden Indikator in einem modifizierten Delphi-Verfahren bewertet. Durch diese Bewertung wurden die Indikatoren identifiziert, die höchste Relevanz und hohe Praktikabilität aufweisen. Durch die Auswahl dieser Kriterien werden wesentliche Aspekte der RUMBA-Regel abgebildet. Da es sich lediglich um eine enge Auswahl von Gütekriterien handelt, kann jedoch kein umfassendes Profil der Stärken und Schwächen erfasst werden, sondern nur ein Überblick über grundlegende Eckpunkte.

◘ **Tab. 21.3** Gütekriterien zur Indikatorbewertung

Gütekriterium	Kernaussage
Relevanz	Der Indikator erfasst wesentliche Aspekte der Versorgung mit Einfluss auf die Lebensqualität, Morbidität oder Mortalität der versorgten Patienten oder der Struktur im Rettungsdienst.
Klarheit der Definitionen	Der Indikator ist klar und eindeutig definiert.
Beeinflussbarkeit	Der Indikator bezieht sich auf einen Versorgungsaspekt, der von den bewerteten Akteuren beeinflusst werden kann.
Datenverfügbarkeit	Die Daten werden routinemäßig dokumentiert oder die zusätzliche Erhebung erfordert vertretbaren Aufwand.

Ein entscheidendes Gütekriterium eines Indikators ist die Validität. Die Validität bewertet, ob der Indikator das misst, was er messen soll. Die Validität eines Indikators bestimmt sich allerdings wesentlich anhand seiner Messeigenschaften. Da die Kriterien, die die Messeigenschaften eines Indikators beeinflussen (z. B. Diskriminationsfähigkeit, Reliabilität), erst dann sinnvoll bewertet werden können, wenn Daten und Auswertungen zur Verfügung stehen, kann die Validität bei der Entwicklung von Indikatoren nur eingeschränkt beurteilt werden.

> **Praxistipp**
>
> Die Bewertung der Messeigenschaften eines Indikators ist erst nach Vorliegen von ausreichend Daten aus dem Routinebetrieb sinnvoll.

Die einzelnen Qualitätsindikatoren wurden nach der Bearbeitung in verschiedenen Fachgruppen zu einem Indikatorenset zusammengefasst. Durch eine interprofessionelle Expertengruppe erfolgte eine abschließende Diskussion und Einschätzung des Sets. Betrachtet wurde hierbei insbesondere die Ausgewogenheit bezüglich der übergeordneten Qualitätsziele und relevanter Versorgungsaspekte des Rettungsdienstes.

Für jeden fertigen Qualitätsindikator wird ein Datenblatt mit einer ausführlichen Beschreibung veröffentlicht. Neben detaillierten Informationen, Hintergründen und Berechnungsgrundlagen, sind darauf auch Einflussfaktoren und deren Berücksichtigung in den Rechenregeln sowie methodische Hinweise enthalten.

> **Praxistipp**
>
> Transparenz der externen Qualitätssicherung erhöht deren Akzeptanz bei den Beteiligten.

Die Qualitätsindikatoren unterliegen einem ständigen Evaluationsprozess und werden bei Erfordernis überarbeitet. Ebenso können im weiteren Verlauf Qualitätsindikatoren hinzukommen oder entfallen.

Analyse der Datenquellen

Die externe Qualitätssicherung vergleicht die Qualität verschiedener Einrichtungen, mit dem Ziel, Transparenz herzustellen, den Einrichtungen ein Benchmarking zu ermöglichen und Optimierungspotenziale zu erkennen.

> ❱❱ Grundlegende Voraussetzung ist die Vergleichbarkeit der Daten unterschiedlicher Herkunft hinsichtlich ihres Formats und ihres Inhalts.

Parallel zur Indikatorenentwicklung müssen alle nutzbaren Datenquellen und -wege analysiert werden. Dabei wird festgelegt, welche Daten für die Berechnung des Indikators erforderlich sind und wie diese erhoben und ausgewertet werden sollen.

Um Qualität mithilfe von Indikatoren messbar und die Ergebnisse vergleichbar machen zu können, sind einheitliche Datensatzdefinitionen und abgestimmte Vorgehensweisen notwendig. Für Baden-Württemberg wurden daher Standarddatensätze mit definierten Inhalten und Formaten entwickelt. Hierbei wurde der grundlegende Anspruch, die Daten für die Qualitätssicherung aus der Routinedokumentation zu gewinnen, konsequent umgesetzt.

> **Praxistipp**
>
> Die Nutzung von Routinedaten erhöht die Akzeptanz des Qualitätssicherungsverfahrens.

Da für die Auswertung eines Teils der Qualitätsindikatoren Daten aus unterschiedlichen Quellen (beispielsweise aus Leitstelle und Notarztdokumentation) zusammengeführt und miteinander verknüpft werden, ist ein über alle Datenquellen eindeutiger Primärschlüssel erforderlich. Diese Datenverknüpfung ermöglicht letztendlich erst die Betrachtung komplexer Sachverhalte, wie zum Beispiel diagnosespezifischer Prähospitalzeiten oder Einsatzindikationen.

21.2.2 Qualitätsindikatoren der SQR-BW

Das konsentierte erste Indikatorenset besteht aus 26 Qualitätsindikatoren aus folgenden Bereichen (◘ Tab. 21.4):

- **Zeiten im Einsatzablauf**

Der organisatorische Einsatzablauf wird in verschiedene Teilzeiten untergliedert, aus denen Qualitätsindikatoren entwickelt wurden. Die Berechnung erfolgt auf Grundlage der Daten aus den Leitstellen.

- **Dispositionsqualität**

Für die erfolgreiche Abwicklung eines Rettungsdiensteinsatzes hat die Tätigkeit der Leitstelle eine Schlüsselfunktion. Neben der zeitlichen Betrachtung verschiedener Prozesse innerhalb der Leitstelle, spielen dabei auch inhaltliche bzw. einsatztaktische Gesichtspunkte eine wichtige Rolle. Durch die Verknüpfung von Leitstellen- mit präklinischen Behandlungsdaten wird ein Ex-post-Vergleich der Einsatzsituation mit der Dispositionsentscheidung möglich.

- **Diagnostik und Monitoring**

Diese Qualitätsindikatoren bilden die Prozessqualität rettungsdienstlicher/notärztlicher Versorgung ab, deren Anwendung als Standard in der notfallmedizinischen Versorgung von Patienten zu verstehen ist. Ein von diesem Standard abweichendes Vorgehen ist in Einzelfällen gerechtfertigt und sinnvoll und wird – soweit rechnerisch möglich – jeweils bei den einzelnen Indikatoren berücksichtigt.

- **Versorgung und Transport**

Besonders bei Patienten mit akuter vitaler Gefährdung ist eine nach den Empfehlungen

◘ Tab. 21.4 Beispielhafte Qualitätsindikatoren der SQR-BW

Zeiten im Einsatzablauf	Gesprächsannahmezeit bei Rettungsdiensteinsätzen
	Erstbearbeitungszeit in der Leitstelle
	Ausrückzeit (Notarzt/RTW)
	Fahrzeit (Notarzt/RTW)
	Prähospitalzeit
	Prähospitalzeit bei Tracerdiagnosen ≤60 min
Dispositionsqualität	Richtige Einsatzindikation
	Notarztindikation
Diagnostik und Monitoring	Kapnometrie/Kapnografie bei Intubation
	Kapnografie bei Reanimation
	Blutzuckermessung bei Bewusstseinsstörung
Versorgung und Transport	Leitliniengerechte Versorgung: Tracerdiagnosen
	Primärer Transport in geeignete Klinik: Tracerdiagnosen
	Schmerzreduktion
	ROSC bei Klinikaufnahme

der entsprechenden Leitlinien durchgeführte Therapie unter gleichzeitiger Berücksichtigung des Faktors Zeit sowie der Transport des Patienten zum jeweils für die Weiterbehandlung geeigneten Transportziel entscheidend (Celso et al. 2006; Deutsche Gesellschaft für Unfallchirurgie 2012, 2016; European Society of Cardiology 2012; Fischer et al. 2016; Keeley et al. 2003; Liberman et al. 2005; Nirula und Brasel 2006; Schober et al. 2014; Tinkoff et al. 2007; Utter et al. 2006; Widimsky et al. 2003; Zeymer und Zahn 2013). Diese Empfehlungen sind bei der Berechnung der teilweise sehr komplexen Qualitätsindikatoren berücksichtigt.

21.3 Ergebnisse von Qualitätsindikatoren

21.3.1 Datenentgegennahme und -verarbeitung

Belastbare Ergebnisse setzen eine valide Datengrundlage voraus. Die einbezogenen Daten sollten daher vollzählig, vollständig, plausibel und korrekt sein, um die Versorgungsqualität anhand der berechneten Ergebnisse beurteilen zu können.

In Baden-Württemberg ist die Teilnahme an der landesweiten Qualitätssicherung für alle Beteiligten am Rettungsdienst verpflichtend, sodass sowohl Leitstellendaten als auch die Daten aus der notärztlichen und RTW-Einsatzdokumentation zur Verfügung stehen. Für jede Datenquelle wurden landeseinheitliche Datensatzspezifikationen für den Datenexport definiert. Zur Sicherstellung einer hohen Datenqualität werden die gelieferten Daten aller drei Datenquellen im Laufe der Entgegennahme und Verarbeitung diversen formalen und inhaltlichen Prüfungen unterzogen. Strukturelle Fehler verhindern grundsätzlich einen Import der Daten. Die detaillierte inhaltliche Datenprüfung wurde auf Grundlage der Erfahrungen und Erkenntnissen aus den vergangenen Jahren entwickelt und dynamisch angepasst. Die Ergebnisse der Datenprüfung werden den Beteiligten zurückgemeldet, um die Datenqualität zu verbessern und die Möglichkeit von Korrekturlieferungen zu schaffen.

Nach dem Einlesen werden die Daten aufbereitet und auf Basis der auf den Datenblättern formulierten Kriterien und Regeln berechnet. Je nachdem, welche Analysen für einen Empfänger hinterlegt sind, werden Auswertungen in unterschiedlichen Differenzierungsgraden und Auswertungsebenen erstellt. Die Empfänger dieser Auswertungen bekommen die Ergebnisse im Rahmen ihrer Zuständigkeiten und Aufgaben in der jeweils erforderlichen Auswertungsebene zur Verfügung gestellt.

> Ein Bezug zu einzelnen Personen, wie beispielsweise Patienten oder Einsatzkräften, ist grundsätzlich auszuschließen.

21.3.2 Bewertung

Auch wenn Qualitätsindikatoren gut messbar und leicht zu handhaben sind, müssen die Ergebnisse stets individuell und kritisch betrachtet werden, um Fehlinterpretationen zu vermeiden. Schlechte Werte sind nicht per se mit schlechter Qualität gleichzusetzen. Diese sind lediglich ein Hinweis, dass möglicherweise ein Qualitätsproblem in dem beobachteten Bereich vorliegt und aus diesem Grund eine weitere Prüfung, zum Beispiel im Rahmen des internen Qualitätsmanagements, erfolgen sollte.

Weiterhin hängt die Belastbarkeit der Ergebnisse von der Güte der zugrunde liegenden Daten ab, die wiederum maßgeblich durch die Qualität der Dokumentation gesteuert wird. Dies ist bei der Bewertung der Indikatorergebnisse unbedingt zu berücksichtigen.

> Zwingende Voraussetzung für belastbare Ergebnisse ist eine hohe Datenqualität.

Die Bewertung der Ergebnisqualität ist besonders schwierig, da sich individuelle Risiken der Patienten auf das Ergebnis auswirken und teilweise von den Akteuren nicht beeinflusst werden können. Zudem fehlen bei der präklinischen Qualitätssicherung häufig die Daten der Weiterbehandlung, die für die Beurteilung der Ergebnis-, aber auch der Prozessqualität von großer Bedeutung wären. Dies ist bei der Entwicklung von Qualitätsindikatoren und bei der Beurteilung ihrer Ergebnisse entsprechend zu berücksichtigen. Durch Risikoadjustierungen können einige Einflussfaktoren bereits bei der Indikatorberechnung berücksichtigt werden.

Gestufter Dialog zur Ergebnisbewertung

Um wichtige Erkenntnisse zur Ergebnisbewertung der Qualitätsindikatoren zu erhalten (beispielsweise nicht berücksichtigte Einflussfaktoren) und Qualitätsmängel letztendlich auch als solche zu erkennen, muss auffälligen Ergebnissen nachgegangen werden. Das Konzept der Qualitätssicherung im Rettungsdienst von Baden-Württemberg sieht den gestuften Dialog als Instrument vor, in dem die Verantwortlichen vor Ort um eine Einschätzung der errechneten Ergebnisse und Benennung von individuellen Ursachen gebeten werden. Dazu werden rechnerisch auffällige Ergebnisse – sowohl bezüglich der ausgewählten Qualitätsindikatoren, als auch hinsichtlich der Dokumentationsqualität – näher untersucht. Hierfür werden für jeden Indikator Referenzbereiche festgelegt. Indikatorergebnisse innerhalb des Referenzbereichs werden als unauffällig gewertet. Ergebnisse, die außerhalb des Referenzbereichs liegen, lösen den gestuften Dialog aus. Der Referenzbereich zu einem Indikator wird im Datenblatt und in der Darstellung der Auswertungsergebnisse angegeben (◘ Abb. 21.2). Falls erforderlich, werden konkrete Zielvereinbarungen getroffen und in der nächsten Periode überprüft.

Das Verfahren des gestuften Dialogs soll Ursachen für zunächst rein rechnerische Auffälligkeiten aufdecken und somit helfen, Qualitätsdefizite zu erkennen und geeignete Maßnahmen zu deren Beseitigung zu ergreifen. Durch das Einbeziehen der für die Datenerhebung Verantwortlichen können wichtige Informationen bei der Bewertung berücksichtigt werden, die allein aus den Daten niemals hervorgehen würden. Diese Informationen sind gleichermaßen für die Bewertung des Qualitätsniveaus und der Validität der Indikatoren von Bedeutung. Weiterhin sollen unter Einbindung von Fachexperten in diesem mehrstufigen

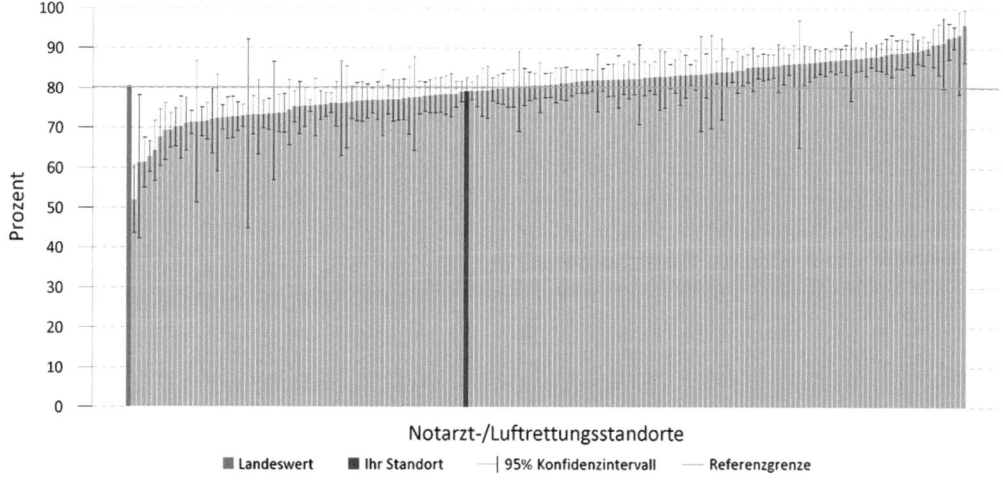

◘ Abb. 21.2 Indikatorergebnis und Referenzbereich

Verfahren auch gezielte Maßnahmen zur Qualitätsverbesserungen abgeleitet und damit Hilfestellung gegeben werden.

Die Ergebnisse des gestuften Dialogs werden nach dessen Abschluss genutzt, um ursachenspezifische Lösungsansätze zu entwickeln und an die entsprechend zuständigen Personen, Institutionen oder Gremien zu adressieren.

21.4 Zwischenbilanz und Ausblick

Im ersten Jahr nach Einrichtung der SQR-BW lag der Schwerpunkt der Tätigkeiten auf der Schaffung der Grundlagen für eine externe Qualitätssicherung (beispielsweise Entwicklung des Datenmodells, Aufbau der IT-Infrastruktur, Entwicklung von Datensatzspezifikationen, Entwicklung von Qualitätsindikatoren und deren Rechenregeln) ausgerichtet. Nach deren Abschluss wurden bereits im folgenden Jahr die Schnittstellen und weitere landeseinheitliche Vorgaben für die externe Qualitätssicherung (zum Beispiel ein Einsatzstichwortkatalog) verpflichtend eingeführt. Mit der Berechnung von Qualitätsindikatoren und der Erstellung von Berichten konnte somit begonnen werden. Die folgende Jahre wurde die Anzahl der berechneten Qualitätsindikatoren sukzessive erhöht. In Jahr fünf ist es erstmals möglich, alle Qualitätsindikatoren aus den Datenquellen Leitstelle und Notarztdokumentation zu berechnen, insbesondere auch jene komplexe Indikatoren, die eine Verknüpfung beider Datenquellen erfordern. Die RTW-Dokumentation auf Grundlage eines landeseinheitlichen Datensatzes wurde 2017 eingeführt. Im Gegensatz zu den Notarztdaten, die mittlerweile von nahezu allen Standorten in einheitlichem Format vorliegen, gab es bei der Implementierung der Datensatzspezifikation in den Leitstellen deutliche Verzögerungen. Als Gründe hierfür seien beispielsweise lange Reaktionszeiten von Systemherstellern, nicht gefasste Gremienbeschlüsse auf örtlicher Ebene oder Restabschreibungsdauern von Leitstellentechnik erwähnt.

Die Einbeziehung von RTW-Daten in die Indikatorenberechnung wird als nächstes erfolgen. Damit ist das Datenmodell für alle präklinisch erhobenen Daten komplett. Wünschenswert für eine sachgerechte Bewertung von Ergebnissen und Rückschlüssen auf die Versorgungsqualität wäre die Integration von Krankenhausdaten. Dies ist hoffentlich in naher Zukunft möglich. Weiterhin ist als dritte Stufe der Datenvalidierung, neben den bereits implementierten Prüfschritten bei Datenentgegennahme und Datenimport/Datenverarbeitung, ein Abgleich exportierter Datensätze mit Originalprotokollen anhand von Stichproben vorgesehen.

Fazit
Es bleibt zu hoffen, dass weitere Länder eine zentrale Qualitätssicherung für den Rettungsdienst implementieren und somit unter der Voraussetzung der Nutzung identischer Qualitätsindikatoren ein Vergleich und nicht zuletzt Transparenz über Landes- oder gar Ländergrenzen hinweg ermöglicht wird. Entscheidungen zur Verbesserung der Versorgungsqualität und Effizienz des Rettungsdienstes könnten dann durch grenzübergreifende notfallmedizinische Datenevaluation im deutschsprachigen Raum auf Grundlage identisch erhobener, belastbarer Daten getroffen werden.

Literatur

Celso B, Tepas J, Langland-Orban B et al (2006) A systematic review and meta-analysis comparing outcome of severely injured patients treated in trauma centers following the establishment of trauma systems. J Trauma Acute Care Surg 60:371–378

Clancy CM (1997) Ensuring health care quality: an AHCPR perspective. Agency for Health Care Policy and Research. Clin Ther 19:1564–1571

Deutsche Gesellschaft für Unfallchirurgie (2012) Weißbuch Schwerverletztenversorgung. Empfehlungen zu Struktur, Organisation, Ausstattung sowie Förderung von Qualität und Sicherheit in der Schwerverletzten-Versorgung in der Bundesrepublik Deutschland. Thieme, Stuttgart

Deutsche Gesellschaft für Unfallchirurgie (2016) S3-Leitlinie Polytrauma /Schwerverletzten-Behandlung. ▶ http://www.awmf.org/uploads/tx_szleitlinien/012-019l_S3_Polytrauma_Schwerverletzten-

Behandlung_2017-08.pdf. Zugegriffen: 15. Febr. 2018

Eddy DM (1998) Performance measurement: problems and solutions. Health Aff 17:7–25

ESC Committee for Practice Guidelines (CPG) (2012) ESC Guidelines for the management of acute myocardial infarction in patients presenting with ST-segment elevation. The Task Force on the management of ST-segment elevation acute myocardial infarction of the European Society of Cardiology (ESC). Europ Heart J 33:2569–2619

Fischer M et al (2016) Eckpunktepapier 2016 zur notfallmedizinischen Versorgung der Bevölkerung in der Prähospitalphase und in der Klinik. Notfall Rettungsmed 19:1–9

Keeley EC, Boura JA, Grines CL (2003) Primary angioplasty vs. intravenous thrombolytic therapy for acute myocardial infarction: a quantitative review of 23 randomised trials. Lancet 361:13–20

Liberman M, Mulder DS, Jurkovich GJ, Sampalis JS (2005) The association between trauma system and trauma center components and outcome in a mature regionalized trauma system. Surgery 137:647–658

Mainz J (2003) Defining and classifying clinical indicators for quality improvement. Int J Qual Health Care 15:523–530

McGlynn EA (1998) Choosing and evaluating clinical performance measures. Jt Comm J Qual Improv 24:470–479

Messelken M, Kehrberger E, Dirks B, Fischer M (2010) The quality of emergency medical care in Baden-Württemberg (Germany): four years in focus. Dtsch Arztebl Int 107:523–530

Nirula R, Brasel K (2006) Do trauma centers improve functional outcomes: a national trauma databank analysis? J Trauma Acute Care Surg 61:268–271

Reiter A, Fischer B, Kötting J et al (2007) QUALIFY: Ein Instrument zur Bewertung von Qualitätsindikatoren. Z Arztl Fortbild Qualitatssicherung 101:683–688

Schober A, Holzer M, Hochrieser H et al (2014) Effect of intensive care after cardiac arrest on patient outcome: a database analysis. Crit Care 18:R84

Sens B, Fischer B, Bastek A et al (2007) Begriffe und Konzepte des Qualitätsmanagements. 3. Aufl. GMS Med Inform Biom Epidemiol 3:Doc05

Tinkoff GH, O'Connor RE, Alexander EL III, Jones MS (2007) The Delaware trauma system: impact of level III trauma centers. J Trauma Acute Care Surg 63:121–126

Utter GH, Maier RV, Rivara FP et al (2006) Inclusive trauma systems: do they improve triage or outcomes of the severely injured? J Trauma Acute Care Surg 60:529–535

Widimsky P, Budesinsky T, Vorac D et al (2003) Long distance transport for primary angioplasty vs. immediate thrombolysis in acute myocardial infarction. Final results of the randomized national multicentre trial – PRAGUE-2. Europ Heart J 24:94–104

Zeymer U, Zahn R (2013) Aktuelle Leitlinienempfehlungen zur Logistik der Versorgung von Patienten mit akutem ST-Streckenhebungsmyokardinfarkt. Hinweise zur Organisation von Herzinfarktnetzwerken. Notfall Rettungsmed 16:16–21

10 Jahre Reanimationsregister

Barbara Jakisch und Jan Wnent

22.1 Hintergrund – 246

22.2 Das Deutsche Reanimationsregister – 246
22.2.1 Datenerhebung – 247
22.2.2 Eine der größten Datenbanken für Wiederbelebung in Europa – 247
22.2.3 Kerndaten und Vergleichbarkeit: Benchmarking – 249
22.2.4 Versorgungsforschung, Leitlinien, Forschung zu seltenen Notfällen – 251
22.2.5 Bad Boller Reanimationsgespräche – 252

22.3 Highlights der Zukunft – 252

Literatur – 253

Sowie das Organisationskomitee des Deutschen Reanimationsregisters.

© Springer-Verlag GmbH Deutschland, ein Teil von Springer Nature 2018
A. Neumayr, M. Baubin, A. Schinnerl (Hrsg.), *Herausforderung Notfallmedizin*,
https://doi.org/10.1007/978-3-662-56627-5_22

Im Jahr 2007 ist das Deutsche Reanimationsregister (German Resuscitation Registry, GRR) offiziell gestartet. Es bietet ein umfassendes Qualitätsmanagement sowohl für außerklinische Reanimationen als auch für die innerklinische Notfallversorgung. Mit den Datensätzen „Erstversorgung", „Weiterversorgung" und „Langzeitverlauf" wird die gesamte Versorgungskette abgebildet. In der Onlinedatenbank steht den Teilnehmerinnen und Teilnehmern jederzeit eine Vielzahl von Auswerteoptionen zur Verfügung. Darüber hinaus erhalten die Teilnehmer einen Monats- bzw. Quartalsbericht und einen Jahresbericht mit detaillierten Auswertungen. Durch die Vernetzung aller Teilnehmer untereinander wird ein reger fachlicher Austausch und die Bildung und Vertiefung eines Netzwerkes Reanimation angestrebt. Mit der Umsetzung neuer Ideen aus diesem Netzwerk soll in Zukunft das Überleben der Patienten nach Reanimation laufend gesteigert werden.

22.1 Hintergrund

Der plötzliche Herztod und andere Herz-Kreislauf-Erkrankungen sind für ca. 40 % der Todesfälle im Erwachsenenalter verantwortlich (Statistisches Bundesamt 2015). Für Europa bedeutet dies, dass etwa 4,1 Millionen Todesfälle pro Jahr aufgrund von Herz-Kreislauf-Erkrankungen geschehen, mit etwa 37 % aller Todesfälle bei Patienten im Alter ab 75 Jahren (Nichols et al. 2014). In ¾ aller plötzlichen Todesfälle liegt als Grunderkrankung eine bislang unbekannte koronare Herzerkrankung vor, in weiteren 15 % eine dilatative oder hypertrophe Kardiomyopathie (Greene 1990).

Epidemiologische Daten in Europa geben eine Häufigkeit von 19–104/100.000 Einwohner und Jahr für eine außerklinische Reanimation an (Gräsner et al. 2016).

In der Europäischen Union (EU) mit 28 Mitgliedsstaaten leben derzeit rund 510 Millionen Einwohner. Auf Basis der genannten Inzidenzen muss von jährlich rund 362.000 Patienten mit einem außerklinischen Herz-Kreislauf-Stillstand ausgegangen werden. Die Reanimation stellt bezüglich der erforderlichen Logistik und der absoluten Häufigkeit eine besondere Herausforderung für den Rettungsdienst dar und kann daher als Surrogatmarker für die umfassende Qualität im Rettungswesen angesehen werden. Trotz anhaltender Bemühungen in allen Teilbereichen der Versorgung kann die Erfolgsrate nach Reanimation auch zukünftig noch weiter verbessert werden.

22.2 Das Deutsche Reanimationsregister

Der offizielle Start des Deutschen Reanimationsregisters der Deutschen Gesellschaft für Anästhesiologie und Intensivmedizin (DGAI) erfolgte zum Deutschen Anästhesiekongress im Mai 2007 in Hamburg. Das GRR wurde ins Leben gerufen, um als Werkzeug des Qualitätsmanagements Ärzten und Rettungsdiensten die notwendigen Informationen zu liefern und um das Überleben nach einem außer- oder innerklinischen Herz-Kreislauf-Stillstand zu steigern. Es bietet neben der Dokumentation der Struktur-, Prozess- und Ergebnisqualität auch einen nationalen und internationalen Leistungsvergleich an.

Eine GRR-Teilnahme ist sowohl Rettungsdiensten als auch Krankenhäusern und Kliniken möglich. Die Rettungsdienste können so ihre Reanimationen erfassen und auswerten sowie in Zusammenarbeit mit den aufnehmenden Kliniken ebenfalls die Weiterversorgung in den Kliniken und Krankenhäusern analysieren. In einem dritten Schritt kann auch der Langzeitverlauf im Sinne des 1-Jahres-Überlebens erfasst und ausgewertet werden. Kliniken und Krankenhäuser können ebenfalls am GRR teilnehmen und haben die Möglichkeit nicht nur die innerklinischen Reanimationen und Weiterversorgungen von außerklinisch reanimierter Patienten zu erfassen, sondern auch die innerklinische Notfallversorgung ohne Reanimation zu dokumentieren und auszuwerten.

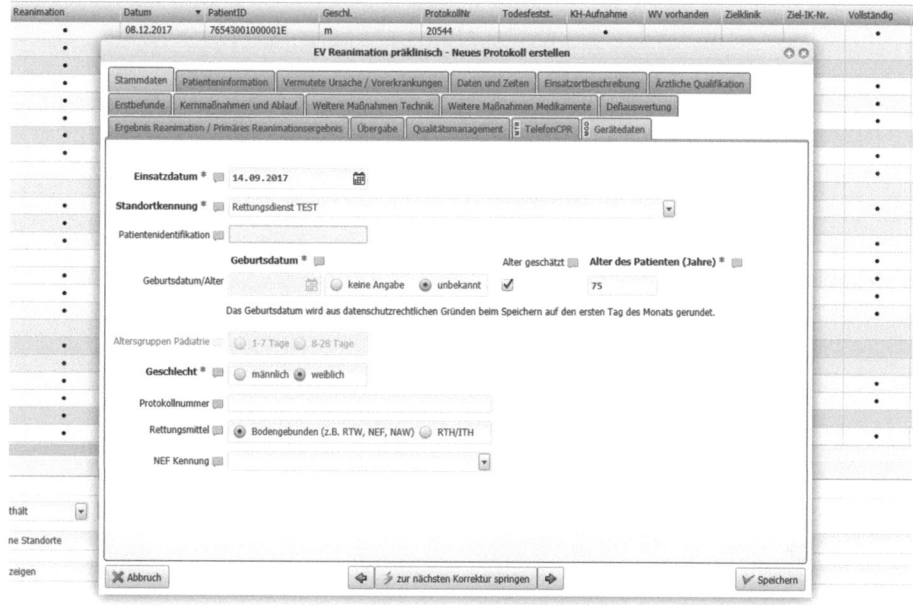

◘ Abb. 22.1 Eingabemaske der Datenbank Deutsches Reanimationsregister (GRR)

Somit besteht sowohl für die Rettungsdienste als auch für Kliniken und Krankenhäuser die Möglichkeit die komplette Versorgungskette reanimierter Patienten abzubilden (◘ Abb. 22.1).

22.2.1 Datenerhebung

Die Datenerhebung erfolgt anonymisiert. Damit ist eine Zuordnung und Auswertung einzelner prä- und innerklinischer Registerteilnehmer nicht möglich. Der zunächst entwickelte Datensatz „Erstversorgung" entspricht den international vereinbarten Vorgaben des Utstein-Style-Protokolls zur Reanimationsdatenerfassung, welches eine optimale und weltweite Vergleichsmöglichkeit von Reanimationsergebnissen liefert.

Später wurde dieser Datensatz um die Datensätze „Weiterversorgung" und „Langzeitverlauf" (Gräsner et al. 2007, 2011a) und im weiteren Verlauf um den Datensatz „innerklinische Notfallversorgung" erweitert. Hier ist es den Kliniken möglich, nicht nur durchgeführte innerklinische Reanimationen zu erfassen, sondern alle innerklinischen Notfalleinsätze zu dokumentieren und auszuwerten.

Weitere Module zu speziellen Fragestellungen oder Patientengruppen während der Reanimation, wie z. B. die Module Telefonreanimation, pädiatrische Weiterversorgung oder Temperaturmanagement, wurden zusammen mit Teilnehmern anderen Fachgesellschaften und weiteren Experten entwickelt (◘ Abb. 22.2) (Marung et al. 2017).

22.2.2 Eine der größten Datenbanken für Wiederbelebung in Europa

10 Jahre nach dem offiziellen Start sind in der GRR-Datenbank über 110.000 Datensätze von außerklinisch und innerklinisch reanimierten Patientinnen und Patienten sowie Todesfeststellungen und Notfallversorgungen in der Klinik erfasst. Damit stellt das GRR die größte überregionale Datenbank für die Erhebung, Auswertung und Beurteilung von

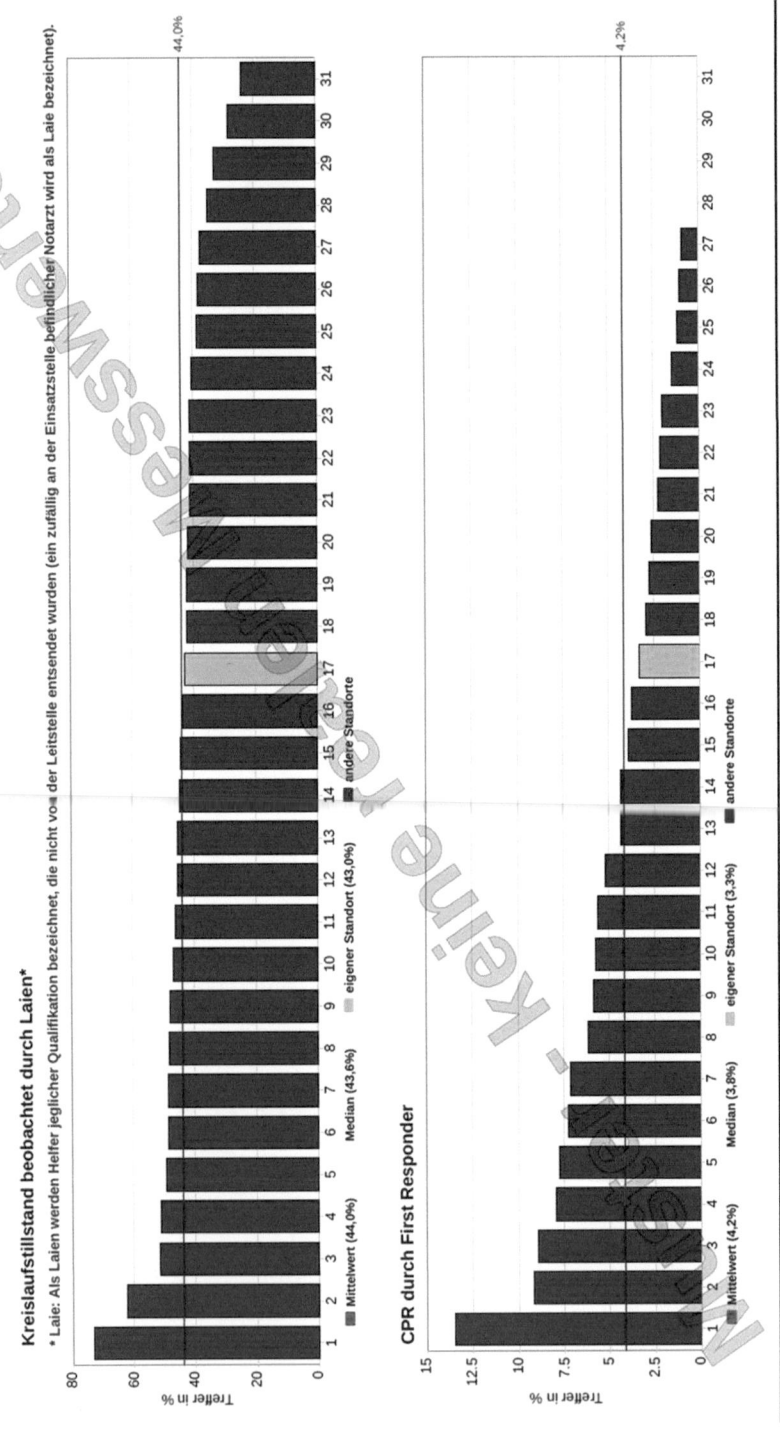

◘ Abb. 22.2 Jahresstatistik der Ergebnisse entsprechend dem Utstein-Template

Reanimationsmaßnahmen sowie innerklinischen Notfallversorgungen in Deutschland dar. Es zählt zu einem der tragenden und zukunftsweisenden Instrumente zur Optimierung der Notfallversorgung von Patienten mit plötzlichem Herz-Kreislauf-Stillstand. Die Datenbank ermöglicht die Erfassung und Auswertung der eigenen Einsätze und bietet Vergleichsmöglichkeiten sowie internationale Kooperationen mit anderen Kliniken, Rettungsdiensten und Registern an. Aufgrund der vielen über die Jahre angesammelten Daten wurde es zu einer unverzichtbaren Grundlage für Versorgungsstudien, lokales Qualitätsmanagement und für neue Handlungsempfehlungen.

Die Daten repräsentieren eine versorgte Bevölkerung von etwa 25–30 Mio. Einwohnern. Mit dieser Zahl ist es eine der größten Datenbank für Wiederbelebung in Europa (◘ Abb. 22.3).

22.2.3 Kerndaten und Vergleichbarkeit: Benchmarking

Mit Hilfe von Kerndaten kann eine Vergleichbarkeit zwischen den einzelnen Teilnehmern, aber auch über Landesgrenzen hinweg hergestellt werden. Fehlen diese Kerndaten, sind sowohl die Auswertung als auch der Vergleich schwierig. Als Kerndatensatz werden hierbei unter anderem die vermutete Ursache und der Ort des Ereignisses sowie der erste abgeleitete EKG-Rhythmus und der eventuelle Erfolg der Maßnahmen herangezogen.

Zudem erfolgt die Dokumentation festgelegter Zeitpunkte, die ebenfalls Rückschlüsse auf die Effizienz des Gesamtsystems zulassen. So werden der Zeitpunkt des Kollapses, des Notrufeinganges bei der Rettungsleitstelle, des Eintreffens des ersten Rettungsmittels, des Beginns der kardiopulmonalen Reanimation (CRP), der ersten Defibrillation, der Zeitpunkt der Intubation sowie einsatztaktische Daten wie der Zeitpunkt des Transportbeginns sowie das Erreichen der Klinik erfasst. Mit der Auswertung dieser Daten können die vonseiten des International Liaison Committee on Resuscitation (ILCOR) bzw. der sich darauf beziehenden, großen kontinentalen Reanimationsorganisationen American Heart Association (AHA) und European Resuscitation Council (ERC) aufgestellten Empfehlungen bzw. Leitlinien auf deren Anwendbarkeit hin überprüft und die Auswirkungen unterschiedlicher Reanimationsbemühungen miteinander verglichen werden.

Die Onlinedatenbank, welche das Rückgrat des GRR bildet, bietet jederzeit im anonymisierten Vergleich mit der Grundgesamtheit und den besten Teilnehmern die Möglichkeit – im Sinne eines anonymisierten Benchmarking – die eigene Leistungsfähigkeit zu analysieren sowie Stärken und Schwächen zu erkennen. Die Vergleiche sind im Rahmen der Datenbank aus mehr als 150 frei kombinierbaren Analysen direkt und anonym möglich. Es stehen sowohl Auswertungen zur Prozessanalyse als auch zur Beurteilung der erreichten Ergebnisse zur Verfügung, die jeweils in Prozentwerten, Inzidenzen und risikoadjustierter Darstellung erfolgen, sodass umfangreiche Beurteilungen jederzeit ohne eigenen Programmieraufwand möglich sind. Alle Auswertungen können direkt kopiert und in gängige Office-Anwendungen übertragen werden. Darüber hinaus können alle eigenen Datensätze exportiert und in geeigneten eigenen Analysesystemen weiter statistisch ausgewertet werden. Alle Analysen sind zusätzlich longitudinal verfügbar und lassen sich frei beispielsweise gemäß dem Alter der Patienten, der vermuteten Ursache oder der Notarzteinsatzfahrzeug- (NEF)-Kennung filtern.

Darüber hinaus werden Monatsberichte (präklinische Teilnehmer) sowie Quartalsberichte (innerklinische Teilnehmer) und Jahresberichte für die teilnehmenden Zentren erstellt, welche im Sinne eines umfassenden Qualitätsberichtes die individuellen Onlineauswertungen ergänzen. Über diese Auswertemöglichkeiten hinaus, besteht die Möglichkeit auf regionaler oder überregionaler Ebene Teilnehmer zu Clustern zusammen

Ergebnisbericht entsprechend Utstein-Template

Ergebnisbericht entsprechend Utstein-Template (Version 2004)

Filter
Zeitraumfilter: vom 01.01.2016 bis 31.12.2016
Utsteinfilter: Alle Fälle
Einsatzortfilter: Einsatzort präklinisch
NEF-Filter: Alle Kennungen
QS-Filter: Referenzfilter Präklinik
Anzahl Reanimationen Standort 121
Anzahl Reanimationen Referenzdatenbank (1): 5356

(1) In den Referenzdaten werden alle Standorte mit einer Indizienz für Reanimationen >30/100.000 Einwohner und Jahr, RACA berechenbar >60%, ROSC <80% sowie einem Anteil an dokumentierten Weiterversorgungen von 30% berücksichtigt.

(2) Die Grundgesamtheit für die Berechnung der Ergebnisse Langzeitversorgung der Referenzdatenbank basieren auf der fallzahl EV von Standorten die im betrachteten Zeitraum zu mindestens einem freigegeben haben (WV-Feld "Lebend Entlassen" freigegeben EV-Fall einen LV-Datensatz erfasst und (LEBENTL) hat die Ausprägung "Ja" oder "Nein, Too innerhalb 1. Jahr")

(3) Bitte beachten Sie dass das Langzeitoutcome frühestens ein Jahr nach der Reanimation erfasst werden kann.
Zur Beurteilung des Langzeitergebnis bitte gegebenenfalls die Vorjahresstatistik ansehen.

Jahresstatistik Notarzt- und Rettungsdienst 2016 - Standort 12345030

Ort des Kreislaufstillstandes				Referenzdaten	
Außerklinisch	n=	121	100%	5356	100%
Wohnung	n=	84	69,4%	3904	72,9%
Öffentlichkeit	n=	16	13,2%	882	16,5%
Sonstiges	n=	21	17,4%	545	10,2%

Kreislaufstillstand beobachtet / unter Monitor				Referenzdaten	
Beobachtet gesamt	n=	59	48,8%	3006	56,1%
Durch Laien/Ersthelfer	n=	52	43,0%	2288	42,7%
Durch Professionelle	n=	7	5,8%	666	12,4%

CPR vor Eintreffen Rettungsdienst				Referenzdaten	
Durch First Responder	n=	4	3,3%	199	3,7%
Durch Laien	n=	47	38,8%	1978	36,9%
Durch Laien wenn HKS nicht durch RD beobachtet	n=	47	38,8%	1977	36,9%

Ursache				Referenzdaten	
Vermutlich kardial	n=	74	61,2%	3372	63,0%
Trauma	n=	2	1,7%	171	3,2%
Ertrinken	n=	3	2,5%	21	0,4%
Respirat/Hypoxisch	n=	21	17,4%	649	12,1%
Sonst nicht kardial	n=	10	8,3%	470	8,8%
Unbekannt	n=	11	9,1%	673	12,6%

begonnene Reanimationsmaßnahmen				Referenzdaten	
Defibrillationsversuche	n=	47	38,8%	1808	33,8%
Herzdruckmassage	n=	117	95,7%	5316	96,3%
Beatmung mit supraglottischer Atemwegshilfe	n=	38	31,4%	1953	36,5%

Erster abgeleiteter Rhythmus				Referenzdaten	
Defibrillierbar	n=	30	24,8%	1258	23,5%
VF/VT	n=	30	24,8%	1258	23,5%
Nicht defibrillierbar	n=	91	75,2%	4060	75,4%
Asystolie	n=	71	58,7%	2937	54,1%
PEA	n=	20	16,5%	1123	21,0%
Unbekannt	n=	0	0%	38	0,7%

Ergebnis Erstversorgung				Referenzdaten	
Jemals ROSC	n=	61	50,4%	2417	45,1%
Ereignis überlebt	n=	53	43,0%	2008	37,5%
24h Überleben	n=	33	27,3%	1234	23,0%

Ergebnis Weiterversorgung				Referenzdaten	
Lebend entlassen	n=	14	11,6%	641	12,0%
Neurologisches Ergebnis bei Entlassung					
CPC 1 oder CPC 2	n=	10	8,3%	442	8,3%
CPC 3 oder CPC 4	n=	2	1,7%	78	1,5%
30 Tage überlebt	n=	9	7,4%	490	9,1%

Ergebnis Langzeitversorgung Grundgesamtheit = erfasste LV (2)				Referenzdaten	
				2411	45,0%
1 Jahr überlebt (3)	n=	0	0%	10	0,4%
Neurologisches Ergebnis nach 1 Jahr (3)					
CPC 1 oder CPC 2	n=	0	0%	8	0,3%
CPC 1 oder CPC 4	n=	0	0%	2	0,1%

Abb. 22.3 Muster aus der Jahresstatistik „Kreislaufstillstand beobachtet durch Laien"

zu fassen und clusterspezifische Auswertungen durchzuführen. Dieses bietet sich vor allem für die Zusammenfassung von Bundesländern oder Ländern an. So nehmen auch mehrere Teilnehmer aus Österreich am Register teil.

Weiterhin wurde erstmalig im Jahr 2017 ein öffentlicher Jahresbericht mit der Zusammenfassung der wichtigsten Fakten der Reanimationsversorgung im Notarzt- und Rettungsdienst in Deutschland erstellt und publiziert.

Im Jahr 2018 wird ebenfalls für die innerklinische Reanimation ein öffentlicher GRR-Jahresbericht publiziert werden.

Für die teilnehmenden Rettungsdienste besteht die Möglichkeit, Weiterversorgungskliniken zu benennen. Diese müssen nicht offizielle GRR-Teilnehmer sein, können aber die Weiterversorgungsdaten für „ihren" Rettungsdienst dokumentieren. Die Weiterversorgungskliniken erhalten als Gegenleistung eine Auswertung ihrer Daten.

Mit dem Aufbau eines Europäischen Reanimationsregisters (European Registry of Cardiac Arrest, EuReCa) soll eine über die GRR-Teilnehmer hinausgehende, länderübergreifende Analyse von Reanimationsbehandlungen in unterschiedlichen Rettungssystemen ermöglicht werden. Hierfür ist die Identifikation von Gemeinsamkeiten und Unterschieden insbesondere hinsichtlich der getroffenen Maßnahmen und der erzielten Ergebnisse notwendig. Die Identifikation der stärkeren und der schwächeren Glieder der Versorgungskette in den jeweiligen Teilnehmerstaaten sowie die Evaluation von Entwicklungsmöglichkeiten der Reanimationsbehandlungen bieten die Möglichkeit einer weiteren Optimierung der Patientenversorgung. Darüber hinaus soll ein gemeinsames europäisches Register die durch Vorgaben für Studien an Reanimationspatienten eingeschränkten Optionen bei randomisierten kontrollierten klinischen Studien ausgleichen und Antworten auf der Grundlage von Registerdaten liefern.

Die zur internationalen Kooperation notwendigen Variablen sind integraler Bestandteil des GRR. Somit stehen allen Teilnehmern ohne Zusatzaufwand die zusätzlichen internationalen Vergleichsoptionen zur Verfügung.

> Das Deutsche Reanimationsregister steht unter der offiziellen Schirmherrschaft des Bundesministeriums für Gesundheit und wird von weiteren Partnern unterstützt, wie der bundesweiten Kampagne „Ein Leben retten – 100 pro Reanimation" oder der European Registry of Cardiac Arrest (EuReCa). In den vergangenen 10 Jahren hat sich das GRR zu einem etablierten Werkzeug des Qualitätsmanagements in der Notfallmedizin entwickelt. Zurzeit nehmen Rettungsdienste und Kliniken aus Deutschland, Österreich und der Schweiz daran teil.

22.2.4 Versorgungsforschung, Leitlinien, Forschung zu seltenen Notfällen

Das Deutsche Reanimationsregister hat sich zum wichtigen Instrument der Reanimationsversorgungsforschung etabliert. So konnten in den letzten Jahren mehrere hochrangig national und international publizierte Studien durch die Teilnehmer des Registers veröffentlicht werden (Gräsner et al. 2011b, 2016; Perkins et al. 2015a, b).

Nicht zuletzt sind auch GRR Studienergebnisse in die internationalen Leitlinien zur kardiopulmonalen Reanimation mit eingegangen (Fischer et al. 2016; Perkins et al. 2015b). Auch seltene Notfälle konnten mithilfe von Registerdaten genauer untersucht werden. Dazu gehören beispielsweise Patienten, die nach einem schweren Trauma einen Herz-Kreislauf-Stillstand erlitten haben. Weltweit gab es vorher hierzu kaum Daten oder Studien (Gräsner et al. 2011c, 2012). So konnte erstmals durch die gewonnenen GRR-Daten festgestellt werden, dass auch diese Patientengruppe durchaus Überlebenschancen hat.

22.2.5 Bad Boller Reanimationsgespräche

Das Deutsche Reanimationsregister organisiert seit 2014 zusammen mit der Deutschen Gesellschaft für Anästhesiologie und Intensivmedizin (DGAI), dem Berufsverband Deutscher Anästhesisten (BDA) und dem Deutschen Rat für Wiederbelebung (GRC) die jährlichen „Bad Boller Reanimationsgespräche" in Baden-Württemberg. Das langfristige Motto der Veranstaltung „Wie können wir 10.000 Leben retten?" wird in unterschiedlichen Fach- und Interessengruppen diskutiert. Dabei werden neue Ideen und Konzepte erarbeitet, wie die Anzahl der überlebenden Patienten und deren Überlebensqualität nach plötzlichem Herz-Kreislauf-Stillstand und Reanimation systematisch erhöht werden kann. Hierzu gehört die Gründung des Nationalen Aktionsbündnisses Wiederbelebung (NAWIB) mit der Unterstützung des Bundesgesundheitsministers oder auch das bundesweite Anliegen, bereits Schulkindern die Wiederbelebung näher zu bringen, wie beispielsweise „Schüler retten Leben" (Bohn et al. 2014a, b). Ein weiteres in Bad Boll initiiertes Projekt ist der sogenannte Notruf 2.0, mit dem die Leitstellenmitarbeiter eines Tages einen Notruf über Videotelekommunikation entgegennehmen sollen. Vision und Ziel dabei ist, dass der Disponent sich sofort ein Bild von der Einsatzstelle machen und den Anrufenden genau anleiten kann.

> Das „Deutsche Reanimationsregister der DGAI" einerseits und die „Bad Boller Reanimationsgespräche" andererseits sind in den letzten 10 Jahren zu wichtigen Instrumenten des Qualitätsmanagements und zu einer Plattform des wissenschaftlichen Diskurses geworden. Beide Initiativen der DGAI – getragen durch hoch engagierte Teilnehmer und Mitwirkende – haben maßgeblichen Anteil an der Verbesserung der Reanimationsversorgung in Deutschland.

22.3 Highlights der Zukunft

Ein Zukunftsprojekt ist, die spezielle Datenerfassung und Auswertung für Cardiac Arrest Center (CAC) zu etablieren. Mithilfe des Moduls „Cardiac Arrest Center" können die teilnehmenden Kliniken ihrer Verpflichtung zum Qualitätsmanagement nachkommen und sich deutschlandweit mit anderen CAC vergleichen. Das Modul ist seit Februar 2018 verfügbar.

Das GRR bietet den Teilnehmern zusätzlich zur Datenbank die Möglichkeit des fachlichen Austausches. Hier wird die Bildung eines Netzwerkes „Reanimation" weiter forciert. Auf dem GRR-Jahrestreffen werden einerseits aktuelle Informationen und Entwicklungen zum Register übermittelt, andererseits steht der Austausch unter den Teilnehmern und die Kommunikation von „Best-practice"-Beispielen im Vordergrund. Dieser fachliche Austausch ist ein weiterer Schritt zur Qualitätsverbesserung in der Reanimationsversorgung.

Für die nächsten Jahre ist es Ziel, die Anzahl der teilnehmenden Rettungsdienste von den heute ungefähr 160 bei aktuell in Deutschland tätigen 500 Rettungsdiensten zu erhöhen. Auch die Kliniken sollen stärker in der Datenbank vertreten sein. Von den aktuell circa 2.000 Kliniken in Deutschland sind derzeit um die 150 im GRR vertreten.

Das Highlight und der Erfolg des Reanimationsregisters ist die Kombination der Möglichkeiten des Qualitätsmanagements vor Ort mit der wissenschaftlichen Forschung im großen Stil.

Ein weiteres wünschenswertes Ziel ist es, in wachsendem Ausmaß zum Ansprechpartner für die verschiedenen politischen Ebenen und andere Entscheidungsträger im Gesundheitswesen zu werden und die fachliche Expertise der Partner im Deutschen Reanimationsregister in die Verbesserung der Versorgung von Patienten mit außerklinischem oder innerklinischem Herz-Kreislauf-Stillstand einbringen zu können. Auf diese Weise könnten zukünftig, anhand evaluierter Daten, Antworten auf Herausforderungen der Zukunft gewonnen werden.

Zukünftig bleibt abzuwarten, in wie weit die Daten aus dem Deutschen Reanimationsregister in Kombination mit weiteren Daten aus anderen bestehenden oder neuen Registern zu einem noch besseren Überblick über die rettungsdienstliche und innerklinische Notfallversorgung führen und sowohl aus den Daten des GRR als auch aus einer Kombination mit weiteren Daten Erkenntnisse zur Verbesserung der notfallmedizinischen Behandlung gezogen werden können.

Fazit

Das Deutsche Reanimationsregister ist ein etabliertes Instrument zum Qualitätsmanagement außerklinischer Reanimationen im Rettungsdienst und innerklinischer Notfallversorgung und Reanimationen. Mit mehr als 110.000 Datensätzen haben die Auswertungen aus dem Register eine hohe Aussagekraft. Für die Teilnehmer stehen eine Vielzahl von Auswertemöglichkeiten und Routineauswertungen jederzeit online zur Verfügung. Durch den modularen Aufbau können auch spezielle Fragestellungen zur Reanimationsversorgung bearbeitet werden. Die Vernetzung und der Austausch der Teilnehmer untereinander sind ein zentrales Anliegen und dienen der systematischen Qualitätsverbesserung in der Patientenversorgung nach Herzkreislaufstillstand.

Literatur

Bohn A, Van Aken H, Müller M et al (2014a) Jeder kann ein Leben retten. Notfall Rettungsmed 17:321–322

Bohn A, Van Aken H, Böttinger J, Geldner G et al (2014b) Wiederbelebung ist kinderleicht. Notfall Rettungsmed 17:323–324

Fischer M, Kehrberger E, Marung H et al (2016) Eckpunktepapier 2016 zur notfallmedizinischen Versorgung der Bevölkerung in der Prähospitalphase und in der Klinik. Notfall Rettungsmed 19:387–395

Gräsner JT, Messelken M, Fischer M et al (2007) DGAI-Reanimationsregister: Die Datensätze Weiterversorgung und Langzeitverlauf – Vervollständigung des DGAI-Reanimationsdatensatzes. Anästh Intensivmed 48:640–645

Gräsner JT, Seewald S, Wnent J et al (2011a) Strukturierte Reanimationsdatenerfassung: Datensatz Erstversorgung und Weiterversorgung. Anästh Intensivmed 52:707–715

Gräsner JT, Meybohm P, Lefering R et al for the GRR group (2011b) ROSC after cardiac arrest – the RACA score to pre-dict outcome after out-of-hospital cardiac arrest. Europ Heart J 32:1649–1656

Gräsner JT, Wnent J, Seewald S et al (2011c) Cardiopulmonary resuscitation after traumatic cardiac arrest – there are survivors. An analysis of two national emergency registries. Crit Care 15:R276

Gräsner JT, Wnent J, Seewald S, Neukamm J, Fischer M (2012) Erste Hilfe und Traumamanagement – Ergebnisse aus dem Deutschen Reanimationsregister. Anästhesiol Intensivmed Notfallmed Schmerzther 47:724–732

Gräsner JT, Lefering R, Koster RW et al (2016) EuReCa ONE – 27 Nations – ONE Europe – ONE Registry a prospective one month analysis of out-of-hospital cardiac arrest outcomes in 27 countries in Europe. Resuscitation 105:188–195

Greene HL (1990) Sudden arrhythmic cardiac death – mechanisms, resuscitation and classification: the Seattle perspective. AM J Cardiol 65:4B–12B

Marung H, Jakisch B, Gräsner JT et al (2017) Severe underuse of dispatch life support in traumatic cardiac arrest. Resuscitation 118:33–34

Nichols M, Townsend N, Scarborough P, Rayner M (2014) Cardiovascular disease in Europe 2014: epidemiological update. Eur Heart J 35:2950–2959. https://doi.org/10.1093/eurheartj/ehu299

Perkins GD, Handley AJ, Koster RW et al (2015a) European resuscitation council guidelines for resuscitation 2015 Section 2. Adult basic life support and automated external defibrillation. Resuscitation 95:81–99

Perkins GD, Jacobs IG, Nadkarni VM et al (2015b) Cardiac arrest and cardiopulmonary resuscitation outcome reports: update of the utstein resuscitation registry templates for out-of-hospital cardiac arrest: a statement for healthcare professionals from a task force of the international Liaison committee on resuscitation (American Heart Association, European Resuscitation Council, Australian and New Zealand Council on Resuscitation, Heart and Stroke Foundation of Canada, InterAmerican Heart Foundation, Resuscitation Council of Southern Africa, Resuscitation Council of Asia); and the American heart association emergency cardiovascular care committee and the council on cardiopulmonary, critical care, perioperative and resuscitation. Resuscitation 96:328–340

Statistisches Bundesamt (2015) Gesundheit – Todesursachen in Deutschland. Fachserie 12, Reihe 4. ▶ https://www.destatis.de/DE/Publikationen/Thematisch/Gesundheit/Todesursachen/Todesursachen2120400157004.pdf?__blob=publicationFile. Zugegriffen: 16. Febr. 2018

Datenmanagement im Tiroler Notarztdienst

Benoît Bernar, Adolf Schinnerl und Michael Baubin

23.1　Tiroler Rettungsdienst Gesetz 2009 und dessen Konsequenzen (Land Tirol, 2009) – 256

23.2　Datenerfassung – 257
23.2.1　NACA-X-Datei – 257
23.2.2　Medical Pad „Car-PC" – 257
23.2.3　Einsatzleitsystem der Leitstelle Tirol – 258

23.3　Überblick der Tiroler Notarztsysteme – 258
23.3.1　Entwicklung der Einsatzzahlen – 258

23.4　Der Entwicklungsprozess vom Kennzahlenbericht zum Benchmark-Bericht – 259
23.4.1　Kennzahlenbericht 2013 – 259
23.4.2　Erster Tiroler Benchmark-Bericht erstes Halbjahr 2015 – 260
23.4.3　Tiroler Benchmark-Bericht zweites Halbjahr 2016 – 261

23.5　Ergebnisvergleich – 262

23.6　Interpretation und Schlussfolgerungen – 262

Literatur – 264

© Springer-Verlag GmbH Deutschland, ein Teil von Springer Nature 2018
A. Neumayr, M. Baubin, A. Schinnerl (Hrsg.), *Herausforderung Notfallmedizin*,
https://doi.org/10.1007/978-3-662-56627-5_23

Das Überleben der Patienten zu sichern, ist seit jeher das primäre Ziel des Rettungsdienstes im Ereignisfall. Von einem modernen Rettungsdienst wird zusätzlich verlangt, die zukünftige Lebensqualität der Patienten zu erhalten. Um dem gerecht zu werden, ist es – neben der Verfügbarkeit der nötigen Ressourcen – unerlässlich, dass der Rettungsdienst fortlaufend einer Qualitätsüberprüfung unterzogen wird. Diese beinhaltet sowohl die Überwachung der zeitlichen und technischen als auch der medizinischen Abläufe im Sinne einer evidenzbasierten Medizin. Grundlage ist die Rekrutierung der für die Qualitätssicherung nötigen Daten. Um eine schnelle, umfassende und zeitgemäße Datenauswertung zu ermöglichen, ist die zentrale Hinterlegung der Rettungsdienstdaten in einheitlicher EDV-Form erforderlich. Als Grundlage dient die gesetzliche Vorgabe an Dokumentation und Qualitätssicherung. Das „Tiroler Rettungsdienst Gesetz 2009" erfüllt diese Anforderungen und hat somit den Grundstein für ein modernes Qualitätsmanagement im Rettungsdienst Tirol gelegt. Im vorliegenden Artikel werden die Herausforderungen sowie deren Lösungsansätze, die bei der Umsetzung aufgetreten sind, dargestellt.

23.1 Tiroler Rettungsdienst Gesetz 2009 und dessen Konsequenzen (Land Tirol, 2009)

Im Rahmen der Umsetzung des „Tiroler Rettungsdienst Gesetzes 2009" wurde der bodengebundene Rettungsdienst (RD) einheitlich geregelt. Der Auftraggeber ist seither das Land Tirol, der vertraglich gebundene Auftragnehmer die gegründete Rotes Kreuz Tirol gemeinnützige Rettungsdienst GmbH (RD GmbH) mit Partnern. Österreichweit erstmalig wurde mit 01.01.2011 die gesetzlich geregelte Funktion eines Ärztlichen Leiters Rettungsdienst Tirol (ÄLRD) installiert und mit der Qualitätssicherung des bodengebundenen Rettungsdienstes inklusive dessen Personal sowie der Landesleitstelle Tirol betraut. Dem ÄLRD stehen ein Qualitätsmanagement-(QM)-Beauftragter und eine QM-Referentin als ÄLRD-Team und weitere Gremien zur Seite. Für wissenschaftliche Fragestellungen wird den Studenten der Medizinischen Universität Innsbruck die Gelegenheit gegeben, ihre Diplomarbeit im Tätigkeitsfeld des ÄLRD-Teams zu erstellen.

Dem Auftrag zur Qualitätssicherung entsprechend, erstellt das ÄLRD-Team regelmäßige Benchmark-Berichte der Notarzteinsatzfahrzeug- (NEF)-Systeme und erhebt so den Ist-Stand der Qualität der bodengebundenen notärztlichen Versorgung in Tirol mittels anonymisierter Berichte zur Weitergabe an die einzelnen Verantwortlichen. Derartige Benchmark-Berichte sollen einen Anreiz darstellen, sich zu verbessern und somit ein stabiles bzw. bei Bedarf höheres Qualitätsniveau zu erreichen. Basierend auf den Einsatzdaten des Gesamtjahres 2013, entstand der Kennzahlenbericht (KzB) zum prähospitalen Notfallprozess Tirol. Dieser wurde zum ersten Benchmark-Bericht (BmB_1) notfallmedizinischer Daten von 11 der 13 Tiroler NEF-Systeme aus dem 1. Halbjahr 2015 weiterentwickelt, gefolgt vom Benchmark-Bericht notfallmedizinischer Daten von allen 13 Tiroler NEF-Systemen aus dem 2. Halbjahr 2016 (BmB_2). Der stetige Entwicklungsprozess der einzelnen Berichte wird im betreffenden Abschnitt erörtert (▶ Abschn. 23.4).

Im deutschsprachigen Raum gibt es für derartige Berichte kaum evidenzbasierte Literatur und nur wenige Vorbilder, wie die Stelle zur trägerübergreifenden Qualitätssicherung im Rettungsdienst Baden-Württemberg (sqr-BW), das Deutsche Reanimationsregister (GRR) sowie das Institut für Notfallmedizin und Medizinmanagement Bayern (INM). Eine Zusammenarbeit zwischen Tirol, Baden-Württemberg und Bayern wurde 2017 ins Leben gerufen.

23.2 Datenerfassung

Die Grundlage für ein derartiges QM bildet eine möglichst umfassende Datenrekrutierung, basierend auf EDV-Datensätzen, die es erlaubt, die nötigen induktiven Schlüsse zu ziehen. Die bis 31.12.2015 von 11 der 13 Tiroler NEF-Stützpunkten verwendete NACA-X-Datenbank (EDV Trimmel, Gleißenfeld, A) wurde durch das Medical Pad „Car-PC" (tech2go, Mobile Systems GmbH, Hamburg, A) abgelöst, dieses wird seit 01.02.2016 von allen 13 Stützpunkten verwendet. Zusätzlich zu den Daten aus den medizinischen Datenbanken wurden die einsatztaktischen Daten aus der Datenbank des Einsatzleitsystems der Leitstelle Tirol einbezogen.

23.2.1 NACA-X-Datei

Bei der NACA-X-Dokumentation wurden durch den Notarzt während des Einsatzes die nötigen Daten in ein Papierprotokoll eingetragen. Als Datenfelder standen Freitextfelder und teils auch Multiple-Choice-Felder zur Verfügung. Nach dem Einsatz wurden die Papierprotokolldaten in die NACA-X-EDV-Datei übertragen, insgesamt gab es für jeden Einsatz 264 mögliche Datenfelder. Die jeweiligen NACA-X-Dateien wurden von jedem Stützpunkt einzeln gespeichert und waren dementsprechend für zentrale Auswertungen nicht unmittelbar verfügbar. Dies hatte zur Folge, dass für die Auswertung der Daten die Mitarbeit der Stützpunktverantwortlichen zwingend war. Problematisch an diesem System war zusätzlich die Übermittlung der Datensätze, da das Zusammentragen der Datensätze einerseits fehleranfällig war (teilweise wurden Daten aus den falschen Einsatzzeiträumen übertragen), andererseits musste bei der Versendung derart sensibler Daten stets der Datenschutz garantiert sein.

Weitere Nachteile der NACA-X-Dateien sind im Folgenden aufgelistet:
- Viele Freitextfelder, die eine automatisierte Auswertung erschwerten, da ein und dieselbe Handlung je nach Notarzt unterschiedlich dokumentiert werden konnte (z. B. Reanimation = CPR = HLW = Wiederbelebung = HDM)
- Für einzelne Handlungen bestanden verwirrende Zuordnungen, so war die Kapnometrie bei Intubation im Feld „EKG2" zu dokumentieren bzw. der Symptomonset im Feld „Notfallzeit", was von einigen Notärzten als Alarmierungszeitpunkt gedeutet wurde.
- Fehlende Datenfelder, wie z. B. ein eigenes Datenfeld für „ROSC" bzw. „mechanische Reanimationshilfen" und insbesondere für die am Notfallort (NFO) eingesetzten Wirkstoffe; dies erschwerte die Auswertung eingesetzter Analgetika bei „starken Schmerzen".
- Zwei der 13 Stützpunkte verwendeten nicht die NACA-X-Datei, weshalb die entsprechenden Auswertungen nicht vollständig waren.

23.2.2 Medical Pad „Car-PC"

Ab 01.02.2016 wurde die NACA-X-Datei durch die Dokumentation mittels Medical Pad „Car-PC" abgelöst. Als Medium dient ein im Kioskmodus betriebener Tabletcomputer, in den sämtliche einsatz- und medizinischrelevante Daten während des laufenden Einsatzes bzw. in Nacharbeit eingetragen werden. Die Daten sind somit direkt digitalisiert und zentral in einer einheitlichen Datei abgespeichert.

Das Protokoll kann bei der Übergabe im Krankenhaus (KH) ausgedruckt werden, womit dem KH-Personal die nötigen Patientenversorgungsdaten auch zum Einscannen in das jeweilige Krankenhausinformationssystem (KIS) zur Verfügung stehen.

Weitere **Vorteile** sind:
- Freitextdatenfelder wurden auf ein Minimum reduziert.
- Medizinische und einsatztechnische Daten stehen für Benchmark-Berichte schneller zur Verfügung.
- Alle Tiroler NEF-Systeme nutzen eine einheitliche Dokumentation.
- Regelmäßige und automatisierte von der Leitstelle versandte Berichte.

Nachteile sind:
- Stützpunktinterne Auswertungen sind seither nicht mehr möglich.
- Hohe Kosten für Anpassungen der Software.
- Wenige Plausibilitäten.
- Geringere Flexibilität der Dokumentation.

23.2.3 Einsatzleitsystem der Leitstelle Tirol

Das Medical Pad „Car-PC" übermittelt über eine integrierte Schnittstelle die Status-, Zielort- und Patientendaten an das Einsatzleitsystem der Leitstelle Tirol, dient zur medizinischen Datenerfassung und ist seit 2016 auch an allen bodengebundenen Rettungsfahrzeugen in Tirol in Betrieb.

23.3 Überblick der Tiroler Notarztsysteme

Drei unabhängige Säulen tragen die Tiroler Notarztversorgung: ein luftgebundenes Notarzthubschrauber- (NAH)-System mit 15 NAH-Stützpunkten und zwei bodengebundenen Systemarten mit jeweils 13 NEF- und 9 NNA-Stützpunkten (niedergelassener Notarzt). Von den 15 NAH sind 8 ganzjährig in Betrieb und 7 weitere zur saisonalen Abdeckung der wintersportbedingten Einsatzspitzen. Bei den NNA handelt es sich um niedergelassene Ärzte, die neben dem täglichen Praxisbetrieb mit dem privaten Fahrzeug in ihrer Region notärztlich tätig sind.

Somit stehen in Tirol tagsüber bis zu 37 und nachts 22 Notärzte zur Verfügung, diese verteilen sich auf 746.153 Einwohner (Amt der Tiroler Landesregierung 2018b) bzw. 876.121 Einwohnergleichwerte (EGW; Amt der Tiroler Landesregierung 2018b, c). Es ergibt sich ein Verhältnis von einem Notarzt auf 20.166 Einwohner bzw. einer Fläche von 342 km^2 (Amt der Tiroler Landesregierung 2018a). Die NAH kommen durchschnittlich auf ein Versorgungsgebiet von 843 km^2, die bodengebundenen Notarztsysteme (NEF und NNA) haben ein durchschnittliches Versorgungsgebiet von 575 km^2 bei einer besiedelbaren Fläche in Tirol von 11,8 % (Amt der Tiroler Landesregierung 2018a).

23.3.1 Entwicklung der Einsatzzahlen

2015 wurden 17.455 (2014 = 15.648; + 11,6 %) Einsätze durch die 13 NEF durchgeführt. 9.664 (2014 = 8.323; + 15,9 %, Leitstelle Tirol 2015) durch die 15 NAH, davon 3.109 primäre Notarzteinsätze. 2.517 (2014 = 2.260; + 11,4 %) durch die 9 NNA. Die 13 NEF absolvierten 2015 58,9 % der insgesamt 29.636 notärztlichen Einsätze (69,9 % von 24.947 Einsätzen inkl. NAH-Einsätze ausgenommen der 4.689 reinen Alpineinsätze) (Bernar 2017; Schinnerl et al. 2017).

Die Zunahme der Einsatzzahlen zwischen 2014 und 2015 wird durch den langjährigen Trend bestätigt: von 01.01.2012 bis 31.12.2016 haben die Einsätze der bodengebundenen Systeme um 10,9 % (NEF = 6,9 % und NNA = 49,4 %) zugenommen (◘ Abb. 23.1), entsprechend einer durchschnittlichen jährlichen Steigerung der Gesamteinsätze von 2,7 % (NEF = 1,7 % und NNA = 12,4 %). In Bayern liegt die jährliche Steigerung bei 3,9 % (INM 2016), in Baden-Württemberg bei etwa 3,1 % (sqr-BW 2017).

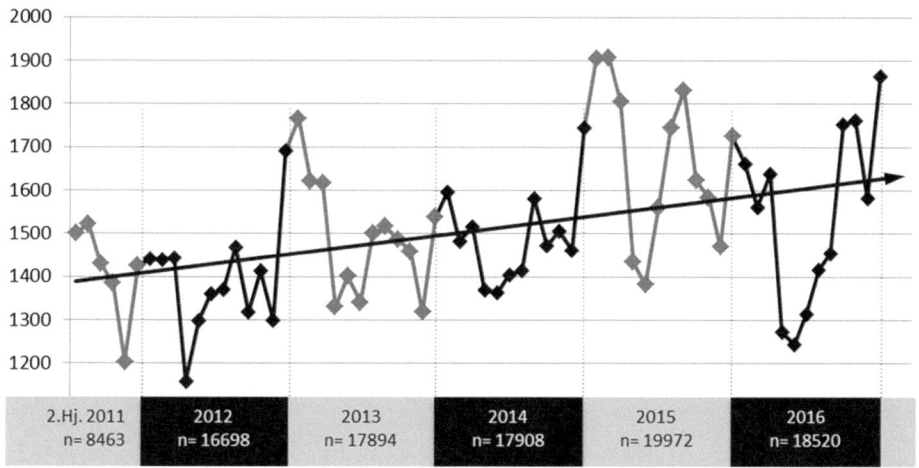

◘ Abb. 23.1 Monatliche Einsatzzahlen der bodengebundenen Systeme (NEF und NNA) zwischen 01.07.2011 und 31.12.2016. Steigerung der Einsatzzahlen im langjährigen Trend. (Schinnerl et al. 2017)

23.4 Der Entwicklungsprozess vom Kennzahlenbericht zum Benchmark-Bericht

Mittlerweile wurden drei, die Tiroler NEF-Stützpunkte betreffende Berichte erstellt, mit einem kontinuierlichen Entwicklungsprozess. Im Fokus stehen nicht nur die Entwicklung der auszuwertenden Indikatoren, sondern auch die Überprüfung der einzelnen Berichte, die somit ebenfalls einer Qualitätskontrolle unterliegen sowie die Kooperation mit anderen Partnern.

Aufgrund der Rahmenbedingungen konnten nur die bodengebundenen Notarztsysteme, und von diesen nur die NEF-Systeme, die den Großteil der notärztlichen Einsätze leisten, in diese Berichte einbezogen werden, entsprechend bildet der BmB 70 % der notärztlichen Einsätze im Land Tirol ab.

23.4.1 Kennzahlenbericht 2013

Mit dem nicht veröffentlichten Kennzahlenbericht 2013 wurde im Rahmen einer medizinischen Diplomarbeit (Kuhn 2015) der Grundstein für spätere Benchmark-Berichte gelegt, mit dem Ziel, aussagekräftige medizinische Qualitätsindikatoren (QI) zu erstellen.

Qualitätsindikatoren sind relevante Messgrößen, die sich auf Kennzahlen stützen und induktive Schlüsse zulassen. Kennzahlen sind Verhältniszahlen und beziehen sich auf zwei miteinander verknüpfte Parameter (Bernar et al. 2016): einerseits 29 einsatztechnische und leitstelleninterne Intervalle, auf Basis des Einsatzleitsystems, andererseits medizinische Parameter aus der NACA-X-Datei (◘ Tab. 23.1).

Der Anspruch an diese Kennzahlen war es, dass sie möglichst einfach aus der EDV-Datenbank eruierbar sind sowie dass zu den Qualitätsindikatoren möglichst internationale Leitlinien bzw. Expertenmeinungen zu Verfügung stehen, um, aufbauend auf diesen, Zielerreichungsgrade (ZEG) zu definieren. Zunächst wurden acht QI und die dazugehörigen ZEG definiert (◘ Tab. 23.2).

Für die medizinische Auswertung waren die NACA-X-Datensätze von 10 der 13 NEF-Stützpunkte verfügbar. Die Leitstelle Tirol stellte die einsatztechnischen Intervalle aller 13 Stützpunkte zur Verfügung. Medizinische Daten von 13.382 Einsätzen, davon 12.111 Primäreinsätze wurden ausgewertet.

Tab. 23.1 Einsatztechnische Intervalle für den Kennzahlenbericht 2013 (Bernar et al. 2016)

Ausrückzeit (s): „Ressource alarmiert bis Ressource in Anfahrt"	Nach Tagesstunde als: 50er-, 70er- und 90er-Perzentil
Eintreffzeit (min): „Eintreffzeit der ersten Ressource am Einsatzort"	Nach Dringlichkeit als: 50er- und 90er-Perzentil Urbane vs. rurale Region als: 50er- und 90er-Perzentil Nach Tracerdiagnosen als: 90er-Perzentil
„Verweildauer am Einsatzort" (min)	Nach Dringlichkeit als: 50er- und 90er-Perzentil Bei Schlaganfall als: 50er- und 90er-Perzentil
„Ressourcenlaufzeit gesamt" (min)	Nach Dringlichkeit als: 50er- und 90er-Perzentil

Tab. 23.2 Qualitätsindikatoren und Zielerreichungsgrade im Kennzahlenbericht 2013. (Kuhn 2015)

Tracer-Diagnose	Qualitätsindikator	ZEG
ACS	Anlage eines 12-Kanal-EKG bei akutem Koronarsyndrom	90 %
Stroke	Stroke-Onset dokumentiert	67,5 %
	Blutzucker gemessen bei Verdacht auf Stroke	80 %
Intubation	Kapnometrie bei endotrachealer Intubation	80 %
Starke Schmerzen	Analgesie bei starken Schmerzen (VAS > 6)	90 %
CPR	ROSC-Rate nach CPR	40 %
	Anlage eines 12-Kanal-EKG bei ROSC nach CPR	90 %
SHT und PT	Intubation bei Schädelhirn bzw. Polytrauma mit GCS < 9	70 %

Die Ergebnisse flossen in den Kennzahlenbericht 2013 ein, einen internen Bericht, der nicht an die einzelnen Stützpunkte weitergeleitet wurde. Die wichtigsten Schlussfolgerungen waren:
- Zielerreichungsgrade sind essenziell, um die Qualität der notfallmedizinischen Versorgung und deren Dokumentation zu verbessern (Kuhn 2015).
- Der Kennzahlenbericht legt den Grundstein für ein kontinuierliches QM in der präklinischen Notfallmedizin in Tirol und wird in Zukunft regelmäßig als Benchmark-Bericht an jeden Notarztstützpunkt weitergeleitet (Kuhn 2015).

23.4.2 Erster Tiroler Benchmark-Bericht erstes Halbjahr 2015

Aufbauend auf dem Kennzahlenbericht 2013 wurde, im Rahmen einer weiteren Diplomarbeit (Bernar 2017) an der Medizinischen Universität Innsbruck der erste Benchmark-Bericht (BmB_1) erstellt. Hauptaufgabe war es, die für den KzB definierten QI zu reevaluieren, gegebenenfalls zu korrigieren und bei Bedarf durch weitere zu ergänzen. So wurde die Definition von drei QI angepasst, da bei den QI für Reanimation (CPR) NACA-6 und ROSC nicht gleichbedeutend

Tab. 23.3 Neue bzw. umdefinierte Qualitätsindikatoren im Benchmark-Bericht erstes Halbjahr 2015. (Bernar 2017)

Tracerdiagnose	Qualitätsindikator
ACS	ACS-Onset dokumentiert
	Kombination der QI „Onset dokumentiert" und „Anlage eines 12-Kanal-EKG"
Stroke	Kombination der Indikatoren „Onset dokumentiert" und „Blutzucker gemessen"
CPR	Anteil Ersthelferreanimation aufgeteilt auf NACA-6 und NACA-7
	Anteil von dokumentiertem ROSC am NACA-6-Kollektiv
	Intubation bei Reanimation sowie der Anteil dokumentierter Kapnometrie NACA-6-Einlieferung ins KH bei CPR
	Anlage eines 12-Kanal-EKG bei NACA-6 Einlieferung ins Krankenhaus bei CPR
SHT und PT	Intubation bei Schädelhirn- bzw. Polytrauma mit einem NACA-Wert >3

verwendet werden kann und bei den QI für SHT/Polytrauma der GCS alleine nicht für Beurteilung der Schwere ausreicht. 6 neue QI wurden entwickelt (◘ Tab. 23.3).

In Hinblick auf eine bessere Reaktionsmöglichkeit und auch um dem ausgeprägten Tourismus in Tirol gerecht zu werden, wurde entschieden, vorläufig halbjährliche BmB herauszugeben. Die Anzahl der durch die Leitstelle Tirol für den BmB_1 ausgewerteten Intervalle, wurden auf zehn notfallmedizinischrelevante reduziert. Die Auswertung der rein internen Leitstellenintervalle wurde nicht in den medizinischen BmB integriert.

Für die Auswertung standen, analog zum KzB, die einsatztechnischen Daten aller 13 und die medizinischen Daten von 11 der 13 Tiroler NEF-Stützpunkte zur Verfügung. Der BmB_1 stellt den letzten Bericht dar, der auf den medizinischen Daten der NACA-X-Datei basiert. Insgesamt konnten 7.193 notärztliche Einsätze, davon 6.186 Primäreinsätze ausgewertet werden.

Dieser erste Tiroler NEF-Benchmark-Bericht hat gezeigt, dass man in Tirol auf dem KzB aufbauend einen Benchmark-Bericht erstellen kann. Dieser Bericht wurde auch erstmals in anonymisierter und ausgedruckter Form an die betreffenden Stützpunkte weitergeleitet.

23.4.3 Tiroler Benchmark-Bericht zweites Halbjahr 2016

Der Benchmark-Bericht zweites Halbjahr 2016 ist der erste Tiroler Bericht auf Basis der Medical Pad „Car-PC"- Dokumentation, weshalb die Hauptaufgabe für diesen Bericht darin bestand, zu überprüfen, ob die vordefinierten QI auch weiterhin anwendbar sind. Erstmals wurden, in enger Kooperation mit der Leitstelle Tirol, die medizinischen Daten aller 13 Tiroler NEF-Stützpunkte ausgewertet. Einzelne QI der Vorjahre konnten nach linguistischer Anpassung übernommen werden, auf die zwei kombinierten QI bei ACS und Stroke wurde verzichtet.

Insgesamt standen die Einsatzdaten von 8.632 Einsätzen zur Verfügung, darunter 1.054 Fehleinsätzen; bei den restlichen 7.578 Einsätzen (Baubin et al. 2017) handelte es sich entsprechend um notärztliche Primär- sowie arztbegleitete Interhospitaltransporte.

Somit konnte mit diesem Benchmark-Bericht gezeigt werden, dass die bereits definierten QI auch bei der Arbeit mit dem Medical-Pad anwendbar sind. Es zeigte sich jedoch, dass bei einigen QI Verschlechterungen und bei einem QI Verbesserungen im Vergleich zu KzB und BmB_1 aufgekommen sind, die am ehesten auf die neue Dokumentation zurückzuführen sind.

23.5 Ergebnisvergleich

Als relevante Veränderungen gelten jene Änderungen, die die statistische Fehlerquote von 5 % überschreiten. Zwischen dem Kennzahlen- und dem ersten Benchmark-Bericht betraf dies zwei, zwischen BmB$_1$ und BmB$_2$ alle bis auf einen und zwischen KzB und BmB$_2$ alle bis auf zwei QI (◉ Tab. 23.4).

Die größte Steigerung zwischen KzB und BmB$_1$ betraf den dokumentierten Symptomonset, diese Steigerung (+18,6 %) war durch eine geänderte Auswertungsmethode bedingt, da beim KzB nur das Feld „Notfallzeit", beim BmB$_1$ jedoch sowohl das Feld „Notfallzeit" als auch der Freitext im Feld „Akutanamnese" ausgewertet wurden. Für das prozentuell höhere Ergebnis bei „Blutzucker gemessen bei Verdacht auf Stroke" konnte zunächst keine Erklärung gefunden werden, da es bei diesem QI zwischen KzB und BmB$_2$ zu keiner relevanten Veränderung gekommen ist, muss derzeitig die Steigerung vom BmB$_1$ als Ausreißer interpretiert werden.

23.6 Interpretation und Schlussfolgerungen[1]

Die Veränderungen der Ergebnisse zwischen BmB$_2$ und den Vorgängerberichten sollen nicht als Veränderung der Versorgungsqualität gesehen werden, sondern in Zusammenschau mit der Umstellung vom NACA-X-Dateiformat auf das Medical Pad. Einige QI haben seither ein eigenes Datenfeld und sind jetzt eindeutiger erfasst; es ist nicht mehr nötig, die Freitextfelder nach diesen QI abzusuchen. Dies betrifft unter anderem die Ersthelferreanimation, den ROSC und den Analgetikagebrauch bei starken Schmerzen. Andere QI sind seither nur mehr in einem einzigen Datenfeld hinterlegt. Dies ist einerseits eine Vereinfachung für die Auswertung, da nicht mehr mehrere Datenfelder durchsucht werden müssen, andererseits stellt dies die Anforderung an den Notarzt, die betreffende Handlung einzig in das dazugehörige, richtige Datenfeld zu dokumentieren.

Seit der Einführung vom Medical Pad hat die Dokumentationsqualität bei einigen QI abgenommen. Die geringe Dokumentation im vorgesehenen Datenfeld vom Symptom-Onset bei ACS und Stroke sowie auf einer Unterseite die der Anlage eines 12-Kanal-EKG bei ACS lässt sich nicht durch eine Verschlechterung der Versorgungsqualität erklären. Vielmehr ist es bei diesen QI nötig, die Sinnhaftigkeit einer korrekten und vollständigen Dokumentation an die Notärzte heran zu tragen sowie gegebenenfalls die Software zu optimieren. Verbessert hat sich die Dokumentationsqualität bei Analgetikagebrauch bei starken Schmerzen.

Fazit

Die drei hier vorgestellten Berichte zeigen, dass ein notärztliches Qualitätsmanagement in Tirol auf Basis der vorhandenen Ressourcen zumindest für die NEF-Systeme möglich ist, die nötigen Daten konnten sowohl mittels NACA-X-Datei, als auch mittels Medical Pad erfasst werden. Sie zeigen auch, dass ein umfassendes Qualitätsmanagement in Tirol nötig ist, da bei einigen QI, sei es bei der Versorgungsqualität oder eben der Dokumentationsqualität noch Verbesserungspotenzial besteht.

Die Vergleiche – innerhalb der einzelnen Berichte – mit den Berichten des sqr-BW und dem GRR zeigen auf, dass die Versorgungsqualität der Tiroler NEF-Stützpunkte international bereits auf einem hohen Niveau steht.

Im Sinne der kontinuierlichen Qualitätsverbesserung ist es zukünftig unabdingbar,

---

1 Die drei hier vorgestellten Berichte wurden in enger Zusammenarbeit mit Stefan Holleis und Herbert Kaiser (Leitstelle Tirol), Pierrot Kuhn (Diplomand zum Thema Kennzahlenbericht 2013), Stefan Moser (Diplomand zum Thema Benchmark-Bericht 2. Halbjahr 2016) und Dr. Adolf Schinnerl (ÄLRD des Landes Tirol) erstellt. Ihnen gilt besonderer Dank!

Datenmanagement im Tiroler Notarztdienst

Tab. 23.4 Vergleich der Ergebnisse der einzelnen QI zwischen den drei Bericht-Zeiträumen. (Kuhn 2015; Bernar 2017; Baubin et al. 2017)

Qualitätsindikator	KzB 2013 10/13 NEF	BmB 1.Hj. 2015 11/13 NEF	BmB 2.Hj. 2016 13/13 NEF
ACS	N = 804 (6,6 %)	N = 463 (7,5 %	N = 539 (7,1 %)
Anlage eines 12-Kanal-EKG bei akutem Koronarsyndrom	92,5 % (Range 83,3–98,4 %)	92,9 % (Range 81,8–100 %)	58,3 % (Range 33–78 %)
ACS-Onset dokumentiert	QI nicht ausgewertet	74,5 % (Range 48,2–96,3 %)	20,2 % (Range 4–50 %)
Stroke	N = 748 (6,2 %)	N = 346 (5,6 %)	N = 435 (5,7 %)
Stroke-Onset dokumentiert	54,0 % (Range 0–94,1 %)	72,6 % (Range 36,4–96,2 %)	27,4 % (Range 14–50 %)
Blutzucker gemessen bei Verdacht auf Stroke	78,2 % (Range 44,6–96,3 %)	84,1 % (Range 56,7–100 %)	77,5 % (Range 64–100 %)
Intubation	N = 291 (2,2 %)	N = 204 (2,8 %)	N = 195 (2,6 %)
Kapnometrie bei endotrachealer Intubation	68,4 % (Range 42,9–89,0 %)	66,3 % (Range 55,7–78,2 %)	88,6 % (Range 45–100 %)
Starker Schmerz (VAS > 6)	N = 2017 (15,1 %)	N = 1098 (15,3 %)	N = 1373 (18,2 %)
Analgesie bei starken Schmerzen (VAS > 6)	68,2 % (Range 56,1–85,1 %)	66,3 % (Range 55,7–78,2 %)	89,7 % (Range 83–96 %)
CPR	N = 361 (3,0 %)	N = 231 (3,7 %)	N = 217 (2,8 %)
Anteil Ersthelferreanimation bei CPR	QI nicht ausgewertet	44,2 % (Range 28–100 %)	52,4 % (Range 38–77 %)
Anteil von dokumentiertem ROSC am NACA-6-Kollektiv	QI nicht ausgewertet	51 % (Range 20–100 %)	74,8 % (Range 43–100 %)
Intubation bei Reanimation	QI nicht ausgewertet	67,1 % (Range 33,3–90 %)	88,5 % (Range 61,5–100 %)
Dokumentierte Kapnometrie	QI nicht ausgewertet	70,3 % (Range 0–90 %)	66,8 % (Range 25–85,7 %)
NACA-6-Einlieferung ins KH bei CPR	39,6 % (Range 17,1–54,3 %)	41,6 % (Range 20–66,7 %)	60,6 % (Range 43,8–100 %)
Anlage eines 12-Kanal-EKG bei NACA-6 Einlieferung ins Krankenhaus bei CPR	60,1 % (Range 38,5–100 %)	56,1 % (Range 0–100 %)	64,8 % (Range 0–100 %)
Schädel-Hirn-/Polytrauma	N = 320 (2,6 %)	N = 150 (2,4 %)	N = 123 (1,6 %)

Die Prozentsätze der Häufigkeiten der Tracerdiagnosen beziehen sich auf die Primäreinsätze (nicht auf die Gesamteinsätze)
KH Krankenhaus, *Hj* Halbjahr, *ACS* akutes Koronarsyndrom, *CPR* kardiopulmonale Reanimation, *SHT* Schädel-Hirn-Trauma, *VAS* visuelle Analogskala

die bestehenden Berichte durch weitere zu ergänzen und longitudinale Vergleiche einzubeziehen sowie die enge Zusammenarbeit mit unter anderem der Stelle zur trägerübergreifenden Qualitätssicherung im Rettungsdienst Baden-Württemberg, dem Institut für Notfallmedizin und Medizinmanagement am Klinikum der Universität München und dem Deutsche Reanimationsregister fort zu führen, um so einen transnationalen Vergleich der Versorgungsqualität über die Tiroler Landesgrenzen hinaus zu ermöglichen.

— Für ein umfassendes Qualitätsmanagement ist die sorgfältige und einheitliche Dokumentation von zentraler Wichtigkeit.
— Es gilt der Grundsatz: Nur dokumentierte Abläufe und Maßnahmen haben stattgefunden. Somit bildet die Dokumentation das Fundament eines jeden Qualitätsmanagements.
— Nur eine solide Dokumentation und daraus erfolgte Datenrekrutierung erlauben eine prägnante, reihende Darstellung der jeweiligen Kennzahlen und Qualitätsindikatoren innerhalb der Vergleichsgruppe.
— Ziel der Benchmark-Berichte ist die summative Darstellung, die damit verbundene Wissensvermittlung und die Schaffung eines Anstoßes für die Stützpunkte, ihre Handlungsabläufe, wenn nötig anzupassen. Die Stützpunkte werden demgemäß zur selbstkritischen Analyse des eigenen Qualitätsniveaus aufgefordert.

Literatur

Amt der Tiroler Landesregierung (2018a) Flächennutzung 2017. ▶ https://www.tirol.gv.at/statistik-budget/statistik/flaechennutzung/. Zugegriffen: 16. Febr. 2018

Amt der Tiroler Landesregierung (2018b) Bevölkerung in Tirol. ▶ https://www.tirol.gv.at/statistik-budget/statistik/bevölkerung/. Zugegriffen: 18. Febr. 2018

Amt der Tiroler Landesregierung (2018c) Tourismus in Tirol. ▶ https://www.tirol.gv.at/statistik-budget/statistik/tourismus/. Zugegriffen: 16. Febr. 2018

Baubin M, Schinnerl A, Holleis S, Moser S, Neumayr A (2017) Benchmarkbericht zweites Halbjahr 2016 NEF-Stützpunkte Tirol. Eigenverlag, Innsbruck

Bernar B (2017) Benchmark-Bericht notfallmedizinischer Daten von 11/13 Tiroler NEF-Systeme aus dem 1. Halbjahr 2015. Diplomarbeit, Innsbruck

Bernar B, Kuhn P, Kaiser H et al (2016) Notfallmedizinischer Kennzahlen- und Benchmarkbericht Tirol: Ein Meilenstein. Notfall Rettungsmed 19:638–645

Bundeskanzleramt (2009) Tiroler Rettungsdienstgesetz vom 01.07.2009. ▶ https://www.ris.bka.gv.at/GeltendeFassung.wxe?Abfrage=LrT&Gesetzesnummer=20000411. Zugegriffen: 16. Febr. 2018

Institut für Notfallmedizin und Medizinmanagement Bayern (INM) (2015) Rettungsdienstbericht 2016. ▶ http://www.inm-online.de/de/aktuelles/312-rd-bericht-2016. Zugegriffen: 16. Febr. 2018

Kuhn P (2015) Notärztliche Qualitätsindikatoren auf Basis der NEF-Daten Tirol 2013. Diplomarbeit, Innsbruck

Leitstelle Tirol GMBH (2015) „Jahresbericht 2014". Leitstelle Tirol GmbH, Hunoldstraße 17a, 6020-Innsbruck. ▶ https://www.leitstelle-tirol.at

Schinnerl A, Neumayr A, Baubin M (2017) „Tätigkeitsbericht 2016 des ÄLRD Tirol". Eigenverlag, Innsbruck. ▶ https://aelrd-tirol.at/dokumente

Stelle zur trägerübergreifenden Qualitätssicherung im Rettungsdienst Baden-Württemberg (SQR-BW) (2017) Qualitätsbericht 2016. ▶ https://www.sqrbw.de/de/sqr-bw/infothek. Zugegriffen: 16. Febr. 2018

Serviceteil

Sachverzeichnis – 267

© Springer-Verlag GmbH Deutschland, ein Teil von Springer Nature 2018
A. Neumayr, M. Baubin, A. Schinnerl (Hrsg.), *Herausforderung Notfallmedizin*,
https://doi.org/10.1007/978-3-662-56627-5

Sachverzeichnis

12-Minuten-Frist 225
24-Stunden-Pflege 202

A

Advanced Care Planning (ACP) 45
Aktionsbündnis
  Wiederbelebung 169, 171
akuter Verwirrtheitszustand 188
AKUTteam Niederösterreich
  (NÖ) 128
Alleinstellungsmerkmale 28
Alzheimer-Demenz 193
ambulante Kontakte Rettungsdienst
  (AKRD) 42
ambulante Pflegedienste 108
Amoklauf 175, 178
Anerkennung 68
Anzeigepflicht 207
App 154
– Reanimation 155
Arbeitgebermarke 29
Arbeitskreis Gesundheit 57
arbeitsmedizinischer Dienst 57
Arbeitsschutz 56
Arbeitssicherheit 57
Arbeitsunfähigkeit 57
ARLIS 222
Arzt-Patienten-Beziehung 194
Ärzte 109
Ärztemangel 7
Aufnahmegespräch 66
Ausschreibungspflicht 9

B

Bad Boller Reanimationsgespräche 252
Bedarfsdeckung 146
Bedarfsplanung 7, 8, 144, 147
– hierarchische 144
– Zukunft 148
Behandlungskapazitäten 183
Benchmark
– Bericht 256
Benchmarking 238, 249
Berliner Modell 57
Berufsausübung im Ausland 19
Berufsbild 11, 83
Berufsbildmarke 30
berufsgruppenübergreifendes Versorgungsmanagement 45
Beschäftigungsfähigkeit 54

BESD-Score 194
best point of service 125
Best Practice 168
betrieblicher Gesundheitsbericht 58
betriebliches Gesundheitsmanagement (BGM) 54
– BGM-Modell 60
Betriebswirtschaft 86
Bindung 68
Business Analytics 148
Business Intelligence 148
Buzzwords 33

C

Callcenter 123
Checkliste
– Großschadensereignis 180
Coaching 91
Cognitive Load Theory 165
Community Response Teams 116
Confusion Assessment Method
  (CAM) 191
Connectivity 103
Constructive Alignment 165

D

Datamining 105, 148
Datawarehousing 127
Datenanalyse 148
Datenerhebung 230
Datengrundlage 240
Datenqualität 240
Datenquellen 238
Delir 187, 189, 190
– Akuttherapie 196
– Einwilligungsfähigkeit 195
Demenz 187, 189, 193, 194, 203
– Akuttherapie 196
– Einwilligungsfähigkeit 195
demografische Entwicklung 121
Depression 189
deutsches Reanimationsregister 246
Differenzierung 31
Digitalisierung 28
Distance Learning 167
Dokumentation 257
Dolmetscher 217
Drehtürpatienten 109
Dringlichkeit 125
Düsseldorfer Modell 58
dynamische Netzwerke 104

E

E-Business 99
E-Health-Gesetz 43
Einsatzaufkommen 146
Einsatzfrequenz 111
Einsatzkonstellation
– 24-Stunden-Betreuung 202
Einsatzleitsystem 185
Einsatzsteigerungen 132
Einwilligungsfähigkeit
– Delir und Demenz 195
ELDIS 222
eLearning 163
– Grenzen 169
elektronischen Gesundheitsakte
  (ELGA) 127
Employer Brand House 33
Employer Branding 28
– Prozess 29
Employer Claim 33
Employer Value Proposition 34
Erfolgstrias 60
Ergebnisqualität 240, 246
Erste-Hilfe-Kurs 164
Ersthelfer 116
Ersthelfergruppe 229
Ersthelferquote 164
European Registry of Cardiac
  Arrest 251
Extraneous Cognitive Load 166

F

Facharzt 127
Fachkräftemangel 28, 55
Faktor Mensch 104
Familienstruktur 212
Feedbackkommunikation 180
Feedbackkoordination 181
finanzielle Nachhaltigkeit 60
Finanzierung 5
First Responder 116
First-Responder-System 226
Flipped Classroom 164
Flüchtlingsbewegungen 101
Freiwillige 9
Freiwilligenkoordination 64
Freiwilligenmanagement 64
– Modell 65
– professionelles 65, 68
– systematisches 64
Frequent Flyer 128

Führung
- Amoklauf 177, 184
Führungsebene 33
Führungskompetenz 87
Führungskräfte 86
- Entwicklung 87
- Personalentwicklung 85
Fürsorgepflicht 203

G

Gallup Engagement Index 87
Gatekeeping 115, 125
Gateopening 125
Gefahrenabwehr 98, 99
Gefahrenabwehrleitung 176
Gemeinden 5
Gemeindenotfallsanitäter 132, 135
- Qualifikation 137
Geriatrie 46, 188
German Resuscitation Registry 246
Germane Cognitive Load 166
Geschwindigkeitsprofile 146
Gesellschaftsbild 210
Gesellschaftsstruktur 212
Gesetzesnovellierung 74
gestufter Dialog 241
Gesundheitsberatung 124
Gesundheitsberatungshotline 109
Gesundheitsbericht
- betrieblicher 58
gesundheitsfördernde
    Arbeitsbedingungen 54
Gesundheitsförderung 56
Gesundheitsmanagement
- betriebliches 54
Gesundheitsversorgung 38
Gesundheitszentrum 126
Gesundheitszirkel 57
Google Übersetzer 214
grenzüberschreitende Rettungsdiensteinsätze 16, 18, 19
Großschadenslage 185
Gütekriterien 237

H

Handlungskompetenz 77
Hard Skills 77, 78
Hausarzt 127
Hausbesuche 108
Hauskrankenpflege 205
Hear-and-treat 128
Herz-Kreislauf-Erkrankungen 246
Herz-Kreislauf-Stillstand 155

High Potentials 90
Hilfsfrist 146, 225
Hospitalisation 108, 115
Human Ressource 29
Hygienefaktoren 82

I

Identifikation 31
ILS-Einsatzkomponente 183
Indikatorfunktion 207
Individualkompetenz 88
Informationsbroker 99
Informationsraumes 99
Inputfaktor 79
Institut für Notfallmedizin und
    Medizinmanagement 222
integrierte Leitstelle 175
- Organisation 183
Integrierte Sicherheit 103
integrierte Versorgungskonzepte 42, 46
Intensivtransport 229
interkulturelle Kommunikation 210
interprAID 217
Intervision 91
Intrinsic Cognitive Load 166

J

Jobfitness 54

K

Karriereentwicklungsplanung 83
Katastrophenschutz 176
Kennzahlen 58
Kernaufgabe 41
Kognition 166
kollegiale (Fall)beratung 91
Kommunikation 88, 210
- interkulturelle 210
Kommunikationsstrategie 34
Kompetenz 76, 77
- Anforderungen 76
- Förderung 87
Kompetenzbereiche 78
Kompetenzprofil 90
Komplexitätsmanager 80
Konstruktion 165
Körperkontakt 211
Körperverständnis 212
Kostenersatz 4
Kostenerstattung
- grenzüberschreitender Einsatz 24

Kostenträger 109
Krankenpflegepersonal 11, 125
Krankentransport 229
- Vorhalteleistung 146
Krankheitsverständnis 212
kreativ-konzeptionellen Rahmen 34
Kriseninterventionsteam 128
Kritikfähigkeit 91
Kultur 211
Kulturentwicklung 70

L

Lagebild 185
Lagedarstellung 101
Lagedienst 177
Laienausbildung 166
Laiendolmetscher 217
Laienreanimation
- Ausbildung 164
Länder 5
Learning Analytics 166, 168
Leitbild 89
Leitstelle 40, 97, 101
- Einsatzdaten 222
- Gefahrenabwehr 99
- integrierte 175, 183
- Prozess 104
- Vernetzung 103
Lenkungsinstrument 123
Lerntheorie 164
Logistikdienstleister 99
Lotsenfunktion 42, 46
Lotsenrolle 132
Low Performer 54
Luftrettung 226
Luxemburger Deklaration 54

M

Management
- mittlere 80
Managementwissen 83
Markenbildungsprozess 28
maschinelles Lernen 148
Massenanfall von Verletzten 181
Massive Open Online Courses
    (MOOCs) 164
Medikamente
- delirogene 192
medizinische Basisversorgung 122
medizinische Qualitätsindikatoren 259
medTranslate 214
Meldepflicht 207
mentales Modell 181

Sachverzeichnis

Messeigenschaften 238
Methodenkompetenz 88
Mindestsprachniveau 214
Mitarbeiterbefragung 58
Mitarbeitergespräche 90
mittlere Management 80
mobile Palliativversorgung 205
Modell
– mentales 181
Motivation 67
multikulturelles Gesellschaftsbild 210

N

NACA-Klassifikation 135
nationales Aktionsbündnis 169, 171
NEF
– Stützpunkt 257
nichtpolizeilichen Gefahrenabwehr 98
niedergelassene Ärzte 108
Non-Profit-Organisationen 63, 70
nonverbale Elemente 213
Notarzt 40
– Qualitätsmanagement 262
Notarztdienst 188
Notärzte 75
Notarztversorgung 258
Notaufnahme 122
Notfallmedizin 155
Notfallrettung 227
– Staatsverträge 15
– Vorhalteleistung 146
Notfallsanitäter 76
Notfallsanitätergesetz 74, 75
Notfallsituation 78, 211
Notfallversorgung 38
Notruf 40
– Bearbeitung 40, 42
Notrufabfrage 180

O

Online-Volunteering 64
Organchiffren 212
Organisationsentwicklung 69, 89
Organisationskultur 89
Organisationsperformance 79
Österreichischen Strukturplan
    Gesundheit 8
Ottawa Charta 54

P

Palliativteam 205
Palliativversorgung 205
Paramedic 10, 114

Parkinson-Demenz 193
Patientenscreening 110
Patientensicherheit 40, 46, 60
Patientenverfügung 46, 198
Patientenversorgung 60
Patientenverteilmatrix 183
Patientenzufriedenheit 60
Performance 78
Performer 78
person-organization-fit 82
Personalbedarf 74
Personalbedarfsplan 134
Personalentwicklung 56, 61, 83
Personalführung 81
Personalmanagement 86
Personalmangel 9
Personalmarketing 30
– Mechanismen 28
Personas 32
Personenbetreuer 202
Pflegefachkräfte 115
Plan-Do-Check-Act-Zyklus 56
Poissonverteilung 144
Positionierung 31
– Positionierungsfelder 33
post&pray 35
prädiktiven Analyse 148, 150
Präferenz 31
präklinische Versorgung 121
präklinisches Callcenter 123
Prävention
– Gesundheitsförderung 56
predictive analytics 148
Predictive Firefighting 149
Predictive Policing 149
Primärversorgung 108
– Einrichtungen 111
– Modell 111
professionelles Freiwilligenmanagement 65, 68
Projektsteuerungsgruppe 57
Prozessdaten 231
Prozessqualität 241, 246
psychosozialen Hotline 115
psychosozialer Dienste 128

Q

Qualifizierung 65
QUALIFY-Instrument 237
Qualitätsbericht 249
Qualitätsentwicklung 69
Qualitätsindikatoren 234, 239, 259
– Ergebnisse 240
– potenzielle 236
Qualitätsmanagement 86, 246
– notärztliches 262

– Plan-Do-Check-Act-Zyklus 56
– Reanimation 249
– sektorenübergreifendes 44
Qualitätsniveau 76
Qualitätssicherung 206, 234, 256
– externe 234
Qualitätsstandard
– nationaler 207
Qualitätsverbesserungen 242
Qualitätsziele 234
– übergeordnete 236

R

Realdatenanalyse 144, 147
Reanimation
– App 155
– eLearning 163
Reanimationsregister 245
Rechtssicherheit 17
– Lotsenfunktion 46
Recruiting über Snapchat 35
Referenzbereiche 241
Reflexionsvermögen 91
Resilienz 91
Ressourcenbereitstellung 79
Rettungsdienst 256
– Employer Brand 30
– Kernaufgabe 41
– Kommunikation 210
– Kompetenzen 74
– Mitarbeiter 74
– Organisation 74
– Personal 76
Rettungsdiensteinsätze
– Häufigkeit 44
Rettungsdienstgesetz 41
Rettungsdienstpersonal
– Qualifizierung 111
Rettungseuro 5
Rettungsfahrzeuge
– Sonderrechte 22
Rettungsleitstelle 42
Rettungsmittelbedarfsplan 134
Rettungspfleger 114
Rettungssysteme 112
Rettungswesen 4
Returns on Invest (ROI) 58
Risikobewertung 149
rückwärtige Führung 176
RUMBA-Regel 237

S

Sachwalterschaft 203
Sanitäter

– Zweisprachigkeit 213
Schmerz
– Ausdruck 213
Schnittstellen 42
Schuldgefühle 204
Secondary Telephonic Medical Triage 42
sektorengruppenübergreifendes Versorgungsmanagement 45
sektorenübergreifendes Qualitätsmanagement 44
Selbstbehandlungsanweisungen 123
semantische Interoperabilität 103
Serious Games 164
Sicherheitsniveau 145
Sicherstellungsauftrag 122
Simulationen 149
Simulationstraining 178
single point of contact 123
Situationskompetenz 81
Smart Data Katastrophenmanagement 151
Soft Skills 77, 78
Sonderlage 181
Sozialarbeiter 115, 128
soziale Kompetenz 88
soziales Netzwerk 110
Sozialversicherung 4
Sozialversicherungsbeiträge 11
Spacing Effect 166
Spot-and-treat 128
Sprachbarriere 203
Sprachkurs 214
Staatsvertrag 17, 23
Standortplanung 144, 145
Stellenbeschreibung 66, 90
Steuerung der Finanzierungsströme 12
Steuerverteilung 12
Storytelling 32
Strukturdaten 231
strukturiertes Notrufabfragesystem 180
Strukturqualität 246

Supervision 91
Surrogatmarker 246
systematisches Freiwilligenmanagement 64
Szenariotraining 165

T

Tabu 74
taktisch-operativen Stab 176
technische Interoperabilität 103
telefonische Gesundheitsberatung 124
Telemedizin 43, 115
Terroranschlag 176, 178
Terrordrohung 101
Testing Effect 166
Topmanagement 80
Tracerdiagnose 45
Transport 6
Trend- und Strukturanalysen (TRUST) 222
Triage
– telefonische 116
Triebkräfte 79
TRUST-Projekt 225

U

Überalterung 28
Übersetzungshilfe 214
Überversorgung 40
Unternehmensentwicklung 61
Unternehmensstrategie 89
unternehmerische Kompetenz 88
Unterversorgung 40
Utstein-Style-Protokoll 247

V

Validität 238

vaskuläre Demenz 193
Verbundsystem 8
Verhaltensprävention 58
Verhältnisprävention 58
Verlegungstransport 229
Vernetzung 39, 98, 122
Versorgungskonzepte 39
Versorgungslandschaft 231
Versorgungsmanagement 45
Versorgungsstrategie 112
Versorgungsstrukturen 222
Videodolmetschen 217
Virtual Reality 35, 164
visuelle Übersetzungshilfe 214
Vollversorgung 41
Volunteer Management Process 65
Vorauskommunikation 180
Vorhaltekosten 5
Vorhalteleistungen 144, 146
Vormundschaftsgericht 195
Vorsorgevollmacht 203

W

Wirtschaftlichkeit 59, 79
Wunschdienstplan 60

Z

Zahlen-Daten-Fakten-Plan 56
Zeitintervall 225
Zielgruppenfokussierung 29
Zielsteuerungsvertrag 8
Zugangssteuerung 39
Zusammenarbeit
– Amoklauf 182
Zuständigkeiten 4, 42
Zuwanderungswellen 210
Zweisprachigkeit 213
zwischenstaatliche Vereinbarungen 16, 19

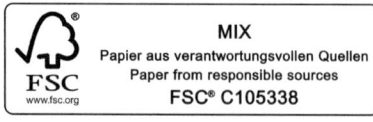

If you have any concerns about our products,
you can contact us on
ProductSafety@springernature.com

In case Publisher is established outside the EU,
the EU authorized representative is:
**Springer Nature Customer Service Center GmbH
Europaplatz 3, 69115 Heidelberg, Germany**

Printed by Libri Plureos GmbH
in Hamburg, Germany